心智化治疗剑桥指南

Cambridge
Guide
to
Mentalization-Based
Treatment
(MBT)

（英）安东尼·贝特曼（Anthony Bateman）
（英）彼得·福纳吉（Peter Fonagy）
（英）克洛伊·坎贝尔（Chloe Campbell）   著
（比）帕特里克·鲁腾（Patrick Luyten）
（瑞士）马丁·德巴内（Martin Debbané）

仇剑崟　蒋文晖　王佳妮　张博皓　译

化学工业出版社

·北京·

北京市版权局著作权合同登记号：01-2025-0699

图书在版编目（CIP）数据

心智化治疗剑桥指南 / （英）安东尼·贝特曼等著；仇剑崟等译. -- 北京：化学工业出版社，2025. 6.
ISBN 978-7-122-47544-2

Ⅰ. R749.055-62

中国国家版本馆CIP数据核字第2025CT3841号

责任编辑：赵玉欣　王　越　　　　　　　　装帧设计：尹琳琳
责任校对：王　静

出版发行：化学工业出版社（北京市东城区青年湖南街13号　邮政编码100011）
印　　装：中煤（北京）印务有限公司
787mm×1092mm　1/16　印张28³/₄　字数462千字　2025年6月北京第1版第1次印刷

购书咨询：010-64518888　　　　　　　　售后服务：010-64518899
网　　址：http://www.cip.com.cn
凡购买本书，如有缺损质量问题，本社销售中心负责调换。

定　　价：198.00元　　　　　　　　　　　版权所有　违者必究

内容简介

　　这是一本完整而实用的指南，简明扼要地概述了心智化治疗（MBT）及其在不同情境和不同患者群体中的应用，以帮助改善精神障碍的治疗。本书首先介绍了心智化以及支持它的证据基础，然后解释了MBT的原则以及个体心理治疗和团体心理治疗的基本临床模式。单列的章节提供了大量的临床实例，说明如何治疗抑郁症、精神病、创伤、进食障碍以及边缘型人格障碍、反社会型人格障碍、自恋型人格障碍和回避型人格障碍患者。本书最后一部分概述了心智化和MBT在不同人群（儿童、青少年、家庭和伴侣）和不同设置（专业社区、学校、父母照料和寄养家庭以及紧急照护）中的应用。

　　本书作为剑桥心理治疗指南系列丛书之一，为临床工作者提供所有到目前为止最新的、科学严谨的、实用的信息，涉及各种关键的、循证的心理干预措施。

作者介绍

安东尼·贝特曼（Anthony Bateman）是伦敦安娜·弗洛伊德中心的顾问、伦敦大学学院客座教授、丹麦哥本哈根大学心理治疗名誉教授。

彼得·福纳吉（Peter Fonagy）是伦敦大学学院心理学和语言科学部主任、伦敦安娜·弗洛伊德中心首席执行官，也是英格兰国家医疗服务体系国家儿童和青少年心理健康临床顾问。

克洛伊·坎贝尔（Chloe Campbell）是伦敦大学伯贝克学院精神分析部副主任，也是安娜·弗洛伊德中心/劳特利奇最佳实践系列丛书的联合编辑。

帕特里克·鲁腾（Patrick Luyten）是比利时鲁汶大学心理学和教育科学学院的临床心理学教授，也是伦敦大学学院临床、教育和健康心理学研究部的心理动力学教授。

马丁·德巴内（Martin Debbané）是瑞士日内瓦大学心理学和教育科学学院临床心理学教授，也是伦敦大学学院临床、教育和健康心理学研究部精神病理学教授。

推荐序

心智化治疗：心理治疗的"普通话"

在我们品味过的各种美食中，每一系列食品都呈现出多样的形态和独特的口味，令人眼花缭乱，回味无穷。无论是馅料饱满的包子、饺子、馄饨、锅贴，还是朴实无华的馒头、花卷、锅盔、大饼，抑或是煎饼、豆浆、油条等，每位厨师都能赋予它们独特的风味。一位出色的白案厨师的技艺不仅体现在能够熟练地扯面、蒸包子、包饺子，还在于他能够炸出完美的油条。这些技能背后，反映的是他扎实的面点基本功。实际上，和面是制作上述所有特色美食的基础，而掌握好面团的处理，则是这些美食制作的根基。

心理治疗领域经过长时间的发展，理论体系丰富，流派众多。当我们聆听不同流派的专家对复杂案例的分析时，常常也会有如饮甘露之感，恍然大悟，豁然开朗。我们不禁感慨于专家们深入的分析和处理问题的独到技巧。然而，在将个案概念化时，不同专家所呈现的视角往往让我们感觉像是在进行一场"鸡兔同笼"或"鸡同鸭讲"的对话。尽管大家处于同一学科背景和语言体系之中，但各自似乎都在说着不同的方言。那么，是否存在一种可以在各种心理治疗之间共享的通用话语系统呢？以心智化理论为基础的心理治疗，有望成为一种可以通用的"普通话"。

心理治疗每个流派都拥有其独特的术语、理论体系以及引以为傲的适应证和疗效原理。由于它们各自心理病理学的构建存在差异，因此在治疗因素的重视和引导患者调整变化的策略上也各有侧重。精神动力学治疗专注于潜意识情感的体验、人格结构的完整性、自尊感的充实以及身份感的稳定性。认知治疗则着重于认知模式的特点、自动思维的调节以及自我觉察的提升。家庭治疗则强调系统的整体性、成员间的互动作用、积极资源的取向以及生活动态变化的机会。即便在同一治疗流派内部，不同学派的理论构建也存在差异。越来越多的治疗师意识到需要一个更基础的概念和理论框架，以整合各种流派的治疗因素，通过循证治疗的方法，从基础层面梳理心理治疗的疗效原理，使心理治疗的工作框架更加简洁明了，内涵通俗易懂。心智化治疗体系或许可以担当这个任务，它是一种注重基本的通用疗愈因素的疗法，既超越了以往各种治疗流派的独特性，又保持着与各种流派能够进行理论技术沟通的话语叙事。

心智化是心理治疗领域日益受到关注的概念，它涉及个体对自我及他人心理状态的理解和洞察力。在中国文化中，人们常用"通透"一词来形容一个人出色的互动能力和良好的自我心理状态。心智化理论似乎是对"心理通透性"进行深入阐释的理论，它专注于个人心理的基本功能，并可作为评估所有人的心理功能水平的通用标准。在心智化的框架内，通透意味着内心明晰，处理问题时既适度又得体。一个通透的人，能够恰当地从自己的内心出发观察他人，同时也能从他人的角度洞察自己的内心世界。在这种内外互动的状态下，个体能够保持高度的清晰度和一致性。这种清晰、准确、流畅的感知状态有助于个体更好地理解自我，并有效应对内外环境的挑战。

将心智化理论转化为一套系统化的个案概念化框架和技术路线流程，是该理论体系发挥重要作用的关键步骤。在这一系列过程中，清晰地演绎理论细节，明确地展示思路，突出技术要点环节，将有助于其普及和学习。《心智化治疗剑桥指南》的及时出版，能够极大地推动心智化治疗的发展和应用。相信治疗师们能从中获得丰富的知识和实践指导。

张天布

译者序

在当代心理治疗领域，心智化治疗（Mentalization-Based Treatment, MBT）以其深刻的理论根基与灵活的临床实践，逐渐成为应对复杂心理障碍的核心方法之一。本书由 Anthony Bateman、Peter Fonagy 等权威学者联合撰写，是全世界 MBT 领域集大成之作。作为译者，能将这一重要著作呈现给中文读者，我深感荣幸，并希望它能为中国的临床心理工作者、研究者及心理学爱好者提供理论与实践的双重启发。

MBT 创立于 20 世纪 90 年代，其核心在于通过修复和增强个体的"心智化能力"，即理解自己及他人心理状态的能力，从而缓解由心智化缺陷引发的情绪与行为问题。这一疗法最初针对边缘型人格障碍（BPD）开发，后其应用已扩展至抑郁症、创伤后应激障碍（PTSD）、精神病性障碍、进食障碍等多种心理疾病，近年来更延伸至儿童、青少年、伴侣、家庭及急诊医疗等治疗场景。书中不仅系统梳理了心智化的历史脉络与理论基础（如从"心理理论"到临床实践的演变），还结合最新神经科学、依恋理论与社会认知研究，揭示了心智化在心理病理学中的核心作用。

本书具有以下独特优势。

（1）全面性与系统性 全书分为四大部分，涵盖 MBT 的历史与理论、个体与团体治疗技术、针对不同障碍的适应化方案，以及治疗不同人群和在特殊场景中的应用。每一章节均辅以翔实的临床案例，例如如何通过"心智化循环"（MBT Loop）稳定家庭互动，或如何通过聚焦于创伤的 MBT-TF 处理复杂 PTSD 的回避与解离。

（2）临床实操导向 本书绝非空洞的理论手册。它提供了具体的干预策略，例如针对不同严重程度抑郁症患者的心智化技巧调整，或如何通过"平等化"团体氛围减少反社会型人格障碍患者的治疗脱落。这些细节为临床工作者提供了可直接借鉴的"工具箱"。

（3）前沿发展与跨文化适应 书中纳入了在线治疗、跨学科团队协作（如AMBIT模型）等新兴实践，并探讨了MBT在非西方文化中的潜在挑战与适应性调整，为全球化背景下的本土化应用预留了思考空间。

翻译本书的过程，既是对MBT理论体系的深入学习，也是对"心智化"这一核心概念在中国临床语境中的多层内涵进行不断反思。多年前在武汉举行的第六届中国精神分析大会期间，笔者曾和Peter Fonagy教授做过一场MBT技术的现场演示，笔者角色扮演一位边缘型人格障碍患者。演示现场的讨论异常热烈，观摩者对治疗过程的体验和"心智化"理解引发不少有趣的跨文化议题。因此，对于书中大量临床对话与案例，我们力求保持专业性的同时兼顾可读性，并通过反复校勘与必要的专家咨询，力求精准还原原著的精髓。

本书的出版首先得益于翻译团队的辛勤付出，其次来之于本书领衔作者伦敦大学学院Anthony Bateman、Peter Fonagy教授的悉心指导。最后，也是最需要感谢的是化学工业出版社的赵玉欣女士，她的信任和不遗余力的支持使得我们团队能获得这一专业力作的翻译机会。希望这本译作能推动MBT在中国的发展，助力临床工作者在面对复杂个案时，不仅依靠技术，更以"心智化的姿态"理解患者——正如书中所言："治疗的本质，是帮助患者重建对自身与他人心理世界的信任与好奇。"

最后，愿每一位读者都能从本书中获得启发，在科学与人文的交汇处，为更多心灵点亮理解的微光。

仇剑鉴

2025 年 1 月

上海

前言

　　为心智化治疗（MBT）的实践再编写一本临床指南是否具有合理性？这在我们之间引起了大量的讨论和反思："还有什么新东西可讲吗？是否有足够的理论、研究和临床方面的变化来证明有必要再写一本新书？"显然，我们决定写这本书证明了我们的结论，即在过去的几年里，无论是在支撑MBT的理论框架还是在临床实践中的应用方面，都发生了足够多的变化，因此有理由再写一本书。这是一本多作者合著的书，而不是由专家撰写独立章节的合集。我们的目标是撰写一部从头至尾连贯的书，总结心智化理论的各个方面和应用，并且不会重复。在总结新材料的过程中，我们尝试以一种易于理解的方式描述心智化理论以及应用于一系列心理健康问题和情境中的临床干预措施，希望能够让对该理论及其实际应用有兴趣但知之甚少的读者也能读懂。临床工作者需要一个可以随身携带的框架，为他们的干预措施提供依据，我们也提供了临床实例，说明如何将该框架转化为有效的临床实践。这就是本书的目的——成为一个MBT入门包！

　　人们认识到有效心智化作为支撑社会进程和个人复原力的高阶心智处理系统的重要性，这激发了更多的关于其发展起源及其在精神健康问题中的核心（或非核心）地位的研究。这反过来又促使MBT（一种旨在增强个人心智化的通用干预模式）在如何帮助人们在具有挑战性的人际和社会环境中重建心智化能力方面变得更加完善。我们从不认为我们最初迭代的临床模型对于如何促进强大心智化具有最终决定权，我们将继续发展我们的跨诊断方法，帮助个体在人际关系和社交互动中建立复原力。事实上，结果研究表明，虽然MBT在一系列症状领域都很有效，但许多患者在社会适应和个人生活满意度方面仍然存在问题。无论是在治疗结束时还是在长期的治疗中，他们中都有太多的人无法在建立令人满意的人际关系和达成生活成就方面充分发挥自己的潜力。我们认为，我们已经在拓宽治疗方法方面取得了进展，但在发展MBT的有效性方面，显然还有许多工作要做。在某种程度上，本书总结了我们所取得的进展。

我们试图将本书聚焦于临床工作者，他们可能遇到了比以往更急性、更复杂的患者。精神障碍的心智化模型将心理健康问题概念化为发展性的问题，当然这些问题是由不同的途径（遗传、个人历史、文化、社会、内部和外部环境等）产生的，但最终会通过人类独有的社会思维能力的单一漏斗——心智化——而缩窄。出现心智化问题的原因各不相同，这些问题的表现形式显然反映了个体的特质和历史，以及个体所处的社会环境。发展性精神病理学的"等定局"（殊途同归）概念有很大的临床价值。

病因可能错综复杂，五花八门，然而，针对一个重要的共同中介因素的干预措施却创造了一个实用的治疗机会。在本书或其他地方，我们并不试图将多种形式的精神障碍归结为单一原因。然而，所谓的精神障碍共病的高发率要求我们努力找出可能涉及多种精神障碍的共同因素，从而提供一种跨诊断的治疗方法。本书将心智化视为这样一个共同因素。心智化使临床工作者能够建立一个治疗框架，当他们面对一个患者的一系列令人困惑的表现时，能够提供通用的和针对具体问题的干预措施。我们不确定我们是否在MBT的通用和特定之间取得了正确的平衡——两者肯定都需要。我们的总体概念化是：持久的精神健康问题反映了个体缺乏适应社会的能力，以及尽管个体可以获得各种信息但对改变存在无益的阻抗，这种概念化依赖于认知信任（epistemic trust）的概念，即人类心智对社会影响的开放或封闭的能力。认知警觉（epistemic vigilance）可能是一种自然状态，但过度警觉指向一种"听而不闻"的状态，因此无法内化他人提供的社会知识。心智化可能是产生认知信任和消除认知性功能失调（epistemic dysfunction）的关键，而认知性功能失调正是精神障碍持续存在的特点。如果是这样的话，这就可以解释为什么增强心智化能以一种跨诊断的方式有所帮助，并且已作为对各种心理健康问题的干预措施而被研究。改善了的社会理解不仅能纠正与自体和他人相关的非受迫性（unforced）社会认知错误，而且还能让人获得新的理解，这种理解首先来自治疗室，其次来自我们每个人都会接触到的依恋伙伴关系——家庭关系、工作关系和社区关系。这些都持续不断地影响着我们对自己和他人的理解，使我们在人际交往中循规蹈矩。这种理解相对较新，但它增强了我们对于倡导一种通才式的心理治疗方法的信心，这种方法相对容易使用，并能增强——或者说借鉴——许多现有的心理干预模式。我们喜欢说，MBT几乎没有什么新的东西，它只是借鉴了属于我们进化遗产一部分的心理学原理。然而，正是这句话的基本真理鼓励我们编写了这一本书，它代表了我们的进一步尝试，即为临床工作者和那些受益于人类的人际疗愈过程中最杰出的机制——心理治疗的人们，在普遍性和特殊性之间找到正确的平衡。

在本书的第一部分（第一章和第二章）中，我们介绍了心智化和MBT的历史，概述了一些有助于形成强健的心智化的基本发展过程，总结了结果研究，并考虑了在童年和青春期出现问题的原因。第二部分（第三章至第五章）阐述了MBT中所遵循的主要临床原则。我们希望在整本书中，我们已经使用了足够多的日常用语，不使用术语，为刚刚进入心智化领域的临床工作者奠定临床实践的基础。我们跟踪记录了Sarah的治疗进展，她患有边缘型人格障碍（BPD），我们的治疗方法最初聚焦于她的精神健康问题，逐步描述了针对BPD实施MBT的过程。在她的个体治疗（第四章）和团体治疗（第五章）的临床实践中，我们展示了支撑MBT的基本原则（第三章）和核心模型的所有不同阶段。Sarah是一个"原型案例"，也就是说，她是一个被诊断为BPD的人的虚构综合体，而不是一个真实的患者。

虽然我们在本书中使用了边缘型、反社会型、自恋型和回避型人格障碍等类别来标明不同的心理健康表现，但这主要是为了与早期的文献联系起来。自始至终，我们都强调心智化方法遵循的是一个维度系统，并超越了分类问题。MBT要求临床工作者根据心智化的维度领域来评估个体的人格，而不是确定是否存在构成诊断"类别"的具体描述性特征。可能对患者的社会体验造成干扰的心智化维度成分（不）平衡的细节，是个性化评估的核心；对患者的概念化（formulation）则避免分类，并围绕过程和功能进行组织。我们希望这种个性化的方法在各章节中都是清晰的。Sarah有一系列的体验和行为给她和其他人造成了问题，然而，就像我们的许多患者一样，她也在努力管理自己的情绪和对他人的反应，并有改变的动力。把心智化作为目标要求临床工作者站在Sarah的角度看问题，并对其做出富有同情心的回应，这样她就会体验到临床工作者是在像她看待自己一样看待她。这将会在患者与治疗师的关系中产生认知信任（信任治疗师传递的知识），如果我们观察到的改变能够持久存在，并且Sarah能够利用她生活中的机会，那么我们认为认知信任是一个必要条件。Sarah被描绘成一个典型的MBT患者——她对治疗具有中等程度的应答。

团体是MBT的重要组成部分。团体的目的是支持与他人一起以及通过他人来了解自己，第五章中概述了将MBT团体与其他团体治疗区分开来的一些具体干预措施。Sarah从团体开始，逐渐参与并通过他人了解自己——这一过程逐渐导致她的心智化变得越来越强大和有效。在团体中通过他人了解自己是治疗反社会型人格障碍的MBT（MBT-ASPD）（第七章介绍）的主要形式，它与MBT的其他调整将在第三部分（第六章至第十二章）中介绍。在这几章中，我们讨论了适用于其他人格障碍的从BPD的原始治疗模型中分离出来的治疗方法。在针对不同的障碍调整该模式时，临床工作者会遵循MBT的核心原则，定义并概念化他们面前的人的心智化问题，而不是定义其"障碍"，并相应地调整他们的干预措施。同样，尽管我们使用了人格障碍的分类，但这只是为了将读者与讨论的领域联系起来。MBT临床工作者很少关注"障碍"和"诊断"，而是试图确保从心智化的维度领域来评估"人格功能"背后的人。通过心智化视角所提供的人际理解透镜，我们看到的是人们的思维、感受、愿望和渴望，而不是简单的精神障碍或人格障碍。观察和温和地增强心智化是MBT临床工作者所做的一切工作的核心。在某种程度上，以我们作为个体思考和感受自己和他人的方式，不同类型障碍的标签被转化为不同的常见观察模式，这或多或少是我们所有患者（而且我敢说是我们所有人）的特征。因此，临床工作者在针对人格功能的自恋方面（MBT-NPD）（第六章）、反社会方面（MBT-ASPD）（第七章），以回避及焦虑主导的社会功能特征（MBT-AvPD）（第八章）实施MBT时，要遵循与MBT-BPD相同的核心原则（第三章）和干预模式（第四章），但根据对个体心智化的概念化，调整MBT的形式和干预过程。在通常被描述为功能运作方面比较稳定、变化较慢的"人格障碍"与被更具体地描述、可论证的发作性精神障碍之间，我们认为并没有二元的区分。二者都涉及心智化的特征性失败，为MBT提供了治疗机会，这将在接下来的章节中讨论。抑郁症（第九章）和精神病（第十章）等精神障碍的治疗方法进一步证实了我们的跨诊断方法。每一章都概述了一个对问题领域的心智化框架和概念化，然后描述了从患者心理功能的这些建构中自然产生的干预措施。

第十一章讨论了针对经历过创伤的个体的MBT，并介绍了聚焦于创伤的MBT（MBT-TF）干预方法。在最初针对BPD的版本中，MBT考虑到了大多数患者都有相当多的依恋创伤史这一事实。针对这些经历的后遗症的工作被纳入了该模式。数据表明，在某种程度上，这种针对创伤对患者的影响的通用临床方法是有效的——那些经历过可识别创伤的患者的治疗效果并不比那些没有报告创伤史的患者差。尽管如此，复杂性创伤（complex trauma）的一些症状显然需要特别关注。同样，第一步需要从心智化的角度重新构建创伤。第十一章的第一个部分详细介绍了对心智化与创伤之间关系的理解。根据创伤的四个心智化主题——孤独、心理隔离和回避、羞耻感、认知警觉，讨论MBT的治疗方法（MBT-TF）。不同于治疗复杂性创伤的其他方法，MBT-TF

是以团体的形式进行的，这样患者可以与他们认为有相同经历的人分享，并从他们身上学到更多。还可以增加个体治疗，为团体中的患者提供支持。第十二章是第三部分的最后一章，内容涉及进食障碍，在MBT中，进食障碍被视为在（由发育决定的）心智化问题、遗传倾向、依恋、童年和青少年逆境背景下产生的病症。我们认为，与进食障碍相关的一系列症状可能共享一个功能，那就是在社会自我调节方面的不同尝试。这一点非常重要。例如，针对进食障碍的MBT的焦点并不在于体重和体型等方面，而在于功能失调的人际关系和社交焦虑，以及维持进食障碍的心智化问题。

构成第四部分的各章考虑将心智化作为一个框架来使用，对儿童（第十三章）、青少年（第十四章）、家庭（第十五章）和伴侣（第十六章）进行工作，以及在各种情景下（第十七章）进行工作。最后，第十八章讨论了在紧急情况下如何组织服务，利用心智化来整体评估和照护处于危机中的人。

安东尼·贝特曼（Anthony Bateman）
彼得·福纳吉（Peter Fonagy）
克洛伊·坎贝尔（Chloe Campbell）
帕特里克·鲁腾（Patrick Luyten）
马丁·德巴内（Martin Debbané）

目录

Cambridge Guide to Mentalization–Based Treatment (MBT)

心智化治疗剑桥指南

第一部分
模型概述

第一章
心智化和心智化治疗的历史

▌ 导言

一个人如何凭直觉知道伴侣的某个表情意味着他/她今天工作很辛苦？最好的朋友之间如何能在一句话没说完的情况下进行完整的对话？数千年来，哲学家们一直在思考心灵是如何运作的，二十世纪的剧作家、小说家、歌手和诗人也一直在讲述进入他人心灵的故事。最近，心理学家利用实验方法加深了我们对心灵如何运作的理解。但是，在日常生活中，我们都是心灵哲学家——几乎所有人都投入大量的"头脑空间"（headspace）用于琢磨别人的头脑在想些什么，并追踪自己的想法或感受。有几个术语被用来涵盖思考思想这一领域——心理状态推断（mental-state inference）、心智理论（theory of mind）、意向性立场（intentional stance）、反思功能（reflective functioning）和心智化（mentalizing）——所有这些都意味着对物理对象、运动的身体和富有表情的面孔之外的或背后的或与之不同的事物进行表征的能力。我们越来越认识到，这种"心智-琢磨"（mind-wondering）对于社会交往、文化和道德至关重要，而且对于政治、宗教和科技也是如此。在心智化治疗（mentalization-based treatment, MBT）领域，我们将这一概念作为理解心理健康问题的一种方式，并用它来塑造一种新的心理治疗形式。

我们都知道什么是心理状态——它们包括意图、信念、伪装、讽刺和知识；德国哲学家Franz Brentano指出，它们的共同点是都是**关于某物**（being about something）的[1]。这类心理状态的另一个特点是需要先决条件，比如"我相信……"。需要注意的是，思想缺乏物质实体且对他人来说是不可见的——当然，尽管思想是无形的，但它们可以通过它们的指导行动的力量产生非常真实的后果。人类的信念是行为的决定因素，会产生大量可观察到的后果；正因如此，信念的重要性远远超过其产生的、与之只有松散关系的物质世界。举个例子来说，1810年，欧洲最后一个因巫术而被绑在火刑柱上烧死的受害者是波兰雷泽尔市的一名妇女。三年前，这座城市发生了一场火灾，但却找不到原因。一名多年来一直被怀疑施行巫术的妇女遭到指控和折磨，尽管她不承认自己犯了罪，但还是被宣判有罪并被判处火刑。此案经过普鲁士各级法院的审理，甚至上达至国王那里，但判决仍被维持，并且该妇女被执行了死刑。关于错误信念可能造成的可怕影响，还有许多戏剧性的例子，人类历史证明，当心智化出错时，其带来的后果是严重的。我们知道人类心灵有时会对他人心灵内容着迷，本书描述了MBT如何试图结合这一点，来帮助改善心理障碍的治疗。在第一部分（本章和第二章）中，我们将首先介绍心智化的背景、其背后的理念以及支持心智化的证据基础。本书其余的大部分内容都非常实用——我们的目的是简明扼要地概述MBT，以及如何将其应用于不同的情境和不同的患者群体。但首先，我们会做一个理论概述。

半个世纪以前，"心智理论"（Theory of Mind）首次作为一个术语被使用，指的是人们预测主人公基于错误信念采取行动（寻找他们不知道被移位的物体）的能力。随着"心智理论"产业的兴起，各种各样的实验设计和哲学概念化开始被挤进"具有一个心智理论"这个浅浅的手提箱中（例如 Daniel Dennett 提出的"采取有意立场"的概念）[2]。由于"心智理论"将这一概念与实验设计混为一谈，并有将这种多面且抽象的活动具体化的风险，两位来自截然不同传统的心理学家各自提出了另一个术语——心智化（mentalizing）。Uta Frith 在介绍孤独症者的认知情况时引入了这个术语[3]。Peter Fonagy 在对边缘型人格障碍（borderline personality disorder, BPD）患者所经历的人际交往困难进行研究的过程中，尤其是在他对一些人工作的临床经验中，他发现对那些人来说，思考他人的思想内容是如此令人厌恶和恐惧，以至于在某些情况下他们根本无法进行思考，因而他从精神分析的视角提出了这个术语[4]。

与此同时，Anthony Bateman 和 Peter Fonagy——作为临床培训和实践中的同行和同事——越发地意识到并担忧，目前在英国国民健康服务（UK's National Health Service）中提供给被诊断为BPD的个人的帮助是无效的。20世纪90年代，即MBT被开发出来的时候，对治疗方法的综述表明，在美国，97%的BPD患者平均会接受六名治疗师提供的门诊治疗。一项对治疗后2至3年的结果进行的分析表明，这种治疗充其量只是略微有效[5]，大多数患者的病情没有改善或甚至恶化了——这表明所提供的社会心理治疗实际上阻碍了患者的康复能力。在 Michael Stone 对患者的经典随访中，20年后的康复率仅为66%[6]，因此重新思考治疗方法是必需的。在20世纪90年代MBT被开发用于治疗BPD，部分满足了这个需求。也许因为MBT是作为应对临床选择上的这一空白而出现的，所以它一直是一种不折不扣的实用方法。虽然它起源于心理动力学治疗（psychodynamic psychotherapy），但它非常公开地从其他模式中挑选出任何可以增强稳固心智化的技术，并刻意避开可能破坏心智化的干预措施，以将治疗的潜在有害影响最小化。

MBT的主要观点是，心智化是一项复杂的任务，我们在很多时候都在与之搏斗，就像大多数复杂的技能一样，无论我们多么努力，都很容易做得不好。有些感受是复杂而难以确定的——比如，谁能说自己完全理解爱情呢？说到这一点，尽管理解感受是心智化的主要任务之一，但强烈的情感往往会干扰心智化。事实是人们通常不愿意透露自己的心理状态，这使得心智化变得更加困难，因此我们所掌握的有关他们真实想法的证据可能远远少于我们所需要的。我们经常会对人们的想法做出假设——有时是野蛮的假设。我们有时会把心理状态假定为行为的潜在解释，并用这种理论来解释他人对我们的反应（例如，"过去我听到过的他们对自己工作的解释要好得多；他们一定很焦虑——你知道的，也许他们因为不得不向我们解释他们在做什么而感到害怕"）。这种推理可能很简单，但随着情况变得越来越复杂，涉及的参与者越来越多，这些思路就会变得越来越复杂（例如，A认为我对B有什么看法？B又是如何理解A与C的关系的？）。我们举出这些例子来说明多么容易进行不准确的心智化，从而表明在读心术相关的方面我们必须保持谦逊。事实上，在面对如此复杂的情况时，过度的确定性或许是心智化不佳的最明显指标。

▍结语

总之，我们似乎在说一件非常矛盾的事情——心智化是一个非常普通和日常的过程（我们都在做，一直在做，而且我们都知道我们在做，即使我们以前从未认为我们自己是"心智化者"），但它又是多方面的，容易出错，有时需要仔细留意。这是人类意识悖论的一部分——它的本质和复杂性构成了哲学和科学的一大未解之谜，但大多数时候，当我们试图在社会中游刃有余时，我们会用它来提前做计划或思考诸如为什么我们的邻居如此令人恼火的问题。在第二章中，我们将进一步解释什么是心智化，以及为什么对此进行思考有助于理解心理病理学。我们将首先介绍心智化的不同方面（或维度），以及当心智化"离线"时，我们倾向于如何行动和思考。

参考文献

1. Brentano F. *Psychology from an Empirical Standpoint.* London, UK: Routledge, 1973/1874.

2. Dennett D. *The Intentional Stance.* Cambridge, MA: MIT Press, 1987.

3. Frith U. *Autism: Explaining the Enigma.* Oxford, UK: Blackwell, 1989.

4. Fonagy P. On tolerating mental states: theory of mind in borderline patients. *Bull Anna Freud Centre* 1989; **12**: 91–115.

5. Lieb K, Zanarini MC, Schmahl C et al. Borderline personality disorder. *Lancet* 2004; **364**: 453–61.

6. Stone MH. *The Fate of Borderline Patients: Successful Outcome and Psychiatric Practice.* New York, NY: The Guilford Press, 1990.

第二章
心智化治疗的支持理论

▍导言

正如我们在第一章中所描述的那样，心智化是相当困难的，而且很容易出错，一旦出错就会给我们带来相当大的心理困扰，那么我们为什么还要这么做呢？人类是社会性物种，为了维持生存，自然选择为我们提供了必要的工具来使我们与极其复杂的社会进行互动，并对其进行管理。理解同类的想法、意图和精神状态是创建人类社会的关键，也是我们能够统治地球上其他物种的关键。我们不断推断他人内心的想法、感受和信念，我们精神生活的大部分时间都用于处理社会信息[1]。许多作家和研究人员认为，人类之所以能够在相对较大的社会群体中生活，是因为人类发展出了诠释、解释和预测彼此行为的能力，并利用这些能力分享和积累经验、制订计划和开展合作，以及实现作为个体或较小群体成员无法实现的共同目标[2-4]。许多出色的神经科学实验研究提供了充分的证据，证明心智理论中涉及的神经元网络的激活（或抑制）所显示的心智化，对于评价他人（包括那些有害的人）的道德、预测竞争对手如何行事是至关重要的，对于从那些拥有共享环境（如股票市场）特殊信息的人那里学习也至关重要[5]。

我们认为，心理健康障碍的易感性是心智化带来的好处的反面[6]。根据流行病学研究的数据，只有五分之一的人一生都不会经历可被诊断的精神健康问题[7]。从自然选择的角度来看这些患病率数字，很明显，无论构成精神障碍基础的神经系统是什么，它们一定还有其他对生存至关重要的功能。精神障碍的一个显著特点就是"野蛮想象"的体验，我们认为，心智化困难——陷入对自己和他人的情况进行无益想象的倾向——是我们作为一个物种为人类想象力的巨大益处所付出的代价[6]。

▍非心智化模式

心智化是一个复杂而多面的过程。我们确定了三种非心智化模式（non-mentalizing modes），它们描述了心智化无效工作时遭遇的不同心理状态，以帮助治疗师理解和识别来访者何时心智化不良。这些模式被称为精神等同（psychic equivalence）、目的论模式（teleological mode）和假装模式（pretend mode）。

精神等同

精神等同是一种思维方式，它假定你所想的就是其他人所想的，是显而易见真实的，并且与外部现实相同。精神的等同于物质的。在幼儿身上可以看到精神等同的一个例子，他们害怕睡前独自在黑暗中，这种感受被转化为一种真实的恐惧，即害怕床底下有怪物，或者害怕别人鼓励他们吃的讨厌的卷心菜是有毒的。处于精神等同状态的成年人，如果感到愤怒和不安，可能会假设周围的人也充满敌意和愤怒——这有可能产生一个破坏性的人际循环，在这个循环中其他人**确实**会对这个人的行为做出敌对的反应，而这些是由这个人的假设引起的。

目的论模式

在目的论模式中，只有心理状态的行为结果被重视，而心理状态本身失去了意义。同样，如果我们从幼儿的前心智化状态来思考这个问题，我们就能从幼儿的行为方式中看到目的论模式——行动胜于言语，关爱伴随着礼物、亲吻或拥抱，而"表现不好"的玩具则会受到体罚。成年后，这种模式可能表现为一个人需要他人的身体接触或性接触，以摆脱自己不可爱或没有价值的感觉，也可能表现为在感到不知所措或愤怒时的暴力或自伤倾向。

假装模式

在假装模式中，一个人对心理状态的想法与外部现实之间缺乏适当的联系。假装模式的概念是基于对幼儿方式的观察，只有当他们能清楚地将游戏与物理现实区分开来时，他们才能享受在游戏中使用和活现（enacting）心理状态。当一个成年人通过从现实世界笨拙地加入进来而打破了装扮游戏的情境时，游戏就被破坏了。在成人中，假装模式可能表现为假性心智化（pseudomentalizing），在临床工作中认识到这一点是很重要的——它可能涉及看似相当精细的心智化，包含大量对心理状态的讨论和表面上的思考，但却以相当漫无目的、自相矛盾或毫无意义的方式进行。我们中的许多人都参加过这样一种会议，会上无休止地讨论可能的行动要点，但大家都有一种隐隐的感觉，即不会有什么真正的进展。

我们将在讨论临床工作时回顾这三种模式，因为我们会遇到不同的临床情景和心智崩溃的表现。同样重要的是要记住，这些不同的模式会有重叠，也可以同时被观察到。例如，在精神等同状态下，由于一个想法在没有心理逻辑状态调节的情况下被体验为真实的，因此产生的痛苦会溢出到目的论模式中，这种情况并不少见。例如，"我感觉糟透了；显然每个人都恨我，我是个坏人"，这样的想法可能会触发并汇聚成目的论模式中的想法"我需要伤害自己来处理我的憎恨感"。

心智化维度

为了帮助我们理解心智化和非心智化**如何**以及**为什么**会呈现出这些不同的形式，我们需要认识到，心智化需要动用几种不同的社会认知活动，并以不同的神经生物学过程为基础。我们将这些活动归纳为四个心智化**维度**（有时也称为**极性**，因为它们不是日常意义上的维度）：

- 自动的 / 受控的
- 自体 / 他人
- 认知的 / 情感的
- 内部的 / 外部的

我们都在这些维度上来回移动以回应环境中的变化和我们思考内容的调整。例如，有时我们可能会专注于自己的心理状态，而在其他时候，我们可能会更多地沉浸于我们认为的其他人的所想中。我们经常发现，经历情绪困扰或行为困难的个体往往更容易"受困"在一个或多个维度的某一极。我们将在这里简要解释这些维度，但我们也会在阐述临床过程时提及这些维度，以说明思考这些维度如何有助于我们的工作。

自动的 / 受控的心智化

大多数时候，我们都是以一种相当自动的方式进行心智化——我们不会停下来非常明确地或反思性地思考正在发生的事情。事实上，当一个人在心智化中过度受控时，人际交往的体验就会感觉很辛苦，而且不自然。回到第一章开头所举的例子，当我们下班后遇到伴侣、室友或朋友时，我们会以相当直接、不加反思的方式回应他们的举止。但当我们注意到他们看起来不开心、忧心忡忡或心事重重时，我们可能会稍稍放慢速度，开始以一种更有意识的、更受控的方式思考他们可能发生了什么事——工作中是否有什么特别的问题一直困扰着他们？我们应该如何以一种帮助或同情的方式最好地回应他们的不快？在那一刻，我们正沿着心智化的这个维度移动，从自动的到受控的，以应对情境的需求。

自体 / 他人心智化

传统上，心智理论关注的是我们思考他人心理状态的方式。心智化理论——在这里它反映了它在精神分析中的一些起源——假定理解我们自己心理状态的能力也不能被视为理所当然。尽管我们对自己状态（例如，我们的身体感觉、我们的内心独白、对我们知识局限性的理解）的了解往往多于对他人状态的了解，但在对我们行动的原因做出判断时，我们仍然很容易受到重大偏见和重大错误的影响[8-10]，或者我们可能不愿意向自己承认我们行为的真正原因。

有效的心智化要求我们意识到别人的心理状态与我们自己的不同。但是，由于我们是一个如此受社会驱动的物种，自体心智化和他人心智化常常相互干扰——例如，仅仅意识到存在另一个视角就会减缓思考速度[11]。事实上，有证据表明，在反思自我或他人时，重叠的神经网络会被激活[12]。这种神经的关联反映了我们自己的心理体验（想法、感受和记忆）方式可以为理解他人创造一个模板[13,14]，正如努力理解他人的想法、感受和对我们的反思（我们称之为个人的二阶心智化）可能会澄清和详尽说明我们对自己的感知[15-17]。

从临床角度来看，有些人更倾向于卡在"自体/他人心智化"维度中的"他人"一极，那么他们可能更容易被他人的情绪所淹没，也更容易被他人的观点所左右。这会让他很容易受到情绪风暴的感染，在某些情况下也容易受到剥削，因为他们允许他人的心理状态支配他们。与此相反，有些人有很强的能力对他人心智化，但却缺乏情绪的共情（见本章：认知的/情感的心智化），他们可能会有虐待或剥削他人的倾向。同时，过度关注自我心智化会使一个人无法获得他人视角的调节作用，并且会减少他们的社会联结性。

认知的 / 情感的心智化

这个心智化的维度在认知方面包括识别、标记和调用推理自己或他人心理状态的能力。与之相对的一极是情感的心智化，它关注的是对自己或他人正在发生的事情的**感受**。如果一个人卡在情感的一端，没有认知所提供的对情感的标记和情境化，他们可能会体验到压倒性的失调情绪，这种情绪会支配他们的行为。缺乏平衡和对感受的情境化会导致灾难化。认知为心智化增加了反思和质疑，而情感的支配则会导致反常的缺乏犹豫，还会导致一种对观念的特别确定性，即情感上的确信会增强信念。受情感支配可能会让任何想法都感觉好像是真实的，并导致无法容忍看待事物的其他方式。我们同样熟悉卡在认知一极所伴随的限制。在这种状态下，一个人可以在没有实际体验这些情感的情况下描述感受。这种理智上的理解可以作为一种有用的保护，防止我们被情绪压倒；然而，在缺乏感受体验的情况下，这会让人感觉与现实脱节，成为一种假装模式的运作，而且缺乏真正的共情。

内部的 / 外部的心智化

内部的/外部的维度是指从外部线索（如面部表情）推断某人心理状态的可能性，与之相对的是根据我们对他人内部状态的想象（即我们想象他们知道什么、认为什么或相信什么）来思考他们正在发生什么。纯粹的外部导向会使人过度警觉，不断寻找外部证据，以貌取人。如果态度和其他内部状态的证据必须来自外部，那么一个人就会相应地对自己的直觉缺乏信心，同时过度寻求外部的安慰。同样，我们可能会发现，例如，有时直到我们注意到自己有多坐立不安，我们才会意识到自己是多么焦虑。过度关注外部会导致对内部的忽视，而且缺少为自己的感觉建立一个框架的方式会导致压倒性的"不知道"的感觉，甚至是空虚感。这种真空会驱使个人寻求强烈的体验来填补空缺。过度关注外部状态还会导致个体对其他人的身体动作和行为有强烈的反应，即使这些动作和行为并不是针对他的。这是因为个体无法将自己的反应锚定在对他人心理状态的连贯理解上，而这需要对他人行为的原因进行情境化和假设。另一方面，过度关注内部状态会导致对他人心理状态的毫无根据的推断和复杂的假设，没有足够的外部现实作为支撑，也就是我们在本章前面所描述的假装模式倾向。

我们希望对这四个维度的描述可以体现一些常见的心智化困难。好的或有效的心智化假定在每个维度的两极之间有灵活的"移动"，在对心理表征进行加工的过程中取得它们之间的平衡。根据不同的情境和主题，无效的心智化可能看起来很不同。根据我们在每个心智化维度上的落点，我们都有不同的强项和弱项。虽然我们经常谈论心智化的"崩溃"或"失败"（可能毫无帮助！），就好像心智化是一个单一过程，它只是停下来了。但这些崩溃可能以不同的方式出现，这取决于个人在不同维度上的运作情况。

▎心智化的发展方面：儿童 / 青少年 / 成人

心智化是一项发展成就，完整的心智化技能体系是在童年和青少年时期出现的。有两个原因说明了为什么理解心智化的发展过程是有用的。第一个原因是，当我们对儿童和青少年进行工作时，很有用的是去了解我们可以期望的他们对心理状态的理解程度，以及去了解他们的个人功能发展中可能存在的问题迹象。第二个原因是，从发展性精神病理学的角度来看，理解复杂的心智化技能在整个发育过程中的展开是非常有用的，这有助于我们理解患者的脆弱点以及这些脆弱点是如何影响他们的功能运作的。

本章前面所讨论的非心智化模式，部分灵感来自对儿童运作方式的细致观察——认识到学步儿童对"有毒"卷心菜的恐惧，或理解幼儿游戏中假装模式的前兆。事实上，在我们早期的一些工作中，我们把这些模式称为前心智化（pre-mentalizing）模式，而不是非心智化（non-mentalizing）模式。从学步儿童发展到青少年，我们对青春期增强但不稳定的心智化体验的理解不断加深，这有助于解释为什么这个生命阶段是一个特别容易出现心理健康问题的时期。

Bertram Malle 在他所描述的"社会认知树"中对心智化的发展过程进行了有益的总结[18]。在"树"的底部，即出生后的头6个月，婴儿会表现出与其他非人类灵长类动物共享的能力，例如区分生物体和非生物体。他们对读脸产生了特别的兴趣，并能发现生物体是有目标的，而物体的运动则不是目标导向的。到了一岁末，他们会追随他人的目光（即他们对他人的注意方向感兴趣），他们会与他人进行社交上的意见征询（例如，他们会看着照料者，好像在问："我应该害怕这个陌生人或新的对象吗？"），更重要的是，他们会参与共享的社交关注——他们喜欢与他人一起看东西的感受。再过6个月，婴儿就能察觉一个行动背后的意图，并能模仿他人，这通常是为了建立社会联系。在出生后第二到三年间的孩子身上，真正的共情能力出现了，有意识地模仿、推断愿望和欲望的能力也出现了。在第三到四年间，儿童开始有了推断性认识（可在著名的"心智理论"的错误信念测试中进行测试），并开始表现出自我认识和自我意识。非人类灵长类动物也能推断他人想要什么，但关于它们是否具有推断错误信念的能力的证据尚存在争议，即使它们具有这种能力，也肯定是不稳健的。

从童年中期开始，儿童发展出了一种日益复杂的归因他人心理状态的能力。可以说，这种能力一直到青年时期都在逐步提高。例如，到7~9岁时，儿童已经掌握了第三阶和第四阶的人造信念（false beliefs）（如"如果你认为我认为你认为……"[19]），并发展出越来越复杂的对行动的解释[20]。位于"树"顶端的是根据行为主体的稳定特征来解释行动（即所谓的特质推理）。这种能力反映了儿童是如何根据"某某是什么样的人"的感觉，把世界看成是被具有不同行为倾向的人所占据的，因此，通过对一个人的行动进行取样，我们可以建立起对这个人的总体印象，这将有助于我们预测其在新的情况下的行为。当然，婴儿从最初对照料者的依恋开始，就通过非心智化过程隐秘地（在行为上）做到了这一点，但在此时，依恋会移动到表征水平，并且依恋是根据预期的依恋对象的心理状态被体验的。

青春期的一个决定性特征是社会关系的重要性增加，其标志是社交敏感性增高[21]。有证据表明，青少年在遭受拒绝后更可能报告不良情绪和焦虑[22]，而且他们预期从同伴那里得到的积极反馈也更少[23]。与成年人相比，青少年参与心智化的脑区网络（尤其是内侧前额叶皮层）对社交排斥的反应更敏感[24]，这可能是其心智化网络区域之间功能连接更强的结果[25]。

以上对儿童期和青春期心智化发展的简要回顾强调了两件事。首先，心智化能力的基础是出现多个相互关联的组件（multiple interlinked components），而明确的、以内容为主导的心理状态归因——我们认为的完全成熟的心智化——则发展得相当晚。第二个反复出现的主题涉及自我与他人之间的关系在这些能力出现过程中所起的作用。我们所描述的能力可以用纯粹的认知术语来概念化，但对心理状态内容的归因可能是极其严肃的，尤其是在儿童完全依赖于照料者的幼年时期，意味着食物、保护和温暖的可得性，或者实际上相反的情况——风险、危险和死亡。自我意识和自我调节在分化和修正多种心智化能力方面发挥着关键作用，从而提供了使社会生活成为可能的重要功能，而这种自我意识和自我调节是由构建自我意识的人际关系和社会环境所支持的。在下一节中，我们将更详细地描述这些发展过程的人际关系本质。

▌ 环境对心智化出现的影响

我们是如何在整个成长过程中获得对心智的理解的？神经科学研究的结果表明，进行心智化的能力是一种预设的进化适应——前文所述的获得逐步增强的社会认知的过程是一条规律的发展轨迹。然而，实现全面而稳健的心智化则有赖于环境的输入。这是有充分理由的——就如同我们天生就会习得语言，而不是习得任何一种特定的语言一样，我们需要开放地去学习一种不同的"语言"来思考和谈论心理状态。我们根据周围人对心理状态的描述来理解心理状态。婴幼儿有需求和感受，而照料者会"读懂"他们的行为——他们需要食物、帮助或安慰——并通过行动或语言回应来提供直觉理解的证据[26]。照料者倾向于去猜测，典型的说法如"你累了，你已经玩够这个游戏了"或"哦，你想要的是闪闪发光的银箔啊！"。不同文化对儿童的行为反应的解释各不相同[27]，即使在同一种文化中，照料者也不会给假定的内心状态的表达贴上相同的标签。无论如何表达，学步儿童都会从周围的人那里迅速习得内部状态语言。他们喜欢探索，经常自信地谈论他人的感受、喜好、愿望和看法，从而使家庭内部的沟通更加丰富，包括增加共情，但也包括诸如戏弄这样的沟通[28]。我们认为，幼儿不断地问问题——众所周知的"为什么"问题——部分是为了获取信息，但更根本的是为了尽情享受共同关注一个共享对象的过程。儿童听到的心理状态词汇越多，接触的心智化谈话越多，他们成功解释错误信念任务的能力就越有可能提高[28,29]。有些家庭会进行大量的心理状态谈话，他们的孩子的心智化能力就会得到发展，而有些家庭较少这样做——父母自我报告使用复杂详尽的心智化谈话似乎预示着他们在评估心智理论的任务中会得到较高的分数[30]。

幼儿的感受被照料者准确识别、镜映和回应，通过这个早期经历，幼儿对自己的心智发展出一种感觉，然后是对他人心智的感觉。这些对正在发生的事情的解释和回应帮助孩子建立自己是谁的意识，并帮助他们发展出一种能动感（sense of agency）——他们有能力将自己视为世界上的一个活跃的存在，他们的经历很重要，会引起周围人的兴趣，并能使事情发生。照料者的反应向孩子反映了他们（指孩子）的感受，这种反应被称为"次级表征"（secondary representations）。正是因为有成人在我们身边为我们解读和描述"我们是谁"，我们才能形成一种连贯的自体感（sense of self）[有时也称为自体表征（self-representation）]；从这个意义上说，自体感（selfhood）并不都是关于个体性，而是一种内在的社会建构。没有从这种次级表征中受益的个人可能会有一个削弱的或不那么连贯的自体表征（见本章：异化自体）；这可能包括那些曾经接触过这种回应性的照料，但由于一系列复杂的可能原因而未能从中受益的人。

有大量证据表明，心智化对儿童的成长非常重要。一项探索父母在反思功能方面的能力的大型实证研究首次揭示了父母心智化的重要性，该研究发现，在怀孕期间测量的父母思考和理解其童年与自己父母关系的能力有效地预测了婴儿的依恋安全性[31]。随访研究发现，17年后，当这些孩子成长为年轻人时，产前父母的心智化仍是孩子的反思功能的预测因子[32]。自这项最初的研究以来，已有大量研究是关于照料者心智化对其子女的影响的。在儿童的依恋结果方面，Zeegers等人的一项荟萃分析检验了父母心智化、父母敏感性和婴儿依恋结果之间的关系。这项荟萃分析发现，在控制了相互之间的影响后，心智化和敏感性都对婴儿-父母依恋有显著的直接影响，这表明父母的心智化与婴儿-父母依恋安全性直接相关[33]。

除了有证据表明父母的心智化对安全性依恋的影响外，越来越多的证据表明，父母较好的心智化会促进儿童的心智化[34]和青少年的心智化[35,36]。然而，父母心智化与婴儿依恋之间的关联通常表现出较小的效应量（Cohen效应值 = 0.20），而父母心智化与婴儿心智化之间的关联通常较强，表现为中等到较大的效应量（Cohen效应值 = 0.50~0.80）。例如，Rosso和Airaldi发现，母亲心智化消极、混合 - 矛盾心理状态（而非积极心理状态）的能力与其青春期子女的相应能力之间存在显著的关联（r = 0.40~0.50）[35]。诸如此类的研究结果表明，照料者反思困难且充满情感负荷的心理状态的能力在从父母到子女的心智化代际传递中尤为重要。

有关童年期心智化和逆境的研究提供了一些最有力的证据，证明照料者的心智化能力在其子女心智化能力的发展过程中具有潜在作用。特别是早期逆境和复杂性创伤（即早期生活中涉及忽视或虐待的负面经历，通常是在依恋/照料环境中的）已被证明有可能严重损害心智化。这种损害表现为强烈偏向性的心智化、对他人心理状态的过敏性、对心智化的防御性抑制，或这些特征的组合（相关综述参考Borelli等人[37]以及Luyten和Fonagy[38]的文献）。与此同时，越来越多的证据表明，照料者的高水平反思功能，尤其是对自身创伤经历的反思功能（见第十一章），可能是早期逆境与儿童结果之间关系的重要缓冲（见Borelli等的综述[37]）。例如，有被性虐待和忽略史的父母，其较强的创伤相关反思功能与较低的婴儿依恋紊乱风险相关[39]，同时与他们自己的婴儿遭受童年性虐待的风险显著降低相关[37]。这些研究结果具有特殊的临床意义，因为它们显示出利用心智化治疗对易感父母进行预防和干预的价值。总之，童年期报告的心智化困难与社会情绪和认知问题有关，如情绪调节困难和人际关系问题、内化和外化问题，以及在注意力控制、需要努力的控制和学业成绩方面的困难（有关综述见Fonagy和Luyten的文献[40-42]）。

我们早期的工作倾向于强调依恋在支持或抑制心智化发展中的作用[43,44]，而最近，我们的观点已经演变为对一套更全面的因素的考量，即家庭成员、同伴和更广泛的社会文化因素（如社会经济剥夺、社交隔离和学校氛围）在心智化发展中的作用[45,46]。与这一观点相一致的是，越来越多的证据支持与心智化治疗（MBT）相关的干预措施，这些干预措施聚焦于家庭和个体周围更广泛的社会环境。有几项研究提供了MBT在不同群体中的有效性的证据，如物质滥用的母亲及其婴儿[47]、被寄养和被收养的儿童[48]、生活在服务匮乏的贫困城市社区且子女有高风险遭受虐待的母亲[49,50]、支持患有边缘型人格障碍（BPD）的家庭成员的个体[51]，以及基于学校的预防和干预项目[52]。在处理非心智化社会环境（例如，犯罪和暴力程度高的社区，或存在霸凌文化的学校）容易产生的问题方面，这些类型的家庭和"系统级"干预措施可能最为有效，因为这些干预措施通过创造一种心智化的氛围以抗衡竞争、敌对和攻击性的愿望和倾向。我们认为，当一个人因遇到生活中的日常困难而不可避免地失去心智化时——我们都不断暴露在"微创伤"中，他周围的社会网络可以帮助他恢复心智化。在压力时刻与他人的联结能强有力地保护我们免受这些问题的困扰，因为它确保了一些被平衡的心智化以及由此而产生的复原力，这些都是与体验相关的[53,54]。我们认为，在个人或家庭周围营造一种心智化氛围对于儿童和青少年尤为重要，从而为他们的家人或照料者提供支持（关于旨在实现这一目标的基于心智化的干预措施的进一步讨论，见第十五章和第十七章）。这一观点的另一个重要方面是，它承认有必要为心理健康专业人员提供一个支持性的心智化系统，因为他们在工作中会面临许多内部的和外部的压力和焦虑。

异化自体

在MBT中，我们使用异化自体（alien self）这个概念来描述这样一种体验：在高度压力或痛苦状态下的人发现他们的自体感是如此恐惧/可怕和不连贯，以至于有一个"异化自体"介入了。我们将在第十四章和第十八章中看到，"异化自体"在理解某些自杀、严重自残、人际攻击/暴力和其他心理健康危机时特别有用。当我们谈到异化自体时，我们指的是核心自体、感觉和认知心理过程中的紊乱会导致个体体验到各种形式的个人能动性（agency）丧失。他们的体验可能与身体、认知或情感（失去）控制有关，是一种"非我"的体验，并且无法连贯地整合自体体验——从本质上讲，此时此地所体验到的自体状态部分被异化了。我们认为，这种表征源于对不敏感的或压倒性的照料者的内化，是孩子暴露于照料者的失败镜映（mirroring）的结果。所谓"镜映"，我们指的是这样的互动：照料者识别出婴儿的心理状态，并能以一种"标记性的"或调节过的方式将这些状态反映给婴儿，这种方式表明他们理解和共情婴儿的感受，但不会被婴儿的感受所淹没。在之后的发展过程中，通过激活自体表征的一个分裂部分（异化自体）来管理敌对的或虐待性的照顾，这给儿童展示了一种可能性，即通过使用这个异化自体来认同攻击者（虐待性的照料者），从而获得对不可控的社会环境的一定程度的控制；然后个体就变成了自体结构中折磨人的形象的主人。从某种意义上说，异化自体表征可以帮助个体应对自体紊乱；异化自体的出现是个体试图将自己从无法管理或调节的强烈情感体验中紧急解救出来。虽然这种防御过程提供了一点暂时的控制感，但它也会造成强烈的分裂体验和从内部受到折磨的感受。异化自体是对心理完整性的威胁，常常会导致诸如自伤等行为和自杀企图，它们与来自异化自体体验的情感压力有关。重要的是，与异化自体表征的心理接触也可能导致解离（dissociation），这是一种试图保护心理的自体-完整性的心理过程的标志。第十章和第十二章将进一步讨论异化自体在临床工作中的重要性。

正如我们在上一节中所描述的，自体感以及自体感的持续连贯性，部分是在早期照料者传达给我们的关于"我们是谁"的次级表征的基础上构建的。如果一个人错过了足够良性的、连贯的或精准的次级表征，或者在识别和内化这些次级表征方面存在困难（可能是因为没有暴露于此类表征），那么他可能特别容易形成一种碎片化的自体结构（即异化自体），然后这种自体结构会被用来应对自体体验中的混乱感或空虚感。空虚感有时被BPD患者称为"黑洞"，毫不奇怪的是他们会觉得黑洞很可怕，因为它威胁到了他们的存在。

依恋和MBT

依恋理论在很大程度上塑造了MBT——心智化的发展出现在依恋关系的背景下，这个观点一直是我们思考的核心，研究证据支持这样的观点，即依恋、情绪敏感性和父母的心智化能力之间存在"松散的耦合"[55]。在MBT治疗中，对于治疗师去理解患者在思考他人心理状态时所面临的挑战，患者的依恋体验和表征将发挥关键作用。然而，在MBT的实践中，同样重要的是，治疗师去理解在治疗的此时此地所唤起的依恋的影响，以及这种强烈的情绪体验会如何阻碍有效的心智化。

脑成像研究表明，依恋系统的激活会抑制支持心智化的神经系统[56-58]。创伤会激活依恋系统，依恋创伤可能会导致慢性过度激活。这就解释了为什么有些患者在压力较小或没有压力的情况下能进行心智化；然而，对于那些容易出现过度激活这种形式的人来说，与依恋有关的唤起可能会在压力时刻导致心智化的崩溃。这对临床工作具有重要意义。任何要求反思的干预措施——例如，要求患者澄清或详细说明某个想法——从本质上来说，都是要求患者进行受控的心智化。如果要求患者反思的主题触发了与依恋有关的唤起，那么他们可能很难参与这种反思活动。这可能就是从历史上看，针对BPD的动力学治疗经常被认为无效的原因之一——传统的心理治疗方法既通过治疗师和患者之间关系的本质，也通过治疗中探索的主题，来触发依恋系统。实际上，患者被要求执行一项潜在不可能完成的任务——以一种受调节的方式思考心理状态，同时被置于几乎不可能进行这种思考的环境中。

尽管MBT是关于心智化的，但MBT的工作不应该涉及治疗师对反思性心智化的无情攻击。如果患者处于激烈的情感状态，他的依恋系统正在敲响警钟，他的心智化已经"离线"，他应该无法满足进一步心智化的要求——这些要求要么被患者忽略，要么被患者体验为漠不关心和无益的。相反，治疗师的适当回应是认可和确认患者当时的感受。其原因将在本章接下来的内容中逐渐明朗，我们将解释个人认可感是如何促成共享关注和共同思考的能力的。首先，我们将解释我们的临床经验是如何引导我们在这方面进行思考的。

▌边缘型人格障碍和MBT

正如我们在第一章中提到的那样，被诊断为BPD的患者很少得到他们所需的治疗性帮助和支持，MBT最初被开发出来正是出于对这一问题的敏锐察觉。MBT是有意地建立在这样一种认识基础上的，即需要一种治疗方式：（a）能真正处理这些患者的临床需要以及其现实生活体验和困难；（b）充分适用于广大心理健康工作者，无需经过多年的密集培训就能可靠地实施。

鉴于对BPD的思考很大程度上影响了MBT的发展，我们认为，概述与BPD相关的困难的本质，以帮助读者理解一般心智化方法中一些关键要素以及这种方法的基本原理，将是非常有用的。BPD最常见的特征之一是情绪失调，这涉及对情绪刺激的过度敏感，从而引发强烈而不稳定的情绪反应。BPD患者可能会努力寻找有助于减轻其痛苦的应对策略，而且情绪失调往往伴随着冲动症状，如自我伤害的行为

（包括冲动性自伤行为）、认知紊乱（包括解离）和人际关系问题。BPD患者通常会体验到强烈的痛苦，他们试图自杀的概率是普通人群的50倍[59]。

与压力相关的解离在BPD患者中很常见[60]，会影响身份认同感、情节记忆（episodic memory）、感知觉和意识[61]。这些基本社会认知过程的中断可以被理解为本质上是防御（即自我保护）性的，它们是对压力性内部体验的适应，其功能是限制这些体验对个体（或其身体）的影响[如现实解体（derealization）或情感麻木]。我们把BPD的症状看作个体为了应对压力或痛苦带来的压倒性主观体验而做出的可理解的心理调整[62]。有时，在BPD中观察到的冲动性表现为冲动的攻击性（aggression）[63,64]。攻击性与情绪失调一样，都与高水平的压力和痛苦相关[65]，其特点也是缺乏对其愤怒所指向的人的心理状态的考虑[66]。一系列负面行为，如攻击性爆发、暴饮暴食、危险的性行为、物质滥用或突然结束一段关系，都可能在负面情绪环境中被触发，在这种情况下，个体将这些行动看作对不可能的（社会）情况的不可控和不可避免的反应[67,68]。

人际关系的紊乱被广泛认为是对BPD患者进行帮助工作的核心。有强有力的证据表明，BPD患者很难建立起对他人的信任，对社交排斥和拒绝高度敏感，并且长期存在冲突性的不稳定关系和尚未解决的与分离有关的冲突[69,70]。接受治疗的患者的病史往往充分说明了他们不愿信任社会关系[71,72]。应该把患者的人际关系紊乱视为他们试图管理早期的发展问题[如在移情焦点治疗（transference-focused psychotherapy）中]还是由其他困难所引起的[如在辩证行为治疗（dialectical behavior therapy）中所概念化的]，目前仍有争议，但从一个治疗师的实用主义角度来看，情绪本身及其对关系的影响都需要处理。

心智化与 BPD

越来越多的文献表明，心智化困难是BPD的一个内在的方面，并可能导致人际关系紊乱、情感失调和冲动性，而这些正是被诊断为BPD的患者的特征性表现。在BPD患者身上发现的心智化困难可以涵盖所有四个心智化维度。

在自动的/受控的心智化方面，与BPD相关的失调和冲动性反映了一种自动的心智化的倾向。Fonagy 等人发现 BPD 患者在依恋关系背景下反思自己和他人心理状态的能力明显降低，这可能首次证明了 BPD 患者反思性心智化的失败[73]；这种反思功能的缺陷已被证明可以通过心理治疗逆转[74]。有关反思功能的研究结果已经在两项相对大型的研究[75,76]中被重复，并在最近的一项荟萃分析[77]中得到证实。

许多研究表明，BPD 患者在接受社会认知视频评估工具（Movie for the Assessment of Social Cognition，MASC）测试时显示出心智化损害，该测试可能是目前最有效、最可靠的心智化领域的测量方法[78-80]。MASC 是一种基于视频的心智化测试，要求受测者识别出角色在涉及关系的日常生活场景中互动时的心理状态。由于反思能力有限而造成的对人际关系情景的曲解可能会使他们在社交互动中产生极端的或不恰当的情绪[81]，特别是如果还存在对外部取向的社会认知的过分强调，则可能性更大。

在自体/他人的心智化维度上，BPD 中通常表现为过度关注他人的心理状态。在 MBT 模型中，对自体的认识和对他人的认识是互补的，但又是相互依存的。我们从他人身上了解自己，而这种自我认识有助于我们把自己放在他人的位置上。我们认为心智化问题会表现为自我认识的减少和不稳定的自体表征。自体心智化的另一个方面是它在对自己的行动产生主人翁意识方面的作用。有几项研究表明，相对于非BPD 患者，BPD 患者的能动体验（experience of agency）可能会减少[82-84]。有新的证据表明，BPD 患者的自体-他人分化存在困难[85]，例如，观察到他们更容易出现橡皮手错觉（the Rubber Hand Illusion）[82,86]，以及在从分级变形的自我形象中识别出自体方面存在困惑[87]。几项调查研究表明，BPD 患者更有可能识别消极的自体属性而不是积极的自体属性，这提示他们的自体概念（self-concept）发生了歪曲，变得更加消极[88-91]。然而，这些研究对自体概念的结构复杂性描述并不清晰。一项针对青少年和年轻成人的研究报告称，BPD 患者将更多的属性归为与自体相关的，这提示了一种更加弥散的自体感[88]，而另一项针对成人的研究则没有反映出这一观察结果[90]。这些研究结果的差异可能反映了新发 BPD 的青少年患者有过度心智化（hypermentalize）的倾向，而这种倾向可能会随着年龄的增长而减弱[92]。与自体问题在 BPD 中更为突出相一致的是，记忆研究表明，BPD 患者对不受情绪效价影响的与自体相关的社会事件的回忆能力增强[93]。一种心智漫游（mind-wandering）范式表明，在 BPD 患者中，与自体相关的想法波动更大，也更极端[91]。

有关BPD心智化的内部/外部维度的证据是复杂不一的。在一些研究中，BPD患者在静态面部刺激下的情绪识别准确性似乎有所降低[94,95]，但在其他研究[96-98]中却没有发现这种情况。同样，一些研究报告称，BPD患者比非BPD患者需要更长的时间来解码带有情绪表情的面孔[98]，而其他研究并未发现这种差异[99,100]，一项荟萃分析证实，BPD患者在情绪化面孔处理速度方面并没有确凿的可识别的缺陷[101]。关于对简短情绪诱导视频的面部反应，研究结果也不尽相同。一项研究报告称BPD患者的反应性降低（效应大小 = -0.67）[102]，而另一项研究则发现，BPD患者仅对积极情绪的反应性降低，同时还报告称，与非BPD患者相比，BPD患者在应对社交排斥时表现出更多消极的和混合的面部情绪[103]。有证据表明，在BPD患者中面部模仿是增强的。在一项任务中，参与者对动态面部表情的面部肌肉活动反应被记录下来，BPD患者对愤怒、悲伤和厌恶的面部表情的反应增强，而对快乐和惊讶面部表情的反应减弱[104]。这一发现表明，BPD患者对他人的情绪状态具有特定而非普遍的高敏感性，表现为对消极社交信号的夸大反应，以及对积极信号的减弱反应。一些研究还识别出了一种强烈的负面归因偏差，BPD患者会更快地注意到负面情绪的面孔，且花更多的时间看着它们[105]。

大量研究探索了BPD患者对心理状态的辨别力。这些研究中的大多数都报告了在大量测试中的中等规模效应。这些测试中最突出的是通过眼睛读心（Reading the Mind in the Eyes）测试，该测试在读心方面显示出最大的优势[106,107]，同时也显现BPD患者在这方面具有最大的缺陷[108,109]。Hanegraaf等人进行的一项荟萃分析表明，不同研究之间存在大量且显著的异质性（Q=151.55，$p<0.0001$）[101]。然而，这项全面的荟萃分析提供了广泛而有力的证据，证明与其他临床人群相比，包括其他人格障碍（C组的回避型人格障碍，以及自恋型人格障碍）和重性抑郁障碍（major depression）患者，BPD患者对心理状态的辨别力往往更差。很明显，这为MBT增加了实证支持，也证明了我们在治疗BPD患者时关注心智化的合理性。边缘型人格障碍（BPD）者在人际互动中通过面部表情、语言及照料者-婴儿行为识别和发出适当的社交信号方面往往存在困难，同时他们在解读他人社交信号时也会有困难。

鉴于BPD的诊断标准包括对拒绝的敏感性，在社交排斥的实验研究中发现，与没有BPD的对照组相比，被诊断为BPD的人报告有更严重的被排斥体验，这并不奇怪；事实上，即使在融入社会的情况下，BPD患者也更有可能报告被排斥的感受[110]。有证据表明，对拒绝的敏感性受社会认知因素（对模糊性的容忍性、需要努力的控制）和依恋相关因素（依恋焦虑、归属感、自我批评）的调节[111,112]。Hanegraaf等人的荟萃分析也发现BPD患者比社交焦虑障碍、重性抑郁障碍或非自杀性自伤患者更容易感到被排斥[101]。心智化的失败加上对社交互动消极结果的预期，使BPD患者容易将这种互动误解为拒绝的实例。

拓展视野：精神病理学中的心智化

我们希望，对BPD患者必须面对的心智化挑战的描述，能够帮助我们很好地理解MBT的基本原理。现在，我们将解释这种思维如何以及为什么也能为其他精神障碍的心理治疗提供信息，这些障碍包括从其他人格障碍、焦虑、抑郁问题到精神病性障碍。这种MBT的拓展应用是基于以下观点，即心智化困难是许多精神健康问题的共同特征。

围绕精神障碍中所谓的一般精神病理性因素（general psychopathology factor）或"p因素"的研究越来越多，也越发活跃。这种观点认为，将多种重叠的精神障碍诊断理解为共享一个共同的易感性因素，然后这个因素与个人情况和遗传倾向相互作用，从而表现为一系列特定的症状，这样的理解可能更有用。举个粗略的例子，从统计数据来看，青春期男孩总体上更可能表现出外化症状（如品行障碍），而青春期女孩则更可能发展出内化症状（如焦虑或抑郁）。更重要的是，一个患有品行障碍的青春期男孩成年后很可能会继续经历抑郁和焦虑，而无论其是否还继续存在品行问题。因此，在不同人群中，或在一个人的生命历程中，将会出现一系列在外在行为和情感体验方面非常不同的体验和行为，但根据围绕p因素的思考，导致所有这些不同症状的基础易感性仍是相同的——只是由于不同的社会环境和遗传因素的综合作用，它们在不同的人身上表现得不同。有很多理由让人相信这一观点——例如，我们如何理解人们经历的众多并发且经常重叠的困难？行为遗传学和分子生物学的研究结果也与存在共同潜在因素的观点相一致。对家族和双胞胎的研究往往表明，遗传风险并无特定障碍特异性，而在很大程度上是一种跨诊断的易感性因素[113-116]。同样地，一项针对17种精神障碍的超过100万参与者的基因组研究发现，就基因组标记而言，这些精神障碍具有共同的变异风险[117]。

使用症状和诊断的双因素模型人口研究（population studies）也支持这个论点，即一个单一共同因素可能构成了易感性的基础。双因素建模涉及探索一个可能的一般因素，这个因素可能由一系列不同的变量（这里指症状和诊断）所共享。这方面的研究发现，如果假定一个一般精神病理性因素与症状群（内化、外化和精神病）和个体的精神障碍（例如精神分裂症、广泛性焦虑障碍和抑郁症）一起存在，那么对精神障碍的解释就更有说服力[118-120]。许多涉及儿童、青少年和成人的样本研究表明，p因素似乎可以捕捉到通过表面症状所指示的任何一种精神病理学的潜在倾向[121-123]。

对p因素的强调给我们留下了这样一个问题：除了是一个有用的统计学模型之外，这个因素到底是什么？许多研究表明，所有精神障碍都只涉及大脑的一个或两个区域（前额叶皮层和/或边缘系统区域）的功能紊乱[124,125]。可能，实际上非常可能有许多其他的大脑区域也会将个体置于罹患精神障碍的风险之中。事实上，不断增加的可能性是，导致这些问题的并不是大脑特定部位的结构，而是不同区域之间的联系[126]。因此，在大脑层面上，一般精神病理性因素或p因素，或者最准确地说是精神障碍的风险，可能与大脑皮层的不规则连接性有关。这一假设与越来越多的共识相一致，即精神病理学最好被视为大脑网络而非局部大脑区域的功能紊乱[127]。一项对6593名9~10岁儿童进行高质量静息态脑部扫描的研究发现，高p因素与默认模式网络（default mode network，DMN）内的连接性降低以及DMN与多个控制网络之间的连接性增加有关[128]。当心智没有参与任何特定的认知任务时，即一个人在"心智漫游"时，默认模式网络是活跃的。DMN与参与心智化活动的脑区网络重叠，并延伸到该网络之外。一项研究表明，一组与社会认知（即推理他人的心理状态）有关的任务激活了DMN[129]。在诸如白日梦、想象他人的观点、想象未来和回忆自传性记忆等思维过程中，DMN都会被激活[130]，且通常被认为对心智化有帮助。换句话说，正如高p因素所衡量的那样，对精神病理的易感性与神经网络的连接性异常有关，而神经网络与心智化过程有关。

神经科学研究一直牵涉到跨越大多数精神障碍的两个相关的主要功能领域。首先是情绪失调。情绪管理不善会干扰有目的的活动[131]。情绪调节得好的人对触发情绪的特定情境的风险有准确的认识，能将注意力引导到他们需要做的事情上以作为应对，从而集中注意力。但如果集中注意力没有帮助，也可以分散注意力，并随着行动结果的展开重新评估风险[132]。情绪失调已被证明是几乎所有精神疾病诊断标准中的一个特征[133]。研究人员认为，情绪调节不足会放大背景中正在发生的情绪体验，导致儿童看待和体验社会情境的方式发生歪曲，也导致一个人只是因为预期体验一种强烈的感受就产生强烈的情绪反应。它会产生不恰当的感受，有时会导致激烈的行动，以避免令人不快的强烈情绪。

与精神障碍一直相关的第二个一般领域是执行功能[134]。执行功能是一种控制想法并且通常将信息引向与任何特定任务相关的适当方向的能力；它包括自我调节、做出决定、行动排序、规划、确定优先次序和驾驭新任务[135]。这些认知过程被认为是健康的功能运作的必要条件。执行功能水平被认为会影响 p 因素。p 因素得分高的人，意味着具有我们常说的高持续性心理困扰（high persistent psychological distress），他们对困难的社交互动过于敏感，他们发现很难可靠地解释他人行动的原因，也很难将可能让他们不快的经历记忆抛诸脑后。这种状态使他们很容易受到情绪风暴的影响。

回到心智化的作用上来，我们可以看到，由于心智化支持执行功能和情绪调节，情绪失调和执行功能差（两个与精神病理确切相关的领域）都与心智化失败有关。在此，我们不知道与心智化相关的因果关系是怎样的，但从实用的临床角度来看，心智化问题究竟是情绪失调和执行功能失败的结果还是原因，这可能有点像"先有鸡还是先有蛋"的问题。从临床角度看，问题在于所有这些过程都彼此紧密相连。恢复对自己和他人心理状态的思考能力，对于情绪调节和更具保护性的执行功能是非常关键的；这为将 MBT 方法应用于一系列精神障碍治疗提供了理论依据。在下一节中，我们将阐述为什么我们认为心智化对健康功能具有如此重要的意义。

▌心智化、社会学习和认知信任

认知信任（epistemic trust）是心智化理论的一个关键部分，我们已经将它定义为

"信任人际传播的知识的真实性和个人相关性，这些知识关于社会环境如何运作以及如何最好地驾驭它"（Fonagy et al.[136]，p.177）。我们认为，心智化具有一种特殊的功能，使个人能够采取与认知信任他人有关的立场——如果他们想要充分受益于从他人那里了解整个世界和社交世界，尤其包括他们自己，这一点至关重要。我们认为，这就是心智化紊乱对社会功能如此有害[6]，并与任何慢性精神障碍的易感性如此密切相关的原因之一，同时部分解释了心智化紊乱与 p 因素相关[128]。为了在人类所处的复杂社会网络中生存，我们必须能够向其他人学习[137]。在学习生存所需的技能的过程中，我们观察和聆听专家的意见，通过模仿他人来避免惩罚和获得奖励，在考虑他人的经验和观点后做出复杂的战略决策，在所有这些过程中，我们通过社交互动来了解自己。有效地向他人学习是人类存在的核心部分。从父母到子女以及同龄人之间的信息传递构成了适应性文化学习的核心机制，但也可能导致适应不良行为，如反社会行为、过度的回避和焦虑[138]。

心智化的发展与认知信任和对社会学习的开放性密切相关，也就是说，心智化是一种通过努力理解他人教给我们的东西来向他人学习的能力。人类婴儿很快就能学会推断一个示范者的目标并模仿成功的（而不是失败的）行动，但非人类的灵长类动物比人类更早获得这种能力。人类的学习方法略有不同。到 3 岁时，儿童开始表现出所谓的过度模仿（over-imitation），我们的意思是，如果一些不必要的复杂行为看起来是"正确"的做法（一个简单的例子是学习用勺子吃饭，而不是更快、更有效的用手吃饭），幼儿很容易学习和模仿这些行为[139]。在一段时期内，幼儿倾向于不加选择、不加反思地模仿与他们互动的大多数人的行为，并学到他们的信念[140]，他们会模仿一个人失败地或成功地完成一项任务的尝试[141]——这是在非人类的灵长类动物中没有被观察到的[142]。造成这种情况的原因是，当儿童学习时，例如在学习使用勺子时，他们所学习的内容是复杂的。他们不仅学习如何把食物打碎，还学习如何把食物送到嘴里[143]。事实上，大多数小宝宝都发现用手吃饭更容易——但学习正确使用勺子只是婴儿所身处的巨大文化和社会知识海洋中的一个小例子。相信可靠的长辈所示范的用勺子是正确的进食方式，并模仿如何使用勺子，这就是幼儿开始学习驾驭世界的一小步。相对低效的惯例经常作为儿童社区成员共享的文化知识的一部分在社会上传播[142]。因此，习得这些常规是一项重要的发展任务，可使儿童成为其文化群体的成员。"过度模仿"一词并不意味着儿童在不应该模仿的时候模仿了知识渊博的成人。相反,过度模仿认知上不透明的行为的倾向是一种文化学习策略,可能是通过自然选择确定的,其基于的假设是,学习做自己不完全理解的事情是有益的,因为它们与文化相关,尽管对学习者来说是不透明的[144]。学龄前儿童对新行为的细致模仿可能代表了他们对学习新技能、不寻常的社会规范和仪式的开放态度,因而他们与所在社群成员建立联系[145]。随着心智化的出现,过度模仿会逐渐减少,但它仍然是文化的一部分,也是人类学习方式的一部分,因为对因果关系的全面理解甚至超出了人类与物质世界的关系。过度模仿的倾向会持续到成年期[146],并被社会环境加强[147,148]。

这种对社会学习的解释与我们对心智化和MBT的思考是相关的,因为我们认为,了解和信任他人从而向他们学习——认知信任——是通过心智化实现的。我们在其他地方说过:"如果我觉得我被理解了,我就会愿意向理解我的人学习,我觉得他/她是一个值得信赖的潜在合作者。这将包括了解我自己,也包括了解他人和我所生活的世界。"(Fonagy et al.[6], p. 7)这一过程的结果就是我们所说的认知匹配(epistemic match)。这听起来像是一个很简单的命题,但在这个过程中却涉及几个心智化阶段。它要求听者:(a)有足够连贯的自体感,能够首先识别出这个匹配性;(b)识别出沟通者向他们描述的他们自己的形象(在沟通者以某种方式表达自己对听者的看法的情况下);(c)判断自己的自我感知与沟通者的描述之间的异同。此外,这一过程还要求沟通者对倾听者进行了足够的心智化,以便对倾听者有很好的理解。因此,认知信任作为一种社会过程,依赖于倾听者和沟通者双方的心智化。

当共同心智化发生在认知匹配中,就会产生一种特殊的社会认知的主观体验,被称为"我们-模式"(we-mode)。"我们-模式"是一种心理状态,描述的是一种与他人交往的人际体验,在这种状态下,意向性状态(intentional states)具有一个共同的目标[149,150]。"我们-模式"会触发信任,进而触发向受信任者学习的可能性。因此,在MBT中恢复心智化的任务是为了(重新)开启体验"我们-模式"和认知匹配的可能性,对于实现社会学习来说这是至关重要的,而社会学习是社会功能运作的基础。此外,"我们-模式"还有一个关系的方面,它产生了能动性(agency)和归属感,它们来自一种"联合性"(jointness)感觉或共享的意向性创造的认知联系

（epistemic connectedness）。需要注意的是，"我们-模式"并不是某种心智融合。具有充分能动感的自体仍是重要的；事实上，如果没有一个强大的自体为了共同目的而暂时颠覆自身，那么进入"我们-模式"可能不仅是虚假的，而且是通过歪曲自体来实现的。"我们-模式"不是放弃对独立心理状态的意识，也不是某种精神融合。恰恰相反，它涉及铭记这样一种理念，即他人是独立的"代理人或人，就像自己一样真实"（Tomasello[151]，p. 56），我们暂时与他们共享一种世界观、一种抱负、一种计划或一种超越我们个人观点的理解。事实上，"我们-模式"的益处来自不同的心智联合起来关注一个共同的对象；联合关注带来了新的知识和视角，而这是单个心智无法做到的[4]。我们将在接下来的章节中更详细地描述，在病理心理的发展中，认知信任的中断和体验"我们-模式"的中断是如何相交织的。

BPD 中的信任

不信任是 BPD 的核心特征

一项对288名被诊断为人格障碍的被试的功能失调性核心信念的调查发现，在126项人格信念问卷（Personality Belief Questionnaire）中，最能区分被诊断为BPD的被试与被诊断为其他人格障碍的被试的条目是"我不能信任他人"[152]。另一项研究比较了BPD患者、心境障碍（mood disorder）患者和没有精神疾病诊断的对照组，使用的是另一个自评工具，即信任情景问卷（Trust Scenario Questionnaire），该问卷调查人与人之间的人际信任，结果显示BPD患者的得分明显低于其他组别[153]。这些强有力的研究结果证明，有理由从行为和发展两个方面关注BPD患者的信任问题，并考虑对该疾病的其他社会和情感方面的影响。

鉴于不信任是BPD的一个关键特征，患有这种障碍的个体会将他们不认识的面孔评价为较不值得信任的面孔，并且需要更长的时间来做出这些评价[154]，同时识别出较少值得信任和较不易接近的面孔也需要更多时间，这一点也不足为奇[155]。最近的一项研究重复了BPD患者的不可信任偏倚，与匹配的对照组相比，BPD患者表现出更偏倚的可信任性和更低的面部表情辨别能力[156]。与对照组相比，BPD患者组在评估模棱两可的可信任性时也表现出更长的反应时间。此外，使用功能性磁共振成像评估BPD患者在评定可信任性时的神经激活情况，结果证实，与对照组相比，BPD患者的前岛叶和外侧前额叶皮层的活动较少。这种活动的减少与BPD患者和对照组所表现出的可信任性偏倚和辨别力受损的程度成正比。

认知不信任的发展

我们认为，童年逆境的后果之一是它可能导致个体形成认知不信任（epistemic mistrust）——错误地归因他人的意图，并假定他人行动背后存在恶意动机。Campbell及其同事最近发表了一项自陈的关于认知信任的特质测量研究，该测量分为三个维度——认知信任、不信任和轻信（一种缺乏辨别力的征象）[157]。研究发现，不信任和高度轻信是有童年逆境史的人的特征。我们认为，对于这些人来说，童年被忽视后的依恋创伤会产生一种普遍的背景预期，即在任何社会沟通中，他们（作为倾听者或沟通者）与他人之间的沟通即将破裂。当一个人曾反复暴露于不可靠的或恶意的信息沟通时，他们可能会学会拒绝这些沟通[158,159]。Orme等人观察了一组青少年样本从入院治疗到出院期间的BPD症状，研究显示患者入院时的BPD症状与其自我报告的对父母的信任之间存在显著负相关[160]。研究结果支持这样一种假设，即对父母的信任度较低可能会导致个体在青春期和成年期形成稳定而僵化的功能失调性信念，以及对他人的总体不信任倾向。

神经经济学任务（neuro-economic tasks）的社会背景倾向于以货币形式量化人际信任，这似乎会影响BPD患者的表现。一项研究对比了重性抑郁障碍患者及BPD患者在两种情境（社交互动和与电脑对弈）下的表现[161]。BPD患者的行为更不一致，表现出反复无常和不可预测的反应，但这只发生在涉及社交互动的情况下。当暴露在社交情境中时，BPD患者表现出一种将对方视为威胁的倾向，而这种感知激活了对对方的不信任行为。社交互动会触发心智化系统，并产生对对方人际行为的预期，这或许可以解释本研究中BPD患者的不一致行为。

Ebert等人跟踪研究了神经肽催产素的潜在中介作用[162]，发现催产素异常与较低的人际信任相关[163]。BPD患者和对照组被随机分配接受催产素或安慰剂，然后被邀请玩一个信任游戏。在这个游戏中，投资者有固定的点数（比如20点），他被要求将任意自己想给的点数交给受托人，由受托人代为保管。受托人会自动将点数翻三倍，然后决定将多少点数返还给投资者。因此，如果投资者给了10点，那么受托人就有30点可以玩，例如，可以还给投资者一半，这样投资者就有游戏开始时的10点再加上收到的15点，同时受托人现在有15点。然后进行另一轮游戏。在这个游戏中，需要进行大量的心智化。伙伴之间借贷/给予行为背后的意图和原因被赋予了意义，并决定了下一轮的互动态度——一个人的行为（给予多少点）会对另一个人的心智产生影响，进而决定他们的行为，以此类推。这项研究发现，在非BPD的对照组中，无论是接受了催产素还是安慰剂，童年创伤得分与信任行为之间都没有相关性。有童年被忽视史的BPD患者表现出更有限的信任行为，给受托人的钱也更少，但这只发生在接受催产素的条件下，因为催产素激活了人际关系体验。催产素水平的升高似乎会减少有早期父母忽视史的BPD患者的信任行为。如果我们假设催产素通常会使社会刺激更加突出[164]，而这可能会对有社会逆境史的个体产生负面影响，那么这些研究所发现的结果就容易理解了。

这些关于BPD患者的高度不信任的发展根源的研究结果和假设可能与他们对拒绝的敏感性有关。被拒绝的经历可以解释他们的不信任倾向。一项针对非临床人群的研究表明，对陌生面孔的面部信任评价与BPD特征之间存在负相关，而这可以用对拒绝的敏感性来解释[165]。对拒绝的敏感性，尤其是其情绪方面（焦虑和愤怒）[111, 112]，可能在不信任与BPD的两者关系中发挥了中介作用[166]。

情绪唤起的触发预计会降低人际信任度。Masland和Hooley研究了一组具有不同数量BPD描述性症状的非临床成年人，他们在完成情绪启动范式（affective priming paradigm）后对陌生面孔的可信任度进行了评分，在该范式中，他们观察的是负性的、中性的或正性的图像[167]。有较多BPD症状的被试做出的信任评价较少。负性的启动图像对症状较多的BPD组的影响大于对症状较少的BPD组，这表明负性情绪状态对BPD症状较多的被试的信任评价表现的影响更大。

一项研究比较了患有BPD的个体与对照组在恋爱关系中的人际信任度[168]。作者要求女方被诊断为BPD的异性恋伴侣以及没有精神病史的对照组伴侣讨论三个话题：中性话题（最喜欢的电影）、个人话题（个人恐惧）和威胁关系的话题（与伴侣分开的可能原因）。每次讨论后，参与者都会对伴侣的可信度进行评分。作者预测BPD伴侣组对伴侣可信度的评分低于对照组，尤其是在讨论威胁关系的话题后。患有BPD的女性在讨论个人话题或威胁关系的话题后对其伴侣的信任度较低，而在讨论中性话题后则不然。这些发现与情绪唤起对BPD患者心智化有负面影响的假设相吻合[169]。

心智化和社交排斥

反复且严重的社交排斥与几乎所有精神障碍的发展都有关系[170]。对社交排斥的异常反应和易感性被用作以下精神障碍诊断的一个判断根据，包括社交焦虑障碍、重性抑郁、BPD、回避型人格障碍、经前焦虑症（premenstrual dysphoric disorder）、神经性贪食症、躯体变形障碍（body dysmorphic disorder）、急性自杀意念、物质/酒精使用障碍，尽管这些障碍的患者对排斥的具体行为、情感和神经反应可能有所不同[71]。社交排斥或接纳与自我认知直接相关，而自我认知依赖于心智化，是许多心境障碍、焦虑障碍和人格障碍的核心。

感觉被排斥会与心智化产生相互作用。如果我们知道一个看起来故意忽视我们的人实际上异常害羞，我们就可以重新思考他们为什么避免与我们有眼神接触，从而减少了被他们排斥的感觉，因为排斥通常与我们认为其他人对我们的想法和感受有关。把实际上是中性的反应过度解读为疏远、冷淡或不感兴趣，可能会让我们疑问："他们为什么不喜欢我？"许多感觉被排斥的例子都与如何认识他人的想法、感受或意图有关。

社交排斥是在赛博球范式（Cyberball paradigm，一种虚拟传球游戏）的排斥条件下进行研究的，社交排斥始终会引发社交痛苦。在这里，排斥包括参与者观察到自己在游戏中没有被传递一个虚拟球，而游戏中传球的两个角色是假定的玩家，他们对参与者来说是陌生人。社交排斥体验的强度如此之大，以至于Eisenberger和Lieberman认为，社交信号系统可能与感知身体疼痛的神经系统（背侧前扣带回皮层和前岛叶）有关[171,172]。情感痛苦信号指示社会纽带破裂的严重风险，这可能会危及获得共享资源、支持和有益的社会关系。

Sahi和Eisenberger认为，社交排斥的神经基础包括心智化神经网络的激活[173]，这基于研究发现：在赛博球和其他排斥范式的排斥阶段，背内侧和腹内侧前额叶皮层和前楔叶通常是活跃的[174]。他们还认为，自我意识的情绪的发展和对社交排斥的恐惧出现在儿童早期，这与心智化能力的提高和心智化网络的成熟有关。青少年特征性的过度心智化可能解释了他们对社交排斥增强的敏感性，这起因于心智化网络的反应性在这个年龄段更强。与年龄较大的青少年[175]或成年人[176]相比，较年轻的社交焦虑青少年对同伴接受和拒绝的神经反应更强烈。虽然 Sahi 和 Eisenberger[173]认为心智化异常是精神分裂症患者[177]和孤独症患者[178]对社交排斥的异常反应的中介因素，但这并不是结论性的。

有一些更好的证据支持被诊断为 BPD 的个体存在心智化异常，他们对社交排斥的反应是非典型性的。大量研究将对排斥的敏感性与 BPD 联系起来（如本章末的参考文献179-181）。一项对28个赛博球研究进行的大型荟萃分析证实，BPD 患者有强烈的倾向——预期会被排斥、拒绝[182]。被诊断为 BPD 的患者认为，他们在赛博球范式的排斥情况下（即他们没有像其他人那样经常接收到球）和接受情况下（即他们更经常地接收到球），接到的球都比对照组的更少。他们在被拒绝后还表现出更多的整体负面情绪，在被社交接纳后这种影响甚至更大。值得注意的是，在被排斥的情况下，被试对社交接纳的反应将 BPD 患者与典型对照组区分开来。心智化理论将这种影响理解为无法克服普遍预先存在的对拒绝的偏倚，这种偏倚构成了对他人意图过度警觉的基础，以及无法心智化在被接纳情况下的态度变化。与这一假设相一致的证据包括以下发现：患有 BPD 的个体在处理积极的社交反馈方面存在损害，但他们在处理整合的消极反馈方面好于对照组[183]；在阅读与自我相关的赞赏性句子后，他们体验到的积极情绪（如自豪感和幸福感）会减少[184]；在回应消极的而非积极的社交反馈时，他们会改变自己的社交期望[185]。从临床角度来看，这些观察结果至关重要，因为治疗师常常徒劳地等待患者对他们的无条件接纳和旨在提高治疗包容性的干预做出积极反应，结果却遭遇怨恨以及更深的怀疑，这是由患者面对被接纳体验时的困惑而产生的。

创伤与心智化

心智化模型起源于对创伤的心理后果的理解（另见第十一章），其假设是，童年逆境的一个可能结果是由焦虑驱动的有限的心智化能力。儿童害怕理解对他们构成真正威胁的人的心理状态，这是可以理解的，而且可以预期的是这种恐惧可能会泛化到对其他人的心智理解[186]。积累的大量证据表明，心智化的受限通常与创伤经历（尤其是创伤后应激障碍）有关。情商测试[187]、共情和同情心测验[188,189]，以及专门为测量认知心智化而开发的测验，如"失礼"（Faux Pas）测验和"奇怪的故事"（Strange Stories）任务[190,191]，都证明了心智化的差异。我们的理论方法预测，患者会对心理状态的内部线索（心理状态理解）产生偏倚，但可能对心理状态的外部指标（观察）有潜在的过度敏感性，以平衡防御性回避对外部的"回顾"（looking behind）。与这一预测相一致的是，有创伤史的患者在情绪识别测试中似乎显示没有或只有很小的缺陷[192-194]。

我们的关于童年创伤的假设植根于MBT的精神分析历史，但这一历史的一个罕见方面被现代精神病学所共享。Anna Freud和Dorothy Burlingham观察了儿童对第二次世界大战期间伦敦大轰炸的反应，她们注意到儿童所处的客观危险似乎不如母亲的焦虑程度更能预测儿童的恐惧症反应[195]。在这个观察之后，她们开始关注儿童在社会参照背景下的替代性学习（vicarious learning）[196,197]，也开始关注其他相关的（尤其是通过面部传递的）获得有关风险和危险的情绪信息的方式[198-200]。

在我们研究创伤的发展性方法中，我们认为，当逆境混合了心灵的孤独感时，它就会变得具有创伤性。在正常情况下，一个可接近的他人心智会提供社会参照，使人能够勾勒一个令人恐惧的和其他压倒性的体验[186]。最近的实验研究为这一观点提供了有力的支持。一项关于条件反射的研究发现，与传统的直接安全学习训练（没有示范者在场的情况）相比，替代性安全学习（当参与者观看一位面容平静的示范者进行安全示范时）能更好地减轻条件性威胁反应[201]。这一观察结果表明，人的心智被编程为与社交上可接近的人同调，从而通过另一个人（如依恋对象）的可得性来判断威胁反应。

▎三种沟通系统

在展开本章所涵盖的理论的临床意义时，我们提出了这样一个观点：有三种"沟通系统"与有效的治疗性帮助相关[202]。这些沟通系统并不仅仅适用于MBT；相反，我们认为，任何有意义的心理治疗性帮助形式常常涉及沟通、内化和（重新）应用新的方式来了解自己以及了解自己与他人的关系。

沟通系统 1：内容的教与学

所有不同的治疗流派都会激活第一沟通系统，当治疗师向患者传达一种理解心智的模式时，这让患者感觉与自己相关，并让他们感到被认可和理解。以这种方式被承认是一个独立主体的体验会降低患者的认知警觉，使他们开始对社会学习持开放态度。治疗师对患者进行心智化的能力对这一系统至关重要，因为这要求治疗师以一种被患者体验为有意义的方式去应用和沟通他们的治疗模式，从而创造一种认知性匹配。MBT 的初始阶段，尤其是 MBT 的入门组（见第四章），证明了这一沟通系统的重要性，而治疗师将心智化与患者如何看待自己和他人关联起来的能力，是帮助患者参与治疗的关键。这是患者重新思考自己并从不同角度看待自己的开始。

沟通系统 2：心智化的重新出现

当患者再次在先前被认知扰乱（epistemic disruption）所毁坏的情境中进行社交沟通时，他们对治疗师的心智和情感使用表现出更大的兴趣，这就刺激并加强了患者的心智化能力："这个人是如何看待我的？"治疗师的"不知道"立场以及孜孜不倦地聚焦于患者的体验启动了这一过程。患者心智化的出现导致了一个"良性循环"，在这个循环中，通过更大的认知开放，对心理状态的好奇心和社会学习在治疗关系中彼此支持。

沟通系统 3：在更广阔的环境中应用社会学习

被他人心智化可以使患者从暂时或长期的社交隔离状态中解脱出来，并（重新）激活他们的学习能力。这让患者得到解放并能够在治疗之外的人际关系中成长。这种观点意味着，治疗成功的关键不仅在于治疗的内容和技术，或在于治疗过程中获得的内省力；也许主要在于患者的社会学习能力和对心理状态的思考能力改善了他们的功能运作，因为他们变得能够以不同的方式"利用"他们的环境。当然，这也进一步意味着，在必要或适当的时候，可能需要在患者的社会环境层面进行干预。

虽然我们将这三种沟通系统描述为形成了一个整齐的数字线性序列，但事实上——特别是对于接受长程治疗的患者来说——这一过程并不那么线性和直接。在整个治疗过程中，不可避免地会出现中断、破裂和修复工作，这可能涉及不同沟通系统的激活，或同时重叠激活多个系统。例如，患者在治疗之外的亲密关系中受到打击，从而产生强烈的痛苦感，并引起了本章前面所述的一种或多种非心智化模式的出现。在这种心理状态下，患者可能会认为治疗师所说的任何话都是无意义、无用或挑衅性的；沟通会中断，任何希望患者接受或应用社会学习的期望都可能落空。在这种情况下，治疗师需要回到第一个沟通系统，在这个系统中，患者的心理状态被理解和认可，而且他们的思考和学习能力被渐进地恢复。

MBT 实证研究概述

2020年，一项Cochrane综述将MBT确定为治疗BPD的两种具有合理证据基础的治疗之一（另一种是辩证行为治疗）[203]。一项包含33个随机对照试验（randomized controlled trials, RCT）的荟萃分析比较了对确诊为BPD的成年患者实施专门针对BPD的心理治疗与非专门针对性的心理治疗，结果支持MBT对BPD患者的疗效（efficacy）[204]。另一项关于BPD心理治疗的荟萃分析（涵盖87个研究）发现，与常规治疗（treatment as usual, TAU）相比，MBT（以及图式治疗和简化的辩证行为治疗）的效应量高于平均水平，而TAU的效应量低于平均水平[205]。一项对RCT研究的综述发现，针对BPD的MBT在一系列结果测量（包括BPD症状、受教育程度和人际功能）上常常具有中等到大或非常大的效应量[206]。一项系统综述同样得出相似的结论，MBT显著改善BPD症状严重程度、共病症状严重程度和生活质量[207]。

Bateman和Fonagy在一系列RCT研究中验证了MBT作为BPD治疗方法的有效性（effectiveness）。一项为期8年的随访研究对日间医院的MBT项目进行了结果调查，这是迄今为止对BPD治疗进行的最长时间的随访研究[208]。与TAU相比，MBT减少了自杀企图以及急诊室就诊、住院、药物和门诊治疗的使用，也降低了冲动性。在随访中，MBT组仍符合BPD诊断标准的患者远远少于TAU组（13%对87%）。MBT组患者在人际交往和职业功能方面也有较大改善。

研究发现，在18个月的治疗期结束时，门诊强化MBT项目比结构化临床管理对BPD更为有效[209]，尤其是对于有两种以上人格障碍诊断的患者[210]。与TAU相比，门诊MBT组的自杀行为和非自杀性自伤发生率更低，住院次数也较少。在6个月中以无自杀行为、无严重自伤行为和无住院治疗为主要疗效指标，结果显示结构化临床管理组的改善率从0%到43%，而MBT组的改善率达到73%。此外，MBT组表现出社会适应能力改善，抑郁减轻，症状困扰和人际困扰也有所减少[209]。该研究为期8年的随访发现，在同意参与的样本中，73%仍满足康复的主要标准，其中MBT组所占比例明显更高（MBT组为74%，而结构化临床管理对照组为51%）[211]。最后，一项MBT治疗BPD共病反社会型人格障碍的RCT研究发现，MBT能有效减轻诸如敌对性、偏执、愤怒等症状以及减少自伤行为和自杀企图的频率，并能改善负性情绪、一般精神症状（general psychiatric symptoms）、人际问题和社会适应[212]。

丹麦的一项RCT研究调查了MBT与低强度的手册化支持性团体治疗对BPD患者的疗效，发现MBT组在治疗师评定的整体功能评估（Global Assessment of Functioning）方面取得了更好的结果[213]。这些结果在18个月后仍维持着[214]。在丹麦进行的第二项研究中，接受部分住院治疗后又接受团体MBT的患者在治疗后（平均持续时间为2年）接受的一系列指标测量（包括整体功能评估、住院治疗次数和职业状况）中显示有显著的改善，并且在2年的随访中显示有进一步的改善[215]。荷兰的一项多中心研究比较了针对BPD患者的日间医院MBT和专科医院TAU，结果发现这两种治疗形式都是有效的，但MBT与更高的患者可接受性相关，早期脱落率明显更低（MBT为9%，TAU为34%）[216]。

荷兰的另一项研究调查了对45名严重BPD患者实施的为期18个月的手册化MBT的有效性[217]。患者在症状困扰、社交和人际功能、人格病理学和功能方面都出现了显著的积极变化，效应量为中等到较大；但需要注意的是，这项研究没有使用对照组。挪威的一项自然纵向研究比较了基于团体的心理动力学治疗和MBT，发现BPD的临床严重程度越高，基于团体的动力学治疗的结果越差，而这对MBT组的治疗结果没有显著影响[218]。这一观察结果支持了Bateman和Fonagy的发现，即MBT可能特别适用于更严重的BPD患者[210]。

一项RCT研究比较了一种针对进食障碍的MBT形式的治疗与针对具有进食障碍

和BPD症状患者的专科支持性临床管理。这项研究的脱落率很高，在68名符合随机化条件的参与者中，只有15人（22%）完成了18个月的随访，因此很难对结果做出解释。不过，根据使用进食障碍检查（Eating Disorder Examination）量表进行的评估，MBT与患者更多地减少了对体形和体重的担忧相关[219]。

在一项针对青少年的MBT（MBT-A）RCT研究中（另见第十四章），80名来到心理健康服务机构就诊并在前一个月有过自伤行为的青少年被随机分配到MBT组和TAU组；其中97%的青少年被诊断为抑郁症，73%的青少年符合BPD的标准。在12个月的治疗结束后，发现MBT-A组在减少自伤和减轻抑郁症状方面比TAU更成功。根据自我报告，MBT-A组的康复率为44%，TAU为17%，而根据访谈评估，两组的康复率分别为57%和32%。在MBT-A组中，抑郁症状以及BPD诊断和特征的减少也更明显。根据冒险和自伤行为量表（Risk-Taking and Self-Harm Inventory）的得分，两组的自伤和冒险行为都显著减少，以线性和二次方程模式（a quadratic pattern）呈现。在自伤和冒险行为方面，组别×时间交互也很显著，这表明MBT-A组在这两个变量上的线性下降幅度更大。在12个月时，MBT-A组的自伤得分显著降低[220]。然而，最近一项关于青少年自伤治疗的Cochrane综述提示，MBT-A的有效性还需要更多的证据[221]。

丹麦的一项无对照的研究中，34名患有BPD的女性青少年参与了12个月的结构化的心智化团体治疗，结果发现，在完成研究的25名青少年中，有23人在BPD症状、抑郁、自伤、同伴和父母依恋、心智化和一般精神病理学（general psychopathology）方面有所改善。对同伴和父母增强的信任，再加上心智化能力的改善，都与BPD症状的明显减轻相关，这指向了治疗效果的一个候选机制[222]。在这项试点研究的基础上，一项RCT研究将112名门诊青少年BPD患者随机分配到团体MBT组和TAU组（包括个体的支持性治疗），并对两者进行比较；这项研究发现，两种治疗方法的有效性相似。作者认为，团体MBT可能更适合作为早期干预，并且认为应该对一个包括个体治疗的团体MBT计划进行测试[223]。最后，对118名具有人格病理症状的青少年住院患者进行的一项自然多信息来源的MBT研究发现，参与者在总体病理和人格病理测量方面有改善，在健康相关方面和一般生活质量方面都有所改善。这些改善具有重要的临床意义和统计学意义，尤其是在内化领域[224]。

▌ 结语

在本书的第二部分，我们将讨论将这一发展性的循证理论转化为临床实践。概括地说，核心问题是如何帮助患者发展强大而有效的心智化，这将有助于他们在生活中建设性地发挥个人功能和社会功能。更好的心智化，尤其是当依恋过程被激活时，可以促进在现实世界中的认知学习，并可能使个人随时间的推移而改变。MBT旨在刺激这个变化途径，它被规划为一套连贯的干预措施，随着时间的推移被系统地应用于帮助患者在日常生活中学习和练习心智化技能，同时考虑到依恋焦虑和其他压力因素将如何破坏心智化的稳定性和有效使用。

参考文献

1. Meyer ML, Davachi L, Ochsner KN, Lieberman MD. Evidence that default network connectivity during rest consolidates social information. *Cereb Cortex* 2019; **29**: 1910–20.

2. Bloom P. Religion is natural. *Dev Sci* 2007; **10**: 147–51.

3. Dunbar RI, Shultz S. Evolution in the social brain. *Science* 2007; **317**: 1344–7.

4. Tomasello M. *Becoming Human: A Theory of Ontogeny*. Cambridge, MA: The Belknap Press of Harvard University Press, 2019.

5. Park BK, Kim M, Young L. An examination of accurate versus "biased" mentalizing in moral economic decision-making. In: Gilead M, Ochsner K, eds. *The Neural Basis of Mentalizing*. Cham, Switzerland: Springer, 2021; 537–53.

6. Fonagy P, Campbell C, Constantinou M et al. Culture and psychopathology: an attempt at reconsidering the role of social learning. *Dev Psychopathol* 2022; **34**: 1205–20.

7. Schaefer JD, Caspi A, Belsky DW et al. Enduring mental health: prevalence and prediction. *J Abnorm Psychol* 2017; **126**: 212–24.

8. Nisbett RE, Ross L. *Human Interface: Strategies and Shortcomings of Social Judgment*. Englewood Cliffs, NJ: Prentice-Hall, 1980.

9. Nisbett RE, Wilson TD. Telling more than we can know: verbal reports on mental processes. *Psychol Rev* 1977; **84**: 231–59.

10. Johansson P, Hall L, Sikstrom S, Olsson A. Failure to detect mismatches between intention and outcome in a simple decision task. *Science* 2005; **310**: 116–9.

11. Samson D, Apperly IA, Braithwaite JJ et al. Seeing it their way: evidence for rapid and involuntary computation of what other people see. *J Exp Psychol Hum Percept Perform* 2010; **36**: 1255–66.

12. Beeney JE, Hallquist MN, Ellison WD, Levy KN. Self-other disturbance in borderline personality disorder: neural, self-report, and performance-based evidence. *Personal Disord* 2016; 7: 28–39.

13. Bradford EE, Jentzsch I, Gomez JC. From self to social cognition: Theory of Mind mechanisms and their relation to Executive Functioning. *Cognition* 2015;

138: 21–34.

14. Gordon RM. Simulation, predictive coding, and the shared world. In: Gilead M, Ochsner K, eds. *The Neural Basis of Mentalizing*. Cham, Switzerland: Springer, 2021; 237–56.

15. Cooley CH. *Human Nature and the Social Order*, revised ed. New York, NY: Shocken Books, 1964/1902.

16. Mead GH. *Mind, Self, and Society*. Chicago, IL: University of Chicago Press, 1934.

17. Fonagy P, Gergely G, Jurist E, Target M. Developmental issues in normal adolescence and adolescent breakdown. In: *Affect Regulation, Mentalization, and the Development of the Self*. New York, NY: Other Press LLC, 2002; 317–40.

18. Malle BF. The tree of social cognition: hierarchically organized capacities of mentalizing. In: Gilead M, Ochsner K, eds. *The Neural Basis of Mentalizing*. Cham, Switzerland: Springer, 2021; 337–70.

19. Osterhaus C, Koerber S, Sodian B. Scaling of advanced Theory-of-Mind tasks. *Child Dev* 2016; **87**: 1971–91.

20. Atance CM, Metcalf JL, Martin-Ordas G, Walker CL. Young children's causal explanations are biased by post-action associative information. *Dev Psychol* 2014; **50**: 2675–85.

21. Somerville LH. Special issue on the teenage brain: Sensitivity to social evaluation. *Curr Dir Psychol Sci* 2013; **22**: 121–7.

22. Sebastian C, Viding E, Williams KD, Blakemore SJ. Social brain development and the affective consequences of ostracism in adolescence. *Brain Cogn* 2010; **72**: 134–45.

23. Moor BG, Guroglu B, Op de Macks ZA et al. Social exclusion and punishment of excluders: neural correlates and developmental trajectories. *Neuroimage* 2012; **59**: 708–17.

24. Sebastian CL, Tan GC, Roiser JP et al. Developmental influences on the neural bases of responses to social rejection:

implications of social neuroscience for education. *Neuroimage* 2011; **57**: 686–94.

25. Burnett S, Blakemore SJ. Functional connectivity during a social emotion task in adolescents and in adults. *Eur J Neurosci* 2009; **29**: 1294–301.

26. de Villiers JG. The role(s) of language in theory of mind. In: Gilead M, Ochsner K, eds. *The Neural Basis of Mentalizing*. Cham, Switzerland: Springer, 2021; 423–48.

27. Aival-Naveh E, Rothschild-Yakar L, Kurman J. Keeping culture in mind: a systematic review and initial conceptualization of mentalizing from a cross-cultural perspective. *Clin Psychol: Sci Pract* 2019; **26**: e12300.

28. Dunn J, Brophy M. Communication relationships and individual differences in children's understanding of mind. In: Astington JW, Baird JA, eds. *Why Languages Matter for Theory of Mind*. New York, NY: Oxford University Press, 2005; 50–69.

29. Meins E, Fernyhough C, Arnott B et al. Mind-mindedness and theory of mind: mediating roles of language and perspectival symbolic play. *Child Dev* 2013; **84**: 1777–90.

30. Ebert S, Peterson C, Slaughter V, Weinert S. Links among parents' mental state language, family socioeconomic status, and preschoolers' theory of mind development. *Cogn Dev* 2017; **44**: 32–48.

31. Fonagy P, Steele M, Moran GS et al. Measuring the ghost in the nursery: a summary of the main findings of the Anna Freud Centre/University College London parent-child study. *Bull Anna Freud Centre* 1991; **14**: 115–31.

32. Steele H, Perez A, Segal F, Steele M. Maternal Adult Attachment Interview (AAI) collected during pregnancy predicts reflective functioning in AAIs from their first-born children 17 years later. *Int J Dev Sci* 2016; **10**: 117–24.

33. Zeegers MAJ, Colonnesi C, Stams GJM, Meins E. Mind matters: a meta-analysis

on parental mentalization and sensitivity as predictors of infant-parent attachment. *Psychol Bull* 2017; **143**: 1245–72.

34. Meins E, Fernyhough C, Wainwright R et al. Maternal mind-mindedness and attachment security as predictors of theory of mind understanding. *Child Dev* 2002; **73**: 1715–26.

35. Rosso AM, Airaldi C. Intergenerational transmission of reflective functioning. *Front Psychol* 2016; **7**: 1903.

36. Rosso AM, Viterbori P, Scopesi AM. Are maternal reflective functioning and attachment security associated with preadolescent mentalization? *Front Psychol* 2015; **6**: 1134.

37. Borelli JL, Cohen C, Pettit C et al. Maternal and child sexual abuse history: an intergenerational exploration of children's adjustment and maternal trauma-reflective functioning. *Front Psychol* 2019; **10**: 1062.

38. Luyten P, Fonagy P. Mentalizing and trauma. In: Bateman A, Fonagy P, eds. *Handbook of Mentalizing in Mental Health Practice*, 2nd ed. Washington, DC: American Psychiatric Publishing, 2019; 79–99.

39. Berthelot N, Ensink K, Bernazzani O et al. Intergenerational transmission of attachment in abused and neglected mothers: the role of trauma-specific reflective functioning. *Infant Ment Health J* 2015; **36**: 200–12.

40. Fonagy P, Luyten P. A multilevel perspective on the development of borderline personality disorder. In: Cicchetti D, ed. Developmental *Psychopathology. Vol. 3: Maladaptation and Psychopathology*, 3rd ed. New York, NY: John Wiley & Sons, 2016; 726–92.

41. Fonagy P, Luyten P. Conduct problems in youth and the RDoC approach: a developmental, evolutionary-based view. *Clin Psychol Rev* 2018; **64**: 57–76.

42. Luyten P, Fonagy P. The stress–reward–mentalizing model of depression: an integrative developmental cascade approach to child and adolescent depressive disorder based on the Research Domain Criteria (RDoC) approach. *Clin Psychol Rev* 2018; **64**: 87–98.

43. Fonagy P. Attachment and borderline personality disorder. *J Am Psychoanal Assoc* 2000; **48**: 1129–46.

44. Fonagy P, Steele M, Steele H et al. The capacity for understanding mental states: the reflective self in parent and child and its significance for security of attachment. *Infant Ment Health J* 1991; **12**: 201–18.

45. Fonagy P, Luyten P, Allison E, Campbell C. What we have changed our minds about: Part 1. Borderline personality disorder as a limitation of resilience. *Borderline Personal Disord Emot Dysregul* 2017; **4**: 11.

46. Fonagy P, Luyten P, Allison E, Campbell C. What we have changed our minds about: Part 2. Borderline personality disorder, epistemic trust and the developmental significance of social communication. *Borderline Personal Disord Emot Dysregul* 2017; **4**: 9.

47. Suchman NE, DeCoste C, Borelli JL, McMahon TJ. Does improvement in maternal attachment representations predict greater maternal sensitivity, child attachment security and lower rates of relapse to substance use? A second test of Mothering from the Inside Out treatment mechanisms. *J Subst Abuse Treat* 2018; **85**: 21–30.

48. Redfern S, Wood S, Lassri D et al. The Reflective Fostering Programme: background and development of a new approach. *Adopt Foster* 2018; **42**: 234–48.

49. Slade A, Holland ML, Ordway MR et al. *Minding the Baby*®: enhancing parental reflective functioning and infant attachment in an attachment-based, interdisciplinary home visiting program. *Dev Psychopathol* 2020; **32**: 123–37.

50. Byrne G, Sleed M, Midgley N et al. Lighthouse Parenting Programme: description and pilot evaluation of mentalization-based treatment to address child maltreatment. *Clin Child Psychol Psychiatry* 2019; **24**: 680–93.

51. Bateman A, Fonagy P. A randomized controlled trial of a mentalization-based intervention (MBT-FACTS) for families of people with borderline personality

disorder. *Personal Disord* 2019; **10**: 70–79.

52. Fonagy P, Twemlow SW, Vernberg EM et al. A cluster randomized controlled trial of child-focused psychiatric consultation and a school systems-focused intervention to reduce aggression. *J Child Psychol Psychiatry* 2009; **50**: 607–16.

53. Fonagy P, Allison E, Campbell C. Mentalizing, resilience, and epistemic trust. In: Bateman A, Fonagy P, eds. *Handbook of Mentalizing in Mental Health Practice*, 2nd ed. Washington, DC: American Psychiatric Association Publishing, 2019; 63–77.

54. Fonagy P, Steele M, Steele H et al. The Emanuel Miller Memorial Lecture 1992. The theory and practice of resilience. *J Child Psychol Psychiatry* 1994; **35**: 231–57.

55. Luyten P, Campbell C, Allison E, Fonagy P. The mentalizing approach to psychopathology: state of the art and future directions. *Annu Rev Clin Psychol* 2020; **16**: 297–325.

56. Bartels A, Zeki S. The neural correlates of maternal and romantic love. *Neuroimage* 2004; **21**: 1155–66.

57. Zeki S, Romaya JP. Neural correlates of hate. *PLoS One* 2008; **3**: e3556.

58. Nolte T, Bolling DZ, Hudac CM et al. Brain mechanisms underlying the impact of attachment-related stress on social cognition. *Front Hum Neurosci* 2013; **7**: 816.

59. Pompili M, Girardi P, Ruberto A, Tatarelli R. Suicide in borderline personality disorder: a meta-analysis. *Nord J Psychiatry* 2005; **59**: 319–24.

60. Korzekwa MI, Dell PF, Links PS et al. Dissociation in borderline personality disorder: a detailed look. *J Trauma Dissociation* 2009; **10**: 346–67.

61. Miller CE, Townsend ML, Grenyer BFS. Understanding chronic feelings of emptiness in borderline personality disorder: a qualitative study. *Borderline Personal Disord Emot Dysregul* 2021; **8**: 24.

62. Vermetten E, Spiegel D. Trauma and dissociation: implications for borderline personality disorder. *Curr Psychiatry Rep* 2014; **16**: 434.

63. Ende G, Cackowski S, Van Eijk J et al. Impulsivity and aggression in female BPD and ADHD patients: association with ACC glutamate and GABA concentrations. *Neuropsychopharmacology* 2016; **41**: 410–18.

64. Sebastian A, Jung P, Krause-Utz A et al. Frontal dysfunctions of impulse control – a systematic review in borderline personality disorder and attention-deficit/hyperactivity disorder. *Front Hum Neurosci* 2014; **8**: 698.

65. Krause-Utz A, Keibel-Mauchnik J, Ebner-Priemer U et al. Classical conditioning in borderline personality disorder: an fMRI study. *Eur Arch Psychiatry Clin Neurosci* 2016; **266**: 291–305.

66. Bateman A, Bolton R, Fonagy P. Antisocial personality disorder: a mentalizing framework. *Focus* 2013; **11**: 178–86.

67. Cackowski S, Reitz AC, Ende G et al. Impact of stress on different components of impulsivity in borderline personality disorder. *Psychol Med* 2014; **44**: 3329–40.

68. Jacob GA, Zvonik K, Kamphausen S et al. Emotional modulation of motor response inhibition in women with borderline personality disorder: an fMRI study. *J Psychiatry Neurosci* 2013; **38**: 164–72.

69. Lis S, Bohus M. Social interaction in borderline personality disorder. *Curr Psychiatry Rep* 2013; **15**: 338.

70. King-Casas B, Sharp C, Lomax-Bream L et al. The rupture and repair of cooperation in borderline personality disorder. *Science* 2008; **321**: 806–10.

71. Reinhard MA, Dewald-Kaufmann J, Wustenberg T et al. The vicious circle of social exclusion and psychopathology: a systematic review of experimental ostracism research in psychiatric disorders. *Eur Arch Psychiatry Clin Neurosci* 2020; **270**: 521–32.

72. Jowett S, Karatzias T, Albert I. Multiple and interpersonal trauma are risk factors for both post-traumatic stress disorder and borderline personality disorder: a systematic review on the traumatic backgrounds and clinical characteristics of comorbid post-traumatic stress disorder/borderline personality disorder groups versus single-disorder groups. *Psychol Psychother* 2020; **93**: 621–38.

73. Fonagy P, Leigh T, Steele M et al. The relation of attachment status, psychiatric classification, and response to psychotherapy. *J Consult Clin Psychol* 1996; **64**: 22–31.

74. Levy KN, Meehan KB, Kelly KM et al. Change in attachment patterns and reflective function in a randomized control trial of transference-focused psychotherapy for borderline personality disorder. *J Consult Clin Psychol* 2006; **74**: 1027–40.

75. Fischer-Kern M, Schuster P, Kapusta ND et al. The relationship between personality organization, reflective functioning, and psychiatric classification in borderline personality disorder. *Psychoanal Psychol* 2010; **27**: 395–409.

76. Gullestad FS, Johansen MS, Høglend P et al. Mentalization as a moderator of treatment effects: findings from a randomized clinical trial for personality disorders. *Psychother Res* 2013; **23**: 674–89.

77. Bora E. A meta-analysis of theory of mind and 'mentalization' in borderline personality disorder: a true neuro-social-cognitive or meta-social-cognitive impairment? *Psychol Med* 2021; **51**: 2541–51.

78. Preissler S, Dziobek I, Ritter K et al. Social cognition in borderline personality disorder: evidence for disturbed recognition of the emotions, thoughts, and intentions of others. *Front Behav Neurosci* 2010; **4**: 182.

79. Ritter K, Dziobek I, Preissler S et al. Lack of empathy in patients with narcissistic personality disorder. *Psychiatry Res* 2011; **187**: 241–7.

80. Sharp C, Pane H, Ha C et al. Theory of mind and emotion regulation difficulties in adolescents with borderline traits. *J Am Acad Child Adolesc Psychiatry* 2011; **50**: 563–73.

81. Dziobek I, Preissler S, Grozdanovic Z et al. Neuronal correlates of altered empathy and social cognition in borderline personality disorder. *Neuroimage* 2011; **57**: 539–48.

82. Bekrater-Bodmann R, Chung BY, Foell J et al. Body plasticity in borderline personality disorder: a link to dissociation. *Compr Psychiatry* 2016; **69**: 36–44.

83. Pavony MT, Lenzenweger MF. Somatosensory processing and borderline personality disorder features: a signal detection analysis of proprioception and exteroceptive sensitivity. *J Personal Disord* 2013; **27**: 208–21.

84. Pavony MT, Lenzenweger MF. Somatosensory processing and borderline personality disorder: pain perception and a signal detection analysis of proprioception and exteroceptive sensitivity. *Personal Disord* 2014; **5**: 164–71.

85. De Meulemeester C, Lowyck B, Luyten P. The role of impairments in self-other distinction in borderline personality disorder: a narrative review of recent evidence. *Neurosci Biobehav Rev* 2021; **127**: 242–54.

86. Neustadter ES, Fineberg SK, Leavitt J et al. Induced illusory body ownership in borderline personality disorder. *Neurosci Conscious* 2019; **2019**: niz017.

87. De Meulemeester C, Lowyck B, Panagiotopoulou E et al. Self–other distinction and borderline personality disorder features: evidence for egocentric and altercentric bias in a self–other facial morphing task. *Personal Disord* 2021; **12**: 377–88.

88. Auerbach RP, Tarlow N, Bondy E et al. Electrocortical reactivity during self-referential processing in female youth with borderline personality disorder. *Biol Psychiatry Cogn Neurosci Neuroimaging* 2016; **1**: 335–44.

89. Beeney JE, Stepp SD, Hallquist MN et al. Attachment and social cognition in borderline personality disorder: specificity in relation to antisocial and avoidant personality disorders. *Personal Disord* 2015; **6**: 207–15.

90. Vater A, Schroder-Abe M, Weissgerber S et al. Self-concept structure and borderline personality disorder: evidence for negative compartmentalization. *J Behav Ther Exp Psychiatry* 2015; **46**: 50–58.

91. Kanske P, Schulze L, Dziobek I et al. The wandering mind in borderline personality disorder: instability in self- and other-related thoughts. *Psychiatry Res* 2016; **242**: 302–10.

92. Sharp C, Ha C, Carbone C et al. Hypermentalizing in adolescent inpatients: treatment effects and association with borderline traits. *J Personal Disord* 2013; **27**: 3–18.

93. Winter D, Koplin K, Schmahl C et al. Evaluation and memory of social events in borderline personality disorder: effects of valence and self-referential context. *Psychiatry Res* 2016; **240**: 19–25.

94. Ritzl A, Csukly G, Balazs K, Egerhazi A. Facial emotion recognition deficits and alexithymia in borderline, narcissistic, and histrionic personality disorders. *Psychiatry Res* 2018; **270**: 154–9.

95. Lowyck B, Luyten P, Vanwalleghem D et al. What's in a face? Mentalizing in borderline personality disorder based on dynamically changing facial expressions. *Personal Disord* 2016; 7: 72–9.

96. Bertsch K, Krauch M, Stopfer K et al. Interpersonal threat sensitivity in borderline personality disorder: an eye-tracking study. *J Pers Disord* 2017; **31**: 647–70.

97. Fenske S, Lis S, Liebke L et al. Emotion recognition in borderline personality disorder: effects of emotional information on negative bias. *Borderline Personal Disord Emot Dysregul* 2015; **2**: 10.

98. Bertsch K, Gamer M, Schmidt B et al. Oxytocin and reduction of social threat hypersensitivity in women with borderline personality disorder. *Am J Psychiatry* 2013; **170**: 1169–77.

99. Kobeleva X, Seidel EM, Kohler C et al. Dissociation of explicit and implicit measures of the behavioral inhibition and activation system in borderline personality disorder. *Psychiatry Res* 2014; **218**: 134–42.

100. Dyck M, Habel U, Slodczyk J et al. Negative bias in fast emotion discrimination in borderline personality disorder. *Psychol Med* 2009; **39**: 855–64.

101. Hanegraaf L, van Baal S, Hohwy J, Verdejo-Garcia A. A systematic review and meta-analysis of 'Systems for Social Processes' in borderline personality and substance use disorders. *Neurosci Biobehav Rev* 2021; **127**: 572–92.

102. Renneberg B, Heyn K, Gebhard R, Bachmann S. Facial expression of emotions in borderline personality disorder and depression. *J Behav Ther Exp Psychiatry* 2005; **36**: 183–96.

103. Staebler K, Renneberg B, Stopsack M et al. Facial emotional expression in reaction to social exclusion in borderline personality disorder. *Psychol Med* 2011; **41**: 1929–38.

104. Matzke B, Herpertz SC, Berger C et al. Facial reactions during emotion recognition in borderline personality disorder: a facial electromyography study. *Psychopathology* 2014; **47**: 101–10.

105. Schulze L, Schmahl C, Niedtfeld I. Neural correlates of disturbed emotion processing in borderline personality disorder: a multimodal meta-analysis. *Biol Psychiatry* 2016; **79**: 97–106.

106. Fertuck EA, Jekal A, Song I et al. Enhanced 'Reading the Mind in the Eyes' in borderline personality disorder compared to healthy controls. *Psychol Med* 2009; **39**: 1979–88.

107. Frick C, Lang S, Kotchoubey B et al.

Hypersensitivity in borderline personality disorder during mindreading. *PLoS One* 2012; **7**: e41650.

108. Berenson KR, Dochat C, Martin CG et al. Identification of mental states and interpersonal functioning in borderline personality disorder. *Personal Disord* 2018; **9**: 172–81.

109. Anupama V, Bhola P, Thirthalli J, Mehta UM. Pattern of social cognition deficits in individuals with borderline personality disorder. *Asian J Psychiatr* 2018; **33**: 105–12.

110. Brown RC, Plener PL, Groen G et al. Differential neural processing of social exclusion and inclusion in adolescents with non-suicidal self-injury and young adults with borderline personality disorder. *Front Psychiatry* 2017; **8**: 267.

111. Sato M, Fonagy P, Luyten P. Rejection sensitivity and borderline personality disorder features: a mediation model of effortful control and intolerance of ambiguity. *Psychiatry Res* 2018; **269**: 50–55.

112. Sato M, Fonagy P, Luyten P. Rejection sensitivity and borderline personality disorder features: the mediating roles of attachment anxiety, need to belong, and self-criticism. *J Pers Disord* 2020; **34**: 273–88.

113. Franic S, Dolan CV, Borsboom D et al. Three-and-a-half-factor model? The genetic and environmental structure of the CBCL/6-18 internalizing grouping. *Behav Genet* 2014; **44**: 254–68.

114. Lahey BB, Van Hulle CA, Singh AL et al. Higher-order genetic and environmental structure of prevalent forms of child and adolescent psychopathology. *Arch Gen Psychiatry* 2011; **68**: 181–9.

115. Pettersson E, Anckarsater H, Gillberg C, Lichtenstein P. Different neurodevelopmental symptoms have a common genetic etiology. *J Child Psychol Psychiatry* 2013; **54**: 1356–65.

116. Pettersson E, Larsson H, Lichtenstein P. Common psychiatric disorders share the same genetic origin: a multivariate sibling study of the Swedish population. *Mol Psychiatry* 2016; **21**: 717–21.

117. Anttila V, Bulik-Sullivan B, Finucane HK et al. Analysis of shared heritability in common disorders of the brain. *Science* 2018; **360**: eaap8757.

118. Caspi A, Moffitt TE. All for one and one for all: mental disorders in one dimension. *Am J Psychiatry* 2018; **175**: 831–44.

119. Caspi A, Houts RM, Belsky DW et al. The p factor: one general psychopathology factor in the structure of psychiatric disorders? *Clin Psychol Sci* 2014; **2**: 119–37.

120. Lahey BB, Applegate B, Hakes JK et al. Is there a general factor of prevalent psychopathology during adulthood? *J Abnorm Psychol* 2012; **121**: 971–7.

121. Lahey BB, Krueger RF, Rathouz PJ et al. Validity and utility of the general factor of psychopathology. *World Psychiatry* 2017; **16**: 142–4.

122. Smith GT, Atkinson EA, Davis HA et al. The general factor of psychopathology. *Annu Rev Clin Psychol* 2020; **16**: 75–98.

123. Patalay P, Fonagy P, Deighton J et al. A general psychopathology factor in early adolescence. *Br J Psychiatry* 2015; **207**: 15–22.

124. Macdonald AN, Goines KB, Novacek DM, Walker EF. Prefrontal mechanisms of comorbidity from a transdiagnostic and ontogenic perspective. *Dev Psychopathol* 2016; **28**: 1147–75.

125. Wise T, Radua J, Via E et al. Common and distinct patterns of grey-matter volume alteration in major depression and bipolar disorder: evidence from voxel-based meta-analysis. *Mol Psychiatry* 2017; **22**: 1455–63.

126. Hinton KE, Lahey BB, Villalta-Gil V et al.

White matter microstructure correlates of general and specific second-order factors of psychopathology. *Neuroimage Clin* 2019; **22**: 101705.

127. Protzner AB, An S, Jirsa V. Network modulation in neuropsychiatric disorders using the virtual brain. In: Diwadkar VA, Eickhoff SB, eds. *Brain Network Dysfunction in Neuropsychiatric Illness.* Cham, Switzerland: Springer Nature Switzerland AG, 2021; 153–70.

128. Sripada C, Angstadt M, Taxali A et al. Widespread attenuating changes in brain connectivity associated with the general factor of psychopathology in 9- and 10-year olds. *Transl Psychiatry* 2021; **11**: 575.

129. Jack AI, Dawson AJ, Begany KL et al. fMRI reveals reciprocal inhibition between social and physical cognitive domains. *Neuroimage* 2013; **66**: 385–401.

130. Ekhtiari H, Paulus M. Preface: Neuroscience for addiction medicine: from prevention to rehabilitation. *Prog Brain Res* 2016; **224**: xxv–xxvi.

131. Beauchaine TP. Future directions in emotion dysregulation and youth psychopathology. *J Clin Child Adolesc Psychol* 2015; **44**: 875–96.

132. Gross JJ. Emotion regulation: conceptual and empirical foundations. In: Gross JJ, ed. *Handbook of Emotion Regulation*, 2nd ed. New York, NY: The Guilford Press, 2014; 3–20.

133. Beauchaine TP, Cicchetti D. Emotion dysregulation and emerging psychopathology: a transdiagnostic, transdisciplinary perspective. *Dev Psychopathol* 2019; **31**: 799–804.

134. McTeague LM, Huemer J, Carreon DM et al. Identification of common neural circuit disruptions in cognitive control across psychiatric disorders. *Am J Psychiatry* 2017; **174**: 676–85.

135. Banich MT. Executive function: the search for an integrated account. *Curr Dir Psychol Sci* 2009; **18**: 89–94.

136. Fonagy P, Campbell C, Bateman A. Mentalizing, attachment, and epistemic trust in group therapy. *Int J Group Psychother* 2017; **67**: 176–201.

137. Masten CL, Morelli SA, Eisenberger NI. An fMRI investigation of empathy for 'social pain' and subsequent prosocial behavior. *Neuroimage* 2011; **55**: 381–8.

138. Espinosa L, Golkar A, Olsson A. Mentalizing in value-based vicarious learning. In: Gilead M, Ochsner K, eds. *The Neural Basis of Mentalizing.* Cham, Switzerland: Springer, 2021; 517–36.

139. Hoehl S, Keupp S, Schleihauf H et al. 'Over-imitation': a review and appraisal of a decade of research. *Dev Rev* 2019; **51**: 90–108.

140. Lyons DE, Damrosch DH, Lin JK et al. The scope and limits of overimitation in the transmission of artefact culture. *Philos Trans R Soc Lond B Biol Sci* 2011; **366**: 1158–67.

141. Huang C-T, Heyes C, Charman T. Preschoolers' behavioural reenactment of "failed attempts": the roles of intention-reading, emulation and mimicry. *Cogn Dev* 2006; **21**: 36–45.

142. Clay Z, Tennie C. Is overimitation a uniquely human phenomenon? Insights from human children as compared to bonobos. *Child Dev* 2018; **89**: 1535–44.

143. Gergely G, Csibra G. Sylvia's recipe: human culture, imitation, and pedagogy. In: Enfield NJ, Levinson SC, eds. *Roots of Human Sociality: Culture, Cognition, and Human Interaction.* London: Berg Press, 2006; 229–55.

144. Altınok N, Hernik M, Király I, Gergely G. Acquiring sub-efficient and efficient variants of novel means by integrating information from multiple social models in preschoolers. *J Exp Child Psychol* 2020; **195**: 104847.

145. Nielsen M. The social glue of cumulative culture and ritual behavior. *Child Dev Perspect* 2018; **12**: 264.

146. Flynn E, Smith K. Investigating the mechanisms of cultural acquisition. *Soc Psychol* 2012; **43**: 185–95.

147. Gruber T, Deschenaux A, Frick A, Clement F. Group membership influences more social identification than social learning or overimitation in children. *Child Dev* 2019; **90**: 728–45.

148. Marsh LE, Ropar D, Hamilton AFC. Are you watching me? The role of audience and object novelty in overimitation. *J Exp Child Psychol* 2019; **180**: 123–30.

149. Gallotti M, Frith CD. Social cognition in the we-mode. *Trends Cogn Sci* 2013; **17**: 160–65.

150. Higgins J. Cognising with others in the we-mode: a defence of 'first-person plural' social cognition. *Rev Philos Psychol* 2020; **12**: 803–24.

151. Tomasello M. *A Natural History of Human Morality*. Cambridge, MA: Harvard University Press, 2016.

152. Butler AC, Brown GK, Beck AT, Grisham JR. Assessment of dysfunctional beliefs in borderline personality disorder. *Behav Res Ther* 2002; **40**: 1231–40.

153. Botsford J, Schulze L, Bohlander J, Renneberg B. Interpersonal trust: development and validation of a self-report inventory and clinical application in patients with borderline personality disorder. *J Pers Disord* 2021; **35**: 447–68.

154. Fertuck EA, Grinband J, Stanley B. Facial trust appraisal negatively biased in borderline personality disorder. *Psychiatry Res* 2013; **207**: 195–202.

155. Nicol K, Pope M, Sprengelmeyer R et al. Social judgement in borderline personality disorder. *PLoS One* 2013; **8**: e73440.

156. Fertuck EA, Grinband J, Mann JJ et al. Trustworthiness appraisal deficits in borderline personality disorder are associated with prefrontal cortex, not amygdala, impairment. *Neuroimage Clin* 2019; **21**: 101616.

157. Campbell C, Tanzer M, Saunders R et al. Development and validation of a self-report measure of epistemic trust. *PLoS One* 2021; **16**: e0250264.

158. Mascaro O, Sperber D. The moral, epistemic, and mindreading components of children's vigilance towards deception. *Cognition* 2009; **112**: 367–80.

159. Fonagy P, Luyten P, Allison E. Epistemic petrification and the restoration of epistemic trust: a new conceptualization of borderline personality disorder and its psychosocial treatment. *J Pers Disord* 2015; **29**: 575–609.

160. Orme W, Bowersox L, Vanwoerden S et al. The relation between epistemic trust and borderline pathology in an adolescent inpatient sample. *Borderline Personal Disord Emot Dysregul* 2019; **6**: 13.

161. Preuss N, Brandle LS, Hager OM et al. Inconsistency and social decision making in patients with Borderline Personality Disorder. *Psychiatry Res* 2016; **243**: 115–22.

162. Ebert A, Kolb M, Heller J et al. Modulation of interpersonal trust in borderline personality disorder by intranasal oxytocin and childhood trauma. *Soc Neurosci* 2013; **8**: 305–13.

163. Theodoridou A, Rowe AC, Penton-Voak IS, Rogers PJ. Oxytocin and social perception: oxytocin increases perceived facial trustworthiness and attractiveness. *Horm Behav* 2009; **56**: 128–32.

164. Shamay-Tsoory SG, Abu-Akel A. The social salience hypothesis of oxytocin. *Biol Psychiatry* 2016; **79**: 194–202.

165. Miano A, Fertuck EA, Arntz A, Stanley B. Rejection sensitivity is a mediator between borderline personality disorder features and facial trust appraisal. *J Pers Disord* 2013; **27**: 442–56.

166. Preti E, Casini E, Richetin J et al. Cognitive and emotional components of rejection sensitivity: independent contributions to adolescent self- and interpersonal functioning. *Assessment* 2020; **27**: 1230–41.

167. Masland SR, Hooley JM. When trust does not come easily: negative emotional information unduly influences trustworthiness appraisals for individuals with borderline personality features. *J Pers Disord* 2020; **34**: 394–409.

168. Miano A, Fertuck EA, Roepke S, Dziobek I. Romantic relationship dysfunction in borderline personality disorder—a naturalistic approach to trustworthiness perception. *Personal Disord* 2017; **8**: 281–6.

169. Fonagy P, Luyten P. A developmental, mentalization-based approach to the understanding and treatment of borderline personality disorder. *Dev Psychopathol* 2009; **21**: 1355–81.

170. Hsu DT, Jarcho JM. "Next up for psychiatry: rejection sensitivity and the social brain." *Neuropsychopharmacology* 2021; **46**: 239–40.

171. Eisenberger NI, Lieberman MD. Why rejection hurts: a common neural alarm system for physical and social pain. *Trends Cogn Sci* 2004; **8**: 294–300.

172. Eisenberger NI. The pain of social disconnection: examining the shared neural underpinnings of physical and social pain. *Nat Rev Neurosci* 2012; **13**: 421–34.

173. Sahi RS, Eisenberger NI. Why don't you like me? The role of the mentalizing network in social rejection. In: Gilead M, Ochsner K, eds. *The Neural Basis of Mentalizing*. Cham, Switzerland: Springer, 2021; 613–28.

174. Vijayakumar N, Cheng TW, Pfeifer JH. Neural correlates of social exclusion across ages: a coordinate-based meta-analysis of functional MRI studies. *Neuroimage* 2017; **153**: 359–68.

175. Smith AR, Nelson EE, Kircanski K et al. Social anxiety and age are associated with neural response to social evaluation during adolescence. *Dev Cogn Neurosci* 2020; **42**: 100768.

176. Jarcho JM, Tanofsky-Kraff M, Nelson EE et al. Neural activation during anticipated peer evaluation and laboratory meal intake in overweight girls with and without loss of control eating. *Neuroimage* 2015; **108**: 343–53.

177. Gradin VB, Waiter G, Kumar P et al. Abnormal neural responses to social exclusion in schizophrenia. *PLoS One* 2012; **7**: e42608.

178. Sebastian C, Blakemore SJ, Charman T. Reactions to ostracism in adolescents with autism spectrum conditions. *J Autism Dev Disord* 2009; **39**: 1122–30.

179. Feldman S, Downey G. Rejection sensitivity as a mediator of the impact of childhood exposure to family violence on adult attachment behavior. *Dev Psychopathol* 1994; **6**: 231–47.

180. Gao S, Assink M, Cipriani A, Lin K. Associations between rejection sensitivity and mental health outcomes: a meta-analytic review. *Clin Psychol Rev* 2017; **57**: 59–74.

181. Zhang W, Hu N, Ding X, Li J. The relationship between rejection sensitivity and borderline personality features: a meta-analysis. *Adv Psychol Sci* 2021; **29**: 1179–94.

182. Cavicchioli M, Maffei C. Rejection sensitivity in borderline personality disorder and the cognitive-affective personality system: a meta-analytic review. *Personal Disord* 2020; **11**: 1–12.

183. Korn CW, La Rosee L, Heekeren HR, Roepke S. Social feedback processing in borderline personality disorder. *Psychol Med* 2016; **46**: 575–87.

184. Reichenberger J, Eibl JJ, Pfaltz MC et al. Don't praise me, don't chase me: emotional reactivity to positive and negative social-evaluative videos in patients with borderline personality disorder. *J Pers Disord* 2017; **31**: 75–89.

185. Liebke L, Koppe G, Bungert M et al. Difficulties with being socially accepted:

an experimental study in borderline personality disorder. *J Abnorm Psychol* 2018; **127**: 670–82.

186. Allen JG, Fonagy P, Bateman AW. The role of mentalizing in treating attachment trauma. In: Vermetten E, Lanius R, eds. *The Hidden Epidemic: The Impact of Early Life Trauma on Health and Disease.* New York, NY: Cambridge University Press, 2010; 247–56.

187. Janke K, Driessen M, Behnia B et al. Emotional intelligence in patients with posttraumatic stress disorder, borderline personality disorder and healthy controls. *Psychiatry Res* 2018; **264**: 290–96.

188. Palgi S, Klein E, Shamay-Tsoory SG. Oxytocin improves compassion toward women among patients with PTSD. *Psychoneuroendocrinology* 2016; **64**: 143–9.

189. Mazza M, Tempesta D, Pino MC et al. Neural activity related to cognitive and emotional empathy in post-traumatic stress disorder. *Behav Brain Res* 2015; **282**: 37–45.

190. Nietlisbach G, Maercker A, Rossler W, Haker H. Are empathic abilities impaired in posttraumatic stress disorder? *Psychol Rep* 2010; **106**: 832–44.

191. Mazza M, Giusti L, Albanese A et al. Social cognition disorders in military police officers affected by posttraumatic stress disorder after the attack of An-Nasiriyah in Iraq 2006. *Psychiatry Res* 2012; **198**: 248–52.

192. Nazarov A, Frewen P, Oremus C et al. Comprehension of affective prosody in women with post-traumatic stress disorder related to childhood abuse. *Acta Psychiatr Scand* 2015; **131**: 342–9.

193. Passardi S, Peyk P, Rufer M et al. Impaired recognition of positive emotions in individuals with posttraumatic stress disorder, cumulative traumatic exposure, and dissociation. *Psychother Psychosom* 2018; **87**: 118–20.

194. Bell CJ, Colhoun HC, Frampton CM et al. Earthquake brain: altered recognition and misclassification of facial expressions are related to trauma exposure but not posttraumatic stress disorder. *Front Psychiatry* 2017; **8**: 278.

195. Freud A, Burlingham DT. *The Writings of Anna Freud. Vol. 3. Infants Without Families: Reports on the Hampstead Nurseries, 1939-1945.* New York, NY: International Universities Press, 1973.

196. Klinnert MD, Campos JJ, Sorce JF et al. Emotions as behavior regulations: social referencing in infancy. In: Plutchhik R, Kellerman H, eds. *Emotion: Theory, Research, and Experience.* New York, NY: Academic Press, 1983; 57–86.

197. Sorce JF, Emde RN, Campos J, Klinnert MD. Maternal emotional signaling: its effect on the visual cliff behavior of 1-year-olds. *Dev Psychol* 1985; **21**: 195–200.

198. Askew C, Field AP. Vicarious learning and the development of fears in childhood. *Behav Res Ther* 2007; **45**: 2616–27.

199. Debiec J, Olsson A. Social fear learning: from animal models to human function. *Trends Cogn Sci* 2017; **21**: 546–55.

200. Olsson A, Knapska E, Lindstrom B. The neural and computational systems of social learning. *Nat Rev Neurosci* 2020; **21**: 197–212.

201. Golkar A, Haaker J, Selbing I, Olsson A. Neural signals of vicarious extinction learning. *Soc Cogn Affect Neurosci* 2016; **11**: 1541–9.

202. Bateman A, Campbell C, Luyten P, Fonagy P. A mentalization-based approach to common factors in the treatment of borderline personality disorder. *Curr Opin Psychol* 2018; **21**: 44–9.

203. Storebø OJ, Stoffers-Winterling JM, Völlm BA et al. Psychological therapies for people with borderline personality disorder. *Cochrane Database Syst Rev* 2020; 5: CD012955.

204. Cristea IA, Gentili C, Cotet CD et al. Efficacy of psychotherapies for borderline personality disorder: a systematic review and meta-analysis. *JAMA Psychiatry* 2017; **74**: 319–28.

205. Rameckers SA, Verhoef REJ, Grasman R et al. Effectiveness of psychological treatments for borderline personality disorder and predictors of treatment outcomes: a multivariate multilevel meta-analysis of data from all design types. *J Clin Med* 2021; **10**: 5622.

206. Volkert J, Hauschild S, Taubner S. Mentalization-based treatment for personality disorders: efficacy, effectiveness, and new developments. *Curr Psychiatry Rep* 2019; **21**: 25.

207. Vogt KS, Norman P. Is mentalization-based therapy effective in treating the symptoms of borderline personality disorder? A systematic review. *Psychol Psychother* 2019; **92**: 441–64.

208. Bateman A, Fonagy P. 8-year follow-up of patients treated for borderline personality disorder: mentalization-based treatment versus treatment as usual. *Am J Psychiatry* 2008; **165**: 631–8.

209. Bateman A, Fonagy P. Randomized controlled trial of outpatient mentalization-based treatment versus structured clinical management for borderline personality disorder. *Am J Psychiatry* 2009; **166**: 1355–64.

210. Bateman A, Fonagy P. Impact of clinical severity on outcomes of mentalisation-based treatment for borderline personality disorder. *Br J Psychiatry* 2013; **203**: 221–7.

211. Bateman A, Constantinou MP, Fonagy P, Holzer S. Eight-year prospective follow-up of mentalization-based treatment versus structured clinical management for people with borderline personality disorder. *Personal Disord* 2021; **12**: 291–9.

212. Bateman A, O'Connell J, Lorenzini N et al. A randomised controlled trial of mentalization-based treatment versus structured clinical management for patients with comorbid borderline personality disorder and antisocial personality disorder. *BMC Psychiatry* 2016; **16**: 304.

213. Jørgensen CR, Freund C, Boye R et al. Outcome of mentalization-based and supportive psychotherapy in patients with borderline personality disorder: a randomized trial. *Acta Psychiatr Scand* 2013; **127**: 305–17.

214. Jørgensen CR, Bøye R, Andersen D et al. Eighteen months post-treatment naturalistic follow-up study of mentalization-based therapy and supportive group treatment of borderline personality disorder: clinical outcomes and functioning. *Nord Psychol* 2014; **66**: 254–73.

215. Petersen B, Toft J, Christensen NB et al. A 2-year follow-up of mentalization-oriented group therapy following day hospital treatment for patients with personality disorders. *Personal Ment Health* 2010; **4**: 294–301.

216. Laurenssen EMP, Luyten P, Kikkert MJ et al. Day hospital mentalization-based treatment v. specialist treatment as usual in patients with borderline personality disorder: randomized controlled trial. *Psychol Med* 2018; **48**: 2522–9.

217. Bales D, Bateman A. Partial hospitalization settings. In: Bateman A, Fonagy P, eds. *Handbook of Mentalizing in Mental Health Practice*. Arlington, VA: American Psychiatric Publishing, 2012; 197–226.

218. Kvarstein EH, Pedersen G, Folmo E et al. Mentalization-based treatment or psychodynamic treatment programmes for patients with borderline personality disorder – the impact of clinical severity. *Psychol Psychother* 2019; **92**: 91–111.

219. Robinson P, Hellier J, Barrett B et al. The NOURISHED randomised controlled trial comparing mentalisation-based treatment for eating disorders (MBT-ED)

with specialist supportive clinical management (SSCM-ED) for patients with eating disorders and symptoms of borderline personality disorder. *Trials* 2016; **17**: 549.

220. Rossouw TI, Fonagy P. Mentalization-based treatment for self-harm in adolescents: a randomized controlled trial. *J Am Acad Child Adolesc Psychiatry* 2012; **51**: 1304–13.

221. Witt KG, Hetrick SE, Rajaram G et al. Interventions for self-harm in children and adolescents. *Cochrane Database Syst Rev* 2021; **3**: CD013667.

222. Bo S, Sharp C, Beck E et al. First empirical evaluation of outcomes for mentalization-based group therapy for adolescents with BPD. *Personal Disord* 2017; **8**: 396–401.

223. Beck E, Bo S, Jorgensen MS et al. Mentalization-based treatment in groups for adolescents with borderline personality disorder: a randomized controlled trial. *J Child Psychol Psychiatry* 2020; **61**: 594–604.

224. Jørgensen MS, Storebø OJ, Bo S et al. Mentalization-based treatment in groups for adolescents with borderline personality disorder: 3- and 12-month follow-up of a randomized controlled trial. *Eur Child Adolesc Psychiatry* 2021; **30**: 699–710.

第二部分
心智化治疗在
实践中的应用

第三章

什么是心智化治疗?

▌导言

领会你自己的心理体验与别人对你的看法之间的差异是心智化治疗（MBT）工作的一个主要焦点。将你当前的心理体验与另一种观点——例如，治疗师在治疗过程中提出的观点——整合起来，是改变过程的基础。从相关的自我心理状态和他人心理状态的角度来理解行为的能力——心智化能力——是实现这种观点整合的必要条件。虽然大多数没有重大心理问题的人都能够有效地利用治疗师提出的另一种观点，但那些不能有效利用自己的和他人的对心理理解的人，不太可能从传统的（尤其是内省力取向的）心理治疗中获益。在第二章中，我们回顾了一些研究证据，表明边缘型人格障碍（BPD）患者对自己的和他人的心智的理解似乎都是贫乏的模式。然而，我们认为这些个体的无效心智化并不是永久性的缺陷，而是在某些个体身上，遗传风险加上非支持性的早期经历（包括忽视和创伤）可能导致他们在强烈的情绪状态下容易丧失心智化，尤其是在与人际互动和依恋激活相关的情况下。然后，有这种易感性的个体会对自己的和他人的心理状态表现出图式化的、僵化的，有时甚至是极端的想法，这使他们很容易受到强烈情绪风暴和明显冲动行为的影响，并可能在行为调节及情感调节方面造成严重问题。一个人对自己的主体性（subjectivity）的感觉越薄弱，就越难将自己对心智运作方式的看法与"心智专家"——治疗师或其他临床工作者——所呈现的看法进行比较。在心理治疗过程中，当治疗师向他们展示一个连贯的、很可能是准确的心理功能观点时，他们无法将治疗师提供给他们的图景与他们自己生成的模型进行比较；这意味着他们往往要么不加鉴别地接受治疗师的替代观点，要么立刻拒绝这些观点。所有这些都意味着，"日常"心理逻辑的干预，无论是心理动力学干预还是认知干预，都需要加以修改，才能对BPD患者有所帮助。认识到这一需求始终是我们开发和实施MBT的核心思想，本章其余部分将对此进行总结。有关该模型的更多详情，请参阅之前的出版物[1,2]。

MBT的主要目标是恢复依恋关系背景下的心智化能力。BPD患者在人际关系情境中非常敏感，当他们组织不良的依恋系统受到刺激时，他们对人际关系中的心理状态的觉察特别容易恶化——当依恋被触发时，心智化就会变得脆弱。心理治疗本质上是关系性的，将脆弱的心智化与心理治疗结合在一起，可能会产生有毒的混合效应。因此，MBT被界定为一系列促进心智化的干预措施以及积极避免由逐渐削弱的心智化造成的伤害的干预措施。MBT治疗师顺利通过可能的风暴通道，带着对心智化力量的支持去平衡依恋刺激与关系探索。如果这两个方面相互抵触，没有平衡到可以相互配合的状态，那么BPD患者将难以发展有效处理人际关系的能力——而缺乏这种能力正是他们困难的核心所在。只有当治疗既能提高患者的心智化能力，又不会因情绪上过度刺激其依恋系统而产生过多的负面的（医源性的）影响时，治疗才会有效。

管理在咨询室中的唤醒水平是治疗师的责任。如果要建立一个积极的治疗联盟而不鼓励过度依赖或矛盾的依恋，那么就需要仔细关注患者与治疗师之间的关系。如果要探索心理状态的细节并对其进行理解，只有在患者的依恋系统没有被过度刺激的情况下，才可以使用侧重于关系中更复杂方面的干预——这个准则是必要的。如果事情开始出错——例如，如果患者变得越来越亢奋和不安，治疗师就应该回溯互动过程，开放地询问是否治疗师犯了错误，或者是否有其他原因导致了问题的出现。提供替代的视角至关重要，但允许患者拒绝这些视角也同样重要，同时要确保在否定任何视角之前对所有视角已经进行了探索。能够重新考虑自己的观点的治疗师——他们的想法已经被患者的想法改变——将会促进心智化。

我们可以这样概括MBT中的心理治疗悖论，即任何治疗BPD的方法都需要激发患者对治疗师的依恋，同时要求患者反思、评估有关自己和他人心理状态的信念的准确性，并有可能修改这些信念。有效的治疗需要在复杂性逐渐增加的背景下平衡这些成分，同时又不会引起严重的副作用。要做到这一点，MBT治疗师需要遵循一系列原则。

▎MBT 作为一个原则驱动的干预

在任何治疗中，治疗师对患者主体性的有力承诺都具有内在价值。MBT临床实践的核心是始终聚焦于患者的主观现实，治疗师要始终努力传达出他们正在致力于从患者的角度来理解世界。为了保持这个聚焦，治疗师通过在结构化干预过程中遵循一系列原则来实施MBT。方框3.1总结了这些原则。

方框3.1　MBT的原则

情绪与心智化

● 管理焦虑及用滴定方式评估依恋焦虑。

● 平衡心智化：如果心智化稳定，则遵循情感心智化，否则进行反向操作。

● 激活关系过程：处理心理／依恋系统的失活和过度激活问题。

治疗师的响应性（responsiveness）

● 顺应患者和你自己的反应性（reactivity）和反应（reaction）。

● 共情性认可是最初的干预措施：对患者的心理状态做出或然的（contingent）、标记性的（marked）反应，建议将此作为治疗的第一步。

● 从主导的主题转向次主导的情感主题（通常是关系互动）。

心智化焦点：该做的和不该做的

● 监测当前的心智化——过程与内容。

● 不要进入到低心智化——例如，不要通过阐述目前在低心智化中处理的内容来回应好像在心智化的患者，而是应该先恢复心智化。

● 不要接管患者的心智化——例如，不要用你的高心智化来满足他们的低心智化，或者心智化他们的低心智化。

● 不要假设患者的心智和你的心智一样。

管理焦虑

MBT治疗师在治疗中遵循的首要原则是将焦虑保持在一定的范围内，以鼓励而不是抑制或使心智化的任何维度失衡。心智化和焦虑是相互影响的，在依恋焦虑和心智化质量之间有着特别强的相互关系。随着焦虑的增加，心智化最初会有所改善，直到达到一个临界点，超过这个临界点后，有效心智化的机会就会迅速减少，从而使焦虑失去束缚，并很可能触发战斗或逃跑反应。BPD患者会特别迅速地在各种情况下达到这个临界点，尽管主要是在面临人际和社交挑战的情况下会这样。在治疗小节中，要非常谨慎地对待不断升级的焦虑，不论其原因是什么，以确保患者的心智化得到支持而不是被削弱。相反的情况——焦虑不足——对治疗师来说也是一种危险，因为患者的依恋/心智化系统不会受到有效的刺激，导致脱离的（disengaged）患者无法学会如何管理感受、如何在人际关系中保持心智化以及带来改变。有些患者，如那些具有更多反社会特征的患者，会下调或去激活（deactivate）依恋焦虑，以维持他们的心智化，但这对他人和自己都是有相当大的代价的。对这些人来说，心智化变得受限制了，例如认知心智化的过度使用和情感心智化的有限激活。认知僵化随之而来，产生了具有反社会型人格障碍和精神病性特征的人的冷漠、冷静的外表（见第七章），他们使用过度的认知心智化，但却无法通过接近自我情感状态或他人的主观体验来平衡认知心智化，这使他们无法在情感上共情他人。要想让心智化在社交和人际互动中蓬勃发展，依恋和焦虑都是必要的，但需要保持在一个可控的范围内——不能太多也不能太少。

平衡心智化

第二个原则是聚焦于心智化所有维度的两极平衡，以保持灵活性和适应性。在临床互动中，可以通过使用反向移动（contrary moves）来实现这一点，这触发了患者的心理状态在心智化的自动/受控、自体/他人、认知/情感和内部/外部四个维度的两极之间来回移动（见第二章），尤其是在依恋焦虑的背景下。人格障碍患者会以一种似乎是他们疾病特征性的方式来过度或过少使用某些极点。例如，BPD患者在焦虑时很难将自我体验与他人体验区分开来，因此我们的任务就是帮助他们在"他们感觉的他们自己"与"他们体验的他人眼中的他们自己"之间建立分隔和区分。相反，自恋型人格障碍患者可能会过度夸大他们的自我体验，贬低他人体验。因此，对于这些人，我们的任务是使用反向移动来重新点燃未被充分使用的考虑到他人的这一极，或者轻轻地刺破（同时小心地共情性认可）自我评价这一极中夸大的兴趣。

激活关系进程

第三个原则是将自体和他人的心智化发展为更复杂的与治疗关系中正在发生的事情相关的对话。首先要确保自我体验和他人体验的心智化是被激活的。患者和治疗师的心理状态和情感体验需要加以区分，如果可能，在"我们-模式"下一起处理。这可以从治疗小节中的主导主题（如更能意识到的内容）转向次主导主题（如患者和治疗师之间的潜在动力学过程）来实现，如在讨论内容时，治疗师和患者都"小心翼翼"，生怕触发其中一方或双方太强烈的情绪反应（见本章后面关于情感焦点的讨论）。"我们-状态"（we-ness）或"我们-模式"是一个视角，这个视角超越了"你"和"我"这两个独立自我所发生的事情，它代表了"我们"这个关系单位所发生的事情（见第二章）。更高层次的关系心智化超越了个体性。有效的社会协作在一定程度上依赖于个人群体将他们的行动看作是为了追求一个共同的目标（即作为一个"我们"）。当个体以集体认知模式分享他们的心智时，他们就创造了一个"联合心智"。因此，在临床互动中，"我们"与患者或治疗师个人对自我和他人的看法是不同的。作为一种内在的关系表征，它是一种在MBT中以多种方式积极发展和促进的状态，这些方式遵循了关系工作的路径，其中包括：

1. 联合进行的个案概念化和合作的立场。

2. 个人的心智化轮廓。

3. 不仅明确处理患者的心理状态，而且明确处理治疗师的心理状态。

4. 优先考虑共情性认可。

5. 关注治疗联盟、联盟的破裂以及共同的意向性。

6. 鼓励治疗师自我暴露与自己的人际策略相关的东西。

MBT治疗师开放地向患者展示他们的想法、感受以及他们的反-关系回应（counter-relational responses），澄清治疗互动中的任何一方都不能垄断对现实的有效看法，也澄清双方都必须接受每一方都只是凭印象体验人际互动。作为关系心智化的一部分，患者被要求心智化治疗师，就像治疗师必须心智化患者一样。当治疗师和患者共同进行对自体和他人的心智化任务时，就会产生一种"我们-状态"的感觉，但这种感觉被认为是对相互理解的瞬间觉知状态（state of awareness），而这种觉知状态对于决定他们之间交流的价值和质量方面是至关重要的。在MBT团体（见第五章）中，由于参与者在一开始就确定了"我们"团体的价值观，然后定期围绕这些价值观重新审视和重新概念化（reformulate）团体项目，因此会额外产生一种"我们-状态"的感觉。

过程相对于内容

第四条原则是，治疗师要小心谨慎，不要过度阐释心智化不良的内容，也不要加强无效的心智化过程。对于治疗师来说，区分过程和内容的最简单方法就是考虑想法和感受"如何"相对于考虑它们"是什么"和"为什么"。首先需要考虑想法或感受是如何被处理的。根据表面价值来考虑未心智化的（unmentalized）内容将无法引起患者的心智化，也不会激发他们的好奇心。此外，我们很容易开始去劝说患者，例如，说他们的自我批评是不正确的或缺乏证据的，或者通过指出他们的社交敏感性来反驳他们被拒绝的主观体验。确认或反对患者的未心智化内容的干预措施，要么通过认可这些内容是纯粹的现实，要么通过对这些内容进行争论，由此与患者一起进入非心智化过程中，使患者感到被误解。首要目标是对体验是"如何"被处理的进行改变并恢复有效的心智化。因此，MBT治疗师会在确认和辩论内容之间采取一条中间路线，直到能够对内容的某些方面进行有效的共情性认可。只有这样，才能触发心智化过程。此时，体验是关于"什么"的才能被探索，然后被赋予一个对个体而言可信的意义——这就是"为什么"。

体验影响的共情性认可

从内容（低心智化模式）移动到关注过程，遵循的是第五项原则，即治疗师最初的干预使用的是或然的（contingent）和标记性的（marked）反应来进行共情性情感认可（empathic emotional validation）[3]。人类对自己的行为与环境事件之间存在的或然性（contingency）非常敏感，对自己的心理状态意图和他人的心理反应也同样敏感。我们认为，或然性检测作为人际互动的一个方面，通过识别在他人的或然反应中自己的反应，在逐步发展情感状态的意识中起着至关重要的作用。更具体地说，治疗师在努力进行心智化时，其对患者表达性表现的或然反映在患者情感自我意识和控制能力的发展中起着核心的因果作用；这是心智化的一个核心方面，但对于人格障碍患者来说，这需要支架和支持。重要的是，治疗师对患者的共情性认可并不要求治疗师同意患者所说的话（正如我们前面所概述的）；相反，这意味着治疗师要显示出意识到了想法和感受可能会对其治疗的人的主观状态产生影响。因此，治疗师在共情性认可患者体验的框架内开展工作，这是所有其他干预措施的基础。对

"我们-状态"感的促进是围绕着首先从患者的角度共同看待事物而组织起来的。

聚焦于心智化过程：心理状态是如何被处理的

治疗师需要确保治疗过程始终是患者和治疗师共同创造的。同时，治疗师还必须：

1.认识到无效的、低水平的心智化。

2.不接管患者的心智化。

3.不试图将非心智化的话语心智化。

4.不做空洞肤浅的心智化。

这些规则都不容易遵守——治疗师常常被自己的天生反应所"欺骗"，以为假装模式（见第二章）反映了心理内省力，而实际上这是一种微妙的过度心智化形式，其中自己的和/或他人的动机和心理状态被详尽描述了，但却很少或根本没有现实基础。治疗师也有很强的心智化能力，并且在心理学理解方面接受过良好的训练，这使得他们很容易也很不自禁地通过提出针对问题的建设性解决方案来接替患者探索问题的努力；支持和提供帮助，并为患者的挑战提供不同的观点和解决方案是很自然的。但是，一旦治疗师开始走上这些道路，尽管他们自己的心智化过程可能会得到巧妙的展示，但患者的能力——他们的"心智化肌肉"——如果没有所需的锻炼，是不会得到加强的。因此，治疗师需要停止替患者进行心智化，并且要持续触发患者的心智化，然后帮助他们维持心智化。

民主、公平与协作

患者和治疗师共同决定工作内容，他们在工作中是平等的伙伴，并且通过合作来建立日益突出的个人叙事和理解。对不同观点持开放态度是心智化的核心，同时还有谦逊和平常心，不傲慢。就心理状态而言，患者和治疗师是平等的——任何一方都不比另一方具有更正当有效的互动体验及与之相关的心理过程，任何一方都有可能会曲解体验。理解心理状态应该是一个共同合作的过程。如果患者认为自己"低人一等"或等级较低，这将抑制他们独立思考的能力，使他们倾向于简单地接受治疗师的个案概念化。权力不对称对立于真正的共同协作思考，也对立于从他人身上和通过他人了解自己。患者要以一种使个人能够发生改变的方式向治疗师学习，那么患者必须感觉到治疗师的心智是易理解的、可接近的和可接受的。在动力学层面上，心理状态的平等和考虑对方心理状态的要求是双向的过程。治疗师必须聚焦于患者的心智，而患者也需要同样对治疗师的心智感兴趣（"治疗师为什么这么说？""他从哪里得到这个想法的？""这对我意味着什么？"）。患者要做到这一点，必须建立起认知信任，而这需要时间。因此，不可避免的是，在治疗开始时，心理状态兴趣的流动方向往往是单向的，患者理所当然地关注自己的心理状态。但重要的是要记住，方向性失衡可能是双向的，患者过分关注治疗师的心智，或者有时治疗师出于个人或其他原因而专注于自己的心智。即使在这些情况下，双方的主观体验也具有同等价值，同样需要认真审视。

关于民主或者更好的说法是公平的问题，我们已经考虑到普通治疗环境中权力差异的重要性，并解释了在人际对话中感觉自己是弱者（即寻求帮助者）会对心智化产生破坏作用，这可能是因为自卑感几乎不可避免地伴随着羞耻感，从而导致退缩。治疗师一方的开放性及愿意暴露一些自己的心智化过程可以适当"提升"患者，具体的做法是治疗师对自己的想法和感受做出说明和解释。MBT中"民主化"的另一个方面是，治疗师将前来就诊的人视为对话伙伴（conversational partner），而不是患者或来访者（因为这些标签带有恳求的意味）。在这方面，重要的是治疗师要声明自己对无效心智化的易感性，并在治疗过程中出现这种情况（这是不可避免的）时开放地接受它。

当与治疗过程相关时，MBT治疗师会明确地与患者分享他们的心理状态，就像患者一样。这使得对主观体验的互动方面进行考虑成为可能。当患者和治疗师之间的互动干扰了治疗工作，或者治疗师失去了自己的心智化能力时，分享就变得尤为重要。患者可能（通常是在不知不觉中）是令人胆怯的或会触及治疗师的潜在恐惧，从而诱发治疗师的焦虑，使其无法清晰思考。重要的是要让患者意识到对治疗师思考能力的任何干扰，因为这不仅会妨碍治疗师提供有效的帮助，而且还可能会让突然面对无效治疗师的患者感到困惑。从治疗师的角度分享互动体验，可以让患者有可能去考虑他们也许会对他人产生影响，也可以让治疗师通过将自己的想法和感受用语言表达出来，来激活更好的心智化，从而稳定自己的心智。有时，治疗师的大脑可能会一片空白，或者不确定该如何回应患者；这是对患者的无效心智化的常见反应。在这种情况下，MBT治疗师不应该担心，而应该简单地分享自己的心理状态："你知道，关于这一点我不确定该说什么。你把我难住了。帮我想想，你刚才说的是……"

因此，理想情况下，MBT治疗师的心智被患者视为一本良性的（benign）"开放之书"。我们通过他人来了解自己；如果他人对我们关闭他们的心智，我们学到的东西就会更少。需要清楚的是，不应该将此看作允许治疗师向患者谈论自己的生活问题！这是在提醒治疗师要开放地对患者的体验做出回应。但要注意一个限定条件：**良性**意味着开放、礼貌、慷慨、善良和敏感；它并不意味着残忍、挑剔、傲慢、冷酷或不近人情。

真实性与"不知道"的立场

你并不真正了解心理状态，因为它们是主观的，永远不可能完全可知。不过，你确实知道BPD是一组异质的问题和心理过程，以及其他事实和数据，这些都是你多年来了解到的。"不知道"（Not-Knowing）的立场是一种真实的态度，是好奇别人心智中正在发生什么——想法和感受是如何让人感觉是我们自己的一部分，有时又似乎是异己的、强加在我们身上的东西，几乎拥有它们自己的生命。它们可能会是压倒性的。在MBT中，对心理状态的聚焦在于了解它们、驯服它们、管理它们，以便使它们建设性地服务于我们的互动和生活。

"不知道"的立场来自人际关系的角度。它考虑到了心理状态的互惠性，并根植于"心智可以改变心智"这一理念。治疗师对自己心智的态度与对患者心智的态度是一样的。他们在评论自己的建构时是试探性的，并避免将自己的心理状态视为享有特权的。"不知道"的立场包括精神上的嬉戏，并利用想象力和幽默来促进理解心智复杂性这一联合项目。想法和感受是严肃重要的，因为它们可以改变世界（产生行动），但它们也是短暂的，这赋予了它们一种临时的灵活性和转化性。最重要的是，"不知道"的立场是携手探索问题的最有效途径，或者更好的说法是心连心地探索问题的最有效途径，这样就没有人需要独自进入心灵的黑暗和危险之地。如果娴熟地这样做，它就能促进共同意向性的"我们-模式"。

另一方面，当"不知道"的立场被笨拙地使用时，对患者来说就像是被问题淹没了——就像是接受审问一样——而不是与一个在场的对话伙伴进行交谈。如果治疗师默认总是问"为什么"的问题，就会出现这种情况。患者和我们大多数人一样，大多数时候并不知道"为什么"，所以这些通常是毫无意义的问题。我们知道，"为什么"的问题需要激活心智化网络，而"如何"的问题则不需要。因此，如果患者的心智化不够理想，"为什么"的问题在任何情况下都可能是毫无意义的。如果你发现自己掉进了审问的陷阱，想想你会如何与有同样问题的朋友交谈。你不会问"为什么"他们感到悲伤，"为什么"他们认为自己的孩子很难相处，或者"为什么"他们的伴侣决定离开他们。你会请他们详细说明发生了什么事，以及他们对此的想法和感受。你更有可能带着一些惊讶和真正的好奇心去谈论发生了什么以及他们是怎么认为的。这将让你重新回到"不知道"的立场。

因此，MBT治疗师会区分采取实情调查的立场、苏格拉底式提问（开放但聚焦于认知上）的立场和探索性的、"不知道"的立场。这三种提问方法在任何治疗小节中都可以使用，但一旦需要进行探索，就必须将"不知道"的态度放在对话的首位，并进行互动讨论，以建立信任。

结语

本章概述了MBT治疗师在与患者进行临床互动时应遵循的原则。治疗师使用这些原则作为所有其他MBT干预措施的基础，以最大限度地提高其有效性。在这些原则被遵循的情况下，它们就会创造一个相互作用的过程，在这个过程中，患者和治疗师之间的心智化可以蓬勃发展。只有这样，才能在患者身上建立强健的心智化——这也是MBT的主要目的。在治疗过程中，临床问题的形式是因人而异的，因此，有明确的原则可循可以使治疗师在面对不确定性时保持自己的心智化。这一点在治疗具有严重元认知紊乱的患者（如BPD患者，见第四章和第五章）时尤为重要，他们很容易在治疗师身上造成元认知紊乱。当治疗师不确定时，他们应该示范重新获得自己的心智化（"我需要一点时间来恢复我的心智；我不确定我在想什么。我们能稍等一下吗？"），回到与患者达成一致的个案概念化（见第四章），使用共情性认可的立场，明确聚焦于心智化过程，重新开始探索问题。

参考文献

1. Bateman A, Fonagy P. *Mentalization-Based Treatment for Personality Disorders: A Practical Guide*. Oxford, UK: Oxford University Press, 2016.

2. Bateman A, Fonagy P, eds. *Handbook of Mentalizing in Mental Health Practice*, 2nd ed. Washington, DC: American Psychiatric Association Publishing, 2019.

3. Gergely G, Watson JS. The social biofeedback theory of parental affect-mirroring: the development of emotional self-awareness and self-control in infancy. *Int J Psychoanal* 1996; 77: 1181–212.

第四章
心智化治疗的临床过程——分步指南

▋ 导言

MBT是一种长期提供的结构化综合治疗。MBT需要一个团队，在12~18个月的时间内，将个人心理治疗和团体心理治疗结合在一起。第五章将讨论MBT团体（MBT-G）。最近，MBT也被单独作为个人治疗或团体治疗提供，但在撰写本报告时，由于还没有对这些不同的实施模式进行比较的拆解研究，因此仅使用单一实施模式的结果尚不清楚。

方框4.1 MBT的概述

MBT是一种结构化的治疗方法，可在各种设置下实施。它整合了个体心理治疗和团体心理治疗，针对自杀和自伤、情绪加工和关系不稳定等问题，通过聚焦于提高心智化能力，并通过增加认知信任的发展来改善社会学习。治疗通常持续12~18个月。

初始阶段
- 心理教育（MBT入门团体）。
- 合作发展个案概念化。
- 在了解患者特定的长期依恋过程的基础上形成治疗联盟。
- 安全规划。
- 识别心智化的易感性，尤其是与高风险危机行为相关的易感性，并确立触发无效心智化模式的情境。

治疗阶段
总体策略
- 稳定高风险危机行为。
- 支持性的、共情性的认可，以启动心智化。
- 澄清和阐述，为基本心智化创造基础，这需要情感识别和情境化。
- 以人际关系为焦点，启动对替代观点的探索。
- 修复治疗联盟破裂。

具体策略

● 使用心智化来管理冲动性。

● 通过在团体治疗和个体治疗中激活关系结构，在依恋关系中建立稳定的心智化过程；将学到的治疗经验与日常社交生活及个人生活联系起来，重点关注社会排斥 / 包容和个人对拒绝的敏感性；在压力下提高对自我和他人的反思能力。

● 当无效心智化被触发时，重新建立心智化。

● 聚焦创伤的个人叙事工作。

最后阶段

● 患者和治疗师一起体验结束治疗，以及回顾治疗。

● 特别聚焦于BPD的过程（如害怕被抛弃）。

● 将稳定的心智化和习得的社会理解普遍化。

● 使用心智化技能进行自我关照。

如方框4.1所示，MBT可分为几个阶段，每个阶段又细分为具体的临床任务。每个阶段都是以**将患者作为伙伴**为基础的，更具体地说，是作为对话伙伴（conversational partner），患者变得同样精通于理解自己的心智状态和使用MBT框架作为理解自己的问题以及如何解决这些问题的结构。请记住，"了解"心理状态并不是治疗师的专利。不同的视角同样都是合理的，因为我们对想法和感受的表征都有印象主义的起源，每个视角都必须尽可能得到不带过早判断或成见的公正考虑。

在本章中，我们将引述Sarah这个案例。她是一名年轻女性，具有边缘型人格障碍（BPD）的典型特征。接下来用临床案例来说明MBT的实施过程，其中包括五个主要的临床组成部分：

1.评估。

2.个案概念化。

3.心理教育。

4.使用总体策略和具体策略探索已识别的问题，以建立患者的心智化。

5.结束。

临床案例：关于Sarah的信息

Sarah今年28岁。她曾有过毒瘾问题。她曾吸食可卡因和大麻多年，但现在已经有6

个多月没有吸食任何毒品了。她目前的主诉是无法忍受独处。大约一年前，她与长期伴侣分居。他们有一个5岁的儿子，她和伴侣共同监护这个儿子。当她照顾儿子时，她觉得自己"正常"，但当她一个人待在公寓里时，她变得焦虑不安，需要见人。因此，她经常外出，因为用她自己的话说，"我非常渴望与其他人在一起"。

有迹象表明，她的关系出现了问题：她的前任伴侣控制欲很强，有时还很暴力。Sarah并不认为自己处于危险之中，因此她一直待在这段关系中，直到1年前，她的伴侣离开了她。她现在和另一个男人在交往，她认为这个男人对她很忠诚。她承认她不断地要求对方给予保证，而这导致了这段关系中的问题。她频繁地问他是否爱她，还经常问他之前的那些女朋友的情况以及她们与她相比如何。

她表现出一些情绪波动，过去曾有过自伤行为。就自杀冲动而言，她目前没有危险，但两年前她曾因为想死而服药过量。

当治疗师第一次见到Sarah时，她表现为一个能够谈论自己的人，而且她看起来是一个讨人喜欢的人。她的情绪状态变化很快，似乎取决于环境的触发因素。当她和其他人在一起时，她会感觉很好，而当她独自一人时则感觉很糟糕。

初始阶段

评估

对所有想要接受心理治疗的患者进行心理复原力和心理健康问题的总体评估。在确定用于处理患者问题的心理治疗方法是最合适的方法后，要对患者是否适合接受MBT进行评估。这给治疗师带来了一系列临床困境，因为推荐使用MBT而不是其他循证干预措施的这个决定所依据的证据有限。患者的人格特征（如依赖性）、BPD特征（如人际关系问题比冲动更占据主导地位）或精神症状（如高度焦虑）中的任何一条都不能明确提示一个患者将从MBT中特别受益。此外，也没有证据表明MBT对某些类型的患者有害而应该避免。与其他治疗BPD的试验不同，MBT的研究试验将排除标准限制在最低限度；同时那些预期会妨碍良好治疗结果的共病患者也一直被纳入在内，如反社会型人格障碍（antisocial personality disorder, ASPD）和复杂性创伤后应激障碍等[1]。对于这些具有共病情况的患者来说，MBT比对照（标准）治疗更有效，因此，不应该因这些临床特征而将患者排除在MBT之外[2,3]。但这并不意味着，如果没有特别关注这些患者的共病情况，他们的治疗的效果会较差。目前有限的研究证据表明，MBT对较严重的人格障碍（以开始治疗时被诊断的人格障碍数量来衡量）患者可能特别有帮助。对于被诊断为患有两种以上人格障碍的患者，对照治疗的效果不如MBT的效果[2,3]。

临床共识表明，某些患者在治疗方面存在困难。限制型进食障碍和低体重指数（body mass index）的患者可能需要聚焦于饮食和进食习惯，以达到增加体重的目的，这需要额外的临床干预（第十二章将讨论针对进食障碍患者的MBT）。物质滥用障碍，尤其是酒精依赖，会严重干扰患者的组织能力；这些患者可能会发现很难定期参加治疗，也很难对自己的心理过程进行有意义的反思。回避型人格障碍（将在第八章中讨论）患者可能会在针对情绪失调患者的MBT团体中感到明显不适，这些团体主要聚焦于人际互动、情绪调节和冲动性（MBT团体将在第五章中描述）；治疗师可能希望考虑对高度回避的患者进行更有针对性的心智化干预。不过，对MBT的长期随访研究表明，几乎没有证据表明治疗结果不佳与这些共病特质相关[4]。

心智化概况的评估

在MBT的第一阶段，要对心智化的四个主要维度（见第二章）的适应性和灵活性进行评估，这一评估构成了个案概念化的核心部分。在进行评估时，治疗师要考虑到，心智化维度的暂时失衡和灵活性丧失是正常现象。受控或调节良好的心智化包括以自我纠正的方式在每个维度的两极之间快速移动，两极之间相互平衡，就像它们帮助个人平衡其在社会世界中的位置一样。只有当心智化变得固定、僵化和缺乏灵活性，任何一个维度的任一极被过度使用或使用不足，或经常被脱离情境使用时，才应该引起关注。

临床案例：Sarah（续）

Sarah无法独自一人在家，但当她和儿子在一起时，她会感到很舒服。治疗师与Sarah探索了这个问题，Sarah说她一个人坐在家里时会感到"Yuk"，而且会变得坐立不安，觉得必须出去。让她进一步描述"Yuk"的感觉时，只引出了模糊的且未分化的身体/精神体验；尽管治疗师问了一些探索性的问题，但她还是无法详细描述这种感觉，甚至无法描述具体的触发因素，也无法将其与其他可能类似的体验联系起来。她陷入了一种她必须尽量回避的痛苦状态。所有这些都表明，Sarah很难获得一个分化的内在心理（精神）自体。就她的想法和感受而言，她自己的主观体验并没有很好地锚定在以往的经历中，而以往的经历会给她带来连续性、一致性以及一个分化的内在体验。她的心智状态似乎是"不受束缚的"，并受到许多BPD患者所描述的与空虚黑洞有关的焦虑的影响。治疗师指出，"自体"体验是Sarah的一个主要问题。

对治疗师来说，识别和理解BPD患者的空虚感是很困难的，因为这对他们来说是一种陌生的状态，但对治疗师来说，能够识别这些感受，并共情它们给患者造成的生存威胁是至关重要的。文献资料中指导治疗师的信息很有限，但Miller等人总结了专家治疗师对BPD患者在访谈中报告的长期的空虚感、麻木感和失联（disconnection）感的描述[5]。重要的是，患者对空虚的表达应该提醒治疗师去寻找其他的风险证据，因为这种心理状态是非常痛苦的，患者可能采用自杀来作为一种表面的解决方案。

如果心智化维度的一极出现问题，那么另一极也会出现问题，通常与过度、不适当的使用有关。

临床案例：Sarah（续）

由于MBT治疗师已经注意到Sarah在自体体验方面存在困难，他现在要探究的是Sarah表征"他人"的能力——他人对她的看法以及她如何看待他人对她的看法。她能否将他人的心理状态与自己的心理状态区分开来？她谈到了她现在的伴侣，以及她如何担心他是否像她爱他一样爱她，因为她"需要和他在一起"。当被要求对比和他在一起的需要和她对他的爱以及他对她的爱时，她回答说："这不都是一回事吗？"温和的探究并没有引出详细的解释。这表明，当感受强烈时，Sarah很难区分不同的感受，也很难利用这些感受的变化性来评价和体验她的关系（至少在与伴侣的关系中是这样的）。此外，她持续质疑男友对她的爱，对此的探索提示，她需要男友不断地表态或通过行动来证明他对她的爱是持续的，这样她才会放心。这表明，她创造和获取值得被爱的稳定的自体表征和男友爱她的印象的能力都是极易崩溃的。MBT治疗师要注意聚焦于自体/他人心智化维度的这个方面。

检查Sarah在建立稳定的自体/他人表征方面的困难是否是她恋爱关系中情感和

爱的方面所特有的，这是很有帮助的。在其他情况下，她也许能很好地读懂男友的心智——例如，当男友担心他的工作表现时。因此，治疗师需要探索一个伴侣间建设性互动的例子，并在适当的情况下，找出 Sarah 在解读他人心理状态方面更强的能力。这就为个案概念化增添了积极的元素，并有可能与在依恋过程最活跃时出现的和他们的关系相关的困难形成对比。

接下来评估认知/情感加工。

临床案例：Sarah（续）

Sarah 具有气质性的焦虑，在人际互动中，尤其是在比较亲密的人际互动中，她的情绪很容易被激活。但是，治疗师再次注意到，她描述当和儿子在一起时她情绪稳定，不会过度情绪化。然而，在其他情况下，她会变得非常焦虑，以至于她的想法变得无法控制，她感到害怕，且需要其他人帮助她校准内心状态及阻止她反应过度——"我迷失了，我感到非常害怕，太可怕了，我不知道该怎么办。你觉得我该怎么办？"这是对焦虑的自然反应，但 Sarah 的问题是，她的焦虑并没有因为得到任何回应而舒缓，或者即使得到了舒缓，也只是片刻的，她不得不寻求进一步的安慰。这表明她的认知/情感心智化两极是失衡的。她努力利用认知心智化来有效地调节自己的情绪。在高度唤起的情况下，她体验到了相当大的困惑（元认知混乱），她变得无法通过人们通常使用的情绪调节策略组合来处理情绪：识别躯体的/身体的体验并赋予其适当的因果归因；确认焦虑的来源、情境和要采取的适当行动；并将该体验与之前的类似体验联系起来。治疗师记录下情感加工主导的认知/情感失衡。

接下来，治疗师要考虑患者对自动心智化和受控心智化的依赖程度，这两种可被视为"快"和"慢"思维。在第二章中，我们解释了自动心智化是快速的，可用于大多数类型的日常互动。如果过度使用自动过程，就会出现问题。当基于假设的期望与观察到的现实不符时（例如未能引出期望的反应），做出的假设就没有得到反思、修改和质疑；尽管这些假设与观察到的现实明显不符，但它们仍会被视为准确。

临床案例：Sarah（续）

Sarah 认为别人不会喜欢她。她对拒绝非常敏感，甚至对很小的轻视都非常敏感。她意识到了这一点，但却无法阻止自己做出反应，当她觉得自己不受欢迎时，很容易变得苛刻和愤怒。这一点在与伴侣相处时非常显著，并在与其他人（朋友、同事甚至她不熟悉的人）相处时也很明显。Sarah依赖于自动的心智化，对受控心智化的激活非常有限，对此她可以这样问自己，例如"他的什么行为让我觉得自己不受欢迎？是什么让我此刻感到被拒绝？"MBT治疗师将此记下来以形成个案概念化。治疗师还注意到，当Sarah试图在朋友或伴侣的提示下进行反思时，她的努力结果是令人失望的。她误读了别人，编造了一些难以置信的个人叙事。

短暂的自我反思是心智化调节或控制良好的标志。卡在自动心智化极点的患者会继续他们的假设，无视矛盾或挑战，很少暂停，直到他们遇到不可改变的现实（例如，失去工作或关系、人身攻击或巨大的羞辱）。与此同时，关心患者的旁观者（例如，患者所爱的人、治疗师或其他与患者对话的伙伴）会变得越来越困惑、恼火、深感担忧、无助和沮丧，并有一种"我想帮忙，但我不知道你在说什么"的压倒性体验。交流被中断了，因为患者不再考虑对话伙伴的心智——他们将自己的叙述投射到对话伙伴身上，造成了不匹配。对话随着时间的推移进行着，患者的自体体验与对话伙伴对患者现实的理解之间会有冲突，而对话伙伴的理解是基于他们的心智模型中对患者的心智所包含内容的预期。因此，有两个不匹配的预期——患者对对话伙伴产生的模型，以及对话伙伴对患者心智的预期，这两个预期都是基于他们共享的现实，似乎是从他们自己的角度来看的。治疗师注意到，在强烈情绪的过程中，患者通常会陷入社交困惑中。

最后，治疗师会评估外部/内部心智化极点。使用外部心智化而不充分联系内部心智化过程，会造成过度依赖可观察到的现象来理解心理状态。这通常应用于他人的心理状态，但也可能涉及在对内部自我状态做出判断时过度受到外部因素的影响——个人更多地依赖"外部那里"而不是"内部这里"来理解他们正在体验的事情。通常，一个人的面部表情、眼球运动、身体姿势、语调与他的内部心理状态之间存在某种程度的假定同步性，因此我们可以放心地假定一个人的言语、肢体表达和他们潜在的心理状态之间具有连续性。当然，现实情况是，情境和在情境中进行推理的能力比表达本身更重要。因此，每当我们过度依赖外在表现来理解他人的心理状态，而没有从情境中进行推理并反思我们的印象可能与我们的理解不一致，而我们的理解是基于我们对谈话对象的内心状态的预期时，我们就很容易被误导，并得出不准确的结论。从治疗师的角度举个例子（因为治疗师和其他人一样，会使用外部焦点，并将其与自动心智化联系起来），假设一个像Sarah这样的患者在告诉我们一些事情时，声音有些犹豫，目光闪烁，视线稍微移开，这立刻会让我们对他们所讲内容的真实性产生怀疑。因此，我们会进一步询问他们，以确保我们的互动不是建立在虚假的基础上，而虚假的基础会影响我们之间的关系以及我们对所要解决的问题的理解。我们在这种特定情况下判断准确的可能性在某种程度上是偶然的，但这并不妨碍我们相信自己的直觉，因为我们之前有过类似的互动经验。不过，在获得更多信息后，我们会纠正和澄清自己的假设。

就Sarah而言，她显然不是一个善于撒谎的人，在某种程度上，她太容易向他人暴露自己的脆弱点了。因此，询问她表面上不适的背后是什么，这表明我们对她不适的内容和含义的假设是错误的，我们修改了我们的理解。但是，Sarah在与外部心智化相关联的假设上就不那么灵活和适应了。当Sarah依赖于外部心智化时，这可能会触发与她个人叙述中的主要主题有关的自动的、调控不良的思考，而这些主题往往与拒绝有关："我又一次被拒绝了。他花了3分多钟才回复我的消息。"当她和某人在一起时，她无法对自己的直接假设进行反思，也无法利用记忆中的进一步信息或转入受控心智化来纠正这些假设。当她与伴侣在一起时，她主要依赖于她的外部关注，这不断地触发即时的和强力的假设，而这些假设并没有通过在互动中进行检查和校准而得到修正和纠正。她生活在体验中，而不是将其根植在现实中。

临床案例：Sarah（续）

鉴于Sarah对自己的心智表征缺乏信心，她把可观察到的物理现实放在首位，而这并不让人奇怪。治疗师注意到她倾向于关注一些在治疗师看来无关紧要的细节。Sarah非常迷信，她会对一些看似不可能发生的事件的特定配置赋予意义：公共汽车到达的时间预示着这一天是好是坏；她追的电视肥皂剧的情节准确地反映了她的未来。有一次，诊所的接待员没有迎接她，她就认定她显然不适合MBT而被诊所禁止参加。治疗师注意到她偏向于可观察到的现实，她无法检查自己对内部现实的判断。

非心智化模式 / 无效心智化

MBT治疗师接受过培训，对心智化容易崩溃的迹象非常敏感，并努力识别患者表现出的即将崩溃的迹象。一般的迹象是患者努力通过使用精神等同、目的论模式和假装模式这个"三脚凳"来稳定他们的心理过程。当患者的心智化维度被固定在一个不平衡的位置上时，治疗师会最清楚地意识到这些功能模式。方框4.2给我们提供了这些难懂的术语的含义，并列出了一些更容易理解的术语，可以用来向患者解释非心智化模式。

方框4.2　非心智化/无效心智化快速参考

精神等同：事物就是我所看到的，没有人能告诉我不同；想法就是事实；印象就是现实。

- 由内而外的心智（Inside-Out Mind）。
- 纷繁思绪（boom brain）。
- 崩溃时间（blow-up time）。
- 知道和当下心智（Know and Now Mind）。

目的论模式：你做什么，你就是什么；我的行动告诉我什么，我就是什么。

- 由外而内的心智（Outside-In Mind）。
- 行动派（Action Mind）。
- "行动"时间（doing time）。
- 行动而非言语。

假装模式：我在自己的世界里兜兜转转，不受任何人的影响；我理解他人和自己的复杂性；我反刍，却一无所获。

- "泡泡"时间（bubble time）。
- 光说不练。
- 废话模式。

　　非心智化模式在某种程度上是适应性的，因为当想法和感受极度混乱而导致灾难时，非心智化模式可以"挽救局势"。精神等同支持一个人对自己观点的坚定信念，以及明显不能或不愿呈现和考虑他人的观点。它被迅速从对自己和他人的肤浅图式表征（如受害者/施害者）的依赖，以及自我体验的僵化中识别出来，这可能既痛苦又不可改变。

　　Sarah在使用心智化维度时显示出足够的易感性，使她的心智状态稳定在非心智化模式。在评估过程中，可以识别出她默认的低心智模式。

临床案例：Sarah（续）

　　Sarah感到自己不被爱和不被需要，这在精神等同模式中被体验为一种当前的、确定的现实，而不是一种焦虑的想法。此外，她还被迫根据未分化的感受状态来采取行动；这意味着她独处时的情绪会逐渐削弱她的心智化，从而导致一些使精神稳定恢复的行为。过去，她曾吸毒和自伤；如今，她改去酒吧。在探索这一途径时，MBT 治疗师发现，Sarah 一换好衣服离开公寓，自我感觉就会好些。当她进入酒吧时，她会感到兴奋和激动，当一个男人看着她时，她知道有人在关注她。

当 Sarah 感到自己不得不以这种方式出门时，似乎一种目的论模式（或"由外而内"模式）已经被激活，在这种模式下，物质世界的变化会导致她的精神状态发生强烈变化，尤其是她对自己的体验。最终，她注意到有人（一个男人）注意到了她，这让她感觉到自己是真实的，自己是重要的，而且，事实证明，她是"被爱的"。虽然物质世界中发生的事情通常具有很大的信息量，而且结合其他心理信息后，可能很好地暗示了他人的想法和动机，但对于与 Sarah 一起工作的治疗师来说，她对目的论思维的过度依赖是令人担忧的。治疗师注意到，在这种情况下，Sarah 适应于依赖环境变化和特定风险（尽管是可预测的）环境，导致 Sarah 的行为相当强迫，有时会使她面临受到严重伤害的风险。MBT 治疗师讨论了 Sarah 对可怕的空虚感的目的论适应，她说这种空虚感是她独自一人在公寓时所体验的，因此这可以成为治疗中合作工作的重点。

除了目的论模式，可能还有一些迹象表明 Sarah 使用了假装模式，这也是治疗师所关注的。

临床案例：Sarah（续）

Sarah 坚持认为，当她和儿子在一起时，"一切都很完美""很好"。当然，在整个治疗过程中，治疗师都会考虑到她儿子的福祉。治疗师会质疑，甚至可能会对她声称的平静关系表示怀疑，并探查 Sarah 是否能把儿子作为一个有自己性格的人来谈论，而不是主要从事务性的角度来讨论他们之间的关系。假装模式思维往往是以平淡的描述为特征的（"他很好""他是个好孩子"），很少详细说明或联系附加的渗透心理状态的个人叙述。关于 Sarah 儿子的对话往往会出乎意料地停下来或兜圈子——"不，我不担心他，我很幸运，因为他是个好孩子。"进一步的探究引出的是一个重述而不是一个详细阐述。

如果 Sarah 在谈论她与儿子的关系时激活了"假装模式"，那么识别这种模式就非常重要，因为她支持儿子随着时间成长的能力要求她能够将儿子视为一个有自己非常真实需求和愿望的人，而这些需求和愿望有时会与她的需求和愿望相冲突。MBT治疗师想起了Winnicott对"假性自体"（false self）如何在儿童身上产生的描述[6]。如果要想让她儿子和母子关系都茁壮成长，那么她必须能够把儿子表征为一个有独立心智的人。

依恋过程

MBT治疗师识别患者最常采用主导依恋过程。意识到人际关系及其对患者生活的影响是MBT的核心焦点，它既是一种改变的媒介——因为心智化是人际关系的材料——同时也是改善的靶点。有证据表明，依恋关系是造成困难的常见来源之一，因此，依恋关系必然会成为干预的重点，但也并非毫无限制。在评估过程中，MBT治疗师开始探索患者当前关系和过去关系的细节，努力识别出反复出现的模式。他们使用在BPD患者身上发现的常见依恋风格模板。研究表明，最常被采用的依恋风格是不安全-回避型和不安全-矛盾型[也被称为焦虑-沉溺型（anxious-preoccupied）]。此外，在一部分BPD患者中，这两种形式的不安全依恋风格同时存在，并相互作用产生了紊乱型依恋（disorganized attachment），其特点是混乱的和不稳定的人际互动[7]（见方框4.3）。

方框4.3　BPD患者常见的依恋模式

焦虑-回避型

- 害怕亲密。
- 缺乏自信。
- 尽量不向他人表达情感。
- 攻击试图接近他们的人。
- 无法自我管理，因此经常与他人接触

实例

"对于和别人亲近，我感到不舒服。"

"我想要情感上亲密的关系，但我发现很难完全信任他人或依赖他们。"

"我担心，如果我和别人走得太近，我会受到伤害。"

"我不过情人节或家庭圣诞节之类的节日。"

焦虑-矛盾型

● 过度投入，在人际关系中可能要求苛刻。

● 寻求保证和确认自己的价值，同时又对他人怀疑、警惕或直白地不信任他人。

实例

"我想与他人真正亲近，但我常常发现，他人并不像我希望的那样愿意与我亲近。"

"没有亲密的人际关系，这让我感到不舒服，但有时我会担心，别人不像我重视他们那样重视我。"

"我的伴侣真的爱我吗？"

很少有BPD患者会描述反映安全依恋风格的人际关系。由于现有评估工具的局限性，有可能人格功能以精神病性和自恋特质为主导的患者在依恋关系中好像是安全的。在这种情况下，治疗师会发现其他迹象，表明这是一种异常现象，因为患者还会呈现其他一系列问题。话虽如此，简单地将不安全的紊乱型依恋风格强加给任何被诊断为BPD的患者，并假定患者当前的所有关系都是功能失调的，这是不明智的。有些患者来就诊时，他们正在努力维持牢固而安全的人际关系，尽管他们在互动中的情绪和行为问题会影响他们的努力。这些关系的支持本质上确实是拯救式的。

临床案例：Sarah（续）

Sarah显示出焦虑-矛盾型依恋风格的证据——她拼命地试图引起他人的注意和兴趣，但即使她已经接近了一个依恋对象，她仍然处于失衡状态（非常焦虑，无法得到安抚）。在她的互动模式中，她对他人的要求很高，但对自己得到的支持却总是很不满意，可以理解的是，这样的互动模式导致了她与现任伴侣之间的问题，她的伴侣对她感到愤怒和沮丧。有证据表明，同样的关系模式使她在早些时候与孩子父亲的关系中感到受困。尽管他对她施暴，她却无法离开他。她被他支配着，总是觉得自己做错了什么，最后还为自己道歉。直到他们分开后，她才意识到自己是他虐待行为的受害者。当治疗师提出这样的情况可能会出现重复时，她认识到了这个问题。但是，她认为自己并没有处在危险中。当地社会服务机构"需要帮助的儿童"团体也持同样的观点，认为Sarah的儿子应继续由其亲生父母双方共同照顾。在MBT评估中，Sarah决定不再回到以前的关系中，这被认为是一个"因心智化受益的时刻"，因为她能够坚持自己的愿望——这是一个积极的特征，表明她有复原力，有能力对自己想要什么和不想要什么有一个稳定的看法。

个案概念化

在评估过程中获得的信息会被整理成一个对案例的**概念化**——对患者问题的书面描述，试图用一个心智化的框架来理解人际关系、情绪骚动、冲动性和其他困难，从而使患者的生活叙事连贯起来[8]。总的来说，在个案概念化中会强调患者所呈现的问题与其生活目标和价值观之间的冲突，这个冲突提供了患者来治疗的动机。例如，患者可能非常重视支持性的人际关系，这与他们缺乏自制力以及冲动行动相冲突。重要的是，要确定治疗的最初重点以及具备心智化力量和复原力的领域。个案概念化有双重目的。首先，它为治疗建立了结构、连贯性和组织性，在与精神等同、假装模式、目的论结构做斗争时，这对于治疗师和患者都同样重要。其次，它建立了一种合作的方法，以一起形成一种既有意义又尊重患者观点的共同理解，包括他们的优先事项、担忧、改变的动机，以及道德、伦理和社会价值观。因此，与患者协商并对个案概念化达成一致意见至关重要。

治疗师：

1. 用对患者有意义的语言撰写治疗方案的初稿，将最重要的症状与已识别出的心智化困难联系起来。

2. 向患者解释并进行讨论，通过合作示范心智化。

3. 要求患者考虑该治疗方案，并在必要时支持他们对其进行改写。

4. 最后，对于当前心理治疗的焦点形成一个合作性的共识。

方框4.4提供了一个总结模板，供治疗师在与患者一起发展一个共同的个案概念化时作为备忘录使用。这个模板中包含了一些标题，治疗师在建立一个患者也同意的临床个案概念化时要牢记这些标题。不一定要完全按照这些内容来，应该灵活运用所列出的个案概念化的不同方面。它们分别是：

1. 价值观和问题的概述；

2. 一般易感因素；

3. 复原力因素；

4. 心智化脆弱点——维度的轮廓；

5. 低心智化模式的使用及其触发因素；

6. 依恋风格；

7. 治疗目标；

8.团体和个体治疗中预期会遇到的困难。

　　需要与患者合作，用他们的话来制定个案概念化，并应针对他们的心智化水平。它不应是技术性的或知识性的，而应使用普通的语言。在治疗过程中，应重新审视个案概念化，使其更加完整，并在明确的要点上进行修改。

整体的个案概念化

- 成长情况概述/家庭背景/创伤或困难的后果（3~4句话）
- 丧失心智化的触发情境（1句话）：

——你的人际困难发生在什么情况下？

——什么情况会让你最难应对？

- 当时对自我的看法（1句话）：

——你如何看待此刻的自己？

- 当时对他人的体验/成人关系模式（1句话）：

——你认为对方心里在想什么，这对你有什么影响？

- 主导情感/最困难的情绪（1句话）：

——那一刻你的感受是什么？

- 应对/反应方式，包括自伤和破坏性行为（1句话）：

——这些都可能与非心智化相吻合。

- 优势（1句话）：

——尽管困难重重，你取得了哪些成就？

一般易感因素

- 过去的经历
- 目前的社会、财务和关系状况

复原力

有效的个人改变和克服逆境的实例（两个主要实例，强调的是使用自体心智化来增强自信和自尊）。

心智化易感性和低心智化模式

- 心智化轮廓的概述/关键的心智化易感性
- 应以普通的语言书写

- 需要与关键的非心智化模式相关：
  —— 精神等同
  —— 假装模式
  —— 目的论模式
- 应与心智化维度相关，并指出两者之间何时出现不平衡：
  —— 自动/受控心智化
  —— 自体/他人
  —— 内部/外部
  —— 情感/认知

依恋风格

关系模式，举例说明。牢记它们以便探索（但无需进行"分类"）：

- 焦虑-矛盾型
- 焦虑-回避型
- 瓦解型

商定的治疗目标

鉴于已经概述的理解，我们商定了以下心理治疗目标：

- 关于你自己和你的行为方式
- 关于你与他人的关系
- 关于生活中的改变，以及改变或增加活动。

这些目标将与你可能带入团体的例子有关，考虑其他人的例子如何与你希望得到帮助的领域联系起来将会很有用。

预期在团体和个人治疗中的困难

这也包括结束治疗，以及期望的心智化变化和行为是什么。

下面的临床案例将展示Sarah的治疗方案，包括在前面和方框4.4中概述的摘要标题中的灵活性示例，并且总结在图4.1中。

临床案例：与Sarah讨论个案概念化

我们已经讨论了很多东西，我将总结一下我们确定的在MBT中对你非常重要的需要聚焦的方面。我把这些内容作为我们初步商定的"目标"。

优势

长期以来，你在非常困难的环境中表现出了个人的力量——从一开始，你的童年就非常可怕，你不得不过早地长大并照顾自己。不出所料，这对你来说很艰难。青少年时期你用毒品来减轻一些痛苦，但后来你成功地停止了滥用它们——干得好！你还用自己的力量停止了自伤行为，尽管它仍然很诱人。

最后一个令人印象深刻的决定是，你坚持离开了Jack的父亲，尽管他试图劝说你回去。你当时紧紧抓住了你想要的，而不是向他屈服，这一直是你的倾向。我们需要识别哪些时候你做出的决定对自己最有利，哪些时候你是因为别人的要求而做出决定。

目标：让我们找出是什么给了你这种力量，并将其进一步发展。

另一个最近的表现是你能够与Jack的父亲就共同照顾Jack的问题达成一致。

我是谁，我想要什么？

你经常会弄不清自己的想法和感受。当你一个人在公寓里时，以及和男朋友在一起时，这确实很困难。在这种情况下，你的感受非常强烈，它控制了你。你发现很难命名这些感受，但你知道它们会让你"出去"并"做一些事情"。

有时候，主要是当你对自己感觉不好的时候，你会试图弄清楚别人在想什么，然后试图成为他们希望你成为的样子——就像与Jack的爸爸之间那样。这会让你感觉好些，但随后你就会开始怨恨他们。

目标：了解并命名我对自己的感受和想法。

"行动派"和"由外而内的"心智

当你自己一个人时，你会觉得"Yuk"，想出去和别人在一起，因为只要别人表示喜欢你，你就会感觉好些。这导致你把自己置于受伤害的危险之中。因此，查看是什么触发了"行动派"和"由外而内的心智"是治疗中首先要考虑的事情之一。

目标："行动派"和"由外而内的心智"——是什么引发了它们，如何预防？

"知道和当下"心智

当你和别人在一起时，你坚信他们不喜欢你。这在你男朋友身上表现得尤为强烈，尽管他说他爱你，但你很快就确信他不爱你。你变得非常焦虑，不停地询问他，但你无法安心。这就是当你处于"知道和当下"心智时的状态。它是如此真实，以至于你无法想到其他任何事情。

"知道和当下"心智会让你更加"需要关注"，然后行动就变得很有必要，比如立刻去见他。他需要向你表明他爱你。这就是"知道和当下"心智的运作方式。

当你感到被批评时，"知道和当下"心智就会出现。我们需要注意你会敏感到什么程度，并在治疗中检查它是何时发生的，也许在我们谈到的个体治疗中最容易出现这种情况，但在团体治疗中也是如此。

目标：了解"知道和当下"心智何时开始运转，并从中摆脱出来。如果可能，最好在它刚刚开始时就保持警惕。

关系

你提到你试图取悦你现在的伴侣。在很长一段时间里，你与Jack的父亲也有类似的情况。你担心自己没有足够取悦他，担心自己总是做错事——是"黏人的"。我们讨论过"焦虑-矛盾型依恋"，在MBT第一阶段的团体治疗中将进一步讨论这个问题。

也许这种关系模式与你不知道自己是谁有关。重要的是，在团体治疗中当你和别人在一起时要去观察这个问题，看看你和其他人是否有同样的模式——比如，你会试图让别人喜欢你，或者发现你很难维护自己吗？

你与儿子的良好关系很重要，你说过你"知道自己是个好母亲"。我们需要在此基础上进一步发展。你还告诉我们，Jack的社工担心你和他在一起时，你会有点沉浸在自己的世界里。我们称之为"泡泡模式"。

目标：进一步发展关系中有效的方面。理解是什么造成了关系中的问题互动。

MBT

我们谈到了一些这样的感受和行为会如何在治疗中出现。例如，你甚至会担心自己在治疗中做得不够好，或者你让治疗师不高兴。如果出现这种情况，你自然会进入"行动派"/"由外而内的"心智，并希望尽快见到你的治疗师以感到安心。因此，我们需要弄清楚，如果你在两节治疗之间过于担心并进入这种心智状态，会发生什么情况。

治疗初期的目标

如果我们一致同意的话，就可以在这里列出我所建议的目标，我还规划了一个问题循环供我们使用，以便我们可以考虑是什么让你进入"由外而内"和"由内而外"的心智。当这种情况发生时，对你来说事情就开始变糟了。

我们仍需决定如何衡量我们是否实现了目标，以及你的情况是否有所改善。

通过产生一个具有共同目标的共享心理过程，创造和传递个案概念化的方式可以增强患者的心智化，这个共同目标体现在"合作性的临床协议"（collaborative clinical agreement）中。这种"我们-模式"的过程（"我们-模式"在第二章中有更详细的描述）需要两个心智聚焦于一个共享的目标上——在这种情况下，使用一个共享的概念框架来界定最佳的治疗焦点的任务，以便在患者的总体价值观和人生抱负的背景下为患者的问题搭建脚手架（scaffolding）。这一过程是激发"我们-模式"功能体验的第一步，这仍是干预的组织原则。

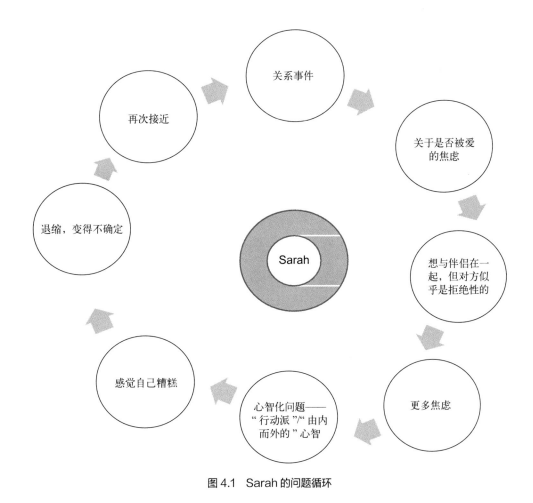

图 4.1　Sarah 的问题循环

　　形成个案概念化的过程将变得更加容易，因为这一过程的一部分涉及建立心智化的试探性本质——治疗师和患者都知道，他们中的任何一方都不必把个案概念化弄得完全"正确"。在 MBT 中，不可能有固定不变的个案概念化，因为治疗本质上是动态的；所有的心智化都会导致新的理解和观点的改变，从而推动重新构建合作性协议。个案概念化被标记为"工作的概念化"（working formulation），以强调它是可以修改的。在 MBT 中，评估后的个案概念化是一个起点，而不是一个尚未探索的待覆盖地域的固定地图。需要被设定的是治疗的长度和强度。治疗计划可以确定需要回答的问题，但应避免预先确定解决方案。

个案概念化并不要求治疗师对心理健康问题的复杂决定因素有复杂的心理学理解。正如我们在本书第一部分中所说的，心智化植根于日常体验以及所有人类用来解释个人和社会行为的（相对复杂的）理解。在任何情况下，采取专家立场都会打破MBT的一项界定性原则（见第三章），该原则要求治疗师不要代替患者进行心智化，也不要利用自己的心智化能力来补偿患者所体验到的挑战，从而产生创建依赖关系的风险。然而，警觉的读者会注意到，无论以何种合作方式传递个案概念化，都在一定程度上打破了这一原则。我们之所以允许在这一点上违反这一原则，并不是基于个案概念化的内容，而是基于个案概念化的形成和传递过程。个案概念化是作为一个解决复杂难题的共享处理方法呈现出来的，需要在共同探索中逐一拼凑、完善和改进，而不是作为对动机和原因的确定性陈述。待探索的地形将随着到达的每座山峰而有所不同，以展示进一步的高度！MBT并不是关于攀登高峰的；相反，它是关于在心智的山地地形上徒步旅行。在实践中，这意味着要求MBT治疗师与患者（患者被视为这方面的对话伙伴）一起，至少每3个月重新审视一次治疗计划，或者在出现以下情况时重新审视：

- 反复出现的危机；
- 在评估时并不明显的新挑战和新问题；
- 可以利用的以前不知道的资源（如一段新关系）；
- 对决定因素的新理解，改变了目前的个案概念化；
- 缺乏进展。

Sarah的治疗计划中提到了一些令人担忧的领域，我们与她讨论了这些问题。特别是，Sarah的价值观是希望与伴侣及儿子建立更牢固、更稳定的关系，而她又有去酒吧和参与可能会破坏"践行"这些价值观的危险行为，治疗师和她对比了其价值观和危险行为之间的矛盾。双方达成了一项协议，Sarah将努力抑制自己对孤独的"行动"反应，并尝试将其接受为一件可以用其他方式解决的有趣的事情。在个案概念化的第一部分，概述了她的一些优势，其中包括她有能力停止使用自伤，以及她有能力勇敢地面对孩子的父亲并坚持自己的立场。需要对这些积极的变化进行探索，不仅是为了加强这些变化，也是为了了解这些变化是如何产生的，以及 Sarah 可以如何进一步利用这些变化。个案概念化的第二部分总结了 Sarah 在识别和建设性地部署其主观自我状态方面所遇到的困难，以及她随着时间推移保持连贯的自体表征方面的斗争。她不确定自己是谁，也不知道自己想要什么。治疗的靶点是利用、发展和稳定心智化的自体/他人维度中的"自体"一极。Sarah 的"他人"心智化一极过于活跃，这一点表现为她不断地试图弄清楚他人在与她相处时的心智状态，而她无法做到，事实上，任何人都很难长期做到这一点。因此，自体/他人心智化维度成为 Sarah 治疗的焦点，并被纳入当前的目标中，以便她和治疗师都能警惕它将如何在治疗中展现出来。接下来的部分总结了一些低心智化模式，即精神等同和目的论模式（在相关情况下，分别被称为"知道和当下"心智或"由内而外的"心智，以及"行动派"模式或"由外而内的"心智），当 Sarah 处于压力下时这些模式会被激活。识别和命名这些心理状态的目的是让 Sarah 意识到它们，以及让她和 MBT 治疗师都可以在它们出现时"命名和记录"它们，然后探索是什么触发了它们。最后一个部分总结了在治疗开始时理解的她的依恋策略。在治疗过程中还会出现更多细节，随着时间的推移，可以将这些细节添加到个案概念化中。

▌心理健康教育：MBT 入门团体

MBT 入门团体（MBT-Introductory group, MBT-I）[1]向患者介绍 MBT 的框架。此外，它还有一些更广泛的目标：

1. 告知/教育患者有关心智化和人格障碍以及相关领域的知识。

2. 让患者做好长期治疗的准备。

3. 增加患者的动机。

4. 引出更多关于患者心智化能力的细节。

5. 确认初步评估和诊断。

总之，MBT-I 的主要目的是确保进入治疗的患者对他们正在参与的治疗过程有

---

[1] 有关 MBT-I 的详细手册，请访问 www.annafreud.org/media/14626/mbt-i-for-internet.pdf。

合理的理解，确保患者知道治疗的焦点，以及确保他们明白对他们的期望以及他们对治疗可以有的期望。边缘型人格障碍患者与其他人一起参加每周一次的团体，进行10~12小节的MBT-I初始治疗。所有患者都在同一时间开始接受治疗，并且必须至少参加前三节团体治疗中的两节，才能继续参加余下的团体治疗小节。规定这一条件的依据是，如果不参加涵盖心智化和非心智化主题的最初几节团体治疗，就会导致在学习后面治疗小节涵盖的主题时出现问题。不过，没有参加早期团体治疗小节的患者并不会被放任离开，而是会被安排参加下一个新的团体。留在团体中的患者需要参加完后续75%的治疗小节，之后才能进入MBT-G（第五章将讨论MBT-G的结构）。ASPD患者将接受6~8个治疗小节；建议对MBT-I的核心模块进行调整，使其更适合对ASPD患者进行工作，这将在第七章中进行讨论（也可参见本章末的参考文献9）。治疗小节总数和顺序并不是实现MBT-I目标的必要因素；更重要的是传授知识、通过赋权增加理解和动机，以及在明确患者问题的情况下建立治疗联盟。

MBT-I结束时，所有患者都会与临床团队的一名资深成员会面，回顾他们对MBT-I的体验，并计划进一步的治疗。

MBT-I 的设置

MBT-I以心理教育团体的形式进行，一个团体最多10名患者。它为期12周，每节治疗为1.5小时。某些模块包含大量内容，必要时可延长至两节治疗的时间。在治疗过程中，有些患者可能会意识到MBT并不适合他们，治疗师也并不预期所有患者都适合MBT-I中概述的治疗模式。治疗模式需要与患者的困难相关。如果发现MBT明显不适合患者，治疗师和患者应回顾治疗，并考虑其他适当的治疗方法。

团体治疗小节的结构

每节团体治疗都遵循类似的顺序：

1. 欢迎患者。
2. 概述上节治疗的材料。
3. 对上节治疗作业的反馈。
4. 引入一个新的主题。

5.将主题和参与者的症状和个人生活联系起来进行讨论。

6.最终总结和讨论家庭作业。

治疗小节建立在以下原则之上：

- 按一定顺序安排练习，从情感上更"疏远"的场景开始，到一些更个性化的场景。

- 只有在团体形成了有凝聚力的氛围且参与者之间建立了一定的信任时，讨论才会涉及参与者的个人体验。

- 如果新的练习和展示能加深对主题的心理教育理解，则鼓励使用它们。

- 家庭作业是自愿的，通常要求参与者更多聚焦于自己的心理状态。

- 在团体过程中，参与者会建立一个非心智化迹象的"目录清单"（例如，特定词语的使用、观点的确定性）。

每个主题都配有讲义和工作表。主题包括心智化和人格障碍、无效心智化、情绪和如何管理情绪、依恋和治疗期望。

团体带领者的作用

团体带领者，也就是治疗师，在每个治疗小节和全部12节治疗中始终对团体"负责"，并积极组织团体活动。这里使用的"负责"一词并不是指团体带领者独断专行，而是意味着带领者要仔细管理团体，以确保团体治疗充分涵盖每个主题，并且进行足够详细的讨论，以便确定患者意识到主题的相关性。团体带领者通常会使用白板和/或活动挂图来突出重点或记录讨论过程中参与者的发言。至关重要的是，团体带领者在整个讨论过程中都要示范一个心智化的立场，同时在心智化和人格障碍的知识方面保持专家的立场。这种平衡非常重要。心智化或"不知道"的立场可能会与缺乏知识或理解相混淆。然而，事实并非如此。运用我们的知识为自己的心理状态提供信息，并激发他人的思考，这就是心智化的本质。团体带领者通过展示自己的知识（尽管是一个专家的知识）可以经由团体成员的贡献而得到扩展、澄清和丰富，从而示范了心智化的立场。重要的是，团体带领者的心智可以被其他人的心智所改变；参与者对讨论中的特定主题的理解和想法会反馈到讨论本身。因此，这里的重点是团体带领者激发团体成员之间的讨论。在向团体成员提供信息和从他们的视角中学习之间保持平衡，是团体带领者的一项关键技能。团体带领者应注意不要在治疗中过于"说教"，因为这往往会助长团体成员的被动性。即使团体是以任务为导向的，带领者也需要创造一些团体交互过程。所产生的过程应与团体的主题相关，这样才能无缝返回任务。

每一节治疗必须涵盖一定量的材料，团体带领者需要严格遵循手册。经验表明，治疗中很容易出现离题和迷路，从而妨碍治疗项目的完成。同样重要的是，虽然团体带领者坚持心理教育的观点，但学习是通过参与者自己的活动而发生的。团体带领者利用患者给出的例子来说明与讨论主题相关的要点。

治疗阶段：个体 MBT 的结构

共情性认可、澄清和详尽阐述体验

MBT治疗师在每节治疗中都遵循逐步的干预过程[10]。当然，必须巧妙地实施这些步骤，不能盲目地遵循。通常情况下，患者和治疗师会遵循不同的路径，这取决于所提供的临床材料或患者的心理状态。原则上，第一步是与患者一起确定目前困扰他们的问题是什么，并在治疗计划的背景下探索问题。这是治疗过程中的共情探索阶段，这将导致对患者体验的**共情性情感认可**，这些体验既包括在治疗小节中患者记起来的体验，也包括在治疗小节中患者讲述和反思的当下体验。共情性认可有三个主要组成部分（见第三章）：

1. 向患者表明，他们当时和当下的情绪是可被认可的和引发共鸣的。
2. 更多共情基本情感而不是社会情感，而社会情感往往是次级情感——基本情感是个体存在的驱动力。
3. 识别并认识到情绪体验对患者的影响。

治疗师以一种不知道的立场来探索最初的叙述，试图扩展看待叙述的视角，并判断治疗小节中进一步工作的焦点。可能会逐渐出现一个与当前的个案概念化相关的主题。如果不相关，治疗师可以询问该主题与个案概念化是如何关联起来的，如果仍然不清楚，可以考虑利用新材料重写部分治疗计划。

临床案例：Sarah（续）

Sarah在治疗小节一开始就告诉治疗师，她一直一个人坐在家里，想让自己"忙起来"。但最后她不得不出门。她解释说，这样做并不好，她又失败了（显示出 Sarah 倾向于自我评判和自我批评）。

治疗师：在搞清楚发生了什么事情之前，我们不要这么快就下结论。（试图阻止Sarah立即
　　　进入非心智化模式，在这种模式下她对自己有一个固定的看法。）关于你自己一
　　　个人坐着这一点，你再多说一些。让自己回到那里，告诉我你当时的想法和感
　　　受。（治疗师使用一种"不知道"的立场，试图从"此时此地"去探索"彼时彼
　　　地"，并阻止Sarah在讲述故事的过程中，"在此时此地陷入彼时彼地"的体验中。）

Sarah：我无法描述它。我的内心在翻腾，我想到处走走。这太可怕了，然后我觉得没有
　　　人愿意见我，然后我的男朋友也不爱我。我试着给他打电话，但他没有接。我
　　　就是认为他知道是我，所以才没接。然后我知道我想出去。这让我感觉好多了，
　　　也平静了一些。（自体体验的不确定性与目的论模式的精神等同。请注意，虽然
　　　Sarah说"平静了一些"，但她的意思是冒险的兴奋性具有让她平静的悖论效果。）

治疗师：这种翻腾的感觉——它在你身体的哪个部位，你是如何看待它的？［要求
　　　Sarah将自己的身体体验心智化，看看她是否能走向具身心智化（embodied
　　　mentalizing）。］

Sarah：在我的胃里，这表示我很害怕，但我不知道害怕什么。

治疗师：嗯。这是非常可怕的，你有一种强烈的身体感觉，你无法逃脱，却又不知道是
　　　怎么回事，而且似乎与正在发生的任何事情都没有关联。让我们想一想。（共
　　　情及努力稍作澄清，强调恐惧的不可逃脱性和无名性。此处，很多东西是通过
　　　说话的方式而不是纯粹的内容传达出来的。）

Sarah：它总是让我走来走去，我不知道自己在想什么，也不知道自己想做什么。我只知
　　　道出门能让我摆脱它，让我感觉好一些。老实说，刚才你让我对此有一点感觉。

治疗师：因此，翻腾和焦虑的感觉不在这里（治疗师指着自己的头部）。现在当你把自
　　　己放在那里，你在想什么？感觉如何？

Sarah：我想站起来走出去。你觉得我不够努力。（突然的反应，也许是由身体体验激活
　　　的，在精神等同模式中真实体验到——从"彼时彼地"进入"此时此地"。）

治疗师：真的吗？这是从哪里来的呢？我不知道自己有这种想法（治疗师直接报告自己
　　　脑海中的想法）。事实上，我在想，你是如此努力（为了下调自我质疑而给予
　　　奖励）。因此，当你一个人的时候，似乎你会觉得别人对你有一些苛刻和不愉
　　　快的想法，最终你会对自己的感觉和想法感到困惑。我并不惊讶你需要走出
　　　去，去见某个人，他/她能向你展示你是一个值得见的人（基于共情的澄清）。

Sarah：我只是想找个人来爱我。我一直渴望被爱，昨天我看着我和父亲的合影，事情一

直都不正常。我只想拥有一个幸福温馨的家庭，但一切都不尽如人意。我想尽一切办法和Jack的父亲在一起，即使他有暴力倾向。我只是希望一切正常，有爸爸妈妈和孩子。但事情永远不会那样，不是吗？我无法拥有任何正常的东西。现在我每天都在想John（她的伴侣）会离开我。和Jack的父亲在一起时，我竭尽所能让他感觉良好，这样他就会想要我——但这一切都一团糟，不是吗？

治疗师：是什么让你觉得一团糟？

Sarah：哎——我做的都是他想让我做的事，而不是我想做的事，我也不知道为什么，因为我仔细想想，他大部分时间都在利用我。这就是一团糟的地方。我只是个被人利用的疯子。

治疗师：让我感到担忧的是你的感觉，你现在知道自己并不想为他做一些事情，也不想忍受他那样对待你，但当时你并没有意识到这一点。当时发生了什么？（治疗师试图在当时和现在之间留出一段时间，以鼓励她对事件进行更多反思性的心智化，少一些情感性的心智化。）

Sarah：是我们谈过的那些事。他逼我做的那些事。（Sarah讲述了一段与Jack父亲有关的性创伤记忆。感觉受到性的创伤和被剥削，但又感到无助，这些让她觉得"很可怕"。这些经历已经不是第一次被提到了，但却较之前更清晰了一些。最后，她的心智化逐渐消失，显得很困惑。）我不知道自己是谁，也不知道自己想要什么。当我处于这种情境时，我该如何解决这个问题？

治疗师：这是我们必须要解决的问题，这样你才能对自己更有信心。（治疗师旨在与Sarah分担责任，并强调当她回忆起过去的创伤经历时，她并不孤单。然后，他返回或回溯至叙述更连贯、心智化更明显的地方。）你非常努力地想拥有一个幸福的家庭，你如此渴望这样，以至于你甚至做了一些你现在认为自己并不想做的事情。而此刻，你觉得自己永远不会有那种在一起和放松的感觉了——这种无助感太可怕了。也许我们现在可以弄清楚你对John的事情的真实想法和感受，正如你提到你可能开始为他做一些你不确定自己是否真的想做的事情，而且你真的不想感受到被利用的可怕感觉。（用共情性认可来锚定讨论，并让Sarah一起加入进来。）

治疗师正在使用共情性认可来进行总结，将治疗小节的焦点放在个案概念化的一个方面，即Sarah有能力获得一种强烈的，尽管是主观的，但有别于他人对她的评价的自体感体验。她能否足够"了解"这一点，从而更加自信，而不必勉强同意他人的要求？

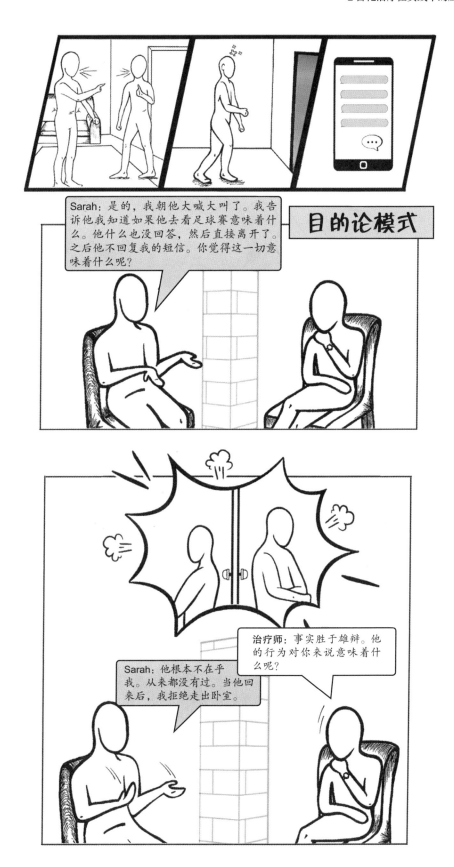

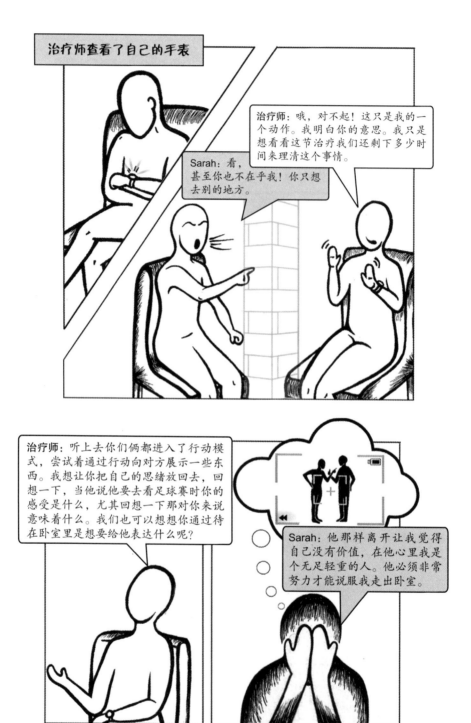

在命名和指出行动模式可能带来的结果后，治疗师现在尝试让 Sarah 一起去反思她假定的伴侣的行为和她的内在体验之间的关系，与此同时，治疗师尝试对它的准确性保持中立，并共情她的负性的个人化的解释。一旦实现这一点后，Sarah 就可以监测她在治疗小节之间通过行动来表达自己的倾向。治疗师也可以利用在治疗小节中自己看手表的时刻，帮助她看到她是如何立刻对治疗师这个行为的动机做出假设的。

"不知道"的立场和管理心智化过程

MBT治疗师的"不知道"立场是一种积极的立场，旨在促进对与行动和事件相关的心理状态的探索。治疗师力图支持患者退后一步并思考其行为和内心体验背后的原因。这种立场为患者创造了一种张力（一种隐含的压力），使患者去反思而不是去反应。

这是一把双刃剑。一方面，反思是日常生活中必要的心理过程，因为所有人在表达自己当前的感受和想法时都需要自我监控。另一方面，患者可能会感到压力过大，被迫思考一些他们不容易理解或不愿谈论的事情，因为这些事情会触发强烈而痛苦的感受。因此，必须巧妙且敏感地实施这种立场，同时考虑到患者当前的心智化能力，并牢记目的——创造出一系列"动态的"视角，以阻止患者固着在一个单一的视角上，并打开一种可能性使他们看到事物本来的样子而非表象。

"不知道"的立场是一种用来激发想象力的方法，它能够使人考虑各种替代方案，并以一种平衡的方式使用自己的想象力，既不脱离现实而转入假装模式，也不过分拘泥于外在事实，从而将人从精神等同中解放出来。"不知道"有助于实现这种平衡，并使心智化得到良好的管理。MBT治疗师必须"不知道"[或"不了解（unknow）"]心理状态，不能自以为是，但也不能对查明心理状态漠不关心（即表现出真正的好奇心）。在生活中，那些被体验为真正具有支持性的人对事物充满好奇，不断学习和提问，很少过早下结论，经常对事物保持开放而不是寻求终结。智慧是值得欣赏的，但只有在小剂量的时候才是有用的。终点不是目标；相反，旅程和沿途可能发现的东西才是目标。坦率地说，MBT并不是一种内省力取向的治疗方法，在这种方法中，治疗师对患者的经历和行为提供一种以模型驱动的"解释"。MBT是一种合作发现的方法，治疗师的角色仅仅是为恢复心智化搭建脚手架。与其他取向的治疗相比，这种方法的魅力可能要小一些，因为在其他取向的治疗中，患者和治疗师的人际场景似乎是被"发现"的，但更仔细的观察发现，它是由累积临床经验的文本预先注定的。关于这样的临床概括，MBT尊重且不持怀疑的态度。它在通过提供解决方案削弱个人能动性的风险与患者从这些理解中获得的益处之间找到了平衡点，并倾向于选择"不知道"的立场，尤其是对于BPD谱系（spectrum）中较严重的患者更需如此。

MBT搭建脚手架是在MBT-I中形成的，Sarah已经参加了10节团体治疗。在MBT-I团体中，治疗师对"不知道"的立场进行了举例说明。一种可能的方法如下：

临床案例：学习"不知道"的立场

治疗师手里拿着一本书。

治疗师：我要问一个愚蠢的问题。我手里拿的是什么？

治疗师不得不面对一些面无表情的患者，因为他们担心这个答案显而易见的愚蠢问题可能是一个骗局。他们在某种程度上当然是对的。

治疗师：我告诉过你们这是个愚蠢的问题。不过，请耐心听我说——我拿的是什么？

患者：一本书。

治疗师：你为什么说这是一本书？

患者：这显然是一本书。

治疗师：它有什么特点？

团体成员描述了书的形状，书脊上的标题，正面的图片、标题和作者姓名以及其他一些特征。

治疗师：这是什么样的书？是犯罪小说、儿童读物还是爱情小说？

患者：不知道。标题和图片看起来像一本爱情小说。

治疗师：这幅画有什么特点？

讨论就这样一直持续到治疗师或其中一位患者建议阅读这本书来找出答案。

治疗师：没错。我们必须读一读才能找出答案。那我们就来看看吧。

治疗师打开书，发现这是一盒伪装成书的巧克力。

治疗师：所以，更仔细地观察事物，就会发现它并不是最初看起来的那样。对心智的预设甚至比对书本的预设更加明显。我们无法感知想法——我们对其进行假设。而我们经常会出错。错了没关系。确信自己"不可能出错"是一种有风险的态度。你们将要进行的治疗是要让你们比你们习惯的更不确定，有更多怀疑。相信我的话，这会对你们有所帮助！我绝对肯定。（这里的讽刺和自嘲是在MBT中故意使用的。事实证明它们可以鼓励心智化。）

发现的过程是"不知道"立场的本质；当应用于理解自我状态、他人的心理状态和社交互动时，它会刺激心智化。假设不再主宰现实，而是创造了好奇心和探索，没有好奇心和探索，我们就会被误导，无法学习。这就是MBT治疗师必须为患者示范的立场，因为患者常常对其他人和他们的心智失去好奇心和兴趣，结果导致了不理解，有时甚至是恐惧。

Sarah需要能够区分自己的感受，将它们定位在情境中，并将它们与其他体验联系起来，从而赋予它们实质内容、意义和连续性。她很被动地体验着自己的内心世界，尤其是当她独自一人时。她需要发展一种能够主动管理内心世界的感觉。要帮助她产生一种心理能动性和自我能动性的第一个部分是注意到她当前的状态，然后为其命名。要改变她依赖于通过他人进行反思，以及由此产生的"取悦他人"的互动，只能通过增加她对自己内心状态的认识和更多地增强她对于坚持自己意愿的信心来解决。

反向移动

当患者报告和反思其个人叙述时，治疗师对心智化各维度的关注会刺激心智化的灵活性。在Sarah这个例子中，自体/他人维度是明显失衡的维度之一，原因是缺乏自体/他人的分化。她表征他人对她的想法的能力是不稳定的，她是以一种安慰自己的方式来进行表征的，并且影响了建设性互动。她失去了"被爱"的感觉，因此，她将大部分心智力量用于监控他人的心理状态，要求他人来消除她的疑虑，从而使她能够重建一种短暂的"感觉被爱"的体验。当她的注意力转向他人时，她就不可避免地忽视了自己的内心世界，放弃了她对自己的自体体验本应享有的特权地位。MBT治疗师可能会聚焦于产生能动感，但同时必须提高自体/他人维度的适应良好的灵活性。为了实现这一目标，治疗师会采取**反向移动**，当Sarah的注意力完全集中在他人的心智上时，治疗师会鼓励她阐述自己的自体体验，同样地，Sarah对他人肤浅而无益的描述提示她正在用自我投射取代详细的读心，并创造出了一个"需要的"而非现实的他人形象，在这个时候，治疗师也会鼓励她更深入地觉察他人。从本质上讲，虽然她表面上关注的是他人，但实际上她一直在支持一个脆弱的自体，而这个自体被认为面临着解体的危险。当然，在帮助Sarah建立一种能动感时，治疗师可能会在相当长的时间内聚焦于自体一极或他人一极，因为这样做的目的是通过激发灵活性来改善自体/他人的分化。在MBT中，关键是要逐渐适应在所有心智化维度上的移动。良好的心智化包括流畅地使用各个维度，以确保最佳地适应每种社交情境。

临床案例：Sarah（续）

Sarah：我一直在问我男朋友对我的看法。老实说，他对此有点受不了。但我无法控制自己。我不确定他是否在乎我。我说服自己他是在乎我的，但之后我又开始产生可怕的怀疑。我试图通过仔细观察他做事的方式以及他是否为我做事来确定他是否在乎我。比如昨晚他在做饭，我说我不太喜欢吃辣椒。他说那就只放几个。于是我数了数他放了多少。为什么？这太蠢了。

在这里，Sarah急于维持自体连贯性，她的心智化受到了"由外而内的心智/目的论模式"的影响。她专注于伴侣的心理状态，但由于无法通过超越眼前来获得清晰的表征，她默认了外部行为指示。在治疗小节中进行反思时，她认识到这样做并不完全明智。

治疗师：那你的情况如何？你能告诉他你不喜欢辣椒。这很好——你经常不明确表达自己的喜好。（在这里治疗师识别和强化了有效的心智化。）但不知何故，你变得不知道他对你的感觉了——否则为什么要用辣椒的数量来判断他呢？你有点看不清他，开始担心他对你的感觉，但这种担心使你对自己的感觉如何呢？（在这里，治疗师试图通过将焦点转向自体来鼓励灵活性，这是一个反向移动。）

Sarah：我不知道我的感受是什么，只知道我真的很喜欢和他在一起。

治疗师：是什么让你觉得是这样的？（在这里，治疗师重新回到了"不知道"的立场，试图帮助Sarah阐述并强化她"感受到的"自体。）

Sarah：我和他在一起时感觉很好。我觉得我可以放松。只是这种感觉消失得太快。

治疗师：现在你让我感到好奇了。告诉我，当你感到放松时，你在想什么？当感觉良好时，你对自己有什么想法？（同样地，治疗师并没有假设他知道。在某种程度上，他可以理所当然地认为放松的感觉是好的，并且充满了对自体的普遍积极性。但是，"不知道"的立场要求进一步阐述自我状态。）

治疗师巧妙地将Sarah从对男友心理状态的关注转移到了对她自己不断变化的想法的更深入审视上。他让她继续处理她对自己的想法和感受，然后反其道而行之，询问她男友的心理状态与她的心理状态之间的关系。

Sarah：就像我和Jack的父亲在一起时一样。我配不上他，我也配不上我父亲，我配不上任何人。

治疗师：你觉得你能和John分享这种想法吗？你觉得他会怎么想？他能给出比数辣椒数量更让人安心的回答吗？

熟能生巧，所以MBT治疗师会不断进行这种重新平衡的过程，推动患者在每个心智化维度的两极之间移动。Sarah的两极化倾向并没有在任何时候得到解决，但她的行动似乎变得更容易了——在其他事情中，她开始预测治疗师的提问思路。她注意到了反向移动。会不会是她正在形成一个治疗师心智的形象？

如果要建立完全灵活的心智化，使用反向移动这种干预来为所有其他维度"加油"是必要的。对于过度使用认知加工的患者，需要引导他们更多地关注和相信自己的感受。但是，当情绪加工占主导地位时，提问就要聚焦在驱动这些感受的信念和期望上，并推动患者增加认知的使用，以帮助管理情绪。

临床案例：Sarah（续）

Sarah：我对Jack很好。我做所有他喜欢吃的食物，确保他上学时干净整洁。我知道，如果其他人开始认为我没有好好照顾他，他们就会告诉"需要帮助的儿童"团体，然后他们就会建议他的父亲多照顾他一些。（认知/外部决定行动；没有想得更远。）

治疗师：哦，真是太让人担心了。（以支持性共情开始）但请告诉我，作为一个一直被人观察的母亲是什么感受？（与情绪有关的问题，聚焦于自体。）

Sarah：我不介意，因为我要让他们知道他得到了很好的照顾。（Sarah对儿子被带走的现实焦虑让她很难离开被观察、被认知的他人维度。）

治疗师：我明白。当你看到Jack干干净净、整整齐齐的时候，你内心是什么感受？（治疗师第二次尝试转向聚焦于情感上的自体部分。）

Sarah：我感到自豪。我是个称职的妈妈，我不会像以前那样让Jack又脏又被忽视。

治疗师：嗯。所以你感到自豪。这很了不起。（治疗师不失时机地加强和展示心智化的价值。）你是为自己感到自豪，还是也为他感到自豪？

Sarah：哦，我为自己感到自豪，因为我可以让他穿得整齐、得体。但当我看着他时，我想也许他对自己的感觉会比我对自己的感觉更好。

治疗师：这很重要。我们不常谈论Jack的想法。他是怎么想的？你觉得他对Sarah成为他的妈妈有什么想法和感受？（治疗师转向一个新的心智化领域，试图在认知心智化和情感心智化之间取得平衡。）

治疗师坚持不懈地努力让Sarah用她的情感体验来思考她与儿子之间的关系，因为治疗师担心Sarah会认为儿子的健康成长只需要得到身体上的关注。她过去的严重丧失经历使治疗师认为这可能会成为一个问题。Sarah很难触及自己被忽视的经历——

她发现很难回忆起自己小时候被忽视和遭受不幸时的想法和感受。她发现，从"吃得好"和"干净"这些认知和外部可验证的角度来思考育儿问题会更容易一些。然而，如果她没有对自己与Jack的关系产生更深入、更心智化的兴趣，Jack就会在构建自己的心理自体感（sense of self）方面遭受磨难，从而加剧我们每天在临床上看到的代际创伤循环。为了避免这种情况的发生，以及暗中意识到（心智化）"需要帮助的儿童"团队的存在，治疗师旨在让Sarah摆脱她的目的论思维的束缚，这种思维使她能够在身体上照顾Jack，但当这种思维占主导地位时，却阻碍了她对情感状态给予应有的关注，也阻碍了她去关注情感状态对Jack的成长和母子关系的有益发展所产生的贡献。

因此，在MBT中，要激发过度依赖外部聚焦心智化的患者去考虑他人和自己的内在体验。

临床案例：Sarah（续）

Sarah：所以你认为我在这里做得不是很好，我现在应该做得更好。

治疗师：呀！这个说法是从何而来的？你能告诉我你是怎么想到这个的吗？我完全不知道我是这么想的！（停下来并进行探索，坚持受控的心智化以评估假设。）

Sarah：好吧，我说话的时候你胳膊交叉抱着，在我看来你已经受够了。

治疗师：很抱歉我这么做了。我完全没有意识到，我一时忘了你对小动作的含义是多么敏感。你得忍受我们这些不敏感的人。下次，当我做这样的事情时，你能不能提醒我一下，然后我们可以停下来，你可以帮我反思一下我为什么会这样做。

Sarah可能是对的，也可能是不对的。她正在使用她的非常协调的和极其敏感的外部心智化来充分告知她对治疗师心理状态的理解。治疗师不应在此质疑。相反，他鼓励她放慢这个过程，并对它进行检查。这样，议题就不会聚焦在Sarah的假设正确与否的问题上。问题的关键在于，她是否能够在继续一头扎进预设好的消极情绪中之前**停下来并进行探索**。

在低心智化中的干预

在任何治疗小节中，治疗师都有可能遇到的问题是，患者如何尝试处理和交流其个人叙述。对于严重人格障碍患者来说，一旦他们在叙述自己的经历时变得情绪化，那么低心智化往往就开始了。例如，治疗师可能会注意到，情绪唤起给个体带来对自己观点准确性的确认和坚持程度会比平时更高。这就是"由内而外的心智"的特点——精神等同。如何去管理这个情况呢？

MBT治疗师会在整个治疗小节中敏感地倾听低心智化的情况。这意味着不仅要倾听患者的故事内容，还要倾听他们如何讲述自己的故事。治疗师要抵抗试图重构或诠释故事内容，尽管这是很自然的反应。治疗师的干预旨在重新点燃有效的心智化，而不是赋予低心智化意义。如果不采取这样的干预，低心智化会导致患者的痛苦不断增加。他们的精神痛苦会越来越真切。他们无法以一种有助于实现改变的方式重新组织和合并先前的经历。即使是遥远的事件也开始具有当前现实的力量，创伤性记忆可能会占据上风。

干预有两个障碍。一是事件本身是在低心智化模式下体验的，因此无法被用于充分的反思和改变。其次，当前的低心智化状态阻碍了在治疗小节中对其他问题进行富有成效的探索。因此，治疗师要以退为进——首先采取措施恢复患者的心智化，然后重新审视事件/叙述，以达到学习的目的。总之，这包括四个步骤：

1.避免加入当前的低心智化。
2.使用MBT循环（参见本章：什么是MBT循环？）去重新点燃心智化。
3.在叙述中重新审视叙述中的低心智化事件。
4.在有效的心智化中重新叙述。

避免加入当前的低心智化

请记住，在低心智化状态下，心智是固着和僵化的，并不处于冲突状态。矛盾的是，即使叙述的内容同时持有截然相反的观点，这也是正确的。在低心智化状态下，替代观点是不可用的，因此，治疗师探索不一致的观点只会适得其反。在反驳层面进行的干预与患者的心理状态不符，这不是关于辩论，而是关于痛苦而固着的整体性。有效的干预是困难的，因为当患者感到痛苦时，低心智化会导致治疗师的共情性痛苦和低心智化。对治疗师来说，避免加入低心智化（同意或不同意），要做到保持治疗的平衡，并通过对患者体验的共情性认可与患者进行初步接触，就变得极具挑战性。对治疗师来说存在的一个诱惑是去提出反驳或向他们保证，他们对自己体验的解释是片面的，甚至是不正确的。然而，如果治疗师只是被动地附和并不加质疑地接受低心智化，患者可能会将此理解为证实了他们的体验，还理解为共谋了他们对自己或他人的态度和动机的可能错误的构建。为了防止出现这种情况，MBT治疗师会启动一个MBT循环。

什么是 MBT 循环？

MBT循环是一个三步操作法。首先，患者和治疗师要**注意并命名**低心智化模式。这一点会在MBT-I阶段讨论；Sarah意识到了自己的"行动派""由外而内的心智"和"知道和当下心智"，并在一定程度上意识到了自己与儿子的"泡泡模式"。

其次，治疗师好奇地**探索**低心智化的内容，缓慢而敏感地从详细的直接检查转向更广泛的主题探索，而这更有可能重新建立反思。在这种情况下，共情被广泛用于调节情绪的目的。

第三，一旦患者实现了自我调节并有了自我能动感，就可以重新探索看起来触发低心智化的叙述内容和情境。记忆工作（memory work）被用于提高心智化的能力，它通过丰富的情境线索来增强情节记忆，从而获得一个更广阔的视角来看待事件及其产生的体验。记忆工作将事件从单一、难以理解的和有害的心理体验转变为心智化的记忆叙事，并与其他心理体验相联系，从而说明体验的情境并刺激改善了的元认知组织。

临床案例：Sarah（续）

Sarah告诉治疗师，"需要帮助的儿童"照护支持人员上次来检查Sarah和她儿子的情况时对她很不友好；支持人员"告诉"Sarah：她不是一个好母亲。

治疗师：真让人失望！你已经非常努力了。（共情被用来调节情绪）她怎么会有这种想法？

Sarah：她问我是否给他做了有营养的食物，因为她说他看起来很瘦。我当然做了，而且他也不瘦。我做的东西都是他喜欢吃的，我对她说："那我应该做什么菜呢？"我们吵了起来，因为她说我必须做那些对他有好处的菜，而不是只做他喜欢吃的菜。我问她自己有没有孩子，她不回答。她以为她是谁，凭什么对我指手画脚？我受够她了。

治疗师：你当时对她很直接，你对Jack也竭尽全力了。看得出来，你的反应很强烈。听起来你和她的关系变得更糟了？（尝试缓慢而温和地拓宽。）

Sarah：她不喜欢我，现在她已经开始讨厌我了，她会写一份可怕的报告。（第一次拓宽的尝试显然没有成功。）

治疗师：这让你非常担心，而且感觉很不公平，因为你认为她说的是完全错误的。在本周之前，你和她的关系是怎样的？（第二次尝试稍微拓宽和转移话题，从当前的问题转移到更广泛地讨论他们之间的关系。）

Sarah：就是这样！这一切都太让人震惊了。她在某些事情上是有帮助的，关于如何鼓励他起床上学，她有一些非常好的主意。她之前也没有批评过我。

治疗师：那么这次批评是怎么回事呢？你是在对批评做出反应吗？还是这里面有其他的东西？

Sarah：我觉得她在反对我，她不知道也不承认我有多努力。之前她似乎看到了我真的很努力和做了很多尝试。我做了很多努力来让Jack吃东西，所以我给他提供他喜欢吃的东西。我确保这些食物是有营养的。我不是只给他薯片。（Sarah现在有点反思性了。）

治疗师：所以，回过头来看，她似乎忽略了这种情况下你有多努力。

现在，治疗师和Sarah要考虑的是，Sarah是否反应过度或过于敏感，或者对于支持人员缺乏敏感性以及没有看到她在喂养儿子方面所做的一切努力，Sarah感到的愤怒是否是可以理解的。

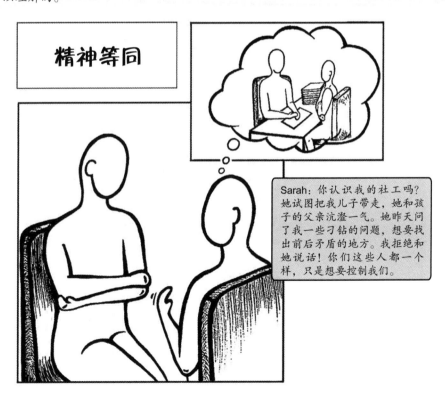

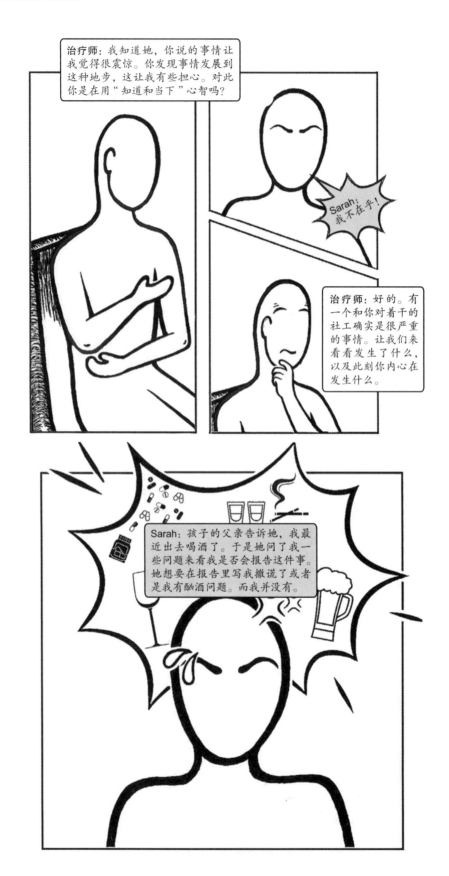

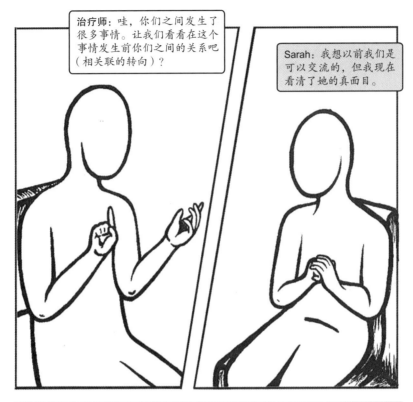

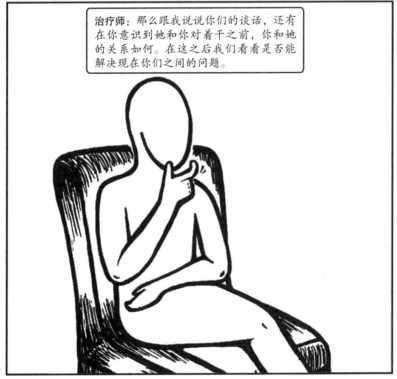

治疗师继续探索在这个"知道和当下"心智事件之前她们的关系。

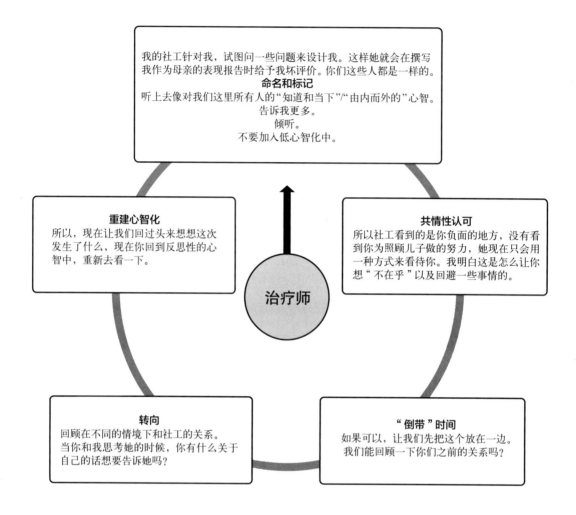

假装模式

在临床治疗小节中，假装模式的出现是一个不祥的征兆，因为它会使互动僵化并阻碍改变。在临床实践中，当出现以下情况时，患者可能在假装模式中进行功能运作：（a）过度使用合理化（rationalization）和理智化（intellectualization）；（b）他们的叙述令人感觉难以跟上；（c）患者对他人、自己或治疗的评论是平淡无奇的、"固定的"且可预测的；（d）患者和治疗师之间的对话令人感觉是断开联系的；（e）对症状和人际关系的解释显得老套、重复，甚至是教科书式的。在没有证据的情况下将复杂的动机归咎于他人，和/或在没有与现实紧密联系的情况下使用迷宫般的推理来解释动机，让听者对这些动机的合理性感到困惑——一种过度心智化的状态，在这种状态下认知加工被过度征用，而情感方面的体验却很有限——

很好地描述了这种状态。它也被称为"胡扯模式",如"不,肯定不是——你在跟我胡扯吗?",说这话时眼睛里闪烁着怜悯的光芒。识别和标记它(命名和记录)有助于引起患者的注意,并表达治疗师对治疗小节中可能出现的"镜花水月"/"光说不练"现象的担忧。假装模式可以是特定视角的,因此患者在谈论同一问题时可以进入和退出假装模式功能。

假装模式嵌入患者心理功能的必然结果是,治疗师体验到一种不完全在场或与患者不在同一房间的感觉。治疗师发现很难与患者进行有意义的互动,而且这种互动在主观上感觉不是人际的。患者和治疗师之间存在脱节,而且随着治疗师奋力能够跟上患者理解他人动机的复杂推论,这种脱节加剧。当然,心智化的递归特性(recursive quality)非常适合假装模式思维——"她只是认为我在担心别人认为我是X。好吧,我告诉你,这完全是错的!"(错在他们认为你是X,你认为自己是X,你担心自己是X,她认为人们在想一些他们没有想过的东西,任何人都可以在同一句话中想到你和X……)

处于假装模式的患者的目标是达到某种平衡,他们自言自语,而不是与治疗师交谈,尽管治疗师需要维持交流的假象(因此使用"假装"一词)。治疗师的心理状态与患者的心理状态有一种虚幻的联系(这是假装的另一种方式)。这对治疗师来说是一种不舒服的位置,那么他们能做些什么呢?他们可以采取以下几种方法。

1.如果可能的话,探查并命名和记录。

2.增加直接的关系焦虑。

3.用反设事实来挑战患者。

4.以治疗性的"伏击"敏感地或更直接地挑战患者。

重要的是,治疗师需要认识到假装模式,避免加入这种模式(当患者说的内容从治疗角度来看是有深刻见解且有意义时,这是很困难的),并让自己"回到房间里",感觉真实、有能动力,并与患者有心理接触。起初,治疗师可能会探查和询问有关患者叙述内容中的尖锐问题,这并不是为了表示怀疑,而是为了表明它们是谈话的真实组成部分,治疗师还会对与临床表现相关的特质进行评论(例如,"你在向我讲述这件事时显得相当平淡")。这样做的目的是要说出一些引人注意的话——这用于打破把独白伪装成对话的假象。

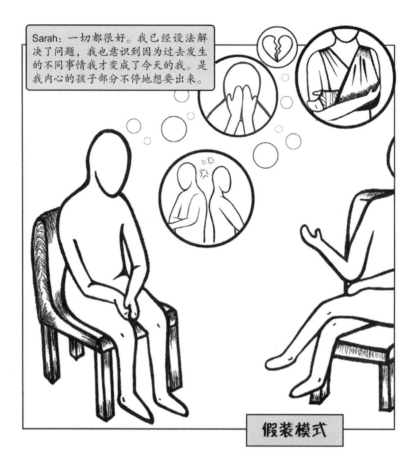

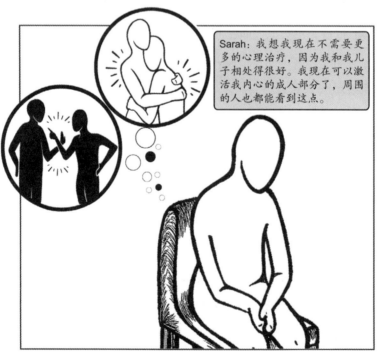

Sarah 继续越来越详细地谈论她对自己以及对她和儿子关系的理解。

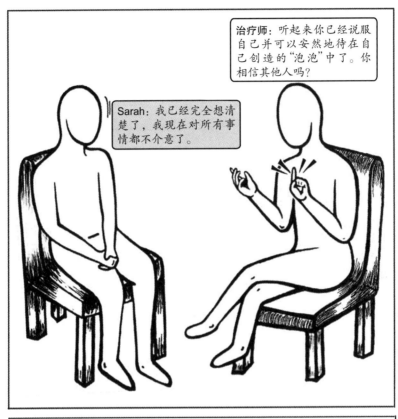

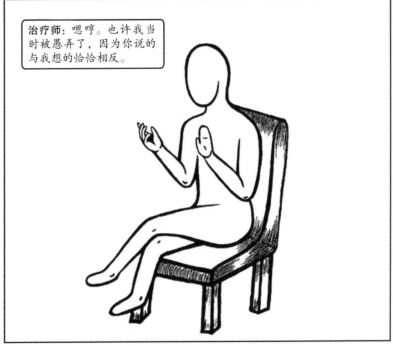

治疗师尝试激活 Sarah 对他心智的兴趣。Sarah 在和自己对话。干预总结——命名和标记假装模式，增加对当前互动关系的聚焦，以触发治疗师在患者的心智中变成"活着的"，挑战患者对自己和他人的不受限制的想象。

> **临床案例：Sarah（续）**
>
> Sarah 正在谈论她与儿子 Jack 的关系。治疗师认为，她是在用假装模式讲述关于儿子的故事。
>
> Sarah：你知道 Jack 像他父亲。但只是外表像他父亲。（Sarah 给出了一个很有帮助的预警信号。）我把 Jack 照顾得很好，我觉得我和他相处得很好。如果我不检查，如果我把目光移开，那就会出问题。他上学穿戴整齐，他完成了所有的作业，学校对他也很满意。这些都不是他的功劳。是我让他做到的。你懂我的意思吗？
>
> 治疗师：学校对他很满意，这很好。告诉我你是怎么让他做作业的？这可真不简单。
>
> Sarah：哦，我让他坐下来，告诉他，为了妈妈他必须要做个好孩子，否则妈妈会难过的。他不想让我难过。
>
> 治疗师：怎么不让你难过？
>
> Sarah：一个男孩不想让他的母亲难过，对吗？Jack 想照顾他的妈妈，我这么说他就同意了。

这个对话具有一种疏离的特点。治疗师当前的探查并没有带来任何明显的变化，因此，在进一步探查之后，治疗师进入了试图拆除假装模式的第二个层次，这涉及让互动更加有关联地聚焦于当下。假装模式的功能对当前关系性的情感体验非常敏感，因为有一种短暂的心智直接性，患者心智过程的情感隔离不再能够维持"隔绝"（quarantine）的程度，"隔绝"时患者的心智与表征他人心智之间是解耦的。患者面临着考虑治疗师心理状态的压力。这可能涉及做出反直觉的或"如果……会怎样？"（what if？）的干预，使患者感到惊讶；这些额外的干预会破坏假装模式，使患者更警觉，更少自我抑制。

> **临床案例：Sarah（续）**
>
> 治疗师：嗯。但一个想照顾 Jack 的好妈妈是什么样的呢？
>
> Sarah：什么意思？（Sarah 突然警觉起来。）
>
> 治疗师：一个好男孩会照顾他的妈妈，我想知道一个照顾儿子的好妈妈是什么样的。
>
> Sarah：我是个好妈妈。
>
> 治疗师：我知道，我在想你是如何做到这一点的呢，对此进行一下思考是否对我们有好处。从我的角度来看，我意识到我不太确定怎样才是一个好男孩，怎样才是一个好妈妈。我意识到我在这里给你施加了一些压力，你会担心我对你作为一个

　　好妈妈的看法。

Sarah：你怎么认为呢？

　　现在，互动变得更加直接，房间里终于有了两个人。患者和治疗师现在要仔细监测焦虑程度。当假装模式的泡泡破灭时，患者更能意识到自己参与了"假装"的治疗以及向自己讲述了"假装"的故事，这时焦虑就不可避免地产生了。必须减少假装模式的使用，因为它的自我服务性质无法带来改变。假装模式使事情保持不变，不会促进改变和发展。因此，如果最初的策略不起作用，治疗师就必须考虑进行更直接的挑战——一种治疗性的伏击或突袭。如果以一种轻松调皮的口吻进行交流，这种干预的效果最好，如果能有一些共享的幽默，那就更好了。原则是，治疗师的干预要出乎患者的意料，是对患者心智的突袭；这不同于正常的治疗性对话。

临床案例：Sarah（续）

　　当 Sarah 处于假装模式时，治疗师一边看着窗外，一边思考如何进行干预。

Sarah：我说话的时候不要看窗外。听我说话。

治疗师：哦，是的，当然。对不起，我在努力思考。我在用眼睛看外面，用耳朵听。我可以一心多用。你知道为什么吗？

Sarah：（对这个问题有些惊讶）不，我不知道。

治疗师：因为我是个男人。我们可以做这种事。

Sarah：嗯。

治疗师：但说真的，作为一个男人，我只能短暂地这么做。现在我正在努力倾听和思考，这也是我的一心多用失灵的地方。我真的要好好想一想这个问题，因为这太重要了。

　　Sarah 对这突如其来的互动变化不知是该生气还是该发笑，而这也给了治疗师时间来展示他的心理状态，Sarah 再也无法忽视它了。随后，两个人才在房间内确立了对话伙伴的身份。

　　可以理解的是，治疗师对于使用这种调皮或直接挑战治疗小节流程的方式感到担心，事实上，这可能是一种高风险的干预方式，尽管它的主要优点是可以促进患者的心智或出其不意地"打开"患者心智的开关。治疗师必须在情绪上保持平衡，不能因为对患者感到沮丧或愤怒而使用这种干预方法。只有当患者在稳固的治疗联盟背景下，体验到这种干预是出于富有同情的、认知共情的角度时，它才会有效。

心智化一个情感叙事：创建一个富有同情心的故事

BPD患者通常以低心智化模式讨论和加工他们的个人叙事。治疗的任务是去转变叙事，从而创建一个心智化的版本。心智化通过将体验置于个人背景中，增加叙事的一致性（coherence）、细微差别、准确性和连续性（continuity），从而促进患者的学习和建设性的行动。在这一点上，治疗师要详细考虑心理状态的内容，即第三章中提到的"是什么"和"为什么"。一旦在治疗过程中使用本章前一部分所述的干预措施处理了严重的低心智化问题，那么MBT治疗师就能够建设性地聚焦于患者叙述的内容。理解事件的意义——在谈论过去的事件时将其与现在的焦虑链接起来，也将当前的问题置于历史叙事中并将两者链接起来——产生一种连续性和一致性，这对于建立心理健康和复原力至关重要。在事件和围绕事件的心理体验之间建立联系的过程是"元治疗"性质的，我们的意思是，它建立了管理日常社交体验所需的胜任力和能力（"心智化肌肉"）。这一模式如图4.2所示。

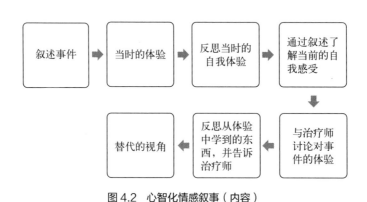

图 4.2　心智化情感叙事（内容）

为了创建一个心智化的叙事，最初会要求患者讲述自己的故事，描述自己当时的体验和情感。

临床案例：Sarah（续）

Sarah：昨天和男朋友在一起时，我一直问他是否爱我胜过爱他的上一个女朋友。他告诉我他爱我，但我不确定他是不是真心的。

治疗师：告诉我是什么让你产生了怀疑。

Sarah：就是他表现出的样子。有些时候他好像根本没在听我说话。提醒你一下，他当时在看电视。他在看他支持的球队的比赛。

治疗师：没有被倾听是什么感觉？

Sarah：我觉得我不如他的足球重要。

治疗师和Sarah都笑着说："可能是！"（当治疗师和患者在观察Sarah男友的心理状态时，双方获得了一个共同的体验，这时就出现了"我们-模式"。共享的幽默是"我们-模式"功能的强力来源）。

治疗师：但其中有些东西给你带来了麻烦。你能描述一下当时的感受吗？

这就为Sarah提供了一个有利的位置，使她能够将自己视为一个值得思考的人，一个在此时此刻内心的宁静中构建的心理形象，使她有可能进行平静的反思。在这种心理距离的基础上，治疗师会要求患者在"此时此地"中考虑自己的情绪，并仔细审视它们，检查它们的强度，考虑它们的复杂性——简单的感受、混合的感受、矛盾的感受、冲突的感受、多重的感受、继发的感受（对感受的感觉）、原发的感受（愤怒）和社交情绪（内疚、羞耻）。阐述感受的细节可以让患者更清楚地了解自己的情绪反应和回应，并开始转向自我识别感受的原因（痛苦或兴奋）。在这一过程中，患者获得了一种控制情绪的方法，并有机会更好地了解自己及自己的自然反应。详细阐述情绪可以使对产生情绪的人际情境进行详细阐述成为可能。心智化需要采取元认知立场——例如，它要求我们考虑到自己当前的状态，以及当前的体验会如何影响回忆。意识到这种歪曲的可能性会加强自我反思的准确性。因此，治疗师会进行干预，要求患者描述他们现在对之前经历的感受，以及讲述故事时的情感体验对他们的影响。所有这些策略都有助于提高心智化的稳定性。

临床案例：Sarah（续）

治疗师：在你谈论这件事的时候，你想到了自己和男友的哪些方面？

Sarah：我开始担心，我问他的问题其实是我的焦虑，而他却不知道我在说什么。

治疗师：是什么焦虑让你经常问他对你的看法和感受？当你想象你自己时，你的内心在发生什么？

Sarah：就像我一个人坐在家里一样。我开始陷入一种感觉很糟糕的阴霾，我不知道自己在想什么或感觉到什么。我必须让他说一些关于我的事情来驱散阴霾。

治疗师：天哪！当你一个人的时候，笼罩在你身上的阴霾是什么？

Sarah：我不该那样的，对吧？现在谈起这件事时，我觉得自己很可怜，我应该把自己理清楚。

患者的自体在治疗小节中被建构成一个心理形象，当与之探索叙事时，经常出现的一个问题是，患者会承担其投射给治疗师的视角来对自己进行评判，就像Sarah刚才所做的那样。这并不奇怪，因为我们知道负性建构在BPD患者中占主导地位。在这种情况下，自我意象几乎不涉及自我理解，而这正是MBT所要处理的心智化限制的一部分。鉴于患者缺乏对情感和个人同情心的理解，治疗师的职责是通过增强患者的自我理解能力，使其重新产生一个更积极的自我情感状态。对自我缺乏同情往往会触发强烈的负性感受，从而威胁到心智化。因此，很重要的是，治疗师必须对这种可能性保持警惕，并立即进行干预，以阻止患者继续自我谴责。治疗师应通过加强产生自我同情的心智化来抵制这种情况。

临床案例：Sarah（续）

治疗师：等一下。你这么快就评判了。你刚才说你可能会陷入一种"阴霾"中，那是令人痛苦和不愉快的。因此，如果你对此感到恐惧，当然需要他帮你走出阴霾，无论他是否在观看比赛。但是，让我们回去看看这种阴霾是什么，它来自哪里，以及你是否能在没有帮助的情况下让自己走出阴霾。

如果治疗师不在这些自我评判的地方进行介入，患者可能会陷入固定而持久的自我批评中，从而触发低心智化。即使患者的反应看起来比较积极，仍建议治疗师继续在故事的人际背景下探索患者过去的和现在的体验，然后再总体评估故事对于患者的意义。当整个事件都是以心智化为基础时，个人意义的形成是最好的，这样在叙述中就会有一致性、连续性和自我同情。一旦做到了这一点，治疗师就会努力将他们的探索置于正在讨论的背景中进行；要求患者在向治疗师讲述他们的故事时考虑情感体验，试图激发一些"我们-模式"的功能运作，并考虑当前的情绪是如何影响体验的。当患者以第三人视角看待自己时，就会产生关于旁观者（即治疗师）对患者所报告的生活内容的反应或态度的问题。这可能会触发一些社交情绪，如羞耻感或相对于某种模糊的想象标准而言的失败感，或者更积极的，可能是对管理之

前存在的问题的自豪感。这些感受在一定程度上反映了患者与治疗师之间当前关系的状态，是建立**关系心智化**的关键基础（见本章：关系心智化）。探索会增加复杂性，并有可能加剧唤起，有丧失有效心智化的风险，但相比于更好地理解自己如何与他人一起加工问题情绪的这一益处，这种风险是值得冒的。

总的来说，心智化个人叙事可以增强心智化能力，启动对替代性视角的聚焦，产生增强自我同情的机会，并抵消消极倾向。

临床案例：Sarah（续）

治疗师注意到Sarah一直在瞥他。参考个案概念化，治疗师意识到需要警惕外部心智化焦点，所以他立即询问了这些目光背后的心理状态，但并没有假设这些目光表明了什么样的心理状态。

治疗师：我注意到你快速地瞥了我几眼——发生了什么？

Sarah：我一直在想，你认为我是个白痴，只是在犯傻，还是认为我没救了。

治疗师：这话从何说起？我不太明白你的意思。当然，我并没有意识到我对你有这样的想法。我只是在想，你似乎又在贬低自己，而且你是非常快地就贬低自己了。这可不是你在阴霾中的时候！

Sarah：但我认为我是这样的。我真的不确定我在说什么。我得看着你来告诉我自己我说的是对的。当我觉得自己不是一个真正的人而且对自己不确定的时候，我就会陷入阴霾中。

治疗师：这真的很有帮助，Sarah。（治疗师快速强化她的心智化。）是什么让你现在对自己不太确定？

Sarah现在开始更连续地将她对男友的体验和她当下的体验更紧密地联系在一起。有效的心智化使她能够同时被观察并成为这两种体验的一部分，能够从这两种体验中后退一步，观察到自己正在观察。她可以确定，在治疗中对事件的讨论触发了她短暂的"阴霾"体验，这一次是与治疗师而不是她的伴侣。治疗师现在的任务是让Sarah的反思性心智化保持活跃，以便去考虑她的主观自体的丧失——这造成了令人痛苦的存在危机（阴霾），与她需要通过行动（让她的男朋友告诉她他爱她，以此来显示她是一个人）找到解决危机的目的论方法之间的联系。

这种逐步刺激心智化的过程在这里是作为一种治疗干预来讨论的，但实际上只不过是日常生活中可能发生的情况。我们中的大多数人在能够把自己的感受告诉自己信任的人之前，都会把它们憋在心里。如果在没有他人在场的情况下考虑体验，我们就无法对其进行充分反思。当我们向信任的朋友讲述一个体验时，我们会监测：（a）我们对当时体验的描绘；（b）在反思这个体验时我们当前的体验；（c）信任的朋友在描绘该事件时我们所产生的体验以及我们对此的反应。这些都是相互依存的并发过程，而有效的心智化就提供了这些过程。在许多情况下，只有通过可信任的他人的反应才能产生对自体体验的看法，这个人的反应启动了校准内部体验的过程。人际信任的中断使Sarah这样的个体失去了一个自然发生但又必不可少的系统，我们也许都需要这个系统来处理情绪上具有挑战性的社交体验。我们将婴儿经历的这一过程描述为"标记性镜映"（marked mirroring），因为他们获得了对情感体验的理解（见第二章）。在婴儿期之后，标记性镜映也是加深自体意识（self-consciousness）和自我理解的社会过程的一部分。这是社会支持为个体提供的重要礼物。这种镜映的方式帮助我们将自己的情绪反应整合到一个更全面的自我图像中，在这个图像中我们认识到自己的感受。它还有助于校准我们的反应强度。我们的反应是"正常的"（即一个人可能期望另一个人会做出怎样的反应）还是被夸大的？朋友帮助我们重新考虑我们的反应，从而让我们更多地了解我们的敏感性。在讲述的过程中，我们改变甚至加深了与朋友的关系，他们看到了我们没有看到的东西。我们了解了自己。

房间里的大象

在社交互动过程中，我们自动心智化的"天线"时刻保持着警惕，主要是悄悄地在表面之下监测我们的相互交流。当我们体验到不一致的情况时，它们会立即向我们发出警报——例如，当有人说他们正处于某种特定的情绪中，但实际上似乎传达的是另一种内心状态。这时，我们就会切换到受控心智化，并提出一个问题："你说你'很好'，但你给人的感觉却是相当痛苦。你确定自己没事吗？"一个坚定的回绝往往会让我们后退一步，我们继续认为目前我们无法再做更多。然而，这意味着继续着的对话、讨论和探索现在被扭曲了，因为有些互动现在被排除在共享的主观体验之外。当我们专注于主导叙事时，有一个被禁止的潜台词。

我们每个人都有关于我们自己的工作理论，也有自己的表述方式。我们称其为

个人叙事或想象中的自体——一个我们在任何特定时刻感觉自己是谁的模型，也是我们觉得自己为什么是这样的人的一种模型，其基础是从我们的主观体验中产生的证据。这些叙事往往会塑造我们心智化自己的方式以及我们如何向他人介绍自己——它们是我们理解我们的行动的一种方式。对我们大多数人来说，在任何特定时刻都有一种占主导地位的工作理论——描述我们自己的最明显、最直接的方式。这是患者在每个治疗小节中通常呈现的东西。但是，我们也有更多的次要主导（subdominant）叙事；这些叙事是我们对自己的更加细微或复杂的理解，而且隐藏在我们可能用来描述自己的常规速写中。主导叙事处于前台，但其背后可能还有一系列其他叙事。

Sarah 有一个主导叙事："我需要被钦佩和喜欢，要做到这一点，我就必须满足你们对我的所有期望。"治疗师感觉到这是真的，但同时也意识到，Sarah 还有一个次要主导叙事，即她厌倦了一直努力取悦别人。这个次要主导叙事会很活跃，但不会公开表达。在治疗师和患者之间，Sarah 想要取悦他人的愿望和她对这一角色的挫败感之间的冲突是不言而喻的，就像"房间里的大象"一样——没有人明确承认它的存在，尽管它越来越多地干扰了互动。相互承认这些次要主导叙事是在治疗中建立认知信任的一种特别有效的方式，因为它带来了共享的"我们-模式"互动。因此，MBT 治疗师通过将心智化的自动/受控维度稍稍向受控心智化的方向移动，使"大象"得以被识别，通常是通过识别治疗过程中的不连贯点，目的是使其成为审视的对象。

在 MBT 中，识别房间里大象的干预措施被称为**探索情感焦点**。之所以说它是情

临床案例：Sarah（续）

治疗师：我注意到，你非常努力，以确保满足周围人对你的所有期望；要知道，如果我处在你的位置，为了满足所有人对我的期望，我一定会精疲力竭。

Sarah：你认为我不应该这么做？你觉得这会影响我的治疗吗？你想让我停止这样做吗？

治疗师：这就是我想说的——我的感觉是，你一直在检查我，查看是否你在接受的治疗方法是正确的，而我说的已经够多了，那 Sarah 需要什么呢？Sarah 总是担心别人想要什么，难道不累吗？所以我在做相反的事情，在你忙着为我操心的时候，试图让你找出适合你的方法。也许我们需要考虑这样一种可能性：有时我们会发现自己在相反的方向上推和拉。

感性的，那是因为在次要主导叙事被识别和命名之前，它产生了一种情感体验，一种在房间里的感受状态，而不是一个清晰的想法；之所以说它是焦点性的，那是因为它指出了需要特别以当前的和共享的关系空间为靶点。它并不只关乎患者的内心状态，因为在发展大象的过程中存在着互惠性。随着治疗的继续，治疗师和患者会在不知不觉中创造出越来越大的"大象"。识别互动的"大象"非常重要，因为如果它一直处于次要主导地位而不被表达出来，它就有可能通过限制自体/他人心智化发展而变得具有腐蚀性，从而无法利用它来发展一个更细微的对我们自己和我们之间互动的理解。通过让患者"感受到被理解"，富有同情心地语言化"大象"会增加认知信任，它会激发对（治疗中被激活的）当前关系过程的明确心智化；它还为探索患者的依恋和关系动力学提供了一个切入点。但是，尽管大象很大，当你寻找它的时候，你可能会惊讶地发现很难找到它。

关系心智化

BPD是一种关系的和依恋的障碍。MBT识别并探索了不同的依恋策略及其在患者生活诸多方面的激活情况。关系心智化焦点有三个主要组成部分：

1. 在评估过程中明确识别和分析患者的依恋策略。
2. MBT-I团体关于依恋过程的心理教育性建议和个体化依恋。（例如，使用依恋的视角理解当前的关系。）
3. 在个体和团体心理治疗中认识和探索关系动力学的复杂性。

通常情况下，这一过程是随着时间的推移而被建立起来的。在MBT较早期的迭代中，治疗师在治疗初期识别患者生活中人际关系的历史模式，以及这些模式与治疗关系的展开方式之间的联系，被称为"移情追踪"（transference tracers）——通过干预措施表明查看患者与治疗师之间关系的意义，以便更详细地理解患者的问题。在很大程度上，为探索关系而设定框架的这个过程现已被纳入MBT-I团体关于依恋的心理教育中（即上述三点清单中的第二步）。

关系心智化遵循MBT中的民主原则，是激活"我们-模式"的典型干预方式。患者与治疗师的互动是共同创造的，不带偏见地探索双方的贡献是关键的过程。请记住，促进心智化是一个旅程，而不是终点。

1.无需从历史的或当前的体验中进行特别的理解。

2.对体验进行因果解释的空间很小。

3.对于"为什么"的问题，答案并不多。

4.对于互动过程的"怎么做"和"是什么"有更多的空间。

所有这些都与传统心理动力学治疗的干预措施形成了鲜明对比，后者将"起源性的"诠释、过去-现在的移情诠释作为主要干预措施[11]。

我们在MBT中识别心智化关系时需要遵循一系列步骤。首先，治疗师必须确定患者具有一种心智化能力，即能够区分自体的心理状态和他人的心理状态，并能将它们进行对比而无过度弥散，也不会将治疗师心智中的东西与患者心智中的东西混淆起来。复杂的干预措施，如那些与患者和治疗师互动细节相关的干预措施，要求患者是深思熟虑的、具有反思性的，这样他们才能共同去推进对关系理解的建设性细化。一个不能有效心智化的患者会僵化地坚持自己的理解，不太可能利用过去体验的丰富性和细微差别。无效的心智化不是一个能有产出的基础，它无法使个体想象不同的观点，也无法使个体主动将它们与替代观点进行比较，这些观点可能在复杂和微妙的方面是不同的。因此，第一步总是要检查治疗师和患者当前的心智化能力，以及与此相关的焦虑程度。只有在多个心智一起参与形成稳定表征的情况下，强大的"我们-模式"才能发展起来，然后这些心智结合起来作为一体来考虑其他事物，在本案例中指的是他们之间的关系——这种关系是为了聚焦于理解患者在日常生活中的人际关系这个共享任务而建立的。

下一步是治疗师认可患者对这段关系所表达的感受，并探索这些感受。以起源性的方法处理这种关系（即把当前事件与过去事件及其产生的感受和信念联系起来）的危险在于，它可能会无意间暗中不认可患者当前的体验。将注意力从当前突出的决定因素转移到假定的过去决定因素上，会让人感觉不愿面对当前的挑战。在MBT中，治疗师会花费大量时间使用"不知道"的立场，探索和澄清患者所说的他们正在体验的东西。

临床案例：Sarah（续）

治疗师告诉Sarah，他需要重新安排她的下一次预约，因为他会在下周他们的常规治疗时间外出。Sarah说，他们可以在这节治疗结束时解决这个问题。然而这节结束时，治疗师忘记了重新安排预约时间，但几分钟后他想起来了。于是他跑到医院门口，追上了Sarah。当他叫住她时，她转过身说："你差点忘了，是吗？"他道了歉，然后他们重新安排了下一节治疗的时间。他们在下一节治疗中讨论了这件事。

Sarah：我以为治疗上周就结束了，因为很明显你不想见我了。

治疗师：我非常抱歉，我忘记在上节治疗结束时确定一下时间。我不确定发生了什么。你从中得到了什么信息？

Sarah：它证实了我已经知道的事情。这里又是一个不欢迎我的地方。如果你想继续见我，你会记得的。

治疗师：这是一件大事，不是吗？当如此重要的事情没有发生时，我们遗留了一个真正的问题，那就是要联系上才能重新安排时间。我非常明白这一点。你现在的感受如何？

Sarah：呃，我想你是觉得内疚，所以才追上我，你觉得你不应该那样，所以想在门口找到我，以弥补你的过失。

治疗师：从某种程度上说，你是对的。我也感到有点焦虑，因为这不像我，我也不确定发生了什么事。

Sarah：你那时上气不接下气的。

治疗师：当我追上你时，你说了一句话，听起来好像你其实记得这事，但不知怎么的，你觉得你不能提醒我。

Sarah：是的，我记得。我想："他不想见我，所以我不会提醒他。我完全不想回去了。如果他打电话来，我也不会接的。"我就是这么想的。"他不在乎，所以，'他不知道我发生了什么'对他来说并不重要。"

治疗师：所以这是个测试，而我没有通过。我不慎陷入了失败中。

Sarah：我不确定，但我不能告诉你。

治疗师：所以，此刻我们都在思考是否被需要。我的健忘引发了这一切，因为这表明我没有足够关心地来照顾你。

Sarah：我不想和一个不希望我在这里的人坐在一起。这让我很难去想别的事情。对此你觉得内疚吗？

治疗师：是我自己忘了，我到现在都不确定为什么我在治疗结束后才想起来。所以是的，我有一点（内疚）。

Sarah：只有一点？

治疗师：对你来说，与一位感到"有点"内疚的治疗师坐在一起是什么感觉？

Sarah：我挺喜欢的（掩饰微笑）。

治疗师：想象一个感到内疚的治疗师似乎有点小小的快乐？

Sarah：不确定。

治疗师：你说这话时笑了，我想，当你觉得我对你很残忍时，能看着我受一点苦，也许是一种小小的补偿。

Sarah：是的，我知道。所以我才觉得有点好笑吧。我喜欢你应该受点苦这个想法。你不知道我在哪儿，也不知道我在干什么。我知道你得为我担心一下。这是你的错。我不能提醒你。说实话，你在医院门口追上我，我有点失望。但至少你得跑着过来，因为我走得很快。

作为这种探索的结果，在对问题进行一定程度的确认和责任分担后，就会产生第三步。随着产生关系中的这些感受的事件被识别出来，与这些想法或感受相关的行为被确认，有时是令人痛苦的细节被识别，治疗师对这些感受和想法的贡献将变得明显。一只巴掌拍不响。打开治疗师的体验、示范对行动及驱动这些行动的心理状态的所有权是治疗师和患者共同参与的康复之旅。公平是关键——要取得进展，治疗师需要接受自己对患者体验的贡献。主体间性（intersubjectivity）的核心要素是相互承认（recognition）。Sarah 逐渐能够认识到治疗师的主体性，发展出了对差异的协调和容忍能力。在这里，她正在努力把自己的需求和治疗师的需求分离开来。这是一场争取"承认"的斗争，其结果是在保持对自己的主体性的觉察的同时，初步具备了识别另一个人的主体性的能力。她的分化之旅不仅仅是分离，而且还在自体之外的世界中不断破坏和修复相互性。她对治疗师的感觉来来去去，对"主体我-模式"（I-mode）的觉察也是如此。有能力同时紧紧抓住两者是具有挑战性的，但随着治疗的进行，这种能力也越来越容易获得。对 Sarah 来说，人际世界的破裂和重建是一种无止境的攻击性体验，也产生了一种与治疗师共享的存在感（sense of being）。

我们现在知道，即使婴儿的依恋关系也是由互动结构驱动的，这种互动结构具有相互调节（mutual regulation）的特征模式，婴儿会记住并预期这种模式。根据对电影和录像带的微观分析，我们可以发现，在婴儿出生后的最初几个月里，母亲和婴儿之间的相互调节模式显示了匹配和脱轨的交流，证明了互惠调整（reciprocal adjustment）的动力学过程。被表征的二元系统中不可消减的单元是一种新出现的二元现象，不能仅根据单元中的任何一方来描述。我们将这种情况与常见于治疗早期的无成效互补性（non-productive complementarity）特征区别开来，在治疗早期，治疗师和患者被锁定在一种关系中，每一方都在可预见的精心编排的舞蹈中扮演一个角色，每一方都推动对方来表演他们自己需要的东西（例如，Sarah需要一个拒绝她的人物，治疗师需要患者活现出她的无助感和受挫感）。

患者对于其与治疗师互动的体验可能基于对互动的部分准确的感知，即使只是对其中的一小部分。通常情况下，治疗师被卷入了这种关系中，并以与患者对他们的感知一致的方式行事。可能很容易将这种情况归咎于患者，但这样做会产生误导。为了建立"我们-模式"的共同意识，治疗师最好与患者分享自己对患者体验的贡献，将其视为一种无法解释的、非自愿的行为，并对此承担责任，而不是将此视为由患者引起的，或者更糟糕的是将此视为患者的想象或歪曲。治疗师对Sarah这样做了，他提到忘记重新安排预约时间是他的责任，目前还无法解释。要做好这一点，需要治疗师的真诚。把注意力引向治疗师的贡献可能是特别重要的，因为这向患者表明，对非自愿行为承担责任是可能的，而且这种行为并不会使治疗师试图传达的总体态度失效。只有在考虑了治疗师的贡献之后，才能探索那些歪曲。

保持内在意识的能力——保持自己的心理视角，同时又表征他人的心理视角并与之保持一致——这形成了我们所说的"我们-模式"的基础。这是真正心智化的协调功能。视角差异的持续张力有助于创造主体间的共同创造；MBT治疗师为知者与被知者、给予者与被给予者之间的不对称互补提供了一个替代物。采纳共同目标的体验是至关重要的。当治疗师-患者这一单元是共享的体验对象，且主要从治疗（被体验为**合作**活动）可能成功的角度被评估时，"我们-模式"就实现了。在临床上，共同创造的主体间联合意向性（intersubjective joint intentionality）的概念有助于阐明超越僵局和活现中的互补性，并表明如何通过患者和治疗师相互放弃我们所说的"主体我-模式"代之以"我们-模式"来恢复认识。这就是MBT的本质，或许也是每一种心理治疗的本质。

"我们-模式"是一个切入点，而不是过程的终点。它使第四步成为可能，即合作达成替代性视角。对于患者与治疗师关系的替代性视角进行心智化，必须本着相互参与的精神来进行，就像任何其他形式的心智化一样。我们在培训中经常使用的比喻是，治疗师应该想象与患者并排而坐，而不是坐在他们对面。患者和治疗师坐在一起，观察患者的想法和感受，在可能的情况下，双方都对这些想法和感受采取好奇的态度。利用这些内省力，治疗师努力提出新的观点，最后一步是仔细监测患者的反应以及治疗师自己的反应。

临床案例：Sarah（续）

治疗师：让我看看你是怎么知道不能直接提醒我说"我下周的预约怎么安排？"

Sarah：这和我接受了一些感受有关，这些感受就是我觉得自己是不被需要的以及不被允许为自己要求别人的关注。

治疗师：不被允许？

Sarah：是的。我觉得我在这儿的时候，人们不想要我。我**不在**这里的时候，他们才会想起我、担心我，才会意识到他们挺喜欢我的。

治疗师：天哪！只有不在的时候你才会被人喜欢？这太难了！

Sarah：我从来没有告诉过你，但我曾经想出演一部人们会看的电影。他们必须全神贯注地看着我，想着我，而且必须把他们自己撇在一边，这样他们的注意力就都集中在我身上了。如果你忘记了，我没有接电话，我会想象你在想着我并且希望我在这里。

治疗师：哦，我明白了，如果你不在那里，那么我就不会拥有真实的你，而只是拥有一个失踪的人的形象，这个人什么都不用做，因为她只是一个形象。

Sarah：当我觉得自己让别人失望时，我无法忍受看到别人脸上失望的表情。

治疗师：在我看来，你做了许多事情来避免面对人们可能对你失望这种状况。

Sarah：当我看到这种状况时，我只想去死。我不能冒险向你要求给我预约，以防你因为没有私人时间而感到失望，你的私人时间里是没有我在场的。

现在，治疗师和 Sarah 开始对替代性视角进行工作，这个视角的中心是详细阐述治疗师忘记重新安排治疗时间这一体验的更广泛意义。它是复杂而微妙的，与人际关系密切相关，而且显然与诠释治疗师反应的无效心智化体验有关。无论是童年经历还是其他决定因素导致 Sarah 无法要求预约，她与治疗师之间的对话都充分调动了他们双方的心智化能力。

我们建议依次进行这些步骤，我们谈论**心智化关系**（mentalizing the relationship）或**关系的心智化**（relational mentalizing），以将这一过程与**诠释**区分开来，这是一种为患者提供内省力的有效方法。关系的心智化是一个简略术语，指鼓励患者和治疗师思考他们当前所处的关系（即患者与治疗师的关系）。这样做的目的是将患者的注意力集中到另一个人——治疗师的心智上，并帮助患者：（a）在一个相互的过程中与治疗师的想法和感受进行互动，使他们能够将自己对自己的看法与他人对自己的看法进行对比；（b）在关系的背景下详细阐述所发生事情的个人意义。这就要求"我们-模式"处于活跃状态："我们两个正在努力弄清楚这里发生了什么以及它意味着什么。"

尽管治疗师可能会指出治疗中、患者童年时期或目前治疗之外的关系模式的相似性，但这样做的目的**并不是**给患者提供一种解释（内省力）以使他们能够用来控制自己的行为。更简单地说，这些相似性被认为是一种令人费解的现象，需要思考和反思，被认为是总体的探究立场的一部分，旨在促进在情感关系状态中的心智化的恢复，而这正是治疗的总体目标。

我们假定，在成功的干预中，患者和治疗师同时在一个隐性关系层面上工作，以创造越来越多合作形式的对话。这包括仔细关注对方的主体间体验的特殊状态，开放地接受广泛的情感体验，积极地为更具包容性的对话水平搭建脚手架，以及在对方的心智发生变化和需要新的关系方式的时期进行参与性的斗争和主体间的协商。在这里，MBT摆脱了对特定关系体验的内容式理解，转而理解"媒介就是信息"（the medium is the message）——参与理解的过程可能是治疗方法所采取的几乎数不胜数的理论立场的共同因素。

反-关系心智化

如果不简要考虑反-关系（counter-relationship），就没法讨论心智化关系。顾名思义，反-关系心智化与治疗师的自我觉察有关，并且往往依赖于心智化的情感成分。它还与第三章所述的心理民主原则有关。我们将反-关系回应能力与"平凡"（being ordinary）进行比较。有些治疗师倾向于默认一种自我参照（self-reference）状态，在这种状态中，他们认为他们在治疗中体验的大部分事情都与患者有关。需要抵制这种默认模式，治疗师需要意识到他们自己的心理状态可能会过度影响他们对患者心理状态的理解，以及他们倾向于在没有充分依据的情况下将这些心理状态等同起来。在早前的一份出版物中，我们建议治疗师必须"隔绝"（quarantine）自己的感受[12]。如何实现这种"隔绝"影响了MBT中反-关系心智化的技术方法，它被定义为治疗师在治疗小节中具有的那些体验（包括情感体验和认知体验），这些体验可能会进一步发展对心理过程的理解。

治疗活动的方方面面部分是由治疗师的个人心理所决定的。抵制不当影响的传统方法——治疗师通过保持谦虚、保持对意外的开放态度、将自己视为向患者学习的学生以及聚焦于患者的内在心理现实来减少自己的主观偏见——在一定程度上是有价值的，但即使将它们都结合起来也是不够的。MBT拒绝设置治疗中的客观性这个概念，而是要求治疗师谦虚地接受不可避免的技术主观性。对于MBT治疗师来说，没有必要试图不那么热情地（和非理性地）参与日常临床工作。无论如何，要求治疗师这样做是无望的。由治疗师口头表达的反-关系体验，作为心理-状态平等审查的民主过程的一部分，是MBT的一个重要方面，但当这种体验被表达出来时，它必须被标记为治疗师心理状态的一个方面。尽管这种体验很可能是对患者的一个反应，但不能将其归因于患者。

在需要表达复杂的反-回应（counter-responses）的困难情况下，我们建议采用以下简单的程序：

1. 预测患者的反应。
2. 表示你认识到他们可能会以特殊的方式感受你接下来要说的话。
3. 带着敏感性将其表达出来。
4. 仔细监测患者的反应。

临床案例：Sarah（续）

治疗师：我想提出一些对我来说相当困难，但我认为对治疗很重要的东西。我担心你会认为我在说你是个糟糕的母亲，我并没有这个意思。我想说一下我的担心，你把Jack的生理需求照顾得很好，但你会突然变得非常情绪化并对他发脾气。当我试图提起这件事时，你却转移了话题，我意识到我在这件事上对你有点不耐烦了，因为我认为这可能很重要。

Sarah：我真的不想谈这种事。我的社工经常问我这个事情，她觉得我是个糟糕的母亲。

治疗师：嗯，我很理解我们中的任何一个人提起这件事时，它可能听起来像那样，但这有点妨碍到你努力照顾他。也许我们俩都需要谈谈我们的不耐烦！你对Jack有不耐烦吗？

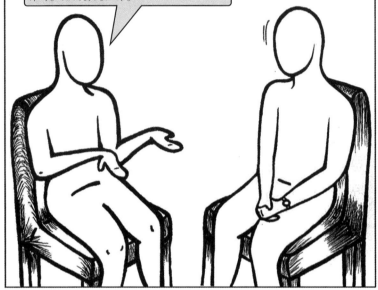

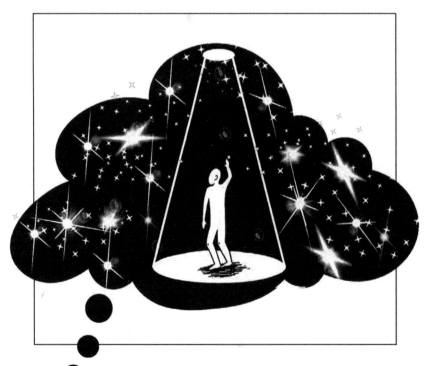

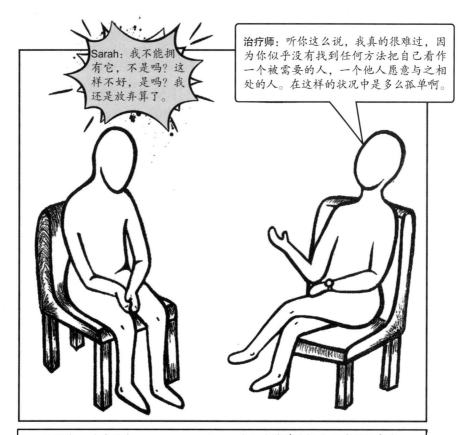

Sarah：我不能拥有它，不是吗？这样不好，是吗？我还是放弃算了。

治疗师：听你这么说，我真的很难过，因为你似乎没有找到任何方法把自己看作一个被需要的人，一个他人愿意与之相处的人。在这样的状况中是多么孤单啊。

呈现反－响应性（counter-responsiveness）不是简单地报告治疗师的感受。它呈现的是治疗师的关于患者内在体验的感受。

临床案例：Stanley

　　向患者表达更多有问题的响应需要技巧和敏感性。下面是另一位患者Stanley的例子，他是令人生畏的，并触发了治疗师的焦虑。

治疗师：（当患者看起来平静时）Stanley，我必须谈谈我们的治疗以及治疗中发生的事情。

　　　　我无意批评你的行为举止，但当你坐到前面并对我大喊大叫时，我变得相当焦虑。当我这样的时候，我就无法认真倾听和正确思考。我不知道我做了什么让你这样。我们能回顾一下发生了什么吗？我的主要想法是，也许你觉得我不理解某些事情。

在治疗被诊断为人格障碍患者的过程中，治疗师会强烈地感受到反-关系体验，有时治疗师会与强烈的愤怒、憎恨、受伤、焦虑和无助的感受做斗争。患者似乎能够识别出治疗师的敏感点，有时，当患者试图在治疗小节中控制自己的情绪过程时，他们甚至会聚焦于这些敏感点。如前所述，治疗师的任务是让患者知道他们的言行会唤起治疗师的一种心理状态，同样，治疗师的言行也会激发患者的心理过程。患者需要在自己的心智中考虑自己对他人心智的影响，而不是忽视这些影响或坚持认为这些影响无关紧要。治疗师的任务是确保这项工作是作为锻炼对他人心理状态的认识和提高共情他人能力的一部分来完成的。为了完成这项工作，必须支持治疗师保持他们自己的心智化，以及认识和反思反-关系感受及其起源。督导是实现这一目标的不可或缺的组成部分。

▎MBT 督导

督导是有效提供MBT的不可或缺的一部分[1]。治疗师需要专家督导师的支持，原因有很多（见方框4.5），督导师需要牢记这些原因，并与MBT团队合作，来决定在特定时间内最需要关注的领域。本章的这一部分主要涉及督导的临床方面的重要性。然而，重要的是要记住，治疗师是在一个系统和服务路径中工作的，因此督导师需要考虑到他们的受督者所工作的组织内的环境和心智化水平。

方框4.5　督导任务
● 在一个组织内实施MBT服务。
● 形成支持提供MBT的临床结构和材料。
● 确保心智化理论与临床实践相结合。
● 支持学习和完善临床技能。
● 保持受督治疗师的心智化。

---

[1] 有关 MBT 督导的全部详情，请参阅 *A Quality Manual for MBT*《MBT 质量手册》（ www.annafreud.org/media/1217/a-quality-manual-for-mbt-edited-april-23rd-2014-2.pdf ）。

实施和临床结构

MBT的实施需要与组织相匹配，组织也需要配合和支持MBT的实施。各组织需要有一个为人格障碍患者形成治疗路径的明确战略；有一个MBT团队，在更广泛的精神卫生系统内领导形成一个治疗路径，可以负责确保服务的组织与整体服务适应良好，以便在为患者提供快速评估的安排中尽可能有效并高效地提供治疗。督导师支持所有这些任务，并帮助创建一个正常运作的MBT团队，团队成员承担明确的角色并具有各种MBT技能——也许有些是新的受训人员，有些是经验丰富的从业人员。鼓励在团队内部开展同伴支持过程，并将整体团队方法作为实施基础的一部分。

有证据表明，如果在一个支持MBT项目的组织内由一个心智化团队实施MBT，那么患者的治疗效果就会最大化，这个心智化团队的成员能够在他们的服务环境中示范过程，尤其是**所有**成员（从接待员到主要治疗师再到管理人员）与患者互动的方式[13]。督导师充当传声筒和顾问的角色，确保成员一起工作，形成一个相互尊重的心智化团队。在某种程度上，督导师预期实施过程中的困难，并帮助MBT带领者和受督者思考实施MBT的环境可能会对他们以及患者产生的影响。

督导系统作为更广泛的MBT系统的一部分，并不是以从"外部"进来的专家为模型的。督导师可以是治疗团队中的资深从业人员，或者是在不同治疗项目中工作的其他MBT团队的成员。前者使得在团队内部整合治疗的各个方面成为可能，而后者则推动新的想法并促进不同团队间的交叉影响。

用于MBT督导的督导材料

督导中可以使用多种材料。督导师应能查阅有关MBT的手册、书本章节和研究，这些材料也应提供给受督者，以便为有关实施和临床实践的讨论提供信息。规划MBT督导至关重要，督导可以采取有时间限制的课程形式，督导会议涵盖事先商定的主题，每次督导都有阅读材料，并要求受督者提交与讨论主题有关的临床材料。这种形式用于正在发展从业者水平技能的新手。方框4.6列出了在18个月的督导期内应涵盖的基本主题。

方框4.6 开始实施个体和团体MBT的受督者需涉及的基本主题

- 评估和个案概念化

- "不知道"的立场

- 开始治疗

- 心智化反-关系——初始的治疗小节

- 识别无效心智化

- 干预假装模式

- 干预精神等同

- 干预目的论模式

- 心智化过程——管理唤起、反向移动、"停车"（parking）

- 心智化过程——承认积极的心智化

- 情感聚焦——澄清、情感识别、心智化对一个事件的功能分析

- 情感聚焦——"房间里的大象"，团体干预

- 心智化关系

- 心智化团体治疗中的反-关系

确保心智化理论是关联临床实践的

将理论与临床实践相结合，可以在治疗师的头脑中形成一个日益连贯的模型，使他们能够在心理治疗过程中根据明确的原则做出决定，这些原则在本质上是无限可变的。总的来说，理论家的观点、学术研究的结果和临床实践三者间的分离困扰着心理干预，治疗师经常想知道在实证研究中嵌入的观点——例如，关于社交互动——对他们改变自己的实践方式意味着什么。MBT是（希望永远是）从事实证研究的人员和为患者提供治疗的人员之间的共同努力。这些联系的一个重要部分是督导师的工作，使阅读成为督导的一个重要部分，并鼓励对新观点的临床影响进行讨论。例如，认知信任（见第二章）是发生变革所需要打开的一扇门，如果这是正确的，那么当代的MBT实践是如何专注于打开这扇门的？目前的一些干预措施是唯一能做到这一点的吗？是否可以更多地使用其他干预措施，或者可以减少使用哪些干预措施？督导师成为讨论的引导者，激发关于将研究转化为实践的辩论和想法，而不是充当提供答案的专家。

支持学习和完善临床技能

督导师可以使用各种方法来支持MBT干预措施的发展和熟练实施。

首先，他们可以在督导的互动中示范MBT中使用的"嬉戏"和"不知道"立场，将其作为一种探索受督者临床工作的方法，从受督者自己的体验角度看待它，并阐述他们对患者的体验的理解。这一过程表明，从受督者的角度探索临床工作中的困难，同时强调受督者工作的积极方面，这作为一个清晰显示的线索系统，在督导师和受督者之间开辟了一个信任的通道。在处理更复杂的问题（如反-关系回应）之前，这是必要的。

其次，一旦督导师和受督者之间建立了相互信任，临床治疗小节的视频录像就可以成为督导的重点。治疗中的实际临床时刻被用作一个触发点，以讨论将使用何种干预措施以及如何最佳地提供干预措施。

第三，受督者可以用角色扮演来练习在工作中遇到的一些临床困难——督导师扮演治疗师，受督者扮演患者。这不仅能展示干预措施的实施，还能让受督者直观地感受到干预措施的影响，这可能会让受督者体会到患者的体验。

第四，督导师可以将形成和回顾个案概念化作为一种直接与受督者一起工作的手段，了解他们对治疗的临床反思，并练习如何与患者分享这些反思。一起去发展这些（而不是由督导师评估受督者所做的）会使督导师和受督者共同关注MBT的核心组成部分，同时也示范了一种心智化方法。

最后，需要支持受督者利用他们与患者之间的反-关系。督导师可能需要认识到并仔细强调治疗师的敏感性，尤其是当这些敏感性干扰治疗过程时。所有治疗师都有自身的优势和劣势，督导就是讨论这些优劣势的场所，至少是在与特定患者治疗相关的情况下，可以处理这些问题。一些治疗师更善于治疗某些患者，而不那么善于治疗另一些患者，这些患者会激活他们的心理脆弱点。能够认识到自身的人际优势和心智化脆弱点是至关重要的，以避免无意中对患者造成伤害（例如，治疗师用由自己不平衡的心智化主导的方式去与患者互动）。挑剔的患者可能会更容易触发某些治疗师的防御性自我保护；如果这种自我保护以报复的形式出现，而治疗师又无法轻易从中恢复，那么治疗关系就会变得越来越成问题。治疗师的个性特征会影响到对有人格问题的患者进行心理治疗的结果。有些患者与治疗师之间的互动会造成相当大的问题，这需要在督导中加以处理。例如，ASPD患者往往会在治疗师身上引发被批评和被虐待的感受，而在与BPD患者工作时，治疗师的反-响应往往包括感到无助、不足，或者感觉自己的心智被淹没、变得紊乱以及无法思考。当然也可能出现相反的情况，比如治疗师会觉得自己"很特别"，变得过度卷入[14]。在这些情况以及在患者与治疗师的互动影响到有效实施治疗的其他情况下，对治疗师的问题响应的管理必须成为督导的主题。当然，焦点是维持治疗师的心智化。

维持治疗师的心智化

研究发现，治疗师对BPD患者的负面反应明显多于对重性抑郁障碍患者的，治疗师体验BPD患者是较弱响应性和更具退缩性的[15]。在自杀企图和自伤情境中治疗师体验到指向他们的敌意和/或高度依赖（参见本章下一节），以及他们焦虑于自己有责任让患者活下去，当上述情况与治疗师对BPD患者的负面反应相结合时，治疗师就会感到无用、被削弱并持续焦虑。这些感受不可避免地会导致他们在治疗过程中迅速丧失心智化。治疗师或患者一方的非心智化会导致对方的非心智化——当然，这与MBT的主要目标完全相反。如果在治疗过程中出现这种情况，治疗师和他们的督导师需要努力解决这个问题。

在督导中针对治疗师的反-关系回应进行工作是帮助治疗师维持自己的心智化所需要的支持的一部分，这样可以使他们能够在一节治疗中反思自己和患者；这有助于他们摆脱被困在一个阻碍改变的适应不良过程中。第八章将结合对回避型人格障碍患者的工作来讨论督导的这一方面，在对他们的工作中，无聊可能会成为一个问题。治疗师的自我反思——在治疗过程这个背景中看到自己——会使他们感到更自信，并且不太可能在受到攻击时变成反应性的和防御性的。他们将能看到自己不恰当的响应，并利用它来影响治疗，而不是掩盖它，或者更糟的是，参与对患者有害的互动。督导师既是治疗师周围支持系统的一部分，也是更广泛的MBT系统的一部分，该系统保护MBT在患者层面的实施。作为自身持续专业发展的一部分，督导师还通过与其他督导师定期讨论他们的督导工作，获得类似的保护环。

督导本身就是一种技能——不能仅仅因为某个人作为治疗师工作了一段时间，在治疗中看过特定数量的患者，就认为他能自动成为MBT的督导师。更重要的是个人的督导技能，以及他们在督导过程中传授知识和激发心智化过程的能力。放松的、促进性的和包容的人际风格，以及与成为一个优秀的MBT实践者相一致的心智灵活性，可能是一个好的督导师最重要的特征。

MBT 模式的适应性："有风险的"患者

本节将概述MBT治疗师如何进行干预，以帮助患者减少自杀企图、自伤和暴力等危险行为，所有这些行为都可能危及治疗以及患者和治疗师的人身安全。本指南适用于以下情况：

1. 在治疗之初，对有自杀、自伤或暴力行为史的患者进行评估时。
2. 在自杀企图、严重自伤或暴力行为发生后。
3. 当患者威胁即将企图自杀或自伤或使用暴力时。
4. 如果自杀念头持续存在。
5. 如果反复出现威胁生命或治疗的其他自我破坏行为或冒险行为。

任何自我破坏行为，即使乍看之下对患者或他人的风险有限，也必须认真对待。从一开始，非常重要的是治疗师必须对提示风险变化的因素保持警惕，并监测自己对风险的反应（见方框4.7）。

方框4.7　危机风险变化的预警信号

预警信号包括：

- 有关自杀的言论和想法增多。
- 焦虑和抑郁症状。
- 情绪失控。
- 失眠。
- 酗酒或吸毒情况发生变化。
- 最近发生的丧失事件，包括治疗失败或因违反协议而失去支持。
- 社交退缩。
- 亲密关系中的人际冲突。
- 规划一种自杀方法并与个人事务"捆绑"起来。

临床小贴士

- 要小心治疗师的低心智化，他们往往会因为风险经常发生而变得"免疫"，不再认真对待风险（例如，经常性的自伤变得"可以接受"，少量的过量用药变成了"那些行为中的一种"）。

● 要小心"同情疲劳"，在这种情况下，治疗师会停止关照患者。

理解自杀企图、自伤和暴力：概述

治疗师需要牢记一个心智化的框架，从而在他们与那些对自己或他人构成风险的患者工作时搭建脚手架。第十八章也将讨论这一主题。认识到自杀企图和其他行为是一连串精神崩溃的结果，这是非常关键的。一般的MBT干预过程适用于所有自我破坏行为和暴力行为以及其他有害的冒险行动，如滥用药物或酒精[在本章其余部分，我们将这些行为统称为"行动"（action）]。图4.3概括了对这些行动的心智化理解。

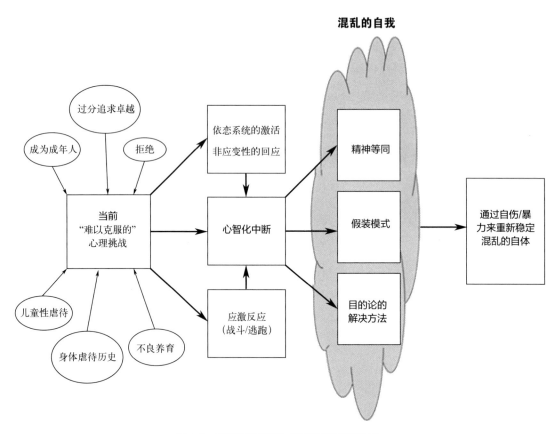

图4.3 理解心智化丧失如何导致高风险行为

即使口头上说"我有自杀倾向"或"我有自杀的念头"，也表明一种**心理逃避程序**

（mental escape procedure）已经被激活。随后的行动本身意味着逃避程序已经失效，心理状态变得越来越痛苦，并且威胁到自体一致性和自我存在。诸如自杀企图、自伤和暴力的行动都是混乱而痛苦的心理状态的结果。它们是问题的产物而不是造成痛苦的问题本身。治疗师很容易因为对风险程度感到焦虑和恐惧而将注意力集中在想法或行动本身。这就导致无法探索导致患者产生自我破坏想法的心理环境和人际背景。

破坏性行动的路径

早期的易感性，无论是遗传的还是环境的——当然最常见的是两者兼而有之——都会使一个人对当前的压力源敏感，而这些压力源被患者体验为无法克服的问题，患者对这些问题的复原力有限。压力反应、焦虑和痛苦的心理状态会自动触发依恋系统，进而激活一系列反应，包括寻求与依恋对象接近。患者会试图从伴侣、朋友或（精神）医疗服务机构那里获得支持，但却发现他们对得到的回应的体验缺乏足够的或然性，无法减轻他们的绝望。进一步的恐慌随之而来，因为这种"不匹配"代表了进一步的威胁——孤立。随着情绪唤起的增加，心智化被中断，导致体验被无效加工——要么通过精神等同模式被夸大和强化，要么通过假装模式被否认和分裂开来。这使得任何情感和认知体验都变得越来越剧烈和痛苦，因为大脑失去了将现实与内在体验区分开来的能力。怀疑消失了，信念的确定性占据了主导地位。这时，只有行动才能改变心理加工过程，并且需要目的论的解决方法。

目的论模式／由外而内的心智与行动

一个经历了有效心智化失败并陷入目的论模式的患者，无法相信他人对自己主观状态的陈述——例如，他人担忧患者。患者认为他人所阐述的心理状态只有伴随着行动才是可信的："如果你对我的危险行为采取行动，我就知道你在乎我的死活。"在这种程度下，当患者处于自伤和自杀的威胁下时，治疗师的行动可能会使患者稳定下来——例如，治疗师可能会通过一些行动来表达对患者的关心，例如，到患者家中探望、代表患者联系危机处理系统，或在患者风险较高时更频繁地与患者会面。在这种情况下，患者和治疗师之间的互动可能会围绕自杀或自伤威胁而组织起来，将患者、治疗师和服务机构锁定在一个无休止的行动和交互行动的循环中，这样做可以控制眼前的风险，但却无法改变导致威胁的根本问题。这并不是这些患者一方有意识的、操纵性的互动。这是一种生存系统，源于他们丧失了心智化，急需通过行动来稳定自体感，为自己和社交产生目的论的体验（创造可观察的结果）。

自伤的功能

已发表研究的叙述性综述强调，情绪调节是非自杀性自伤最常被报告的功能，其次是自我惩罚和人际影响（即传达痛苦、影响他人和/或寻求支持）。因此，可能需要与所有患者探讨它们的内在功能，如情绪调节、避免厌恶情绪或自我惩罚。此外，综述作者还讨论了伤害自己的人经常出现的自体感紊乱（如解离），以及行动对自体感的稳定作用。异化自体的概念（在第二章、第十四章和第十八章中有详细阐述）有助于更详细地理解这一点。

割伤、烧伤或以其他方式伤害自己可以减轻焦虑，防止解离，并理清心理状态。从MBT的临床角度来看，患者的叙述性描述所声称的功能并不是核心。我们认为有一个最终的共同途径——丧失心智化功能。干预的目的是确保心理状态在短期和长期阶段都能得到稳定。

临床干预过程

临床上，在MBT中，在处理自伤、自杀企图和其他相关的自我破坏行为或社交上的破坏行为时，需要采取一系列干预措施。方框4.8概述了这些干预措施。

方框4.8　高风险事件的临床干预过程概述

1.建立共担的责任（协议）。

2.确定当前风险水平——安全性规划（事实调查）。

3.从当前事件倒带到患者没有自我破坏思维的心理体验的时间点。（时间倒带，从现在的角度反思当时的情况，防止患者陷入非心智化模式。）

4.当自我伤害的威胁不存在时，探索健康/完整/无威胁的情境和心理体验（探索积极和易控制的心理状态）。

5.对导致有关自我伤害的想法/感受的心理状态变化进行微观切片（心智化功能分析）。

　　a.聚焦于情感并将情绪情境化。

　　b.管理心理状态。

　　c.确定问题的核心领域——人际的和情感的。

d. 确立一个主导主题。

e. 尊重次要主导主题。

6. 确定使用聚焦和"不知道"的立场这些策略（使患者产生自主性/能动性）来管理心理的动荡。

7. 如果需要，使用"房间里的大象"（本章前文已描述）来识别干扰有效探索自伤事件的相关因素（使用"我们－模式"/"我们"过程）。

在此，我们将以Sarah的干预过程这个临床案例来展示如何一步一步地进行干预。

临床案例：Sarah（续）

儿童保护机构对Sarah在情感上照顾儿子的能力表示担忧，认为她面临危险，因此将她送进了精神科病房。入院时，她并没有活跃的自杀倾向，但有过一闪而过的自杀念头。第二天，她割伤了手腕。她被送到急诊室缝合伤口。

面谈的治疗师引出了下面这个故事。在入住精神科病房的第二天傍晚，Sarah来到护士站，说她需要找人谈谈。护士友好地回应说，她正在发药，但一结束就会直接来到Sarah的病房。Sarah生气地说："我现在就要找人谈话，不是等会儿。"护士有些不耐烦了，再次说她稍后再去Sarah的房间，并再次说明她现在正忙于另一项工作。Sarah显然气坏了，她踩了踩脚并回到了自己的房间。不久后，她砸碎了一个杯子，割伤了手腕，同时大喊"我想死"。

建立共担的责任

治疗师不能对患者的行动承担全部责任。在MBT的初始阶段，会在危机处理计划中记录一份协议，这份协议确定了治疗师的责任范围和患者的责任范围。

临床案例：治疗师可能会给予的回应

你和我必须努力减少并停止这种危险的行为。我们需要达成一致，在任何你有自杀想法的时候——当然也包含你试图伤害自己的时候——我们需要详细了解发生了什么，不管这个过程会多么痛苦。我们不能无视它，因为如果死亡的危险一直盘旋在我们头顶，我们很难一起去对你的问题工作。为了我们两个人彼此了解各自对这个事情的看法，我们可以就这个话题稍微聊一会儿吗？然后我们可以一起探讨，如果你陷入危险的心理状态时会发生什么，谁该做什么。

在治疗初期，共同商定的直接临床目标需要明确说明减少自伤和自杀企图，以及其他可能干扰治疗的破坏性行为。

确定当前风险水平：安全性规划

所有治疗BPD患者的MBT治疗师都应熟悉安全性规划和风险评估[16]。当然，有必要确定有关自我破坏行动的事实。向患者询问在行动之前、中间和之后发生的事件，记住：

- BPD患者的许多严重自杀企图和自伤事件都是在人际冲突和情绪动荡的背景下发生的。
- 负性的人际关系事件预示着非自杀性自伤。

方框4.9概述了需要考虑的一些因素。

方框4.9 关于自伤和其他问题行动的询问

这是一个查明事实的过程。

事件之前

- 是否有明显的人际的或其他促发因素，例如患者与伴侣发生争吵？
- 他们在哪里？他们去了一个偏僻的地方吗？
- 这个行动是计划好的还是冲动性的？BPD患者的许多行动都是冲动性的，没有明显的预先计划，也不担心后果。然而，经过仔细的探索，会发现一些指标是患者在当时无法察觉的，这些指标可在将来被用作自伤或其他破坏性行为的早期预警信号。
- 患者是否囤积了药片？
- 患者是否安排好了自己的事务并写下了遗书？在这种情况下，患者有一些预先计划，表明其死亡意愿较为强烈。
- 是否有其他因素削弱了个人控制力，如酗酒或吸毒？

事件本身

- 事件的致命性如何，涉及何种自伤方式？
- 是否对自己施暴（如上吊、持刀刺自己）？
- 患者是独自一人，还是在与伴侣/家庭成员争吵时发生了此事件？
- 患者是否认为自我伤害会导致死亡？
- 自伤后他们马上做了什么？

事件之后

- 患者给谁打电话了吗？他们是如何获得帮助的？谁发现了患者？
- 当救援人员到来时，患者感觉如何？

- 患者现在对这次尝试的感觉如何？患者后悔了吗？患者希望尝试成功吗？
- 患者是否仍有自杀倾向？
- 患者目前的情绪如何？是否抑郁？
- 如果患者今天要回家，是否已经确定了下周的有目的的日常活动，包括患者可能会与谁见面？

临床小贴士

确定当前的风险水平需要"事实调查"。在这一过程中，没有必要对心理状态采取"不知道"的立场——你感兴趣的是事实而不是心理状态。

临床案例：Sarah（续）

Sarah行动的直接人际促发因素是她与护士的互动。她要求交谈，在她看来她被拒绝了。她说护士不想听她说话：她说："如果她想听，我就会和她说话了。"MBT治疗师将此认识为一种心理状态的目的论理解。一个人倾听的意愿，只有伴随着几乎即时的行动，才会被认为是可信的。Sarah将护士的第二次回绝体验为拒绝，将护士的轻微不耐烦解释为"敌意""侮辱"和"攻击"。此时，Sarah无法处理她积累的痛苦心理状态（她原本急需得到帮助以下调情绪、她的沮丧、她的被排斥感、被挑别感和被攻击感，以及作为受害者的义愤填膺），她惊慌失措。她回到了自己的房间。她否认之前想过自伤，也没有任何计划。她的下一个行动是冲动性的——她一看到房间里的茶杯，就把茶杯砸碎了，把碎片刺进了她的手，割伤了她的手腕。她没有呼救，回到房间时还关上了房门。在割伤自己后，她确实通过大喊"我想死"来表示自己有问题。治疗师评估这一叙述显示出冲动性和强烈的人际成分——例如，在与护士的近距离互动中。由于没有明显的预先计划，风险被判定为低到中度。除非Sarah在人际交往中对被拒绝的敏感性得到解决，并且她的心智化在确定的环境中变得更加稳定，否则与人际触发因素相关的冲动性存在着持续的风险。

重要的是，MBT治疗师现在已经从事实调查过程中得到了关于哪里出了问题的线索。Sarah处于痛苦之中，她感到恐惧和不安全，她感到无法在内心调节这些感受，这触发了她的依恋系统和寻求亲近。她向护士求助，认为她和护士在一起可以下调她的情绪。护士的反应不仅不是或然的，而且拒绝立即照顾Sarah的需求，这是不可接受的。她**现在**就需要帮助，而不是在护士发完药后。她的心智处于目的论模式，除了采取明显的行动来全面满足她的需求之外，其他任何反应都不会预示着缓解。

这导致了她的焦虑加剧，从而过度激活了她的依恋过程。Sarah 变得更加苛求，而且当她的需求进一步受挫时，她试图通过离开人际互动来关闭自己的心灵。依恋未能达到其主要目的，即引起交互的照顾反应从而舒缓和减轻 Sarah 的恐惧。第二个更苛刻的请求源于不同的情感状态——一种愤怒的受伤感和深深的沮丧感。Sarah 将护士推向一个熟悉的互补角色——愤怒地拒绝提供帮助的角色。她自己的角色是感到自己耻辱和无能的受害者，现在充满了理直气壮的悲伤。强烈的感受触发了更进一步的强烈感受。她的头仿佛要炸开了。她从痛苦的遭遇中逃离开，却独自面对着压倒性的强烈感受和令人困惑的想法。她不想死，甚至不想伤害自己——她只想让这一切停止。杯子获得了知觉上的显著性。她把杯子砸向墙壁，但这一戏剧性的举动让她更加不安。她抓起能找到的最锋利的碎片，用它划破自己的手和手腕。她真的不知道自己为什么要这么做。"我想死"的呼喊只是事后才想到的。但喊叫和割伤的行为达到了其作用。她感觉平静了一些。

从当前事件倒带回去：聚焦于事件发生前的心理状态

在收集了事件的所有细节后，治疗师会"倒带"到患者能够识别自己的内部状态并管理其情绪（管理心智化过程）的时候。最常见的错误是治疗师没有回溯得足够远，而被卡在直接的促发因素上。在这个案例中，乍一看似乎是与护士的互动，但当 Sarah 决定去找护士说话时，她的心智化很可能已经受到了损害。

这种 MBT 干预寻找患者的脆弱点（point of vulnerability），即患者的焦虑何时开始破坏他们的心智化。这只有通过找到一个时间点来确定，先找到一个患者的心智化仍保持稳定的时间点，然后再向前追溯到患者明显感觉到其心智化变得脆弱的时间点，但这个时间点远在他们的心智进入不可控的一连串无效心智化之前，这些无效心智将不可避免地导致行动。这种"侦查工作"的目的是与患者一起为这个过程找到解决方案或变通办法。

在这个例子中，治疗师可以一如既往地倒带到不同的时间点。并不是必须每次都要找到正确的时间点，因为如果询问显示患者在治疗师关注的时间点上处于糟糕的心智化状态，则很容易进一步倒带。重要的是，治疗师要记住，他们正在从**当前**心智化的视角来探索患者**过去**的心理状态。

> **临床案例：Sarah（续）**
>
> 治疗师：告诉我你想和护士谈什么。
>
> Sarah：现在无所谓了。那是当时。已经过去了。那时我需要谈谈，而不是现在（轻蔑和防御）。
>
> 治疗师：是的，我明白，但这在当时是非常重要的，所以也许它可以告诉我们一些关于你有时需要帮助来思考的事情。（治疗师保持焦点。）
>
> Sarah：我只想知道我儿子的父亲是否会带他来探视我，因为我一直没有他的消息。我知道他应该会来看我，他通常都会给我打电话，但他没有联系我，我想他可能已经和护士谈过了。当然，你知道他想把我儿子从我身边带走，因为他认为我疯了。

治疗师让Sarah回想一下，当她有和护士说话的冲动时，她心里在想些什么。然而，她的回答表明，她当时的心智化是有所降低的。她现在的回答的直接性和语气表明，她**目前**的心智化可能是有所下降的——她解释说，她想与护士交谈是为了寻求信息，并且她也许有充分理由相信她的前伴侣"想把我的儿子从我身边带走"。因此，很明显，这次探视的复杂性和重要性超出了单纯的医院探视。治疗师并不感到惊讶，她儿子被带走的威胁可能会对Sarah的心智化产生强大的影响，显然，如果她想要在今后避免类似的体验，那就需要详细讨论这个问题。

> **临床案例：治疗师可能的替代回应**
>
> 请告诉我，对于你儿子的父亲没有与你联系，你是怎么想的。考虑到你们之间正面临的监护权问题，我可以想象这会让你相当担心。（治疗师倒带回去，聚焦在问题的一个更普遍的部分。）
>
> 在你开始这样想你的儿子和他的父亲之前，这一天过得怎么样？（治疗师倒带至Sarah可能还是平静和深思熟虑的时刻。）
>
> 在你住院之前，最近你和你儿子的父亲之间的关系如何？（治疗师通过倒带开始看一个MBT循环，聚焦于Sarah与儿子父亲之间的整体关系。）

一般来说，我们建议治疗师应该倒带至患者平静且功能运转正常的时候。

探索健康/完整/无威胁的情境和心理体验

一旦患者的唤起水平降低，能够进入先前稳定的心理状态，治疗师就可以开始探索令人困扰的情境和相关的心理内容。例如，如果时间倒带聚焦在Sarah目前与儿子父亲的关系上，那么治疗师就可以开始探索这种关系："目前你和他的关系是怎样的？"

此时，治疗师首先询问双方关系相对较好的时候，而不是聚焦在极端负面的和有严重问题的互动上。为了建立稳定的心智化，治疗师肯定积极关系过程的可能性，并确认Sarah在维持关系中的作用。当她默认谈论问题时，治疗师则温和地让她开始聚焦于当前关系中相对中性的方面，向她提出一些事实性的问题，防止谈话立即恶化为一场使其恐慌和困惑的关于她儿子被送去看护机构或她失去监护权的激烈长篇大论。尽管治疗师很小心，但不可避免的是，Sarah还是会真的担心与孩子父亲协调分担照料的问题。此时，治疗师采取"不知道"的立场，激发Sarah去反思互动的细节，一直努力增强她的心智化。在倾听Sarah的叙述时，治疗师跨越非心智化的概括、充满"应该"和"应当"的道德推理、非黑即白的思维、自动思维和无根据的假设，引导她远离基于表面现象的不合理推断，并引入与强烈情感相伴的认知，始终讨论她的想法和感受，讨论她忽略了她自己的反应、她对儿子的感受以及她对失去监护权的焦虑。换句话说，治疗师利用他对心智化的极化本质的了解，创造了一种在各个维度之间保持平衡的叙事，以确保即使在讨论如此强烈的情感问题时，心智化仍然得以保留。治疗师鼓励开放性和灵活性，同时也坚持不懈地拒绝让Sarah离开触发心智化崩溃和自伤行为的话题。当Sarah声称这个话题已经无关紧要时，他建议，尽管如此，请Sarah就当是帮他一个忙，他们应该再花几分钟讨论这个话题。

对导致自伤想法／感受的心理状态变化进行微观切片（心智化功能分析）

心智化功能分析关注的是患者变化的心理状态及其与外部环境相互依存的互动。这不是简单地讨论环境敏感性和触发因素[17]。这是讨论在事件发展过程中主观体验的变化。治疗师要认真对待这一过程，并控制探索的速度——越慢、越详细越好。让我们想象一下，我们是Sarah治疗师的督导师，想要修通导致她出现自伤的事件。

临床案例：MBT建议——指导Sarah的治疗师进行危机后的治疗

让Sarah回想一下，在她思考儿子和他的父亲是否会来探视她之前，她脑海里在想些什么？当她开始考虑这次探视时，她脑海里在想什么？考虑到Sarah担心儿子父亲的长期动机，她是尽管担心这次探视但仍期待他们的到来，还是感到很焦虑？如果是焦虑的话，焦虑什么？尝试了解当她觉得自己需要寻求支持的时候，她的想法和感受发生了什么变化。试着做出判断——她的思维是混乱的、过于固着和确定的、判断性的，还是非黑即白的？当她思维的特质从理性的和合理的转变为情感主导的和难以理解的，她当时是怎么想的？你正在尝试追随一些体验，这些体验与心智化程度降低、整合情感和认知的能力下降、无法在想法和物质现实之间维持分界线有关。识别出造成这种情况的主导情绪和次要主导情绪（"房间里的大象"）。当心智化产生过多焦虑时，确定心理状态的模式会有所帮助。它是精神等同、目的论模式、假装模式，还是两种或多种模式的组合？无效的心智化对情绪有什么影响？它是否有助于重新平衡情绪并巩固Sarah的自体感？或者（更有可能的是），通过产生更多的情绪并扰乱她思考自己是谁和希望是什么，从而增加她的困扰？

不断地在不同时间点来回穿梭。确定Sarah仍在控制中的一些早期时间点，并更加聚焦于这些时刻。她是否会质疑自己当时的体验？她怎样才能更好地控制自己的焦虑？如果这种情况再次发生，你能给她一些指导建议吗？不要忘记，在这里有帮助的是过程而不是你到达的那个点。下一次情况会有所不同，但你希望她学到的是你鼓励她观察自己想法的方式，即使下一次具体的想法会是完全不同的。不要纠结于感受上和态度上的细微差别，也不要纠结于是否与你在其他场合听到的一致。跟随患者情绪的话语，并确保你知道这些话语所指的是什么体验。确保你们的对话是关于想法和感受的，并且在任何时候它们对你来说都是真实的（即不是假装的）。

聚焦于情感并将情绪情境化

情绪会干扰基于心智化的决策，从而干扰对压力状况的有效响应。对于BPD患者来说，这可能会带来悲剧性的后果。当患者的想法变得越来越具有自我破坏性时，治疗师有必要关注患者所体验的情绪状态。是愤怒还是对更复杂的事情的反应，如被误解或感觉无人关心？是努力改善关系后的无助和失望吗？正如本章前面所讨论的，能够标记和组织感受是基本心智化的一部分。重要的是，要认可患者最初试图标记其感受的尝试，并尝试聚焦于这些感受，同时寻找沟通中的误解和对有效回应的干扰。患者试图交流其痛苦来引发他人的回应，患者会对这些回应产生情绪反应，治疗师不应被这些情绪反应岔离主题。

重要的是要确定在丧失心智化的轨迹中最初的感受，因为后来的感受往往是对最初状态的反应。虽然后来的感受可能会因为心智化能力的丧失而变得更加强烈，但通常它们对于触发患者的敏感性并不那么重要。

治疗师通过扩大探索情绪状态的框架来管理对话，并遵循前面概述的路径（参见本章"心智化一个情感叙事：创建一个富有同情心的故事"）。

管理心理状态

大多数接受治疗的患者在完成MBT-I阶段后，都会对心理状态有一定的理解。Sarah需要对自己不断变化的心理状态变得敏感，特别是要觉察到精神等同和目的论模式的出现，这两种模式在自伤想法和行为开始时都很常见。正如我们之前所描述的，重要的是要定位精神等同的起始点，以及患者开始意识到自己的想法变得僵化和确定的情境。对于许多患者来说，一旦他们意识到自己正在体验这些心理状态，就有可能给这些心理状态贴上标签，并帮助他们自己进行倒带。一旦患者认识到精神等同，就给它贴上标签——例如，"头脑爆炸""由内而外的心智""知道和当下心智"或其他简略术语。当认识到目的论模式时，也要给它贴上标签——例如，"行动派"或"由外而内的心智"。这可以帮助患者对这些状态的出现变得更加敏感，并在它们变得具有压倒性之前就采取措施阻止它们。

确定问题的核心领域：人际的和情感的

正如我们前面提到的，有证据表明，许多BPD患者的自杀企图和自伤事件发生在人际情境中，是以强烈的情绪为背景的。负性的人际关系事件预示着自伤行为。将人际互动功能障碍与情绪调节问题区分开来并非易事，因为这两种问题往往都发生在人际情境中，而且会相互加剧。强烈的情绪会歪曲一个人解读社会意义的方式，同时歪曲一个人理解他人心理状态的方式，从而导致人际关系的不和谐及混乱。人际关系的不和谐反过来又会激发有问题的个人内在情绪并对他人动机产生错误知觉。尽管如此，MBT治疗师还是会以一种"不知道"的立场来探索人际功能与情绪失调之间的相互作用，试图（但从未成功）确定哪个是"鸡"，哪个是"蛋"，哪个先出现。治疗师为什么要这样做？我们再次强调，重要的不是目的地，而是旅程。探索这两个领域可以增强元认知能力。从MBT的角度来看，困难在于将这种探索之旅转化为实际的治疗行动。最常见的错误是假定问题仅仅与情绪管理功能障碍有关，然后在逻辑上遵循这一假设，试图实施情绪管理策略，而不考虑情绪失调发生的人际情境。如果脱离情境考虑患者的人际敏感性，情绪调节将无法改善生活质量。人际的易感性能够启动对关系和依恋过程的探索，这些过程是BPD患者问题的核心，也会触发情绪失调。对于BPD患者来说，生物（如遗传）因素和社交环境很可能会使这种触发更加频繁、更加严重，但在不考虑前因的情况下处理反应很可能只产生非常有限的影响。

确立一个主导主题

临床案例：Sarah（续）

Sarah体验到在她与儿子父亲的关系中的张力，这影响了她与儿子的关系，或许也扰乱了她与其他人（包括儿童保护机构）的关系，或至少使这些关系更复杂。在回顾自伤的叙事时，Sarah与她寻求支持的护士之间出现了互动问题。所有这些人际情境都会触发依恋策略，而这些根植在Sarah对人际压力的习惯性反应方式中。治疗师探索了所有的人际关系，看看Sarah感到敏感的情境是否有明显的重叠。结果发现，Sarah在所有这些情境中都感到"被忽视""被忽略"和"没有被倾听"。没有人体贴入微地与她讨论医院探视的事情，儿童保护机构表达担忧却没有承认她为照顾儿子所做的越来越多的努力，护士没有辨别出她的痛苦且"忽视"了她想要谈话的请求。这使得探索的主导主题变成了她对于人们将她排除在任何互动之外的易感性。Sarah很快就感到自己被推开了，她对被拒绝的敏感性意味着她会做出强烈反应来捍卫自己的自体感。当处于目的论模式时，这种反应会导致让人无法理解的坚持和苛刻的表现——因此，她与护士之间发生了冲突，护士当然不明白，在那一刻，认可Sarah的焦虑对她来说是一个生死攸关的问题。在遭到拒绝后，Sarah无法理解护士的动机；相反，她感到非常困惑，于是她退缩了，但在那时她只能通过自伤来保留一种主观的自我存在感。

治疗师在确定了能够证实和澄清互动循环的模式后，会对个案概念化进行修改。然后，治疗师和患者都会聚焦于循环的各个方面，将其作为治疗中的主导主题。

尊重次要主导主题

在对问题的任何探索中，总有一些次要主导主题和次要主导情绪需要被识别和尊重。这在前面已经讨论过（见本章：房间里的大象）。次要主导情绪往往是那些处于基本主导情绪外围的情绪。次要主导主题是更广泛的信息整合的一部分——例如，"我受到伤害了（主导情绪），并经常感觉受到他人的伤害，但在这一切中，我有一种（次要主导）感觉，我想与他人亲近，但我觉得我失败了"。治疗师会尝试同时处理与自伤／自杀事件有关的主导主题和次要主导过程。

用"不知道"的立场识别用于忍受和管理心理动荡的策略

在MBT中，治疗师不知道患者"应该"或"可以"如何对个人和情绪压力做出不同的反应。但是，他们知道，自杀念头、自杀行为、非自杀性自伤以及其他破坏性行动都是患者在管理压力时心理复原力无法起作用的表现。治疗师会考虑患者如何对压力做出不同的反应，但仍会继续关注如何管理敏感性和易感性这个议题。患者是反应性的，而不是前摄性的，因此找到对反应性的解决办法是权宜之计。MBT的目的是提高对心理压力的早期觉察，使患者变得敏感，并能够使用改善了的对心理状态和功能的理解来前摄地降低（下调）他们的焦虑水平。

如果患者问："我应该怎么做？"那么MBT治疗师的回答是："这是个好问题。我不知道，让我们来看看。你想到了什么样的事情？"如果患者无法说出太多，治疗师可以激发对话："你能不能退后一步，花点时间思考一下，而不是直接进入'头脑爆炸'状态？比如，当它发生时，你能不能问自己一个问题，如果可以，那么这是个什么样的问题呢？"

治疗师不给出具体的解决方案，但会支持患者考虑替代性观点。很重要的是，鼓励患者对自己富有同情心而不是自我谴责。这可以帮助他们在思维停止运作时找到恢复平衡的积极方法。治疗师示范应对，但绝不是"超级能干"的模范。公平原则要求治疗师承认，对于他们自己的心智化失败，他们同样需要自我同情。

处理危险行为的其他有用的MBT原则

在聚焦自伤的整个过程中，治疗师继续遵循支撑MBT的基本原则是很重要的（见第三章）。

- 在探索主题时，保持一种"不知道"的立场。
- 从患者的角度看待问题。
- 利用标记性的和或然的响应性来认可患者情绪上的不适。

- 联合心智化；不要联合非心智化。
- 利用情感焦点和治疗师的反–响应性来识别自杀和其他危险行为对治疗的影响。
- 不要通过告诉患者他们在想什么或他们有什么感受来接管患者的心智化。
- 避免用你的高心智化来管理患者的低心智化。

如果患者不想谈论自杀企图和自伤事件，该怎么办？

有些情况下，患者不想谈论自我破坏行为。在这种情况下，治疗师可以做一些事情，同时牢记非常重要的是要避免变成强制性的（见图4.4）。

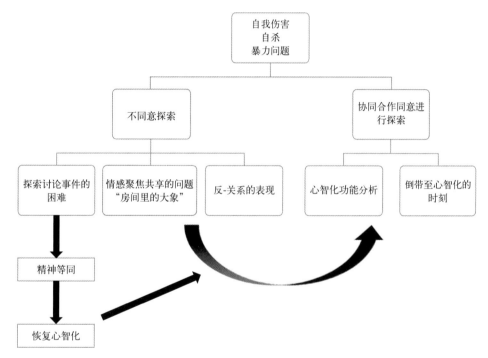

图4.4　用于探索冲动行为的干预法则

1. 如果自伤是患者与BPD相关的症状和行为的一部分，那么要重新考虑在治疗开始时签订的协议中已经同意的对自伤问题的处理。需要对协议进行讨论。
2. 处理谈论行动而不是谈论事件本身的情境之下的困难，认识到谈话可能会让患者感到羞耻，他们甚至可能会开始以精神等同模式再体验事件。然后，患者和治疗师都需要小心控制他们的焦虑程度。
3. 使用一个情感焦点（"房间里的大象"）来识别患者和治疗师之间因不谈论行动而表现出的困难。这使得治疗师担心患者的风险程度，无法专注于患者谈论的话题，而患者对于治疗师想要提出自伤问题是敏感的；这将扭曲他们之间的互动。这个"房间里的大象"是可以被识别和被讨论的。因此，谈论自伤行为的直接危害可能会降低。

4. 探索行为的后果，质疑行为的有效性，即使从"真实"世界的角度来看，结果似乎是积极的——例如，患者在自伤后感觉好多了。在某些人际情境中，自我破坏行为是一种无效的管理情绪困扰的方式。

临床案例：心智化功能分析的进一步实例

Sarah的男朋友宣布他和他的朋友们要去看一场足球比赛。尽管他和Sarah之前说好要一起去拜访朋友，但他还是去（看足球）了。他说有人给了他一张球赛门票，他想抓住这个机会。在他和他的朋友们离开后不久，Sarah割伤了自己。被留下独自一人的体验以及男友选择他人而不是她，对Sarah产生了难以承受的压力，进而导致了她心智化的崩溃。男友最初的声明是一种依恋丧失——丧失了一种期望的身体上的和情感上的"亲密无间"（togetherness）。起初，Sarah觉得他选择去看足球赛而不是加入她及她的朋友们意味着他不爱她。虽然这是可以理解的，但问题并不在于这种想法，而在于这个事实，即由于她很容易受到无效心智化（在这个例子中就是精神等同）的影响，她的想法开始呈现出现实的所有特征。她的想法变成了一个确定无疑的事实，而她男朋友的缺席则进一步证明了他并不爱她。这种想法的进一步发展使她产生了更僵化的图式思维，在这种思维中她"知道"他真的和别人约会去了。这不可避免地产生了更多难以忍受的感受，她再也无法处理这些感受了。她唯一的选择，或者说她能想到的唯一可能，就是割伤她自己。这种自我破坏的行为让她放松了下来，但不幸的是，这也让她产生了羞耻感。当她的男朋友回来后，他注意到她缠着绷带的手腕，他很生气。这让Sarah的自我批评循环持续着。

通过修通这些在各种情况下快速变化的心理状态模式，患者逐渐了解到，感受并不是简单地自发产生的。相反，它们是通过与他人的互动而产生的，而个人的诠释则是这些互动的一部分。通过心智化功能分析来理解和呈现正在发生的过程，可以使心智化得以维持，心智化失败的后果得以被探索和反思。

感受状态是整体心理状态的一部分，重点需要放在感受状态上，而不仅仅是认知状态或前因触发因素上。因此，心智化功能分析更多是关于情境如何与患者的感受和心理状态相互作用（"当时你在想什么？"）的。它包含以下组成部分：（a）元认知；（b）一阶心智化（我认为X在想什么或有什么感受）；（c）个人的二阶心智化（X

认为我在想什么和有什么感受）；（d）代理的心智化（Y能告诉我X在想什么）。治疗师尤其要注意沟通困难和过度敏感，这将导致难以应对的被拒绝、被遗弃和被羞辱的感受，或者相反，爱、欲望和需要的强烈感受将导致情感的洪水淹没心智，破坏患者对自体的主观体验。请记住，在心智化崩溃的背景下，BPD患者会在精神等同水平上体验感受。因此，"感觉不好"就变成了"我不好"。治疗师的干预必须反映出一种意识，即治疗师理解这一点，并且没有低估患者的体验的力量。

首先探索自我伤害的有意识的决定因素，而不是试图猜测更复杂的心理原因。在探索过程中，如果患者的解释是程式化的和公式化的，就应该质疑，因为这些都是非心智化的现象，会阻碍患者对未来可能导致自伤的情绪体验发展出更强大的心理缓冲。不应该从患者的个人历史、推测的潜意识动机、患者在"一时冲动"时可能的操纵意图来解释患者的行动（如自伤、自杀企图）——这会使患者疏远。只有在之后，治疗师才能够建立起证据，证明患者只是模糊地察觉到了潜在的易感性和敏感性，无论这些是潜意识的决定因素还是当前事件，他们的过去使他们对这些变得敏感了。

临床案例：Sarah对感觉被抛弃的反应

Sarah谈到了前一天发生的一次自伤事件，她对所发生的事情一笔带过，并坚称这并不重要。

治疗师：告诉我发生了什么事。

Sarah：真的没什么好说的了。我割伤了自己。

治疗师：让我们回到过去，告诉我你是什么时候开始觉得不对劲的。（治疗师将焦点倒带到较早的一个时间点。）

Sarah：我真的不知道。

治疗师：请听我说，你还记得自己的感受吗，比如昨天的或之前的？（治疗师试图识别出患者意识到自己感觉还好的情境或时间。）

Sarah：不，我昨天还好好的，我想是晚上回到家的时候。我约了两个朋友一起去喝酒，就像我说的，只有当我回到家后我才开始觉得痛苦。

治疗师：所以你意识到自己当时很痛苦。听起来好像当晚发生了什么事。请告诉我当晚的情况，从你出门之前的感受开始。

治疗以这种方式继续进行，治疗师坚持探索痛苦情感以及与朋友在一起的积极愉悦感的细节。原来，Sarah 感到被她的两个朋友抛弃了（这是她在痛苦之前就体验到的一种感受），当时她们俩一起去了厕所，Sarah 觉得她们把她一个人留在那里的时间太长了。

Sarah：我感到很受伤（更深的一种情感复杂化了患者当时的内心状态），以至于当时我差点用刀划伤自己，但我只是用指甲抓了自己，弄出了一点血。然后我想我应该站起来走走，这样她们回来时就不会知道我在哪里了。（复仇的动机似乎是由严重的抓挠刺激产生的。只有在心智化的情况下，患者才会有报复的感受，而这种感受需要自体和他人表征，因此她的报复幻想发生在她抓伤自己之后。）但就在我准备离开的时候，她们回来了。

治疗师：然后呢？

Sarah：我什么都没说。这有什么意义？她们已经在一起很久了。

治疗师：抓出血是你对她们在厕所里很长时间的强烈反应。你当时在想什么，对什么你感觉受伤？（治疗师正试图聚焦于反应的强度——问题并不在于 Sarah 的朋友们去上厕所时她感到被独自一人留在那里，而在于她对这种感觉的反应，这种反应是过度的、不恰当的，很可能是基于一种精神等同的体验。）

Sarah：他们总是排斥我。（使用类似"总是"这样具有整体性和绝对成分的词语通常意味着非心智化。）

治疗师：所以你觉得自己受到了排斥和伤害，不知道该如何处理自己的感受（共情性的和认可性的陈述）。用指甲抓自己让你清醒了一些，我能理解你为什么会突然想要报复她们，尽管你后来变得很痛苦。我猜你觉得割伤自己是你当时唯一能让事情好起来的方法。

　　治疗师聚焦于由割伤自己所产生的情感舒缓，同时也暗示了这一行动的稳定作用——它使患者的心智回到了她丧失它的点上。割伤自己和其他行为都是恢复心智化的方法。然而，这里有一个危险，即治疗师夸大了自己的理解，超出了患者的心智化能力。

Sarah：它总是能让我的感觉变得清晰，然后我又能继续做事了。在我们离开酒吧之前，我对她们没有意见，我还能看会儿电视。

治疗师：但你又割伤了自己。

Sarah：回家后不久，我又觉得很糟糕，所以那次真的很想做。我用了剃须刀。

治疗师：你能说说当时发生了什么吗？

Sarah：不知道。

在这里，Sarah努力反思是什么导致了她自伤。此时，治疗师可以共情患者。

治疗师：理解当时的情况是很难的，尤其是如果现在一切都好了（共情性陈述）。

Sarah：我不记得了。我只是独自一个人。之后我就上床睡觉了。

治疗师：请告诉我更多关于你使用剃须刀前的糟糕感受。

Sarah：我只是觉得这个夜晚被毁了，每次我想尽情享受的时候都会出问题。然后我又独自一人了。

治疗师：在这个事件中，出问题的地方在于你见到朋友时感到兴奋，然后对被冷落更加敏感。当你独自在家时，这种感觉似乎又回来了，而你却不知道如何处理。我们需要回溯一下去考虑你是如何处理被冷落的感受的。

Sarah：嗯。

此时，治疗师认为Sarah无法对所发生的事情进行更多的反思，因此谈话转向了其他话题。然而，在这节治疗的后期，治疗师评估发现，Sarah在谈论她对失望的敏感性时，她的心智化更加活跃了。因此，他再和她提及导致她发生自伤的体验，让她注意到需要对这样的体验保持警惕，这样她就可以要么通过重新引导这些情绪，要么通过更建设性地利用人际互动来减少她自伤的冲动，从而开始管理这些情绪。

总结：与高风险患者的工作

在MBT中，针对危险行为，需要治疗师和患者聚焦于导致患者危险行动的心智化易感性。这可能需要治疗师对患者施加富有同情心的压力，以探索事件的痛苦细节，因为他们可能会自然而然地回避那些与在讨论中引出的痛苦相关的心理状态。如果治疗师一直对患者的安全感到焦虑，那么治疗就会陷入僵局。因此，必须处理这个问题，对高风险事件进行工作是MBT治疗师将自己的需求强加于临床过程的另一个例子，当然也要考虑到患者的敏感性。

结语

治疗师如果能维持MBT的结构并遵循本章开头概述的原则，就很有可能使患者参与到治疗中。在MBT中，从治疗中脱落的比例很低。我们在本章中一直关注的

Sarah 这个案例，她参与了治疗，并愿意加入一个 MBT 团体。第五章将描述她加入团体的情况。

参考文献

1. Smits ML, Luyten P, Feenstra DJ et al. Trauma and outcomes of mentalization-based therapy for individuals with borderline personality disorder. *Am J Psychother* 2022; **75**: 12–20.

2. Bateman A, Fonagy P. Impact of clinical severity on outcomes of mentalisation-based treatment for borderline personality disorder. *Br J Psychiatry* 2013; **203**: 221–7.

3. Smits ML, Feenstra DJ, Eeren HV et al. Day hospital versus intensive out-patient mentalisation-based treatment for borderline personality disorder: multicentre randomised clinical trial. *Br J Psychiatry* 2020; **216**: 79–84.

4. Bateman A, Constantinou MP, Fonagy P, Holzer S. Eight-year prospective follow-up of mentalization-based treatment versus structured clinical management for people with borderline personality disorder. *Personal Disord* 2021; **12**: 291–9.

5. Miller CE, Townsend ML, Grenyer BFS. Understanding chronic feelings of emptiness in borderline personality disorder: a qualitative study. *Borderline Personal Disord Emot Dysregul* 2021; **8**: 24.

6. Winnicott DW. Ego distortion in terms of true and false self. In: *The Maturational Process and the Facilitating Environment*. New York, NY: International Universities Press, 1965; 140–52.

7. Smith M, South S. Romantic attachment style and borderline personality pathology: a meta-analysis. *Clin Psychol Rev* 2020; **75**: 101781.

8. Grove P, Smith E. A framework for MBT formulations: the narrative formulation and MBT passport. *J Contemp Psychother* 2022: 52: 199–206.

9. Bateman A, Fonagy P. *Mentalization-Based Treatment for Personality Disorders: A Practical Guide*. Oxford, UK: Oxford University Press, 2016.

10. Bateman A, Unruh B, Fonagy P. Individual therapy techniques. In: Bateman A, Fonagy P, eds. *Handbook of Mentalizing in Mental Health Practice*, 2nd ed. Washington, DC: American Psychiatric Association Publishing, 2019; 103–15.

11. Bateman A, Fonagy P. The use of transference in dynamic psychotherapy. *Am J Psychiatry* 2007; **164**: 680.

12. Allen JG, Fonagy P, Bateman AW. *Mentalizing in Clinical Practice*. Washington, DC: American Psychiatric Publishing, 2008.

13. Bales DL, Verheul R, Hutsebaut J. Barriers and facilitators to the implementation of mentalization-based treatment (MBT) for borderline personality disorder. *Personal Ment Health* 2017; **11**: 118–31.

14. Colli A, Tanzilli A, Dimaggio G, Lingiardi V. Patient personality and therapist response: an empirical investigation. *Am J Psychiatry* 2014; **171**: 102–8.

15. Bourke ME, Grenyer BF. Psychotherapists' response to borderline personality disorder: a core conflictual relationship theme analysis. *Psychother Res* 2010; **20**: 680–91.

16. Bales D, Bateman A. Partial hospitalization settings. In: Bateman A, Fonagy P, eds. *Handbook of Mentalizing in Mental Health Practice.* Arlington, VA: American Psychiatric Publishing, 2012; 197–226.

17. Kjolbe M, Bateman A. Outpatient settings. In: Bateman A, Fonagy P, eds. *Handbook of Mentalizing in Mental Health Practice.* Arlington, VA: American Psychiatric Publishing, 2012; 227–45.

第五章
MBT 团体

导言

心智化治疗（MBT）作为一种团体干预提供给成人和青少年，被称为心智化团体治疗或团体心智化治疗（MBT-G）。本章将总结MBT-G的一些关键要素。更多详情可参见其他文献[1,2]。

提供MBT-G要求治疗师考虑如何利用团体过程来促进心智化，同时又不触发患者过多的焦虑。在MBT的入门阶段（MBT-I，见第四章），这不是什么问题，在这一阶段，每节团体治疗都是围绕一个主题和任务进行组织的。在这一早期阶段，患者正在学习这一模式，并尝试将这一框架应用到自己身上，而不是被要求向他人表达他们对自己的担忧或从他人看待他们的角度来"了解"他们自己。MBT-I是在患者中培养"我们-模式"（见第二章）的第一部分；团体成员一起思考一个话题，开始将知识应用于自身，并向他人表达他们对该话题的想法。然而，当团体中每个患者向其他人表达自己的个人问题并向他们学习，同时聚焦于他们彼此之间更直接的互动时，依恋焦虑就会被激发出来，从而可能导致恐慌或回避。为了解决强烈依恋焦虑可能带来的有害影响，治疗师要遵循第三章和第四章中概述的MBT原则，并构建团体过程。治疗师通过"阶段管理"（stage-managing）团体的过程，在团体中保持权威，这在心理教育团体中通常较少出现，但在一个完全以过程为导向的团体中则较多见。

团体结构

MBT-G的组织方式为患者提供了最佳的机会使他们参与进来，并确保对患者自己和他人的心智化过程是主要的焦点。该结构在其他文献有详细讨论[1-3]。在一节团体治疗中要遵循的步骤见图5.1概括的流程。

　　在很大程度上，促进团体的治疗师训练团体参与者，将他们纳入到一个团体的结构和功能中，而MBT-G治疗师在团体中有权制定团体的结构以及对参与者的期望。这不仅仅是简单地概述实践性，当然，这对于确定团体的"宏观文化"（macro-culture）很重要。其中许多实际问题，特别是在开始时，是由治疗方法决定的——例如，时间和频率的规定、座位安排（例如，围成一圈或"教室"式的）以及对团体外交流的限制。正是其中的"微观文化"（micro-culture）营造了团体的氛围和特定的社会文化，在MBT-G中尤为重要。任何团体都会在约定俗成的习俗或传统的基础上开始发展自己的微观文化，但在MBT-G中，这些微观文化是通过对价值观的初步探索和一致同意而系统地发展起来的。随着团体的发展，团体文化还会有其他更复杂和微妙的方面，这些方面对团体来说更加独特——例如，团体的"氛围"、权威人物的地位、对团体带领者的遵从态度或其他态度，以及管理中断和情绪爆发的方式。团体成员体验作为团体文化的一部分，受到团体文化的挑战以及为团体文化做出贡献，这些体验是MBT的一个基本方面，因为它引入并规范了做出文化贡献的体验。

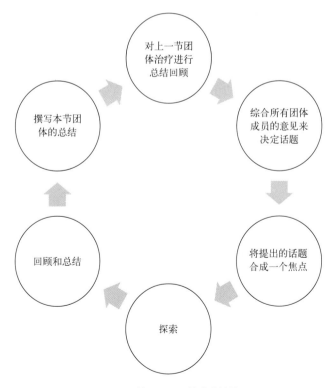

图 5.1　一节 MBT 团体治疗的流程

为了在团体内产生一种心智化文化，新治疗师必须掌握的主要内容包括：如何将新患者引入团体并帮助他们开始，以及鼓励团体成员之间的人际心智化，这样所有的讨论就不会只通过与治疗师的交谈来进行。心智化的核心原则是，所有参与者在相互学习方面都是平等的；治疗师和患者都同样无法知道他人的心理体验，当然，治疗师往往更善于采取"不知道"的立场来探索这一点。许多患者会觉得团体中的同伴比治疗师更能理解他们，因此治疗师的一项重要任务就是让患者相互交谈。

在第四章中我们介绍过患者 Sarah 的个体治疗，现在，我们将跟随她一起开始她的团体之旅。

开始加入 MBT 团体

让新患者加入 MBT 团体要遵循一个由 MBT 治疗师精心安排的结构化流程。这包括：

- 现有团体成员和新成员的准备工作；
- 现有团体成员介绍自己的关系护照（relational passport）；
- 新成员介绍自己的关系护照；
- 引入并重新评估团体的价值观和文化。

MBT 团体在有空位时向新成员开放。现有成员通过多种有组织的方式向新成员传递团体文化；文化环境不是被动地被转移和吸收的。

1.团体治疗师向新患者介绍所有成员

治疗师会以一种轻松的方式进行介绍，就像在日常社交场合中把某个人介绍给不认识的人一样，或许在进行轮流介绍时会向新成员提一下每个团体成员的情况。在团体成员依次介绍自己之前，治疗师可以介绍一下自己和自己在团体中的角色（这是下一步，见本清单中第2步的描述）。

根据团体的凝聚力情况，当知道团体中每个患者对治疗师的看法时，治疗师还可以决定介绍治疗师是如何体验自己的。因此，在介绍了自己以及自己的角色和个性（例如，"我经常打断别人的话，有时会说得太多"）之后，治疗师会从一个动力学过程的角度来描述别人是如何看待自己的（例如，"我体验它时，Stan 往往有些怀疑我，而我也怀疑你，Stan，你是不是在表达确切的意思""Layla 非常认真地听我说的话，偶尔会让我感到焦虑，因为不可思议的是你记得我以前说过的话的细节，然后告诉我我哪里说错了或哪里是前后不一致的"）。这样做的目的是示范一种描述团体中的动力学互动的能力，包括团体成员之间以及团体成员与治疗师之间的互动（有些MBT团体有不止一名治疗师）。在治疗师介绍之后，每个团体成员都被要求进行同样的练习，向新的参与者介绍自己。

2.传递一周前在团体中准备好的个人介绍，每个人依次轮流进行

所有患者都要重温他们目前的个案概念化，并被要求将其作为个人介绍的基础。团体现有成员在新患者来到团体的前一周"排练"他们对新患者的欢迎词。排练涉及患者重温自己的个案概念化，包括他们刚开始加入团体时的关系问题，并讨论他们在团体互动期间学到了什么。他们还被要求探索现在是如何看待自己的，以及如前文治疗师概述的那样，他们认为团体中的其他人是如何看待他们的。同样，在新患者加入团体之前，也会在一次个体会面中被指导向团体介绍自己。在初次会面中，患者和团体治疗师会使用在评估环节中已经形成的个案概念化（如第四章所述）。评估和形成个案概念化阶段可能已由MBT团队的另一名治疗师完成，如果是这种情况，则有必要将临床材料从评估者那里移交给团体治疗师。这需要在所有治疗师和患者的三方会议上进行，由评估者向团体治疗师介绍患者。评估者可能只在介绍过程中参与，这样患者和团体治疗师就可以利用这节治疗来相互了解，并撰写一份关系护照。这是所有患者在加入团体时呈现给所有成员的文件。实际上，这是他们自己对参加团体的原因的总结，重点是他们在人际关系方面遇到的困难。这一过程可确保团体中的所有患者始终聚焦于团体的主要目的，即在人际关系情境中探索心智化。

临床案例：团体为新患者加入的准备工作

治疗师已经通知团体成员，Sarah将在下周加入他们。他安排了欢迎她的"彩排"。

治疗师：Sarah下周就要开始加入了，所以我们要想好如何欢迎她。在MBT团体中，我们想重温一下我们进入团体的原因，以及我们在团体中的情况，这样我们就可以在下周向Sarah介绍我们自己，并帮助她在谈论自己时感到放松。我把每个人早期与我的关系护照都印在了这些卡片上，以作提醒（他把卡片分发下去）。所以，让我们谈谈自己，想想我们一开始是怎样的，我们是否已经改变。这也有助于考虑我们认为团体中其他人是如何看待我们的。我希望大家在卡片上写下一些关于自己的提要，并在下周向Sarah介绍自己时使用。(有些治疗师可能会要求患者在向团体表达他们的想法之前，先就这些问题写下几个要点。)

John：当我来到这个团体时，我觉得我不太喜欢别人，看到我的人说我是回避者。我觉得这真的很无礼。虽然我知道我远离那些让我恼火的人，但我认为这是不对的。大多数人都是这样，我没有费心去听他们说话。我觉得现在我会更认真地听别人说话，并努力思考他们说的话。因此，我觉得我更善于与人相处了，我的伴侣也说我变得更友善了。

治疗师：你认为你在团体中的形象如何？让Sarah了解团体中我们如何被看待以及我们如何看待我们自己，这对我们所有人都有好处。

John：那是别人说的，他们怎么看我。但我认为我在别人眼里有点爱争论，其实我只是想自己解决问题。

Cora：是的。你有点爱争论，但我没意识到你主要是想自己解决问题。

治疗师：我们来讨论一下。John说他看起来爱争论时他实际想要做什么，告诉我们，Cora，现在你想到了什么？

接下来的一周，Sarah第一次参加团体。

临床案例：与新患者的第一节团体治疗

治疗师：欢迎Sarah。Sarah，在团体中我们总是以同样的方式开始。我会总结上周发生的事情作为提醒，然后我们都要做自我介绍。

总结结束后，治疗师开始精心安排自我介绍，从治疗师自己开始。

治疗师：刚开始参加团体时，我经常为如何让团体对大家有用而焦虑。我现在还在担心这个问题，因为你们中的一些人并不总是来，我经常想问怎样才能让团体更有用。我是那种很有冲动要告诉别人该怎么做的人，所以有时我不得不阻止自己。我也会说得太多，所以当我说得太多的时候，我很乐意别人让我闭嘴。我认为我在别人眼里是一个控制欲太强的人，这一点会导致关系紧张，尤其是我和Cora之间。不过，随着时间的推移，我觉得大家都接受了我，并倾听了我的意见，所以我每周都期待着参加团体活动。

然后，团体成员用一周前拟定的个人"提要"进行自我介绍。预测到Sarah对自我介绍会自然而然地感到焦虑，因此治疗师给她提供了支持。Sarah也使用她的关系护照作为自我介绍的基础。

治疗师：Sarah，如果可以的话，现在轮到你介绍一下你自己了。

Sarah：我来这里是因为我想挽救我的恋爱关系。我很情绪化，没有安全感，所以总是缠
着别人，问他们对我的看法。我希望别人喜欢我，来这里让我害怕。所以我今天
不会在团体里说什么，如果可以的话，我会倾听。

治疗师：谢谢，Sarah。如果你对我们正在谈论的话题有什么想法，那么请说出来，哪怕
你感到有些焦虑。我会请其他人不要进行攻击！

3.讨论团体氛围和价值观

例如，成员觉得团体是促进、支持、体贴的，还是比较紧张和麻烦的？目前的
焦点是生活中的人际关系，还是有关情绪管理、冲动性，还是以上所有？团体开始
时商定的价值观（如尊重、宽容、接受其他观点和看法）是否得到遵守，是否需要
进一步讨论？

对于每个建议的价值观，团体成员都要讨论三个具体问题，所有这些问题都有
助于团体中的心智化。

（1）这种价值观对我来说重要吗，或者其他人认为它重要所以我也应该把它
看得很重要？

（2）如果我们一致认为它很重要，那么我们将如何判断它是否得到了遵守？
例如，不宽容/宽容或不公平/公平的指标是什么？

（3）这种共同价值观在我目前的生活中起作用吗？

临床案例：团体的价值观

治疗师：现在让我们再来看看我们谈论过的价值观，以便让Sarah了解这些价值观以及
我们是如何贯彻这些价值观的。Sarah，我们都同意我们在团体中遵循的价值观，
并尽我们所能地保持下去。我们的第一个价值观是"尊重"。Cora，你想谈谈
这个吗？因为这是你非常热衷的一个问题。

Cora：我一定要说吗？

治疗师：是的！

Cora：好，大家得帮我补充。基本上，Sarah，我们要互相倾听，互相关心。实际上，这
就好像是我们要考虑我们对彼此的影响，但他们也要考虑他们对我们的影响，所

以我们要共同分担。

John：这与同意彼此（的观点）有关。

治疗师：John，你能详细说说你的意思吗？（治疗师认为，同意某人的观点并不是尊重的必要组成部分。）

John：嗯，如果你同意别人说的话，就意味着你尊重这个人。当别人同意我的观点时，我感到自己被尊重了。

治疗师：如果有人不同意你的观点呢？

然后对团体中如何表现出尊重和体验尊重进行反思，包括治疗师提出的关于同意他人意见是尊重所必要的还是不必要的问题，直到所有成员达成共同的理解。在这个团体中，以下几点得到了一致同意，并被作为"价值观表单"写在了黑板上。

- 即使在心烦意乱时，也要使用亲切或礼貌的词语。
- 使用一些礼仪规矩，如分享、等待轮到自己的顺序、给予他人积极的尊重。
- 带着对答案的真正兴趣向他人提问。
- 接受差异，或至少在提出异议时使用善意的语言。
- 注意不要破坏场所或物品，也不要威胁他人。

可以将"价值观表单"上得到一致同意的价值观清单通过电子邮件发送给所有参与者，或在团体治疗小节结束后打印出来。

▍激发人际心智化

治疗师关注的一个关键问题是如何促进参与者之间的心智化。第四章所述的干预措施也都是治疗师在团体活动中的一部分，而且治疗师必须具备在面对非心智化的情况时重建心智化的技能。在团体中，一个患者的低心智化会触发其他患者的低心智化，破坏这种互动过程就需要治疗师的敏感性和技巧。当出现群体的低心智化时，治疗师可以使用诸如转向（diversion）、降级（de-escalation）、站在脆弱的患者一边、三角化（triangulation）等干预措施。选边（siding）是一种重要的干预措施，用于管理参与者之间的人际焦虑，防止张力状况的升级。以一名患者批评另一名患者（后者的反应是陷入沉默）的互动为例，治疗师在回应批评他人的患者时，会成为脆弱患者的拥护者。治疗师代表看似最脆弱的患者做出回应："这听起来有点刺耳。

这话从哪说起呢？"一旦张力得到释放，并且事件可以被思考，治疗师就可以回到一种"不知道"的立场，与两位患者的心理状态保持比较同等的距离。

团体中的另一个因素会减少从他人那里了解自己。很多时候，对话是在每个患者和治疗师之间进行，而不是在患者之间进行。治疗师要么成为积极但平等的参与者，要么淡入背景且仅仅充当心智化过程的催化剂。他们不能成为所有讨论的"中央分配办公室"（central distribution office）。以下方法可以促进这种合作和民主的过程：

1. 对团体目的进行教育和讨论。
2. 分配主角来开始讨论一个确定的问题。
3. 采用"不知道"的立场和三角化。
4. 角色扮演和练习。

团体的目的

患者已经通过MBT-I团体融入了这种模式，因此他们已经对团体的目的有了一定的了解。尽管如此，每当有新患者加入团体，或者团体失去方向，似乎已经失去了目的时，就需要进一步解释团体的目的，需要回到"出厂设置"。在这种情况下，就需要用日常用语来解释团体的目的，使其与患者的日常关注点相关。

让其他患者向新来的患者解释团体的目的是可以的，但治疗师也需要在头脑中清楚团体的目的。因此，在这个临床案例中，治疗师向Sarah概述了团体的目的。

临床案例：概述团体的目的

治疗师：Sarah，这个团体的目的是通过与他人交谈来了解我们自己。要做到这一点，我们必须敞开心扉，让别人了解我们通常比较隐秘的挣扎。这就是为什么我们刚刚讨论了我们用来一起工作的价值观。如果我们要敞开心扉地交谈并感到安全，那么彼此富有同情和善意是必不可少的。我们要做的是认真倾听彼此以及"看看别人是怎么看我们的"，特别是当别人的看法与我们自己的看法相冲突时。我们还必须对团体中的其他人也这样做，坦诚地说出我们是如何看待他们的，即使有时这听起来可能是批判性的。因此，这确实是我们在现实世界中处理人际关系的一个练习场。我们需要把在这里学到的东西运用到现实生活中去，看看会发生什么——事情会变得更好还是更糟，我们是否对自己感觉更好，我们是否能在需要的时候为自己挺身而出，等等。所以，在你的护照上（指着Sarah的卡片，她用它作为向团体介绍自己的备忘录），有一条是你担心自己是否会被喜欢，所以毫无疑问，在你的脑海中已经与这里的每个人有关联了。当它出现在你脑海中时，也许你可以告诉我们，这样我们就可以一起实时找出它的来源。

讨论主角的分配

在对上一节团体治疗进行总结并询问所有参与者是否有问题需要讨论之后，治疗师会与团体成员一起将他们的问题综合起来。综合问题的目的是激发团体的"我们-模式"，并通过问题中重叠但不同的方面形成共同的焦点。例如，一名患者可能在与伴侣相处时遇到困难，而另一名患者则在与雇主谈判时遇到困难；对这两名患者而言，这很可能涉及的焦点是与他人进行建设性互动的能力。或者，一名患者可能担心与他人相处时是否被喜欢，而另一名患者则不担心与他人相处或是否被他人喜欢；在这里，可以利用对立面之间的对比来探索与他人相处的问题以及对于被他人喜欢或不喜欢的焦虑。治疗师只需指定相对明显的主角开始谈话，然后请其他人在他们想到什么时表达出来："不如先由Sarah和John开始吧，我们会随着谈话的进行而加入进来的。那么，为什么不互相讲述一下你们自己在这方面的情况，或许还可以给我们举一个最近的例子呢？"

临床案例：将团体成员之间的叙述心智化

Sarah描述了她最近与现任伴侣的一次互动，当她不停问他是否爱她以及她与他前女友相比怎样时，他变得很沮丧。

John：你甚至都不应该想这些！如果他不想和你在一起，他就不会和你在一起。

Sarah：我意识到了，但你看，我一直在想这件事，总是忍不住问他。我相信他，但后来又不相信了，所以我不得不再问一遍。

John：你太喜欢别人了，这是你的问题。我们这里的大多数人都不太喜欢别人，所以这比较容易。

Sarah：我喜欢别人，或者至少我喜欢和他人在一起。所以，我希望你们不要把我算作我们大多数中的一员！

Cora：你是不得已的。但是，Sarah，你一个人的时候是什么样的？你是出于某种原因需

　　要和他在一起吗？

Sarah：我不知道。我自己一个人时不太好，我以前说过这个问题。当我一个人的时候，

　　　　我会觉得"yuk"，然后就得出去。我也不知道是什么原因。

　　现在Sarah和John之间可以继续互动，其他患者也被要求参与其中。治疗师的任务是保持聚焦，使团体能够处理Sarah和John的议题，这些议题可以概括为依赖型和回避型（依恋）。

治疗师：让我们记住这一点，我们正在讨论的是，我们是否需要他人，喜欢与人相处，

　　　　或是回避他人。我想我们都能从中体会到一些东西！

三角化导致"四路或多路"互动

　　MBT治疗师使用三角化促进参与者之间的互动，从而逐渐创造出"我们-模式"或集体心智化（collective mentalizing）的潜能（见第二章）。这样做的目的是增加患者在集体心智化过程中的学习体验。集体心智化会激发归属感，使人不再感到孤单，或感到自己是某种超越自我的东西的一部分。许多患者缺乏这种体验；这种体验的缺失对于BPD患者来说尤为痛苦。其他人，比如那些被诊断患有自恋型人格障碍或反社会型人格障碍的人（分别在第六章和第七章中详细讨论），发现很难产生具有社会建设性的集体心智化，并且生活在集体不信任中；集体心智化的积极体验对他们来说是具有变革性的。在集体心智化中，我们往往会受到他人的影响，当然，在某些情况下，这可能是一件坏事，但在这种治疗干预中，它是被鼓励的，这样就不会让单一的观点占据主导地位；相反，发展共同观点的过程是被优先考虑的。从他人的角度出发，理解他人的心智，逐步调整互动以达成相互理解，然后创造一个共享的现实，这些都是关键要素。这些过程一起形成了强大的从属和信任关系纽带，这是社会凝聚力的核心，但MBT中的患者往往缺乏这种纽带。

　　这些过程的产生可以被看作一个循序渐进的程序，当然，如果干预被巧妙地使用，就不会有明显的结构，只有一个自然的人类互动过程。

　　1.创设一个情境，让两名患者互动并聚焦于一个问题。在治疗师指定两位主角开始讨论后，这就自然而然地出现了。

　　2.让第三人参与进来，充当焦点问题的评论者和提问者。这是最初的三角化。此时，我们不鼓励第三人谈论自己的问题，而是让他以一种"不知道"

的立场支持主角详细阐述所审查的问题领域。

3.其他患者也可以参与讨论焦点问题——这就形成了"四路或多路"互动。

4一旦问题被详细阐述后，整个团体就一起讨论他们从讨论的最初两位主角身上学到了什么；这是集体心智化的最后阶段。他们为自己从中借鉴到了什么？我们（作为一个团体）能从中得到什么，然后将其带回家在治疗之外的生活中使用？

最初的步骤帮助两位主角开始对他们的问题领域形成替代性视角，从一个新的角度和更多的细节来看待问题。然后由治疗师引入第三人，并指导其采取"不知道"的立场（他们在MBT-I团体期间接受过相关培训），要阻止第三人向主角提供建议或告诉他们该怎么做。第四步也是最后一步的目的是激发其他观察了整个过程并聆听了讨论的患者进行学习。为了达成共同的理解，有必要将自己的观点与他人的观点相同调，并以对这个人的附属动机（affiliative motivation）为首要目标。虽然人格障碍患者通常看起来缺乏这种动机，但毫无疑问，这种动机就在患者表面之下的不远处，有力量在推动它出来。有证据表明，从婴儿期开始，个体就需要分享自己的内心状态（信念、目标、想法和感受）以及建立一个共享的心智（或共同的目标），但创伤和对世界的持续不信任会阻碍这一进程。因此，三角化和"四路或多路"互动成为MBT-G的首要目标。对于学习来说，没有什么比排练和重复更重要的了，因此，在MBT-G中，围绕着对问题的探索重复进行三角化和"四路或多路"互动这四个步骤。

临床案例：三角化

治疗师：如果Stanley和Sarah先开始了，在他们讨论时，也许，John你可以提问。然后，我们再从你的观点出发参与进来讨论。之后，我们将对我们学到的东西进行头脑风暴。

Sarah：Stanley，你先来。

Stanley：好的。我和女朋友吵架了，她现在很害怕回家。我告诉她我已经冷静下来了，但她不相信我。

Sarah：发生了什么？

Stanley描述了他与伴侣的一次激烈争吵，因为她要和朋友出去，而他不想让她出去。

Sarah：如果你对此反应这么强烈的话，她就不该出去。

治疗师：等等，Sarah，这是对她的评论，我们正试图弄清Stanley的想法。

Sarah：哦，那好吧。什么东西是这么重要的？你为什么不想让她出去？

Stanley：我想，她出去只是因为我不想让她出去，她也知道这一点。

Sarah：对你来说，她想出去给你带来的困难是什么？

Stanley：我们是伴侣，她应该问我。

John：你们在一起就是这样的——你掌管她做什么事吗？

Stanley：是的，我们的关系就是这样的才行得通。

Cora：对谁来说是（行得通的）？（在治疗师没有任何提示的情况下，此时加入了一个
稍具挑战性的"四路"干预。）

在进一步讨论后，治疗师将讨论推进到最后一步。

治疗师：让我们一起来谈谈，关于如何处理我们自己的人际关系，我们从中学到了什么。

Cora：这让我想到我是多么想控制一段关系中发生的事情。Stanley喜欢掌控一切，而我
也喜欢掌控一切。但我不确定为什么会这样。我猜测这是因为我担心我的伴侣不
喜欢我或其他什么，或者可能会遇到其他人。我想，我不是很自信。

Stanley：是的，虽然我很自信，但你说的非常符合我的情况。我只是觉得她可能会遇到
其他人，并且更喜欢他们。

Cora：那她不喜欢你哪些方面呢？

Sarah：你是不是总问她爱不爱你？你也知道我就是这么做的。我总觉得我男朋友喜欢别
人多过喜欢我。

团体又回到了三角化的四路或多路的互动，这完美的互动适合进一步探索，治
疗师现在只需要监测谈话，检查谈话是处于"心智化模式"，以及互动不会触发低心
智化。不过，治疗师最终还是要回到干预的最后一步，确保讨论团体作为一个整体
从每个个体的角度学到了什么。

角色扮演和练习

MBT允许采取各种干预措施，只要这些措施是为了在社会和人际关系中激发心
智化和提高心智灵活性的。在实施MBT-G的过程中，治疗师始终遵循激发心智化
文化的主要目标。虽然角色扮演和练习是显性心智化过程和观察实例的载体，但在
MBT-G中使用它们的目的是，随着时间的推移，灌输一种对内部状态的内隐的、直
觉性的理解，从而支持一个心智化团体的创建，并促进个体在社交互动中的心智化。

这样，患者就有机会在团体之外的社会世界中重新定位自己。在MBT中，治疗师不作为老师去进行教学，并且要为患者创造一种没有"被告知"和"被教育"的学习文化，这两者之间始终存在着恒定的张力。患者不希望感觉自己是在课堂上，但必须有一条将直觉理解嵌入心智功能的途径。这在一定程度上是通过将显性理解和学习内隐加工结合起来而实现的。在MBT中，我们假定在任何成功的社交互动中，内隐加工和外显加工之间的平衡都是最佳的，因此定期在团体中进行有效的演练是合理的。为了实现这一目标，在MBT-G中，针对特殊场合的角色扮演尤其有用。最重要的是，当角色扮演效果良好时，就能鼓励扮演者在有趣的氛围中换位思考[4]。

许多MBT团体都有两名治疗师，如果治疗师是小型角色扮演的主要角色，对患者会很有启发性。这是在MBT-I团体中常用的一种技巧，用于强调一些关键点——例如，用于说明糟糕的心智化或如何采取"不知道"的立场。在MBT-G中，小型角色扮演的使用频率较低，但仍然很有用。治疗师或许可以反转角色，"成为"患者，而团体的一名成员则成为治疗师。这种反转的角色扮演可以由治疗师开始："想象一下，我是你；Sarah，你是我。我告诉你我的感受，而你，作为治疗师，将对我所说的做出回应。"这种技术利用了经策划的自体心智化的暂时丧失；真正的患者现在是别人（治疗师），并且不再担心他人观点会如何影响和挑战他的自我认知。患者瞬间变成了另一个人，忘记了自己。以这种方式开展的工作可以让患者拥有一种元视角，将他们从自己身上解放出来去审视自己。与此同时，其他正在观察的患者也可以反思他们所观察到的情况（前面所述三角化过程的第4步），当治疗师回到自己的角色，要求他们报告自己从角色扮演中观察到的和学到的东西。

角色扮演也可用于探索患者之间或治疗师与患者之间有问题的交流。在这里，治疗师要管理心智化过程（见第四章），并按下暂停键，如果可能的话，进行倒带讨论，并首先处理非心智化模式。一旦大多数参与者恢复了平静，心智化也趋于稳定，就可以进行角色扮演，重演争论，但参与的患者要交换座位并"成为"对方。这种练习通常具有挑战性，患者可能会拒绝参加。在这种情况下，最好的办法是在当时管理低心智化问题，然后在以后（也许是在随后的一节团体治疗中）重新讨论人际关系问题。因此，治疗师要：

1.命名并记录互动和主角。

2.在该团体治疗小节结束时总结问题。

3.在下一节团体治疗中重新提出问题。

但是，如果参与者当前的心智化水平以及团体的氛围和整体文化允许，治疗师可以建议他们"重演"争论，但要按照三角化和"四路或多路"互动的程序互换角色。主角被要求更换座位，并"成为"对方，每个人都必须用对方之前所表达的态度和准确的话语，这些态度和话语在之前触发了问题。如果可能的话，最好让每个人大声说出他们认为在事件发生之前他们所扮演的人的想法："John，你现在是Stanley。你能以Stanley的身份说话吗，你能大声说出在事情发生之前你头脑里的想法吗？在事情发生之前，Stanley，你是怎样想的？（治疗师看着扮演Stanley的John）你当时在想什么样的事情？"这鼓励团体中的每个人去考虑个人的心理背景会明显影响到当前个人对团体中其他人的敏感性和反应性。

收尾

建议每节团体治疗结束时用大约10~15分钟的时间来进行收尾（closure）。用这段时间巩固在这节团体治疗中学到的东西，讨论如何将其有效地转化到日常生活中、哪些主题与社会关系相关、哪些问题仍未解决，以及团体将如何推进这些议题。讨论的结果构成了治疗师为下周的治疗小节撰写概述的主体部分。

临床案例：团体治疗小节的收尾

治疗师：那么，让我们来想想我们今天谈到的所有事情。我想到的是，我们都不确定谁在掌控一段关系以及这会如何妨碍我们得到想要的东西。

Sarah：是的，除了和儿子的关系，我觉得自己完全无法控制其他的关系。他（我儿子）的父亲是个很难对付的人，我一直担心他会举报我，所以我尽量跟他过不去；我现在的伴侣真的很好，但我总是纠缠于他爱我有多少，我如此依赖他，这让我很害怕。

Stanley：我能控制关系，但我必须听取你们的建议，因为这破坏了我的恋爱关系，我的女朋友不应该害怕我。也许我会尝试向她道歉。

治疗师：是的，看看这会带来什么。不过，你必须真的说到做到。我们的讨论是否也涉及我们也需要重视我们自己？Stanley，你说过当你的女朋友随心所欲地出去玩时，你觉得自己很渺小。我不确定我们是否已经把这事搞清楚了。你能不能对此思考一下，我们下周再讨论这个问题？

团体还进一步讨论了男性是否天生就会掌控所有的关系。有迹象表明，团体成员正在以假装模式组织这场讨论，患者们将此泛化到了社会中，并总结认为这种不平衡在一段关系中是正常的，因为男人比女人更强壮。Sarah似乎尤其赞同这种观点："我认为这是对的，当关系是这样时我会感觉更好些。"这种以假装模式进行的讨论受到了治疗师的质疑：

治疗师：等一下。听上去这很便利。所以我猜想我们不用为这个问题操心了，是吗？我们刚才一直在考虑，Stanley，你是怎么感到自己很软弱的，这就是问题所在。Sarah，我们还讨论了你的主要议题是你内心的不安全感以及难以知道自己想要什么。因此，让我们不要逃避我们对人际关系中的平衡或缺乏平衡做了多少贡献。我要把它写下来，下周继续讨论："当我和别人在一起时，我是谁？"我们下周可以从这里开始。

治疗师现在开始注意到"易感的自体"这一主题，并将其写在了价值观表单上。Sarah对自己有一种脆弱的体验，尤其是当她与他人在一起时。Stanley对自己有一个更自私的看法，即认为自己在任何关系中都是最重要的角色。Cora在她的自我体验中更有安全感。稍后，团体中的其他患者将被要求根据这一主题来思考自己，就像三角化的第4步中做的那样。

虚拟和数字医疗：线上MBT

人们对通过远程方式（即网络）提供MBT越来越感兴趣。虽然这对个体治疗来说似乎很简单，但对团体治疗来说问题较大。在本节中，我们将讨论有关将MBT从面对面治疗转化为治疗师引导的线上形式的团体和个体工作的一些方面。

自心理治疗诞生以来，这种历史悠久的治疗方式改变甚少。在团体或个体治疗中，患者在特定的时间进入咨询室，与治疗师面对面交流。MBT也不例外。无论是在团体治疗中围坐成一圈，还是在个体治疗中以一定的角度相对而坐，患者和治疗师都会创造一个尽可能隔绝外部现实干扰的物理环境，来为探索患者的内在心理状态、参与练习或实践技能创造条件，以减轻他们的痛苦，改善他们的心理健康。这种设置建立了一个近似的"虚拟现实"，由治疗师和患者共同创造，在虚拟现实中他们有一个共享的世界，而这个世界中的物理现实象征着"我们-模式"功能运作的心理现实（见第二章）。毫不奇怪，这种舒适的模式受到了新技术发展和诸如COVID-19大流行早期阶段感染控制等因素的挑战，当时世界各国政府要求对人群进行社交隔离，面对面的会面受到限制。更重要的是社交互动方式的变化，这使得虚拟互动成为"新常态"。尤其是年轻人，他们可能更多通过文字聊天和社交网站进行交流，而不是面对面的交流；其他人可能在网络空间中拥有自己的幻想世界，以不同的角色过着平行的生活；电脑游戏变得比"真实世界"更真实，"真实世界"让人感到陌生和不舒服。内部世界和外部世界之间的传统界线和交流渠道变得模糊不清。虚拟世界有时感觉比现实世界更安全、更容易管理。作为所有刚才提及的这些变化的结果，现在也可以远程提供MBT。在"传统"的MBT中，已经开始在危机下通过电话、电子邮件或短信进行远程干预，但随着几乎所有的治疗小节都可以远程进行，完整的治疗也可以在线实施了。

从患者就医可及性角度来看，转向线上治疗具有一些直接的优势，这种方式不再受地理距离和出行问题的限制。许多患者更喜欢线上治疗提供的便捷性，有一些个人的经验证据表明，线上MBT团体的出勤率高于面对面团体。患者可以在家参加，并可获得安全链接来进入治疗小节中，如果他们愿意，还可以保持相对匿名。不过，有些患者可能没有电脑或智能手机，也没有足够好的网络连接，这限制了他们参加治疗的机会。线上心理治疗（以及实际上所有的远程医疗服务）的提供者需要提供切实可行的方法来解决这些问题，以便使线上/远程治疗对每个人来说都是可得和可用的。心理易感性也可能影响线上治疗的接受度。易受伤的参与者可能会发现很难参与音频、视频等数字形式的内容；对于这些患者，最初的几节治疗采用面对面的方式可能会有所帮助，因为这几节治疗可以提供准备方面的支持和信息。BPD患者经常寻求关系/治疗[5]，并希望与人接触，因此他们可能更喜欢面对面的会谈，拒绝线上治疗，不过根据作者目前的经验，这种情况并不多见。

一旦解决了实际的考虑因素，那么就有疑问出现了，如果治疗的传递形式会影响干预措施的传递，那么它是如何影响那些促进强健的心智化发展的干预措施的传递的。在此，我们提供了一些关于将面对面MBT转变为远程治疗项目的一些建议。这种治疗形式将是未来研究的主题。

评估和个案概念化

一些MBT治疗师更愿意面对面地完成MBT的评估和个案概念化阶段。完成评估阶段的治疗师是患者后续治疗的主要治疗师。最初的面对面会谈可以处理所有的实际问题，并在患者和治疗师之间形成更加个人化的关系，使他们对彼此有一种具身的主观体验。房间里有另一个人的"感觉"有助于治疗联盟的发展，并支持合作构建个性化的MBT方案。必要时，患者和治疗师必须讨论有关治疗的问题和焦虑，并"排练"患者将参加的团体治疗的开始部分。在实际操作中，还可以为患者提供教程，指导他们如何使用线上资料（例如，MBT-I的资料；见第四章）的存储平台，并提供治疗。

定性反馈表明，危机规划最好也是面对面进行。治疗师在评估风险时会运用大量的主观体验——例如，会考虑到他们自己对患者自杀的焦虑程度——而在面对面的会谈中，这对治疗师来说感觉更有实质意义，也更可接近。

线上MBT-I

线上MBT-I团体由两名治疗师负责，其结构与面对面团体相同（见第四章）。在第一节治疗中，患者进行自我介绍，并展示他们的一些关系护照（本章前文已有描述），这些已在初始评估阶段与评估治疗师进行过演练。在开始这一轻微的暴露之前，可以讨论在线会面带来的问题从而进行"破冰"（稍后会介绍）。商定团体规则，并决定参与者是否打开或关闭摄像头，如何管理那些无法忍受在屏幕上看着自己的患者（如果有"隐藏自我图像"选项，可以建议患者使用该选项，或者建议患者在笔记本电脑屏幕上贴一张便条以遮住自己的图像，有些患者认为这样做很有用），还要商议决定在必要时患者如何离开团体（患者可以举手打断，或者在聊天框中留言说"我需要转移到分组讨论室去"；然后，治疗师将患者转移到另一个虚拟房间，与他们一起评估情况）。

在每节团体治疗之前，患者都会获得相关材料，并被鼓励提前进行阅读，以便在讨论过程中向治疗师提问。线上 MBT-I 的练习使用方式与在面对面治疗中的相同。治疗师可以使用一系列功能和工具，使患者更容易在线上进行治疗。

- 在团体中使用破冰游戏，例如"动物面具"（一些线上平台的特征，如 Zoom 的形象化符号和虚拟面具）。治疗师和每位患者选择一个面具并戴上。在治疗师的带领下，患者必须说出他们认为每个人选择的面具反映了这个人的什么。然后患者讲述他们选择面具的原因。
- 将团体分为两个分组讨论室，每个讨论室中有一名治疗师。每个讨论室中的团体讨论治疗小节的主题，然后各团体回到主会议室汇报讨论情况。
- 在团体治疗过程中，共享治疗师的屏幕，以便展示材料和创建材料（例如，一致同意的团体价值观清单）。
- 向患者展示治疗师所在房间的某些方面，并解释它们的由来和意义。请患者在自己的房间里选择一两件他们觉得可以谈论的物品。
- 如果某位参与者感到焦虑或处于危险之中，可以使用分组讨论室从而将其带离主团体。一名治疗师与该患者私下交谈，另一名治疗师继续团体活动。
- 使用聊天框，让患者在别人讲话时记下自己的想法；有些患者可能会犹豫是否要打断别人的讲话并说出自己的观点，而使用聊天框是更容易的。
- 可以每周为患者提供线上资料，以及一些指导性的自助内容。
- 可以使用与主题相关的线上视频/任务，如电影剪辑片段或角色扮演。

线上 MBT-G

一旦解决了可行性问题，最初几节团体治疗就聚焦于如何在"屏幕"上增强相互的心智化。在团体中，如果所有参与者都能在一个屏幕上被看到，就能更可靠地对他人进行心智化。团体开始时每一位参与者依次对问题进行结构化讨论，或者给患者布置特定任务（例如针对创伤患者的这类工作，请参见第十一章），在这样的团体中，治疗师将自己和提出问题进行讨论的人作为聚光灯的焦点；其他人则成为观众，可以从他们的面部表情和身体姿势中获得更多有关患者心理状态的详细信息。患者被要求在线上交谈时尽可能地表达自己，因为其他参与者在屏幕上读懂面部表情和眼神要比面对面时困难得多。

在团体建立之初，使用夸张的面部表情（如高兴/悲伤/愤怒的表情）互动练习心智化他人的内心状态，有助于缓解焦虑——例如，治疗师俏皮地做鬼脸，让患者说出正在被表达的情绪是什么。在MBT-I中已经使用了一系列练习，这些练习可以作为治疗师之间角色扮演进行重复，以说明在线上互相看着对方的重要性——例如，一名治疗师做出悲伤的表情，另一名治疗师在探索潜在的心理状态时必须采取"不知道"的立场。

在MBT团体的探索阶段，治疗师需要保持对所有参与者的兴趣，并对由线上形式引起的挫败感特别敏感。如果一名患者的电脑或网络连接一直有问题，那么他可能会在团体中占据主导地位，时断时续，给团体其他成员造成干扰。处于风险中的患者可能会突然离开团体，从而引起治疗师和其他患者的焦虑，他们可能会要求治疗师"做点什么"。在这种情况下，最好有一个事先与所有患者商定好的要做什么的行动计划，例如，治疗师将在团体结束时与该患者联系，而且患者事先也同意会接听这样的电话。

团体进行时也可以更经常地在所有参与者之间进行练习。例如，在处理团体的价值观或思考某个患者的问题时，可以采用随机分配参与者的方式将团体一分为二，然后每组安排一名治疗师在一个单独的分组讨论室中讨论问题。

在本章前面的临床案例中，Sarah认识到自己在人际关系中存在失控的问题，而Stanley也意识到自己存在过度控制的问题。让我们来探索一下在下一节线上团体中如何处理这个议题。

临床案例：心智化练习

治疗师：让我们对人际关系中的控制问题做更多的工作。也许我们每个人都需要考虑一下自己在人际关系中是控制不足还是控制过度，就像Sarah和Stanley所做的那样。然后，我们可以和Sarah一起思考如何管理她的失控感。

治疗师：（转向Stanley）Stanley，稍后我们也可以对你的过度控制进行同样的思考。

治疗师：我们将分成两组，到不同的房间去。我在一组，我的同事在另一组，看看我们能想出什么办法。Sarah，你加入其中一组，如果你愿意，可以中途换组，就像我们通常做的那样。

治疗师：所以，先想想我们自己，然后再想想当我们感到失控时该如何管理我们的人际关系。记住，我们并不是要给Sarah提出实用的建议。我们要从控制不足或过度控制的角度来思考自己，然后想想这如何帮助我们理解Sarah所经历的挣扎。

分组讨论结束后，两个小组相互汇报。这一过程促进了成员之间的互动和讨论，目的是在整个团体内形成"我们-模式"的功能。分组参与一项共同活动，一起讨论一个不属于他们的问题。实际上，他们是在与社会系统（整个团体）中的一个子团体分享自己的想法、感受和印象，相互合作，然后将自己重新定位到整个团体中，而整个群体随后又合作将小组的体验连接起来，并将其嵌入到更大的团体中。这就创造了一种与任何一个分组的观点类似但又不相同的观点，希望所有参与者都能围绕这个视角组织起来支持Sarah。

在所有MBT团体中，治疗师和患者都会在每周团体治疗小节结束时回顾该节治疗的主题，并反思讨论和学到的内容。这形成了下一节治疗开始时呈现的总结的基础。在线上治疗中，治疗师会把每周的总结先通过电子邮件发送给所有参与者，然后再记录到患者的档案中。通过电子邮件发送总结的目的是鼓励患者进一步反思所讨论的材料，在团体小节之间建立数字形式的连续性，并保持治疗师对团体过程的想法和印象的透明度。在面对面的团体治疗小节后，也可以通过电子邮件发送总结来保持治疗小节之间的连续性并鼓励自我反思，许多MBT治疗师现在都这样做。

线上 MBT 个体治疗

在某种程度上，线上个体治疗没有团体治疗那么复杂，只需要进行有限的改动。一些患者，也许是那些具有回避型依恋策略的患者，会觉得线上交谈比面对面交谈更舒适、更容易。相比之下，那些焦虑和矛盾的患者会觉得线上治疗更加困难，而且无法轻松自如地利用与治疗师的关系来舒缓他们的焦虑。MBT治疗师必须仔细评估患者的焦虑程度，并利用数字界面创造更舒适的互动。为了做到这一点，治疗师要在治疗初期识别出由线上形式创造出的"房间里的大象"（见第四章），并立即尝试通过将干扰患者与治疗师关系的焦虑言语化来描述其特征。与所有的"大象"一样，治疗师自身的焦虑也会被详细说明。治疗师可能会发现线上工作比面对面工作更成问题，而且治疗师自己也会感到不自在："我发现很难一直看着自己，尤其是当我觉得自己看起来很老的时候。对于你来说，看着自己是什么感觉？我们该如何解决这个问题？"

使用与虚拟形式相关的焦虑和问题来分享体验，有助于关系心智化和创建"虚拟的我们-模式"。治疗师和患者一起讨论这种形式的局限性，以及线上会面与面对面会谈的不同之处："你觉得缺少了什么？什么看起来更容易？"采取一种"不知道"的立场来处理这些问题，使得关系心智化更像是一种自然的对话，不像面对面那样主观激烈。尽管如此，在线上治疗中，关系心智化中所伴随的危险（如触发假装模式）与在面对面交流中一样有意义。治疗师需要注意的是，当这些危险确实与线上形式有关时，不要将其归咎于患者的心理问题；反之，当它们实际上与患者的问题有关时，也不要将其归咎于线上形式。那些上网经常有问题的患者可能也会觉得很难准时参加面对面的会谈，需要敏感地对这个问题进行探索。还有一些患者可能对电脑/智能手机的功能了解有限，当他们体验到疏离感而无法获得所需的帮助时，就会感到沮丧。与其立即对他们的疏离感进行工作，不如先为他们提供一些有关治疗所使用平台的指导课程。

结语

MBT团体是与他人一起进行心智化的实践。治疗师是团体不可分割的一部分，也是积极的参与者，他/她有管理团体的权威性，但不会独断专行。为了与MBT的原则保持一致，在分享心理状态方面，患者和治疗师之间存在一定程度的平等，因此治疗师是在团体**中**而不是在团体**边缘**发表评论。采取"不知道"的立场来激发探索，并利用参与者之间有组织的互动来鼓励团体所有成员发挥作用。治疗师领导的练习可用于促进这一点，在线上工作时，这些练习对于将所有团体成员的积极参与嵌入到团体文化中尤为重要。产生团体价值观的重要性再怎么强调都不为过，这些价值观会随着时间的推移被团体延续下去。在建设性的社交互动中向他人学习，需要人与人之间有一定程度的认知信任，而只有在每个参与者一起创造了一个共享文化的情况下，这种认知信任才会产生。

参考文献

1. Karterud S. *Mentalization-Based Group Therapy (MBT-G): A Theoretical, Clinical, and Research Manual.* Oxford, UK: Oxford University Press, 2015.

2. Bateman A, Kongerslev M, Hansen SB. Group therapy for adults and adolescents. In: Bateman A, Fonagy P, eds. *Handbook of Mentalizing in Mental Health Practice*, 2nd ed. Washington, DC: American Psychiatric Association Publishing, 2019; 117–33.

3. Bateman A, Fonagy P. *Mentalization-Based Treatment for Personality Disorders: A Practical Guide.* Oxford, UK: Oxford University Press, 2016.

4. Asen E, Fonagy P. *Mentalization-Based Treatment with Families.* New York, NY: The Guilford Press, 2021.

5. Tyrer P, Mitchard S, Methuen C, Ranger M. Treatment rejecting and treatment seeking personality disorders: Type R and Type S. *J Pers Disord* 2003; **17**: 263–8.

第三部分
心智化治疗在心理健康问题中的应用和调整

第六章
自恋型人格障碍

▌导言

    治疗师们对自恋型人格功能（narcissistic personality functioning, NPF）越来越感兴趣。由于缺乏对自恋型人格障碍的研究，DSM 和 ICD-11 人格障碍工作组早前曾考虑将自恋型人格障碍（NPD）从分类中删除，也许这正是原因所在[1,2]。采用心智化方法超越了类别议题，因为它要求治疗师从心智化的维度领域来评估人格，而不是确定是否存在特定的描述性特征。维度组成成分的（不）平衡的细节可能会对患者的社交体验造成破坏，这些细节构成了更为个性化评估的核心。我们一般倾向于避免贴标签，而是查看过程和行动。因此，在本章的大部分篇幅中，我们提到 NPF、自恋功能，或简单地称为自恋，而不是 NPD。不过，有些不一致的是，我们也会用"针对 NPD 的心智化治疗"（MBT-NPD）来说明对高度自恋的患者的治疗需要修改原来的 MBT 方案，该方案最初是为治疗边缘型人格障碍（BPD）患者而开发的。

    在许多方面，心智化方法与日常生活中常见的常识性方法相一致，人们在谈论自己认识的人时，会描述一系列自恋的特征。人们会以特征性的方式来描述这些人——例如，"自以为是""只想着自己""她认为自己比其他人都要好""他是个爱炫耀的、傲慢的人"。重点在于个人增强的自我关涉（self-regard）与自我形象——例如，"他们都是自己、自己、自己，不考虑他人"。他们可能过分注重自己的感受和外表，以便给他人留下深刻印象并得到他人的赞美。还有一些人表现出自恋的不同方面，他们被描述为"有点过于完美主义"或"过于注意细节"——他们花过多的时间去把事情做"正确"，过于挑剔，试图达到不可思议的、难以达到的标准。当他们失败时，他们只会崩溃瘫倒并且无法发挥功能。所有这些自我迷恋都有一个本质的缺陷，当对（真实的或感知到的）批评的极端敏感引起反应性和防御性时，这个缺陷会变得明显，因为这种情况激活了被羞辱的威胁。为了管理这种威胁，他们甚至可能会使用暴力。

    日常自恋的不同方面有一个共同点——它们都与自尊及其管理有关。心智化是自尊的管理者。简而言之，健康的自恋就是通过有效的心智化对自我关涉和公众形象进行内在管理。关于如何理解行动在自我和他人中被体验，如果精神等同、假装模式或目的论思维（第二章中有所描述）开始出现，那么歪曲自我评价的可能性就会增加。要很好地管理自我关涉和公众形象，我们不仅需要稳定的自我体验，还需要有能力恰当地利用外部因素和人际关系来增强我们的自尊，同时减少可能削弱我们积极自我感觉的威胁。无效的心智化会破坏这些过程。以操纵性的目的论模式管理社会环境会破坏社会关系。以精神等同的方式过度具体地解释他人的评论或行为，会让人容易感到被批评和被贬低。相比之下，在假装模式下脱离社交体验会夸大自我价值，并可能增加自大的风险。有效的心智化是以好奇的态度处理他人的反应，不会将他人或自己的最初反应视为真实的、确定的，而是视为一时的、可能改变的，最重要的是，总是谨慎地对待非黑即白的思维，哪怕是对积极的评价，也保持谦逊和审慎的态度。当无效心智化占据主导地位时，这些健康的自恋过程就会受到损害，有效心智化的平衡就会因过度或过少使用某一特定方面而被打破，自然的自我保护性的自恋就会开始干扰与他人的亲密关系，并歪曲社交互动。在下一节（评估和个案概念化）中，我们将描述这种情况是如何发生的。

在此之前，我们希望注入一点谨慎的（心智化的）谦卑。我们认识到，MBT之前有许多治疗方法和治疗师，他们已经处理了这个议题，也许比我们在这里建议的更好、更有效。有许多方法可以支持那些发现自己在与低自我价值或夸大自我重要性作斗争的人，我们的目的并不是与这些方法相竞争。而仅仅只是在MBT的个案概念化和治疗情境中列出许多杰出的临床专家提出的一些观点和技术。与许多提供此类支持的人一样，我们也认为，在临床实践中实施心智化模型时，对自大型自恋和脆弱型自恋（也分别称为厚皮自恋和薄皮自恋）进行思考是有益的。自大型自恋的特征在文献中有很好的描述，方框6.1对其进行了总结。

方框6.1　自大型自恋者的特征

- 有一种夸大的自我重要感。
- 有一种权利感，需要不断地、过度地（被别人）赞美。
- 认为自己高人一等，只能与同样特殊的人交往（例如，需要由诊所负责人来给其治疗）。
- 即使没有明显的成就，也期望被认为是优秀的。

- 夸大自己的成就和才能。
- 沉迷于对成功、权力、才智、美貌或完美伴侣的幻想。
- 垄断谈话，贬低那些他们认为较差的或有威胁的人。
- 期望得到特殊照顾，期望他人无条件地服从他们的期望/观点。
- 利用他人来得到自己想要的。
- 缺乏共情。
- 嫉妒他人，认为他人也嫉妒他们。
- 举止傲慢或自大，给人的印象是自负、自夸和自命不凡。

许多作者认为，这些特征起到的作用是掩盖了强烈的不安全感和羞耻感，并隔绝了一种普遍存在的不足感。无论这种观点的优点是什么，过度的自我关涉可以形成习惯并"结构化到人格中"，几乎看不出其下的波涛汹涌。还有一些患者表现出混合的特征，他们的自大和脆弱都不稳定。有些患者则表现出持续的脆弱——他们的体验被脆弱的自恋功能所主导，他们可能持续地非常害羞、回避、需要关注、过度警觉、对他人的看法敏感，而且他们需要不断用他人的赞美来补充其脆弱的自尊。MBT治疗师很容易在所有这些表现中发现患者心智化不足的特征。如果精神等同占主导地位，社交互动就会变得危险，可能被解释为批评的评论就会立即被视为永久的、不可改变的物理现实。由此产生的过度敏感也就不足为奇了。同样的道理，在精神等同模式中，想象自己拥有非凡的能力就如同真的拥有了它一样。当然，这种印象可以通过目的论模式的思考而得到加强，并组织周围的人以某种方式对他们采取行动，以证实他们想象中的非凡才能。假装模式消除了物理现实通常对有关他人实际经历的想法和感受所施加的束缚，这意味着人们可以声称自己被爱、被钦佩和被欣赏，而不需要在他人的行为中找到通常所需的证据。

虽然这种表现形式不难理解，也不难从心智化不足的角度来解释，但它给我们直接应用本书迄今为止考虑的技术带来了挑战。这种表现形式的复杂性给治疗师带来了一系列困难，因此有必要对MBT临床模型进行一些修改，这也是本章的主题。然而，最重要的一点是，MBT结构的主干仍然不变——对心智化的评估、从长期的心智化问题的角度进行个案概念化、使患者适应MBT模式、旨在修复无效心智化的干预过程，还有以最有可能确保长期改变的方式结束这一过程。

评估和个案概念化

不出所料，对自我功能和他人表征的评估是优先事项，尽管MBT评估和个案概念化的所有其他组成部分也是必需的（见第四章）。在评估自恋功能时，MBT的同情和非评判立场是绝对必要的。自始至终都要进行询问，使患者的解释具有可信度，避免质疑他们的叙述。想象一下，对于那些有着伟大理想和过高自我评价的人来说，向他人寻求帮助是一件多么羞耻的事情；或者对于那些感到特别脆弱、需要他人赞美的人来说，感觉到来自被他们寻求帮助的人的误解和讨厌是一件多么羞耻的事情。在强烈的精神等同模式下体验到的对羞耻感的反应很可能会激活自恋的保护性盔甲，使治疗彻底失败，治疗师会被指责为无能、不称职、不能胜任工作。这种爆炸性的批评很容易导致正式投诉、见更资深有经验的治疗师的要求，以及类似的相当耗时的结果，如果治疗师有足够的敏感性，并了解主要的无效心智化的复杂性，所有这些都是可以避免的。

在对患者进行评估时，治疗师要明确评估的目的——建立详细的心智化概况，并评估其对患者生活的影响。在心智化理论的早期迭代中，有人试图对比自恋功能和边缘功能的发展起源。有人认为，在这两种情况中，都存在着一种发展的损害，这种损害起源于照顾者或然的标记性镜映的不平衡。对边缘功能运作的易感性来自照顾者提供的一致但无标记的镜映，从而导致不稳定的自体。相比之下，在自恋功能运作中，情况恰恰相反，照顾者会提供标记性的但不一致的镜映，从而导致"非我"（not-me）/假性自体结构[3]。如果生活和（个体的）发展如此简单就好了！

然而，发展的视角提醒我们，在评估过程中，治疗师需要探索患者的社交活动，以了解是否患者主观体验到的是他人在对他们的内心状态提供充分标记的和或然的反应。在NPF中，我们更有可能发现这样的人，他们总是与他们体验到的不一致，因为这是他们在人际情境中所反映的。非或然的或不一致的反映，让他们感觉与他们的主观体验不匹配，会让人觉得虽然回应可能是关于他们的，但并没有完全或准确地反映他们的主观（情感的）自体。在缺乏这种匹配的情况下，他们就会感到自己未被认可，如果他们的自尊心特别低的话，他们就会感到自己是不被认可的。因此，这种不一致或不匹配会产生空虚感以及对"真实"的情感状态缺乏认可，而这正是脆弱的自恋功能的特点。这也导致了在社交互动世界中的隔离和孤独。

即使他人的反映是积极的，这种不匹配也会被个体体验到。关键在于内心状态与他人反映的时机、效价或强度不匹配。非或然的来自父母的过高评价代替了对自我更细致入微的评价，可能会产生同样的效果。孩子被视为比别人更优秀、更有天赋、更特别，更有权利感到自己是有资格的。然而，这只是父母对孩子的信念，而不一定是孩子本性的（constitutional）自我体验，那是理性的自体感所在之处。因此，感觉中的自体仍然是不可见的，而异化自体（见第二章）则是建立在被高估但不准确地镜映的自我体验基础上的，这种自体可能会变得占据主导地位，并且被建立得比本性的自体更加牢固。

自体和他人心智化

让患者详细阐述他们的自我体验的过程可能是很困难的。对患者来说，描述他们如何看待自己并不是一个容易完成的任务。这是对"主体我-模式"（I-mode）心智化的评估。一个直接的问题，如"你是一个什么样的人？"或"你会如何向他人描述自己？"可能是有用的，但需要足够的元认知能力才能理解问题的意义。举例说明人格特征会有所帮助："你是一个自信的人还是一个与人相处时沉默寡言的人？"然后再问"你能举个例子吗？"或者，治疗师可以使用人格描述词表，让患者指出一系列描述词，或者让患者完成一份结构化问卷，以聚焦讨论。对于某些患者来说，让他们描述别人是如何看待他们的，可能是更令他们困惑的事情。这是对"客体我-模式"（me-mode）（自体作为客体）心智化的评估。仔细倾听他们是否感觉到别人没有欣赏他们，或者没有像他们看待自己那样看待他们。如果这种阐述造成的是不安、沮丧和愤怒，而不是好奇、自我反思，或许还有自嘲式的接受——"不被欣赏的生活是什么滋味！"——治疗师就应该考虑到是潜在的自恋功能在运作。

自恋激活的情境

要评估患者对自恋过程激活的易感性，就需要探索在什么情况下他们期望得到他人的重视，结果却发现人们并没有以预期的方式做出回应。这样的触发因素通常是关系性的，因此治疗师要特别询问不同的社交情境和关系情境，并留意无效心智化是如何导致失望情绪的。

临床案例：关系性的自恋激活

你对他们真的很敏感，并且你注意到他们似乎并不欣赏你做了这么多，做得这么好。请告诉我更多这方面的情况。你能解释一下他们的什么反应让你意识到他们并不欣赏你的努力吗？（关系性的激活）

你花了很多时间与不公正作斗争，而且，即使直接受影响的人没有注意到，你似乎也经常看到这种情况的发生。你说你想揭露剥削者的真面目，向他们展示他们的所作所为是错误的。这显然很重要，但你能否告诉我你是如何看待自己在其中的作用的？（关系性的和替代的心智化；通过对他人的优越来扩充自尊）

当你看到他人被利用而他们没有反应时，你真的会感到非常难过。你能为别人做这么多事，这很好，但这对你有什么影响呢？（关系性的；自我体验与他人体验重叠时的自动心智化）

你告诉我，即使你知道某件事情真的很困难，但如果你没有处理好它，这会一直困扰着你，而且你会觉得自己是个失败者。让我们来探索一下你对自己的期望。（自我期望以及与现实不符激活了脆弱的自恋）

无效心智化产生的其他触发因素可能与日常互动的"方式"有关——例如，感知到的来自他人的批评、争论、被排除在决策之外，或在工作或社交场合被重要人物忽视，都会被解释为对自体的贬低和伤害。了解互动风格的细节可能是必要的，以便了解患者的心智化在何处是无效的。治疗师需要探测冲突和敏感反应。

有时，互动中的问题是比较微妙的。在流畅的日常互动中，对话很容易进行，参与者的对话会自动地相互达成一致。由于每个应答者都能预测对方说话的完成情况，而且往往准确得令人吃惊，因此每个回合之间的间隔时间只有几毫秒。他们通过基于监测身体动作、手势或语调等物理线索（心智化的外部焦点）的心智化来做到这样，这让他们不再仅仅依赖于内容，而是对语流和语调非常敏感。我们会自动心智化，并将内容整合进来，预测对方什么时候会讲完，同时在关注对方和准备自己的内容之间取得平衡。这种顺畅的互惠过程在NPF中可能是被破坏的，就像在其他人格障碍中一样。在这种模式下，个体对他人的打断和提问过度敏感，但却无法进行自我监测，而且个体期望他人不断地倾听自己，忽视提示，几乎不给对方插话的时间。他们可能对外部提示过于敏感,导致自己反应过快,在对方还没说完之前就做出了反应。无效心智化的最后一个常见途径是缺乏互惠,以及在沟通中失去顺畅互动的"舞蹈"。治疗师应该在评估阶段的互动对话中注意这一点,还有突然激活"轻蔑"(dismissive)策略来管理即时互动——例如,"我已经意识到这个了""你说的没有什么新意""我来这里不是为了听什么哄骗心理学(cod psychology)的"或"这是垃圾"。

聚焦于自大/厚皮自恋功能中的互动风格

临床案例:处理互动风格问题

嗯。你很善于在我的话中找出错误。也许你是对的,我是错的,但请你帮我一下——带我回顾一下我们是怎么走到这一步的。

在与我和其他人交谈时,你非常确定你的观点。但让我们来谈谈最后一个问题。请帮助我理解你对此为何如此确定。

你觉得自己是一个喜欢激烈争论的人吗?跟我说说你和你朋友的争论吧?听起来你们俩都很投入。

你是否经常在工作/家庭/社交活动中发生冲突?让我们来谈谈最近一次发生的冲突。

当你和他人之间关系紧张时会发生什么?你还能继续做其他事情吗?有时你是否会全神贯注于此?

或者,更具挑战性的:

哇,你很快就能挑出别人争论中的弱点。你是否偶尔能看到他们的长处?

自恋的期望与失望

自恋功能的崩溃可能是令人极度痛苦的,患者可能会因为意识到自己的关系出了问题而寻求治疗。如果他们无法通过将自己的失败归咎于他人或立即驳回(dismiss)他人等方式来支撑自己的自尊,一种压倒性的个人绝望感就会出现。这种精神崩溃可能是突然的、戏剧性的,就像 Edward Arlington Robinson 诗中的 Richard Cory 一样。他受到所有人的尊敬和钦佩,"在各种优雅方面都受到极好的教育""认为自己就是一切,让我们希望自己也都像他那样"[4]。一天晚上,他回家后"一枪爆了自己的头"。他并不像他看起来的那样,他是别人眼中的"客体我"(me),但他没有核心的"主体我"（I）。

"客体我"指的是作为客体的自体，是由他人的描绘所定义的自体，或者更确切地说，这些描绘被看到和感受到，但被体验到"仿佛"他们是自体"主体我"[5]。根据定义，"客体我"是情境依赖的——它毕竟是即时社会环境的一个功能，而社会环境远非不可改变的，这就使得源于"客体我"内部的自我体验本质上是不稳定的。与其他方法一样，MBT将"客体我"与"主体我"区分开来，后者在理想情况下是一种连贯的表征，是通过心智化对与人相关的感官信息进行累积整合和综合而成的结果。随着时间的推移，这产生了一种具身的人格感，与周围世界保持着持续稳定的联系。在自然和养育的最佳组合下，"主体我"是连贯、强大和稳定的。当然，占主导地位的"客体我"——一种情境依赖的自我体验——肯定会模糊"主体我"的体验，甚至使其消失。在有损"主体我"整合的情况下（例如，遗传易感性、逆境、剥夺），"客体我"成为自我体验的主要决定因素，使个体像Richard Cory一样，孤独一人，猝不及防地遭遇有关存在的空虚感。

为什么在与自恋功能有关的临床中记住这种区别很重要？在这种情况下，对评估和持续治疗的启示是，风险的突然变化可能不会出现明显的警示信号，而这些警示信号在BPD患者中更为典型，他们可能会变得越来越情绪失调，越来越苛刻，因为他们的"主体我"越来越被体验为支离破碎的。在自恋功能中，"主体我"会随着（感知到的）人际情境的变化而以惊人的速度从100直接变为0。

MBT治疗师需要了解患者对人际关系的需求概况以及对人际关系的回避程度，可以通过探索患者生活中何时个人期望得到满足以及何时没有得到满足的例子来获得信息。这可能会暴露出自恋功能"盔甲"上的裂缝和易感点；患者需要决定这些是否是需要修复的裂痕。任何人都不容易认识到自己的薄弱点，因此最好将这些易感点描述为"不寻常的敏感性"（exceptional sensitivities），这样就不会损害患者的自尊。具有易感的薄皮自恋功能的个体，在感受到共情性认可而不是直接受到挑战时，甚至比大多数人参与得更好，也更有可能打开学习的认识性渠道。与此相反，共情性认可在厚皮、自大的自恋功能中几乎不会产生任何作用，因为个体对他人是无动于衷的，他们已经创造了一个自我重要性的气泡，将自己隔离开来了。处于这种状态下的个体几乎不需要他人对其心理状态的情感理解，他们自己可能已经过度使用了他们的认知加工系统，以支撑他们的不依赖于即时社交情境的自尊。

阐述薄皮自恋中的自我期望和自我贬低

薄皮自恋者需要心理的脚手架和支持。有许多方法可以做到这一点，MBT治疗师再次尝试处理风格和过程问题以及内容——"怎么做与做什么"（the how with the what）。

临床案例："怎么做"与"做什么"

你现在似乎有点贬低你自己。在这种情况下，你对自己有什么样的期望？你认为这些期望从何而来？

当你告诉我这个故事时，你的语气听起来就像你认为自己应该做得更好。请告诉我一个你把事情做得像你希望的那样好的例子。

听起来你对他们的反应很满意。你预料到了吗？这影响到你对自己的感觉了吗？

哇哦！他们似乎很欣赏你。这对你有什么影响？

你对别人说话的方式有很敏感的直觉，尤其是当别人说的是关于你的时候。如此迅速地捕捉到事物是很难的。但也许你并不像表现出来的那么肯定，因为你似乎会在脑海中反复想着这些并想要解决问题。你能向我描述一下发生了什么，你的肯定是如何变成怀疑的吗？

自恋与依恋策略

根据一般的MBT模型，治疗师会探索在患者关系中通常被激活的首要依恋策略。与过度激活依恋过程的BPD相反，以自恋功能为主的患者可能会漠视"关于关系的聊天"，并主动贬低以前的依恋体验，例如与父母的依恋体验："我的母亲是个无名小卒。这么多人来参加她的葬礼真是太不可思议了。""我的父亲从来没有成功完成过任何事情，他的能力很快就没法支持我了。"依恋激活不足使治疗师难以以一个治疗性和共情的方式富有同情心地参与进来，就像患者生活中的其他人所面临的那样。具有自恋功能的个体似乎不愿意与包括治疗师在内的其他人分享自己的内心状态。自我依靠优先于需求和依赖。在对批评或缺乏赞赏进行回应时，轻视的和继发的回避型依恋过程常常会被激活，这些过程通常与自恋功能有关，当探索人际关系时，这会变得很明显。也可能有紊乱的因素，患者会在短时间内对一段关系表现出截然相反的心理状态。反思性监测中的失误会导致矛盾不被注意到。治疗师对患者叙述的连贯性提出疑问可能会导致患者变得暴躁,甚至可能会说"你没有在听。我说的是……"来为自己的前后不一致辩解。反思能力较强的患者可能会承担更多的责任,并说"我真的说了吗?我在想,如果那时我真的说了,那么我为什么要那么说呢",但随后又滑入假装模式:"也许在我描述的这段关系中,我的心智处于另一个阶段。"

进一步的证据表明,随着关系被详细阐述以及互动被仔细审查,作为自恋功能的一部分的驳回策略(另见方框6.2)可能会浮现出来。

方框6.2　在轻蔑的依恋策略中应注意什么?

- 否认依赖和减少对帮助的需求——患者提议需要几节治疗"只是为了澄清事情"。
- 非黑即白思维——贬低某些关系,理想化其他关系。
- 过分强调个人的优势和成就。
- 对关系的描述缺乏连贯性,没有详细说明:"她是我最亲密的朋友。""我不能与她说话。"
- 驳回治疗师与患者自身观点不一致的观点。
- 直接贬低治疗师:"你是教授吗?我等了这么久才见到你,得到的却是这些垃圾。是这样吗?一个教授?你一定是在开玩笑吧。"

评估过程的结果

根据核心模型(见第四章),所有信息都被整合到一个MBT个案概念化中,该概念化以个性化的和非评判的方式总结了患者的心智化概况、他们对无效心智化模式的使用、对有问题的和有效的关系过程的描述。最重要的是,治疗师和患者对治疗目标的一些细节共同达成了一致意见,并确定一致同意的优先事项。

临床案例:James

James现年27岁,目前无业。他被最近的雇主解雇,原因是他对直属经理有侮辱和威胁行为,因为他的直属经理认为他的某项工作做得不够好,需要修改。

他抱怨说,他觉得别人让他失望了,而且他不会"像他的老板那样乐意受愚弄",正是这一点给他带来了麻烦。他读到了有关MBT的信息,并认为他应该探索一下MBT

对他是否有用。

评估面谈开始时，他询问了治疗师的资质、培训水平和专业知识。治疗师对自己的培训和专业知识完全坦诚。James认真倾听，最后回答说："好吧，我暂时保留判断。"

治疗师：所以，让我尽快了解一下你的情况。

James：我知道要帮到我会很难，我需要的是专家而不是初学者，因为我已经对心理学有了广泛的了解，包括我自己的和别人的（心理）。

治疗师：是的，因为你已经理解了你的心理，那么请告诉我你的心理情况，以便我尽快了解你是如何看待自己的。

治疗师将自己置于受教育的位置，使自己不具威胁性。James的自负可能掩盖了他容易被唤醒的易感性，正如他对雇主批评的反应所提示的。初始评估并不是面质他已建立的NPF的时机。此时应该评估患者的心智化易感性，以及患者的薄皮易感性和厚皮"铠甲"之间的平衡。

James：嗯，这一切都要从我的成长经历和学校教育说起。

James继续详细报告了他的父母关系和他青少年时期的友谊，他说这些对他来说都不重要。治疗师的回应是探索性的，采用了MBT的"不知道"的立场，但在框架上给予James的解释以可信度，以便不去挑战他的叙述。如果要建立共同的目标，那么建立联盟是最重要的第一步，而其中的基本要素就是患者体验到治疗师试图从他们的角度看问题。

治疗师：因此，我们面临的一个挑战是，如何应对那些能力不如你但你又必须与其共事的人。我会记下这一点，以便我们以后再讨论它。

治疗师：你与你社交圈中的人以及特别亲近的人相处得如何？

James：你还有多长时间？这是一个复杂而有趣的故事。

治疗师：我们可以慢慢来，可以在下次见面时再讨论这个问题。

再次，治疗师表现为支持性的和有兴趣的，并确保不会以任何方式削弱James对自己和生活的看法。

在下一节治疗后，治疗师告诉James，他要写下一些东西，以确保他们两人对治疗有相同的认识。

治疗师：我认为现在是时候写下一些东西了，看看我们是否都对我们要做的工作达成了共识。我先来写，这样你就可以对此思考一下，然后告诉我哪里是对的，哪里是错的。我将遵循MBT的设计安排，这样你就可以决定MBT是否适合你。

接下来的一周，治疗师按照MBT的设计安排完成了临床总结。他非常简要地概述了James的复杂经历，以及他的一些易感性和成就。这里报告的是与James使用心智化维度有关的个案概念化部分，以及他的人际关系风格和治疗中可能出现的问题。

临床案例：James 的个案概念化摘录

心智化

自体体验和他人体验

你曾告诉过我你是如何看待自己的，以及你比别人更快看清事物或理解事物的能力，在某种程度上，你的心理理解也是如此。你对别人如何看待你非常敏感，对别人如何对待你也相当关注。特别是，你给了我很多别人不够尊重你的例子。当你注意到这一点而且对此非常警觉时，这会让你很快发怒。最近在工作中就发生了这种情况。你把发生的事情归咎于他们，我们讨论了你如何处理这种误解。我们一致认为，不管原因是什么，别人对你的看法与你对自己的看法不同是令人痛苦的，你希望能够更好地处理这种情况，而不仅仅是为此生气。

也许，在我们的工作中，我们的焦点是你对于他人没有像你看待自己那样看待你非常敏感。因此，首先，我们可以考虑你的自我体验。因此，我可能会问你更多关于你的现实情况的问题，以及你对自己的感觉和别人对你的印象之间的不匹配是如何发生的——为什么别人会误读你，我还会问你是如何看待别人的，以及是否有时你也不能清楚地看到他们向你呈现的东西和关于你的东西。所有这些都将有助于我们帮助你处理在你如何看待自己与他人如何看待你之间的差异。

认知的和情感的功能

尽管心理学和哲学并不是你的专业，但你对这两方面的阅读了解却异常多，而且你能够思路清晰地解决问题。我们一致认为，在几乎所有情况下，你都很难思考和谈论自己的感受，我认为你倾向于忽视感受，将它们视为软弱和不必要的。

也许，在我们一起工作的时候，我们需要确保你可以像你善于分析问题一样善于识别自己和他人的感受。因此，也许每当我们讨论"内容"时，我们也会同时讨论你的主观感受。你感受到了什么，而不是你在想什么？

自动的和受控的加工

我们一致认为，你觉得自己无法掌控的情况是具有挑战性的。无论你在哪里，无论你和谁在一起，你都会仔细倾听可能是关于你的评论，并努力找出这些评论的关系含义。虽然你对此深思熟虑，但所有的思考都让你很难放松地投入到互动中。解决问题会让你不再这样处于自发的状态，尽管你也非常重视这一点。你指出，当你和我在一起时，你会在自己的头脑中不断监测我说的话是在表示我欣赏你还是批评你。我顺便说一句，这就是过度心智化——过度思考。你觉得这个想法很有趣，但不确定该怎么做。

在我们一起工作的过程中，我们俩都要注意，在与他人相处时不要想得太多而不够生活化。

你花了很多时间思考自己并聚焦于自己的体验，你理所当然地享受着自己在职业世界中举足轻重的感觉。但是，当你变得全神贯注于别人如何看待你时，这就不那么有帮助了。

在我们一起工作的过程中，会有一种张力，它是关于我们在多大程度上聚焦于你自己的世界，又在多大程度上认为他人的世界与你的世界不同。这些差异会给你带来一种张力，导致你变得愤怒和更具反应性。虽然你觉得这是不可避免的，但我们都明白，最好是找到其他的管理方式。

最后，我们发现，你的大脑会超速运转，变得像"有轨电车"一样，固定在一条特定的线路上——"人们不欣赏我"和"我怎么能被这么多傻子追上？"这些是其中的几个例子。我们可以叫它"有轨电车撞车"（tram-crash）模式，因为称其为"精神等同模式"是不必要的专业术语。

在我们的合作中，当你处于这种"有轨电车撞车"模式时，你会采取行动避免撞车，这是可以理解的。如果要避免撞车，我们需要更详细地了解导致撞车模式的原因。

人际关系

你坦率地谈到自己更喜欢由自己掌控的恋爱关系。你最近的一段恋情是和Amanda的，你觉得她很难相处；她经常在别人面前和你意见相左，这让你觉得无法接受。你认为她不适合你，于是你打电话给她，告诉她你要结束这段关系，并决定不再见她，从而结束了这段关系。当她试图联系你讨论此事时，你对她避而不见。

这可能会给我们的治疗带来困难。在治疗过程中，我可能会与你意见相左，这可能会导致你也想结束与我的关系。因为你已经说过，你在监测我，看我是否能胜任这份工作，我们两人对事情的看法不同有时可能会让我们的关系变得有些张力。你可能会认为我太笨了，不值得你来见我。如果有一天你仅仅打电话给我说你要结束了，那就太可惜了。我并不要求你承诺进行整整一年的治疗，但也许我们可以在治疗前达成协议，如果发生这种情况，我们应该有两节治疗来回顾发生了什么事情。我非常希望一开始就达成这样的协议。

自恋型人格功能运作的治疗焦点和干预措施

在MBT-NPD/NPF中，建议对用于治疗BPD患者的基本MBT模型进行适度修改。对于BPD患者，治疗的一个相当重要的焦点是管理情绪失调、依恋系统过度激活和自我功能的不稳定。在MBT中治疗自大的自恋功能时，更聚焦于建立联盟，探查自体结构的僵化性、与自体相关的刻板的他人表征，以及探索依恋关系中的诋毁。而对于更易感的自恋患者，则必须相当重视关系中的自我肯定需求，并经常进行共情性认可。这种情况下的危险是产生依赖性和无休无止的治疗。通过有时限的治疗以及从共情支持性的干预逐步转向挑战和一个关系性的焦点可以防止这种情况发生。

无论自恋功能的混合体是什么，MBT都提倡安全第一（"不造成伤害"）的方法，以及避免引起医源性伤害的干预（MBT-NPD的干预概述，见方框6.3）。MBT-NPD保留了MBT通常的焦点，即加强心理状态的表征，在这种情况下，主要聚焦于支撑自体表征的心理状态，以及后来的自体作为客体的表征（self-as-object representation）。其原则是首先明确患者"我-模式"功能的效用和强度，共情性认可他们对自己的体验而不质疑。从本质上讲，这是一个元认知、自我反思的过程，其重点是增强"主体我"（I）的一致性。一旦治疗联盟强大稳固，"客体我-模式"（是对他人的一阶心智化和个人的二阶表征系统的结合体，个人的二阶表征系统处理"他人如何看待我"的问题）就会成为治疗的焦点。对这两种NPF类型来说，患者如何体验被他人看待都是关键，而有效的他人心智化是这种能力的基础，如果不引入一些挑战，这可能无法完全解决。接下来，我们将尝试在"我们-模式"中进行更详细的工作——关系心智化。

方框6.3 MBT-NPD总结

评估和个案概念化

- 自体和他人心智化——具体的、聚焦在自体形象和自尊。
- 探索自恋激活的情境。
- 自恋的期望和失望。
- 自恋型依恋策略。

干预：从"主体我-模式"到"客体我-模式"再到"我们-模式"

脆弱的自恋

- 对"主体我-模式"的共情性认可和支持。

- 情感聚焦（次要主导主题）——患者的恐惧和治疗师的焦虑被用作聚焦于"客体我-模式"和"我们-模式"的一个步骤。
- 关系心智化——识别焦虑性的依赖。
- 反-关系心智化——管理过度支持性的/保护性的回应。
- 挑战——在脆弱的"主体我"情境中要小心这点。

自大的/厚皮的自恋

- 对"主体我-模式"的共情性认可，但与脆弱的自恋相比，支持较少。
- 针对"客体我-模式"的情感叙事。
- 情感聚焦——患者的僵化性和自负，以及这些如何干扰治疗工作。
- 关系心智化——识别轻蔑的依恋策略。
- 反-关系心智化——通过明确的识别和讨论来管理有问题的回应。
- 挑战——突然的、强劲的、玩闹的、直接的。

支持自恋以建立一个联盟

　　James的个案概念化基调是高度支持性的，其中的措辞努力从他的自我夸耀中的建设性方面入手，建议研究他如何管理一个不如他的世界。重要的是，治疗师要找到患者自我评价中准确的方面，这样，从患者的角度看问题才有真实性。通过商定工作联盟来建立治疗联盟是可能的，但只有当患者体验到治疗师是与他们在一起的而不是给他们施压的，关系联盟才能建立起来。因此，共情性认可在MBT-NPD中是关键的干预措施。在尝试让患者以精神等同（假设知道）以外的任何模式有意义地考虑他人的心理状态之前，必须先进行自我探索。这对治疗师来说可能是个问题，他们可能希望询问为何患者认为他人会有那样的行为，但却发现患者对此毫无好奇心或兴趣（因为他们坚信自己知道）。此外，治疗师可能会发现很难喜欢一个具有强烈自恋特征的人，甚至可能很快就会对他们产生敌意，认为他们令人难以忍受、傲慢无礼。在治疗中过早地使用这种动力性的回应会破坏脆弱的联盟关系。因此，在后面的治疗中，使用反-关系回应是一个更主要的特征（参见本章：反-关系心智化）。

探查自体结构和关系情感

　　在与James达成的临床合作协议中，强调了对体验式自体的探索，James已经接受将反思其与自体相关的感受和信念。聚焦这一议题的最直接方法是，选取一个事件，其中James对自己的体验与他人对待他的方式是明显不匹配的，然后建立详细的图景，识别出差异，并在更广泛的情境中反思互动中的情感和印象。

临床案例：探索体验式自体

　　治疗师和James决定选取最近一次导致他失业的"事件"来进行讨论。最初的讨论是关于他在事件本身中的体验。然后需要延伸到他现在对自己的感觉。

James：我的智商很高，这是我有别于其他同事的主要原因。他们都很笨。我对他们很有用，直到他们意识到我超越了他们。他们不喜欢这样，因为这暴露了他们是怎样的。

治疗师：他们是什么样的？

James：木偶。

治疗师：你和一群木偶一起工作是什么感觉？你现在的感觉又是怎么样的呢？

James：被证明是正确的。这让我觉得是时候向前进了。

治疗师：被证明是正确的？以什么方式？

James：我比他们强，但他们没有意识到这一点。

治疗师：你现在说这句话的时候，是否有一种情绪活跃起来了？

James：唔，我对他们的反应方式很生气，因为我的工作没有任何问题，他们却当着办公室所有人的面斥责我。

　　现在，治疗师需要更坚定地对James此时的情感体验进行工作。他正在描述一个易感点。

治疗师：在别人面前发生这事，这是很重要的，是吗？

James：哦，是的。如果你想对某人说一些私人的话，你不应该当着其他人的面说。

治疗师：你觉得他们为什么这么做？

James：是为了羞辱我。这就是我走出去的原因。

治疗师：哦，这是让人痛苦的。这就是你的感觉吗？

James：当然。难道你不会（这么觉得）吗？

　　治疗师现在需要保持焦点，抓住James对羞耻感和屈辱感的突然触及，这使他退缩回去了，并强化了他僵化的和防御性的（但最终是不可持续的）对自己优越感的信念。未被心智化的羞耻感体验（对精神等同所带来的强烈感受的体验）迫使James退出与他人的真正互动，这可能会缓和他脆弱、夸张的对自己的看法。治疗师在这一阶段所能做的，就是加强与不应有的耻辱感相关的心智化和共情。这种体验可能是James明显的自恋表现的驱动因素，但当然，在那一刻仅仅暴露它可能就是一种耻辱。这就是MBT治疗师立即转回到共情位置的原因。

治疗师：是的，我会的。尤其是当他们看到的你和你本来的样子完全相反的时候。管理这种被暴露的感觉太难了。

James：我现在还能看到他们那些愚蠢的、指责的、充满鄙视的嘴脸。我无法忍受。我就走了出去。

治疗师：走出去让你感觉如何？

James：好些了，但后来我就回不去了。我不知道该怎么办，所以就离开了。

在这一节治疗即将结束时，治疗师和患者总结了所学到的东西，并进一步发展个案概念化，因为通过探索，他们对James所面临的挣扎有了更好的理解："我想我们在这里学到的是，当你面对别人对你的负面评价时，你自然会感到受伤和愤怒。但如果你觉得自己在别人面前暴露了自己，这种痛苦就会加剧。然后，你象征性地、肉体上'走出去了'。当然，之后你就独自一人了，你被抛到你那极大的自给自足中。这固然很好，但当你把他们的责备蔑视抛在脑后时，你还能看到他们的脸部形象，这也许会让你更难自我感觉良好。自给自足在这方面的作用如何，这是我们在进一步讨论这一切时需要牢记的。"这有助于使今后的治疗小节聚焦。

关系心智化：从"主体我－模式"到"客体我－模式"再到"我们－模式"

就干预措施随时间推移而发生变化而言，只有当患者感到自己受到治疗师的尊重和认可时，对患者目前生活中的关系和治疗本身中的关系动力学的探索才能取得成效。因此，在MBT-NPD任何阶段的任何治疗小节中，治疗师遵循的结构都将继续遵循共情性认可和管理心智化过程的分步程序。只有当自体心智化元认知稳定后，治疗师才会考虑处理患者的人际关系及其在患者生活中的功能。

不过，在自恋功能运作中，在治疗过程中努力稳定"主体我-模式"——主要是从患者的角度看问题——是治疗中必要的第一步，这一点非常重要。治疗师共情性地采纳患者的观点，有助于澄清和加强他们从心理状态的角度来理解周遭世界，即使这必然会有显著的歪曲。接下来，"客体我-模式"功能运作——我如何看待他人眼中的我（他人如何看待我）——的易感点和困难成为敏感的探究主题。有效心智化的个人二阶表征需要通过他人的眼睛来看待自己，这显然带有风险和危险。一旦这项工作取得成效，就可以转而关注"我们-模式"的关系焦点——本着共同意向性的精神将自体和他人的心理状态结合在一起，在这种情况下是和自体相关的。这就要求治疗师和患者看到的是同一个整体的人（而不仅仅是同一个人的某些部分）；围绕着这个人的自我理解和他人的理解完全一致，共享的意图是治疗师帮助患者处理他们共同关注的一个或多个问题。因此，按时间推移，MBT-NPD的治疗轨迹如下：

1. 治疗早期——聚焦于稳定"主体我–模式"。
2. 治疗中期——强调"客体我–模式"，逐渐转变为"我们–模式"。
3. 治疗后期——巩固和泛化"我们–模式"。

当然，这种程式化方法只是程式化的。在实践中，治疗师和患者会在所有三个探索和聚焦的领域之间移动。然而，需要记住的是，一开始的治疗小节聚焦于元认知的"主体我-模式"，之后工作的焦点是自我作为客体的"客体我-模式"，最终进入共同体验的"我们-模式"，这就为治疗师的任务奠定了基础。在"我们-模式"中，治疗师和患者可以共同关注个人叙事，同时承认他们可能有不同的视角，但这些视角具有同等效力，同时，在共同视角下，双方都是内在体验的一个方面的见证者。

在NPF中可能出现的一种并发症是"假装的我们-模式"。对于某些患者，尤其是具有依赖特质的患者，"我们-模式"中的心智结合是很有吸引力的，他们可能会觉得这好像有助于加强一个有点不连贯的自体感（"主体我-模式"）。治疗师需要意识到，一些具有明显NPF特征的个体有时倾向于用与之交谈的人的形象来描述自己。在社会心理学中，这种现象被描述为**变色龙效应**（chameleon effect）；这种效应很可能是非-有意识的，它需要模仿谈话对象的思维方式、价值观、表情，甚至姿势、特殊习惯和面部表情来匹配对话伙伴的这些方面。在这种情况下，"主体我-模式"在某种意义上伪装成"我们-模式"，这样，患者的行为会被动地、无意地发生变化，以匹配治疗师的行为。这种模仿背后的动机很可能是希望被喜欢，因为"我们-模式"带有附属属性（我们倾向于喜欢与我们相似的人）。就像假性心智化一样，治疗师可能很难发现"假装的我们-模式"。有NPF的个体可以精密而直观地适应治疗师对他们的反应，并不断调整自己的行为，以创造一个近乎完美的身份印象。总体而言，治疗师认为伪装特征在很大程度上是积极的，甚至是有用的，并可能被误认为是认知信任。然而，患者付出的代价是，"主体我-模式"增加的稳定性是虚幻的。

真正的"我们-模式"并不涉及某种神秘的心智和观点的融合——相反，它的力量在于它利用了对同一问题的不同观点，它依赖于能否坚持意识到观点中的差异，从不同人的观点中获益。另一方面，虚幻的"我们-模式"通常的特征是试图在当前问题上达成完全一致，并且否定不同的观点。

当患者与他人相处时，他们的易感点往往更加明显。互动不匹配、缺乏互惠和尊重不足都会导致使用盔甲防御的自体僵化、自恋结构的强化、从社交中退缩。当这种退缩出现在患者的生活中（根据患者对事件的描述）以及治疗过程中时，只要有可能，治疗师就要通过将这种退缩突显出来而反对它。这个工作是支持患者在人际关系中更加投入和灵活。如果有足够的认知信任，患者对于与治疗师之间关系的体验就可以用于这一目的（患者认为其个人叙述的意义正在由治疗师进行心智化）。在聚焦治疗师与患者互动的同时，如果患者在治疗之外的一种或多种人际关系也得到了仔细的探索，并且从关系激活不足和认知性驳回转变为需求激活和认知警觉，或者更好的是，已经走向认知信任，让患者感觉到世界上还有其他志同道合、讨人喜欢的和喜欢他们的人，这将是有帮助的。可以安全地探索这些关系，并要求患者将自己的心理状态对比他们所欣赏的可能有不同观点的其他人的心理状态。MBT关注的不是当下关系的"为什么"，而是这些关系"如何"被使用以及"如何"发挥作用——它们是单方面的还是具有相互性（这种相互性允许患者更多地了解自己，并对他人的体验富有同情心）的？

反－关系心智化

在治疗具有明显自恋功能的患者时，需要谨慎管理和特别关注反-关系心智化。患者的轻蔑策略和专横态度，以及他们对他人明显缺乏同情心和对他人的易感性，都会让人感到"厌烦"。治疗师需要保持理性，触及患者的易感点["看穿喧嚣，寻找痛苦"（see through the noise and seek the pain）]。保持与患者的观点"同在"是至关重要的，尽管有时几乎是不可能的；以同情心为动机，挑战患者僵化的心理结构是必要的，尽管这很容易被以恼怒为动机的挑战所取代。严格执行"不知道"的立场有助于应对这些困难的反-回应，但它是使用情感焦点和治疗师的反-回应表现，给患者施加压力，使其对人际关系的动力学进行更多的自我反思。

情感焦点（"房间里的大象"）与自恋

治疗师与具有自恋功能的患者之间所建立的特征性关系动力学需要加以识别、体验和探索。正如我们在第四章中所概述的，情感焦点是患者与治疗师之间情感上突出的互动动力，目前正在以某种方式被表达出来，但可能无法用语言来表达。这种动力学是次要主导主题的一部分，往往会干扰治疗，可能会被隐性地/自动地加工，停留在非-有意识的层面。它是"房间里的大象"。在MBT中该任务有两个部分：

1. 将次要的互动主题从自动的转为更明确的。
2. 从公平的角度探索动力学——参与者是一个系统的一部分，在这个系统中，他们对互动过程的贡献是平等的。

为了实现这一目标，治疗师在意识到某些动力学过程正在发生时，会开放地识别它们。这种干预的一个主要部分可能是利用治疗师的反-关系体验，这可能是一个未表达的情感突显过程的初始迹象，这个过程通常与患者的自恋相关。例如，治疗师可能注意到患者驳回了治疗师说的每一句话且没有反思，即使患者回应时的语气听起来很合理："不，我不认为那是对的。""我不认为这有什么关系。""也许我需要对此进行更多的解释。"治疗师感到不被理解，最终被激怒，正如下一个临床案例（"James的大象"）所说明的那样。

就临床安全和危机管理而言，这种"大象"可能具有重要意义。患者可能会否认他们的风险，但治疗师会主观地体验到一种担忧——例如，对自杀的担忧——随着时间的推移，这种担忧变得越来越强烈。治疗师有责任将此提出来，并探索其意义："你听起来对如何处理这种失望很有信心。从我的角度来看，我比你更担心。你对别人的批评很敏感。让我担心的是，当我问你更多有关此的问题时，你却把我推开了。我不想漏掉这里重要的东西。"

临床案例：James 的大象

James治疗过程中的"大象"很成问题。在治疗初期，治疗师就对他的傲慢感到挫败并有反应。在治疗过程中，有一次James把脚放在他和治疗师之间的矮桌上。为了让自己舒服些，他要求治疗师"再努力一点，帮助我了解自己。到目前为止，这里的大多数事情对我来说并不奇怪。大部分都来自我自己。要想改变，我需要你做更多来改变"。治疗师不仅要考虑自己的反-回应，还要考虑它所构成的互动。起初，他的反-回应需要被"隔离"起来，同时确定其来源。

治疗师：你说得对，我认为你需要更多。我可以看到，目前的情况并没有改变。看来我们又回到了协议的那部分内容，其中有一个问题是关于你如何应对那些不具备你的能力的人。所以，也许我们可以考虑一下，在我误解你的一些事情的时候，你如何更好地应对我。

James：我只是想实话实说。我以为这就是我应该做的。我来这里将近四个月了，但我认为我还没有从你这里学到多少东西。

治疗师：是的。我也在想你和我之间的问题。在我看来，我们似乎朝着不同的方向前进。我反复围绕着你对他人多么敏感这个问题，而你却反过来说我在这个问题上跑题了。我们坦诚地讨论一下这个问题，怎么样？

James：我没意见。你先说。我会听你说，然后你也得听我说。

治疗师：嗯，我一开始提到你与他人相处的困难时，你似乎就不搭理我了，我觉得你已经下定决心了。我觉得甚至在我开始说之前你就已经让我觉得我是错的。

James：嗯，不太像……

治疗师：等一下，这正是我的意思——我才刚刚开始，我们一致认为你现在正在听……但也许这就是问题所在——我们恰是没有以开放的态度去充分倾听对方，开放的态度意味着我们认真对待彼此。

现在，治疗师正试图界定"大象"的细节，并将其呈现出来。这样做的目的是让患者认识到："不倾听对方"是一个次要的动力学过程，它干扰了治疗工作和认知信任的建立。但是，要想让倾听成为个人学习和反思的有用工具，就必须要有认知信任。目前，James没有倾听治疗师，而治疗师也发现越来越难以倾听James。第一步是定义这个问题，记下它，并在出现"不倾听"的情况时共同将它识别出来——无论是James对治疗师的体验，还是治疗师对James的体验。

在易感的自恋功能的背景下提出挑战，需要非常敏感地进行，甚至是试探性地进行，以避免触发患者的羞耻感以及加剧失败感，这将损害患者的心智化。对自大型自恋患者的挑战也应该敏感地进行，并且要仔细把握时机，但可以不是那么试探性地进行。当治疗师感到非常恼火时，应避免进行挑战，只有当对患者的同情占据主导地位时，才可展开挑战。在治疗联盟稳固时，挑战可以更加强劲和坚持："我真的无法理解这样一个事实，即我所有试图理解你的困难的努力都是在'浪费空间'。

你和我需要讨论出是什么让你来见一个你认为如此无用的人。"这是一种高风险的做法，但它有可能会解放治疗关系，并触发患者的反思时刻。治疗师需要坚守观点，同时展现出希望解决问题的态度，而不是放弃努力并终止治疗。

结语

在MBT-NPD/NPF中，需要对心智化的自体/他人维度进行详细评估，并且获得患者对改变的真正"买单"（buy-in）是治疗的必要前提。随着时间的推移，治疗的焦点也会发生变化，从探索"主体我-模式"自体的僵化性和易感性，到对"客体我-模式"或"他人如何看待我"建立更多的反思和好奇。强健的自体感对于联合或关系心智化"我们-模式"的共享心理状态至关重要，这样才能对个人叙事进行共同关注，同时承认患者和治疗师可能有不同的观点——两者具有同等效力。如果能够在一定程度上稳定地与他人安全分享心理过程，那么患者的自恋就会得到足够的调节，从而可能产生相互性和归属感，而这正是社会心智化和建立友谊的基础——一个真正积极的结果。

参考文献

1. Skodol AE, Bender DS, Morey LC et al. Personality disorder types proposed for DSM-5. *J Pers Disord* 2011; **25**: 136–69.

2. Tyrer P, Crawford M, Mulder R et al. The rationale for the reclassification of personality disorder in the 11th revision of the International Classification of Diseases (ICD-11). *Personal Ment Health* 2011; **5**: 246–59.

3. Fonagy P, Gergely G, Jurist E, Target M. *Affect Regulation, Mentalization, and the Development of the Self.* New York, NY: Other Press LLC, 2002.

4. Robinson EA. *Robinson: Poems.* Donaldson S, ed. New York, NY: Everyman's Library, 2007 (originally published 1897); 33.

5. James W. *Principles of Psychology.* New York, NY: Henry Holt, 1890.

第七章
反社会型人格障碍

导言

反社会型人格障碍（antisocial personality disorder，ASPD）、自恋型人格功能（NPF）和边缘型人格障碍（BPD）的心理特征之间有相当多的重叠[1,2]。众所周知，在临床实践中，很多患者都表现出这三种障碍的特征。ASPD患者具有较高程度的NPF，而许多BPD患者具有较高程度的反社会特征，这提醒我们，人格障碍的分类方法并不十分符合分类的目的。然而，分类方法的失败并不是反对制定一些有助于区分临床表现的一般原则，因为这些临床表现表明，为了有效满足患者的需求，需要采取不同形式的治疗干预。因此，在本章中，我们将使用ASPD这一术语（并提及患者和治疗师，尽管我们所倡导的是一种平等的态度），但我们所指的ASPD并不是一个诊断实体，而是具有一系列共同问题的个体的指标，心智化治疗（MBT）可以通过一套特定的干预措施来处理这些问题，我们将其描述为MBT-ASPD。重要的是，被诊断为ASPD的个体通常是男性，他们在一些方面表现出持续的失败，包括不能呈现出一般性的亲社会行为，也不能参与建设性的社会合作；这导致他们与社会反复冲突，形成不信任的友谊以及有问题的亲密关系。

针对 ASPD 的 MBT 的长期 / 短期目标

改变身份认同（identity）和达到断念（desistance）

正如我们在第二章中所讨论的，与MBT的良好结果相关的是：社交沟通包含了与个人在社会合作情境中发挥作用的能力相关的信息，这个社交沟通作为个体学习的资源是有用的。这些关于如何在社会世界中运行的信息可以在更复杂的社会环境中使用，哪怕是在有压力的背景下和在非心智化的环境中也可以使用。与有ASPD的人一起工作时，思考如何进行沟通尤其重要，因为他们可能非常不信任别人，以至于看不到沟通对个人的意义，而对于其他人，这可能会促使一个人的身份认同、品位、价值观或偏好发生变化。他们往往很难认识到积极的改变机会和途径，因为他们被困在一种生存模式中，这种模式中的世界可能是——而且他们必然体验为——一个充满敌意的世界，他们通过威胁和暴力来管理这个世界。在这种情况下，他们很难改变也就不足为奇了。对暴力本身断念，正如刑事司法系统所要求的那样（并且经常被用作治疗研究的主要结果），被他们体验为战败。但是，推动我们所有人走向对暴力断念的过程才是需要考虑的重要因素。

这一过程实际上是关于感知到的信息与自体相关性的变化——一种认知上的转变，即从认为世界是一个充满敌意的地方，无法从中学习到任何东西，转变为认为世界是一个可以从中学习的地方。患者通常通过他人认识到犯罪的身份认同的负面属性，并逐渐增强其次要主导地位的亲社会身份认同，断念就会发生。犯罪者的身份认同会随着他们接收到新的信息而改变，他们认为这些信息与自己相关，并可泛化到其他情境中，因此这些信息会被储存起来，以备将来通过修改自体结构而激活。只有这样，我们才能在一种隐喻的意义上说这个人已经"与过去决裂"。一个新的自体正在逐步形成。新的信息一旦被吸收并整合到相关的自我图式中，就意味着对世界的看法发生了改变，过去重要的事情现在不重要了（或它们的重要性大大降低了），过去不重要的事情现在重要了（或变得稍微重要些了）。重要的是，这种由日益稳定的心智化驱动的变化过程迫使我们更加关注患者的社会背景和主导罪犯生活的持续关系，并直接处理这些关系背景中的信任和不信任问题。

因此，对于ASPD来说，改变的重点并不在于临床设置和心智化能力的恢复，而在于改变ASPD患者与周围人之间的社交关系。这项工作是去支持患者对来自他人的信息和知识变得更加开放，而之前他们拒绝接受这些信息和知识是与他们相关的（即**有意义的**），以及使他们能够将这些信息应用到遭遇这些信息的环境之外的情境中去[即**可泛化的**（generalizable）]，并将其与现有的知识结构整合起来并加以修改[即**令人难忘的**（memorable）]。随着认知信任（见第三章）的增加，个体逐渐能更好地融入周围的社交网络。这就增加了永久修改自我叙事的学习机会，这反过来减少了在压力和痛苦时使用暴力煽动性社交策略的频率。

总之，改变——对暴力断念——取决于三个关键影响因素的结合：

1. 心智化的增强，从而引起

2. 通过加强对他人体验的关注和增加以认知信任为特征的社会联系，减少反社会行为（如暴力），这反过来又使

3. 亲社会行动者对个体的个人叙事施加影响，从而导致持续的变化。

产生这一过程的起点是精心设计的团体治疗，其重点是心智化、参与治疗和促进对他人的信任、实践"现场的"（live）亲社会互动，以及将从这些互动中学到的东西泛化到个体的私人社交情境中。

心智化与暴力

本书一直强调，对治疗师来说，MBT中的起始点包括绘制患者的心智化问题地图，并确定他们的心智化易感的情境，一个特别的焦点是依恋策略被激活时的社交和人际敏感性。正是在这些时候，患者的心智容易受到低心智化模式支配的影响，这些低心智化模式包括精神等同、目的论模式和假装模式（见第二章）。在这些体验自体和世界的不同模式之间进行快速的、依赖依恋的移动是BPD的特征，但在ASPD中，暴力的共存改变了这种移动。在大部分时间里，ASPD患者根据目的论的理解["行动"（doing）的模式]来解释世界，其运作的基础是：行动是让人们理解事物的唯一方法，或者是确保将针对自体的威胁消除的唯一方法。我们认为，通过刻板地将异化自体外化，这一过程维持着稳定性（见第二章）。这给对患者工作的治疗师带来了严重的问题。系统的僵化性必须受到挑战，然而挑战可能会诱发暴力[3,4]。

在ASPD中，异化自体被牢固而僵化地外化了。伴侣可能被描绘成无头脑的、依赖性强的人，因此需要别人告诉他该做什么；社会系统可能被描绘具有成专制的、威胁性的征服色彩。对这些图式表征结构的威胁——例如，伴侣要求一种"不可接受"程度的独立——会造成与期望的不匹配，从而导致依恋焦虑。这触发了对心智化的抑制，进而导致对无法控制内部状态的恐惧和异化自体回归的威胁。对于治疗师来说，重要的是要记住一些关键的过程，这些过程可能会颠覆一个"精心设计"的稳定异化自体的系统。它们是：

- 对自尊的威胁。

- 对自体身份认同的威胁。

- 羞耻感的激活。

对于那些自尊并非植根于现实的个体，自尊受到威胁会触发暴力，因为他们夸大了自己的价值（自恋；另见第六章），并冒着被他人另眼相看的风险。从表面上看，ASPD 患者倾向于夸大自己的自尊，强烈需要他人的尊重，控制他们周围的人，并制造一种恐惧的气氛。在很大程度上，这是他们对社会环境的适应，做任何不同的事情都会使他们面临个人危险。然而，他们"把婴儿和洗澡水一起倒掉了"。他们对他人的不信任是全盘的，没有任何来自社会世界的信息可供他们学习。改变需要他们注意到亲社会性的微光，并最大限度地发展建设性的合作关系。许多患有 ASPD 的人都试图这样做——他们不断地试图保护自己与伴侣以及子女的关系，却发现这些关系被外部威胁所破坏，这些威胁挑战了他们的地位和身份（例如，作为父亲或一家之主）。地位的丧失是毁灭性的，因为异化自体回归并揭示了威胁要压垮他们的内部状态。体验会更加牢固地扎根于精神等同中，这增加了（感知到的）地位丧失状况的强度和现实性，导致需要"理清头绪"。问题不是心理上的，而是由物质世界引起的，因此，在目的论模式下，个人会采取身体上的行动。触及诸如内疚、对他人的爱、对身体自体的恐惧这样的情感——可以防止我们中的许多人实施暴力行为——而这样的触及是不可得的，心智化的丧失以及 ASPD 患者体验这些感受的能力的下降，阻止了这些抑制机制的调动。例如，对身体自体存活的恐惧不复存在，与暴力相关的普通危险也被忽视了。假装模式的开始意味着被抓的风险是"不真实的"，一种虚幻的安全感和缺乏现实感获胜了。内部状态不再与外部现实相链接："它就像电影里发生的那样。""它看起来并不真实。"

对羞耻感的调节是这一过程中的关键因素[5]。异化自体的回归会诱发羞耻感，这是在精神等同的现实中被体验到的，因此控制源头的尝试是不可避免的，它被视为"就在那里"——在自体外部。对危险源头的攻击性并不局限于非身体的攻击性（如大喊大叫），因为这需要意识到对方的心理状态，而当心智化崩溃时，这种意识就丧失了。保持把他人想象成一个有独立心智的人的能力可以抑制暴力。正是心智化的丧失，使得身体攻击成为可能，因为他人变成了仅仅是一具躯体或一种物理威胁。因此，我们现在转向暴力这一主题，以便更详细地了解这一复杂图景的最后一个元素。

通向暴力的常见途径是借助于心智化能力的短暂抑制。正如我们前面提到的，心智化可以防止实施暴力行为。有些人在整个童年和青少年时期都没有停止过暴力行为，而且似乎天性就不善于使用外部心智化过程，从而通过他人的面部表情或语气来准确识别其潜在的心理状态。这些人通常被描述为"冷酷无情的"，或者被认为是不受他人反应影响的"心理病态者"。对我们大多数人来说，引起他人的痛苦状态会激发我们的关注，并导致我们行为的改变。然而，这种情况不会发生在这些个体身上。很可能是他们新兴的心智化能力被他们早期生活中残酷的创伤经历所侵蚀，或者是被依恋对象所侵蚀，这个依恋对象具有的持续想法、态度和回应给孩子造成了相当大的焦虑，导致这些个体避免思考他人的任何主观体验。因此，在MBT中，重要的是，对于暴力可能根植于依恋系统的混乱这种可能性保持觉察。孩子可能会表现出明显的麻木，这实际上是源于对依恋关系的焦虑，而不仅仅是天性上的。他们并不是真的冷酷无情和无动于衷，而是感到恐惧，并努力寻求一种更可靠的依恋关系，但他们似乎从未能够创建起这种关系。严酷的童年早期生活预示着他们将来更需要把人际暴力作为表达潜在心理状态的一种手段。暴力成为表达自我和处理人际关系的"货币"。为支持这一模型，有研究表明，童年虐待与外化问题之间的相关性可能是由不充分的人际理解（社交能力）和回应环境要求时有限的行为灵活性（自我复原力）所介导的[6]。

我们认为，那些在童年早期就表现出高攻击性并一直持续到青春期和成年早期的患者，可能有过依恋体验，但未能建立强健而灵活的自我能动感和对他人的稳定体验来作为一个心理实体[7]。心理防御、神经生物学发展和创伤后状态下大脑活动的变化之间存在相互作用，导致心智化活动受到损害。大脑皮层控制平衡的改变将有童年虐待史的人锁定在一种与以下情况相关的心理功能模式中：

- 无法采用对情境的替代表征（即在原初表征层面而非次级表征层面进行功能运作）。
- 难以解释他们所面对的人的心理状态（元表征）。
- 倾向于使用与解离性疏离（dissociative detachment）状态相关的心理功能运作模式，在这种模式下，他们自己的行为被体验为不真实的或没有现实含义的。

这些议题都必须在治疗中加以处理。

▎为 ASPD 患者的 MBT 团体做准备

为了实现向他人学习、通过他人了解自己以及创造一种不同的自体体验，不受以前脆弱但受到严格保护的僵化自体的阻碍，针对ASPD患者的MBT团体（MBT-ASPD-G）试图创建一种具有所有参与者一致认同的核心价值观的社会环境，并敏感地构建促进参与者之间反思的互动。因此，针对ASPD患者的MBT有一些特定领域需要在临床实践中予以特别关注[8,9]。这些领域包括：

- 治疗的组织形式。
- 参与：处理平等与等级问题；讨论个人价值观。
- 个案概念化：合作但不激发对自尊的威胁（羞辱）。
- 反思个人的能动性。
- 患者识别自己和他人的情绪。
- 对他人共情性的关心和兴趣。
- 将羞耻感作为自体功能的不稳定因素加以阐述和管理。
- 将攻击性和暴力视为灾难性的心智化丧失。
- 从等级关系转向协作性的"我们–模式"的功能运作。

治疗的组织形式

最初的个体治疗是评估患者并让其参与治疗。一旦对个案概念化达成一致，将向患者提供MBT-ASPD-G。只有在患者提出要求并出于特定目的的情况下，才会提供个体治疗，这些目的可能包括：

- 自己和/或他人的风险等级发生变化。
- 问题领域升级（如吸毒/酗酒）；有共病情况（如抑郁症）；撒谎；过度外化。
- 不参与团体会面，需要支持才能继续留在团体中。
- 探索敏感的个人材料。
- 需要处理创伤后应激障碍症状。
- 就治疗师撰写的报告进行讨论并达成一致意见（例如，与儿童监护权决定或法庭诉讼有关的报告）。
- 重新制定个案概念化。

MBT-ASPD以团体治疗为中心。根据心智化原则，一个人更有可能倾听并向他们看来与自己相同的人学习，团体中的每个人都患有ASPD，而且大多数人都曾多次与刑事司法系统打交道，感觉被社会抛弃，并在一定程度上被社会排斥。从心智化的角度来看，我们假设，如果人们感到自己被心智化了——他们体验到自己的担忧和情绪状态被另一个他们认为与自己相似的人从他们的角度准确而富有同情心地反思了——这可能会让他们体验到一种归属感，并参与到支持心智化的社交过程中，同时也会减少他们在心理和社交上的孤立感以及认知性的不公正感。恢复心智化有助于减少他们对于社会危险的背景体验，这种背景体验容易引发暴力，恢复心智化也有助于提高他们的共情水平，共情是他们迄今为止所缺乏的，并进一步使攻击性或暴力性反社会行为成为可能。恢复心智化还能恢复人际联系，为社会学习开辟渠道，促进他们改变对自己的看法以及与他人的互动方式。

参与治疗

ASPD患者通常对于自己被视为有心理健康问题非常敏感。在精神等同（由内而外）和目的论模式（由外而内）的思维中，他们认为是别人给他们带来了问题。他们甚至不喜欢"心智化"（mentalizing）这个词，他们只听到了"心理"（mental）这个部分（比如"你一定是心理有问题！"）。

参与从转介者开始，他需要仔细地构建转介的框架，确保转介的原因与患者相关。欣然同意转介的患者可能是那些感到抑郁并希望得到帮助的人（MBT-ASPD不作为法院强制治疗计划的一部分）。一种常见的情况是，他们担心被前伴侣或社会服务机构、住房服务机构或儿童保护机构等组织描述为危险人物，而这种描述会对他们的生活造成损害。官方机构可能将他们描述为"有坏影响的人"并不允许其参与某些行动（例如接近自己的孩子），他们的暴力史会被用作证据来支持一些苛刻决定的可信度。我们中很少有人会把自己描述为"有坏影响的人"，被别人以一种他们不认同的方式看待会让患有ASPD的人感到被误解，并进一步疏远社会和他们未能完全参与的社会体系。就他们的目的论思维而言，他们的行为是对他人失败的合理回应。

在初始访谈时，"治疗"通常不在患者的考虑范围内；更重要的是在他们与官方机构的争执中获取支持，例如，恢复社会支持或改善他们对子女的探视权。只有当他们将MBT体验为实现他们个人目标的途径时，他们才会参加"治疗"——在这一点上，对大多数人来说，这是一种"假装的"治疗。将"假装的"治疗转变为投入的个人治疗是初始治疗阶段具有挑战性的职责。让ASPD患者参与治疗的困难有别于让BPD和其他一些人格障碍患者参与治疗的困难，后两类患者通常会为自己寻求治疗，并积极尝试参与治疗，目的是改善痛苦状态，并期待在支持性关系中感觉更好。

参与治疗的过程：概述

ASPD患者参与MBT方法的主要特性如下：

- 接受患者提出的实际目标。
- ——不要试图建立你自己的心理的和行为的目标——例如，支持他们在面对日常压力时稳定心智化，减少暴力和攻击性，或支持亲社会行为。
- ——在可能的情况下，MBT治疗师会尝试采取开放的心态，肯定患者希望加入团体的动机，并监测治疗联盟的发展，以慢慢提出行为的和心理的目标。
- 做普通人，采取"不知道"的立场。不要做任何假设或判断。
- 共情性认可患者的疏离感和排斥感；认识到被他人误解的烦恼和痛苦的本质。
- 在提供的帮助（不应被认定为"治疗"）中，合作性地发展与患者相关的内容和重点。
- 纳入一名已完成MBT–ASPD项目的有亲身体验的能手（expert by experience），以协助患者参与（本章稍后将介绍有亲身体验的能手）。

临床案例：Bryan

Bryan现年24岁，因持续威胁使用暴力而被转介参与治疗。他以前的暴力史包括在一次关于两个孩子（分别为4岁和6岁）的探视权的争执中攻击他的伴侣并威胁她的兄弟。由于他的威胁，他的伴侣曾向法院申请禁令，禁止他去她家。他当时与父母生活在一个被描述为"充满威胁"的家中，他的父亲经常贬低他，说他是一个"可悲的男人"。

Bryan在讲述自己的早年生活时强调他的父亲参与了一个犯罪团伙，是收取"保护费"的执行者。如果有人不交保护费，就会受到威胁。不交钱的后果包括体罚。他从8岁起就加入了父亲的收钱圈子，12岁时已成为使用撬棍让人"跪地"的专家。他报告说，两年前离开监狱后，他停止了所有这些活动，并拒绝参与他父亲的任何犯罪活动。他的主要业余活动是去健身房和举重训练。

在初次评估时，他说他到场只是因为他需要一份报告，证明他是安全的并可以去看他的孩子。于是就有了下面的对话：

治疗师：我们来谈谈这个。我们在报告中要写些什么？也许先说说你的孩子，他们是什么样的人。

Bryan：他们是我的孩子。

治疗师：是的。我想了解一下他们是什么样的，然后也许可以说说你是什么样的。说说Jimmy吧，他现在6岁了。

在某种程度上，这种初始的方法链接了MBT治疗师用于处理低心智化问题的MBT循环（见第四章）。初始访谈的目的是转动心理"望远镜"，将狭隘、局限的观点或要求转变为更广阔的视角[即"拉远镜头"（zoom out）]，然后再将具体的关注点重新聚焦，以便进行更多的考虑[即"拉近镜头"（zoom in）]。因此，随着对报告内容的详细讨论，治疗师会在探索患者对子女的理解（例如，为什么对子女来说见到他很重要）与探索他如何看待自己作为父亲的角色（例如，为什么对他来说经常见到子女很重要）之间来回移动。这个移动有可能引起探索，并激发一些对自体-自体（self-self）和自体-他人（self-other）的反思。孩子们是如何被描述的？他们是具有特征和个性的人（反思性心智化），还是患者"作为父亲有权利见到的人"（低心智化描述和要求）？在这个案例中，患者的回答属于低心智化回答，没有任何他儿子的个人元素。因此，治疗师迫使患者考虑如何将其孩子视为具有自身需求和属性的个体。

最后，治疗师可以考虑他人是如何看待患者的（"客体我-模式"或个性化的他人-自体心智化）。他的伴侣和伴侣的兄弟禁止他回家，他对此大为不满。要处理"他人如何看待我"的问题，最好先了解患者对他人的看法，然后再询问他人如何看待患者。

临床案例：Bryan（续）

治疗师：你描述一下，当你和你的伴侣在一起时她是什么样的——不是你现在看到的她，而是当你和她以及孩子们在一起时的她。

Bryan：她变了。她总是很神经质，有时会攻击我，但社会服务机构并不关心这些，不是吗？只当她攻击我时，我才会打她。但在我们有孩子之前，她真的很好，当我提要求时，她会为我做一些事，她还去监狱看我。

治疗师：告诉我更多关于她神经质的事。

在探索了Bryan对前伴侣的描述后，治疗师以对话的方式转到了她可能是如何看待他的。

治疗师：在事情开始崩溃之前，她是怎么看待你的？

个案概念化和处理平等与等级问题

Bryan描述了他与伴侣之间的关系是在两个极端之间摆动的，一极是他的伴侣尽职尽责和顺从，这是他喜欢的，另一极是她焦躁不安且对他具有攻击性，这是他不喜欢的。他承认自己在某种程度上是通过威胁和控制来处理这种关系的，他的伴侣经常抱怨他是个"控制狂"。会谈接近尾声时，可以确定的是，当他是"老板"时，他感到很舒服，但当和他在一起的人"做自己的事情"时，他就会感到不舒服。此时，治疗师试图心智化自己与Bryan之间正在发展的关系："你知道吗，当你这样说的时候，我意识到，当你来参加这次会谈时，你是老板，而且理所当然地告诉我你想要这份报告，并说我必须提供它。现在我们同意在完成之前再等一等，这是什么感觉？"

在最初的会谈中，这种关系动力学被多方面地描述为"老板/仆人""要求/服从""控制/被控制"和"上级/下级"，在会谈即将结束时，治疗师与Bryan进行会谈的书面总结中概述了这种动力学。Bryan很高兴自己被视为"老板"，这表明他的自尊因自己的这种形象而得到增强。因此，治疗师在心里默默记下，要支持而不是挑战这种形象，以便在治疗初期建立联盟。

共同撰写会谈总结并向患者开放所有书面信息是平等的基本要素，这对于降低患者对评估和治疗过程的不信任度是必要的。

临床案例：Bryan的书面总结/个案概念化

我们讨论了人们看待你的方式，讨论了你担心这是错误的，而且是基于你以前的行为的。你希望我们撰写一份支持你接触孩子的报告。我说过，我不知道是否有任何报告能做到这一点，除非你和我一起努力，看看如何做到这一点——关于谁必须改变，什么是必须改变的。我意识到，目前这对你来说是不舒服的，因为这挑战了当你觉得自己在控制时的老板/仆人关系。我们知道，你有时对此感到生气。这是因为你觉得别人不尊重你，不把你当回事，或者做事不和你商量。当别人尊重你并把你视为值得钦佩的人时，你会自我感觉良好，因此我们需要意识到这一点。当你不被认真对待时，你就会做出反应，因为你被排斥在外，人们没有倾听你的观点。这种情况发生在你和伴侣身上，导致你坚持自己的观点，她和她的哥哥称之为威胁。我们还一致认为，有时当你生气时，你是在"自己的世界里"。

你来到这个团体是为了结识其他在生活中有类似担忧的人，你将使用这份总结来介绍自己。重要的是，你希望别人倾听你、尊重你，你会发现其他人也有同样的期望。因此，我们会要求你在开始时向他们介绍你的现状。与此同时，我们将一起讨论团体如何工作。

我们就会面达成的一个价值观是开放/透明——我们将讨论想到的一切，不会在你不知情的情况下与儿童保护机构或你的缓刑官联系。

这份简单易懂的总结是个案概念化的第一部分，编写的目的是让Bryan轻松地进入团体，并确保工作的焦点是他的人际关系和情绪反应。在团体开始前的个体治疗中，会加入与心智化维度概况相关的附加元素。患者加入团体的程序与第五章所述的相同。

加入团体前的价值观讨论

在患者加入团体之前，治疗师会通过询问一些有关个人话题的问题来探索患者的价值观。例如：

1. "其他人是否认为有些事情对你来说应该是重要的，比如不要轻易发怒、在你感觉自己掌控局面之前花点时间、不要那么快就演变成暴力、拥有爱的关系或找份工作？即使你认为别人对你的评价不公平，这些事情对你来说重要吗？"患者必须考虑治疗的焦点对他们个人来说是否有意义。如果ASPD患者认为治疗焦点对社会很重要，但对自己却不重要，那么他们就不可能参与治疗。

2. "如果没有人知道你的'价值观'，如果没有人会对你进行评判，那么这个'价值观'还重要吗？"这个问题用来确保这个人的动机是想要有所改变，而不是迫于外界压力的约束。

3. "尽管它在你当前的生活中可能并没有发挥作用，它对你来说是否仍然很重要？"

围绕这些问题进行的探索使治疗师和患者能够处理对个人而言重要的问题，并产生长远的目标。最后，治疗师和患者会一起考虑患者希望自己会怎样，而不是他们现在是怎样的。他们逐渐建立起治疗焦点并共同确定目标。这些目标应该有一个比预防攻击性/暴力更广泛的焦点，攻击性/暴力被视为一系列问题的最终产物，这不是治疗性工作的焦点，所以治疗工作的焦点必须是隐藏在行动背后的心智化问题。ASPD患者经常抱怨说，他们被视为"愤怒的人"，被送去参加愤怒管理课程，这只会让他们觉得自己被套入了刻板印象并被误解了。

使患者参与MBT团体和留在团体中的其他策略包括：

- 在患者缺席治疗后主动致电患者。
- 在团体治疗的当天或前一天给所有参与者发短信或通过患者同意的任何其他方式，鼓励他们参与团体。
- 在团体活动开始前为他们提供茶点。
- 对不出席治疗的患者采取灵活的政策；培养对于患者不愿意或不能够参加治疗的原因的好奇心和理解，而不是在患者缺席一定次数后按照一个僵化的程序让他们离开团体。
- 通过制定清晰透明的关于保密性的规定，维持参与者的信任。
- 使用个体治疗来处理妨碍参加团体活动的问题，这些问题可能与对其他团体成员的负面情绪和态度有关。

MBT-ASPD-G

将MBT-I用于MBT-ASPD-G

MBT-ASPD-G最初的团体工作是心理教育。患者将了解治疗过程中要遵循的心智化框架。即将开展的工作的核心主题将在MBT-入门团体（MBT-I）治疗小节中进行讨论，该团体遵循的结构与针对BPD患者的治疗结构相同（见第四章）。

在MBT-ASPD中，MBT-I的内容有一定程度的修改。有关心智化、情绪、依恋和人际关系的讨论是非常相似的，但治疗师会使用与患者相关的例子。此外，还包括一个额外的模块，将暴力和其他反社会行为与心智化丧失联系起来。

心智化模块

在心智化模块中，治疗师试图让患者：

1.考虑他们的自尊和评价自尊的基础（"主体我－模式"）。

2.评估对他人及其想法和感受的关注程度（"客体我－模式"）。

3.识别他人是如何看待自己的（"个性化的我－模式"）。

4.认识到他们何时"失去心智"，以及以何种方式"失去理智"——头脑爆炸／"知道和当下心智"／由内而外（精神等同），"行动派"／行动时间／由外而内（目的论模式），泡泡模式（假装模式）。

5.识别"我们－模式"功能——亲密和分享中的安全性。

情绪模块

在情绪模块中，有必要将羞耻感作为一种情绪来讨论。其中也强调了攻击性，但这被视为生存所需的一种基本情绪；它呈现的是一种对环境挫折的继发性反应，而不是一种无法治疗的特质。治疗师使用了一些日常的例子，这些情况会在我们所有人身上触发愤怒，并解释了当羞耻感出现时，愤怒是如何被激活的——当我们在别人面前被嘲笑或被批评并感到被羞辱时，或者当我们被迫/强制做一些违背自己意愿的事情而感到自己被削弱时，或者当我们让别人做一些违背他们意愿的事情且事后我们意识到自己很残忍时，会发生什么？此时，让团体成员开始思考他们自己的价值观以及他们在生活中是否有达不到自己个人标准的例子，可能会有所帮助。

依恋模块

在依恋模块中，每个团体参与者的关系模式都会被识别出来，同时不对其进行评判或评论。在对这些关系模式进行概念化的过程中，已经与每个参与者讨论过它们了。这里的目的是挑选出这些模式，并在治疗中从它们的有益和有害后果的角度进行探索。哪些关系是支持性的，为什么会这样？哪些是无益的，违背了患者的长期愿望？是什么造成了这个问题？

暴力模块

暴力模块简要概述了人际暴力可以被思考的方式——"情绪爆发"（emotional explosion）相对于"阴谋策划"（plotting and planning）。询问患者能否对自己的行动进行分类并举例说明。要求他们在讲述个人例子时不要评判自己，也不要评判其他人。大多数例子都会与情绪暴力有关，因此治疗师会引出走向非心智化的连续事件的细节，确定参与者对自己的体验、对他人动机的体验，以及这种体验在他们身上激起了哪些令他们无法接受和无法忍受的感受。暴力是心智化丧失的结果，我们在本章开头概述的一些信息将在本模块中讨论。

在团体中使用"过度攻击量表修订版"（Overt Aggression Scale Modified，OAS-M）[10]，是聚焦和个性化讨论的一种方法，因为这要求每位患者思考自己的言语攻击、肢体攻击和自我攻击，以及损害财产的倾向性。

最后，达成一项协议，即只要发生暴力或非建设性的社交互动，就应将其作为团体讨论的话题。停止将暴力作为解决问题的主要办法，这是否是他们可以认同的价值观？如果不是，为什么不是？如果是，为什么是？不必要求患者对第一个问题有肯定回答才能继续参加团体治疗。其目的是激发团体成员反思反社会行为对他们生活的影响，以及他们增加亲社会行为可能会改变或失去什么。

会见有亲身体验的能手

有亲身体验的能手（expert by experience）——已完成MBT-ASPD治疗的患者——受雇在正常的临床保密协议中提供信息并与新患者讨论该项目。有亲身体验的能手参加MBT-ASPD-G并参与讨论，经常帮助明确治疗的焦点。这种安排符合心智化原则，即新患者更有可能接受那些他们知道与自己有类似经历的人提供的信息，并倾听他们的意见。在这种情况下，认知性的警惕性会降低，学习能力会增强。有经验的能手往往比治疗师更直接地对待患者——例如，告诉新患者他们"必须自己努力"，或问他们"你们想改变你们的生活吗？"他们强调，动机必须来自内心，以及"指望别人为你做事是没有益处的"。尽管如此，他们也意识到新患者所面临的困难，因为他们自己也经常努力多年才能扭转自己的生活。

值得注意的是，有亲身体验的能手的参与可能会产生一些副作用。一些有亲身体验的能手可能会过于严格和挑剔，或者过于具有指导性——例如，一位有亲身体验的能手坚持要求团体所有成员在进入房间时都应该把手机放在桶里，并告诉他们来这里是为了一起互动和思考自己，远离外面的世界！有亲身体验的能手们在开始工作之前要完成一个简短的培训项目，其中就考虑到了这一点。

其他有亲身体验的能手可能会过度卷入，分享自己的电话号码，甚至到患者家中探望。为防止出现这些问题，非常重要的是，有亲身体验的能手必须是MBT临床团队的正式成员，而不仅仅是附加人员。他们每周参加一次团队会议，并为此获得报酬。在这些会议上讨论患者的情况，有亲身体验的能手的观点与团队其他成员的意见具有同等分量。他们与治疗师之间的这种工作关系需要治疗团队的关注。在团队中为有亲身体验的能手创造一席之地，营造平等和相互尊重的氛围，可能会对团队的工作方式产生有益的影响，进而影响团体的运作。有亲身体验的能手往往比MBT治疗师对患者的心理挣扎更加敏感，因此他们的任务是帮助治疗师更好地理解患者。他们必须在治疗师的心理加工和患者的心理加工之间架起一座桥梁，将团体轻轻推向"我们-模式"的功能运作，在这之中所有参与者从不同但相互重叠的角度考虑问题，这是一项复杂的任务。

团体的结构和聚焦于团体中的自我能动性

MBT-ASPD-G遵循标准的MBT-G框架（见第五章），但更加强调生成协定的价值观和附加结构。

协定的价值观

协定的价值观，如开放、容忍和尊重，最好写在团体治疗室的白板或活动挂图上。在评估阶段，患者和治疗师达成一致的任何个人价值观，一旦经过团体的讨论，就会被纳入团体价值观清单中。该清单可提醒团体成员和治疗师之前已达成一致的内容。当"规则"被打破或这些"规则"明显以亲社会的方式被遵守时，可在团体中被提及。以明确的方式建立协定的价值观，并在团体活动中提及这些价值观，目的是让这些价值观逐渐嵌入到团体内的自动心智化过程中，从而为亲社会文化的形成创造条件。每当某个价值观被打破时，就会由团体成员、有亲身体验的能手或治疗师指出，并要求团体重新审视该价值观并再次讨论，因为打破协定的价值观是一种需要被处理的反社会态度。关键是从违反共同协议的行为中学习，而不是对其做出反应。

自我能动性

"自我能动性"（self-agency）听起来似乎是不言自明的，它是关于个体作为"自由人"（free agent）行动和行使其自由意志的能力的声明。然而，要通过临床干预来瞄准和增强它是非常复杂的。治疗师和患者需要遵循一个框架。从本质上讲，自我能动性有两个主要的心智化因素。首先，一个人有能力在连贯的个人叙事的基础上设想当下的自体，这种叙事具有规范性，即使在受到威胁时也能提供一种人格感。其次，是有一个时间上的区分，即在过去的自体和未来的自体之间建立起心理联系，过去的自体是通过检索包含个人价值观和体验的正面和负面记忆而激活的，而未来的自体则是对过去的分享和阐述。将这两者结合起来，个人就能在当前情境中成为"行动者"（doer），从而创造一个不断发展的未来，创造一种延续过去的、值得过的生活。因此，由于过去的自体、现在的自体和未来的自体之间的连续性，改善心智化必然会提高自我能动性。对自体心智化的这三重内容进行工作，可以使共同反思人际关系的复杂性成为可能，部分原因是拥有更强大的自我能动性可以通过驳回他人来减少防御性和自我保护。

在患者进入团体前，需要与他们讨论如何在团体中探索人际关系中的现在自体、过去自体和将来自体。

"主体我-模式"到"客体我-模式"

要求团体成员从围绕"主体我-模式"转向"客体我-模式"进行组织，以及从现在联系过去，然后从过去联系现在来讨论个人经历和事件："如果这是现在的我，'主体我'（I）从何而来？如果这是当时的我，那么对现在的我又意味着什么？"自传体记忆过程和语义记忆过程之间存在着相互作用。

随后，请所有其他参与者一起谈谈他们听后的体验，以及这对他们意味着什么，而不仅仅是报告他们对发言者的想法。之后，讨论回到发言者那里，由其思考"客体我-模式"的互动是否改变了他们对"主体我-模式"的反思，如果改变了，是以何种方式改变的。

临床案例：Bryan（续）

治疗师：Bryan，我们要请你做的是，提出你的一些问题领域，从你的角度（"主体我-模式"）开放谈论它们。我们要求团体中的其他人不要对你或其他人应该做什么进行评判或给出建议，而只是问你一些问题，帮助你阐述和表达与你谈论的东西相关的感受，就你的感受而言哪些是难以驾驭的，你在哪些事情上感觉挣扎，还有你现在对这一切的感受如何。比如，如果你在讨论你与伴侣的问题，他们会问你她说了什么或做了什么让你做出了反应，这给你带来了什么，你是如何表达的，以及你认为她在你身上看到了什么。然后，每个人都会被要求反思你的故事对他们意味着什么，你也会被要求倾听，看看这是否会引出关于你和你的故事的其他事情。

对他人情绪状态的认识和反应

ASPD患者会过度使用对他人心理状态的自动假定，而且为了理解他人的动机和潜在情绪而缓慢转向受控的心智化。他们识别他人面部和声音线索以及相关潜在情绪的能力下降；这不仅包括识别负性情绪，如愤怒、恐惧、厌恶和悲伤，还包括识别正性情绪，如惊喜和快乐。因此，他人的反应对他们来说可能是一个谜。此外，他们还经常担心别人可能会向外表达一些东西，但这是"假的"且与他们内心的感受不一致。实际上，他们不信任别人的情感表达。他们尤其怀疑那些看起来乐于助人、包容他人的人，因为这挑战了他们对世界的图式化和自动化的表征——例如，某人可能看起来礼貌友善，但这掩盖了一种恶毒的和剥削的心理状态。这些患者的认知不信任的程度很高，因此他们甚至对愉快和值得信赖的表达也心存戒备。区分一致的和不一致的内外在表达需要在日常生活中进行练习。加强这一过程要从团体开始，将团体互动作为社交对话的训练场，使用自动的/受控的心智化维度来识别他人的情绪状态，并确认其背后的心理状态。

临床案例：Bryan（续）

治疗师：让我给你举个例子——当我对你说这些的时候，你看起来有点困惑和相当怀疑。但这是我在观察你的表情和你看我的眼神时对你心理的解读。这让我对我所说的话感到不确定。我可能错得离谱，所以我想问你——你是否对我建议我们在团体里做的事情有些怀疑，如果是，是什么让你如此怀疑？

Bryan：我不明白这有什么意义。

治疗师：啊，那么我对你的反应的假设正确吗？

Bryan：不尽然。

治疗师：那么，告诉我你的表情背后是什么？你在想什么？

Bryan：我不知道，但这一切让我觉得，我不想被告知我必须询问团体成员的感受。

治疗师：关于这个，你清楚是什么让你觉得不舒服吗？

Bryan：不确定。

治疗师：嗯，我们聚焦于这个问题的主要原因是，我们大家经常都会对彼此的感受和动机做出假设，但最终被证明是不准确的，就像你发现官方机构误会了你一样。对不对？（Bryan点点头）我们经常对彼此做出这些直接判断。官方机构根据你的行为判断你的心理状态有害，但你认为他们错了。在这个团体里，我们练习如何善于读懂彼此以及如何变得准确。我们经常会搞错。这就是我们了解自己的盲点的方式，而这些盲点往往是由我们当时的感受所驱动的，同时我们也在练习如何询问超出我们即时猜测的东西。

Bryan：嗯。好吧。

将羞耻感作为一种有问题的情绪来处理

羞耻感是一种多方面的复杂情绪，涉及厌恶、愤怒和焦虑，通常与行为变化有关，如退缩和回避他人。羞耻感具有"自体"和"他人"两个组成部分，伴随着对自己的负面体验，可能是因为没有达到自己的内在标准，同时也结合了一种信念，即他人会以同样负面的眼光看待和评判这种体验，并想要严厉地惩罚我们。羞耻感会引发对社会排斥的担忧，并希望与所感知到的触发因素保持距离，无论触发因素是人际的（被别人看到的东西）还是心理的（思考或想象的东西）。内在羞耻感和外在羞耻感之间可能有着很好的平衡，或者也可能过分偏重某一方。内在羞耻感聚焦于自我体验，个体会专注于自己对自己的负面评价。在ASPD患者中，外在羞耻感相比于内在羞耻感更为常见，有外在羞耻感的个体更关注他人对自己的看法。由于担心自己在他人眼中的形象会被贬低，他们会专注于改变他人的心智，要么通过自己表现得不一样，要么更常见的是通过强制要求他人改变对自己的看法——因此，他们会突然对一个引发他们羞耻感的人发怒。治疗师很容易对患者的行为做出评判，这样做会触发患者对愤怒的羞耻反应和/或回避，然后他们可能会以威胁的方式行事或离开治疗。在MBT-ASPD-G中，患者之间可能会相互激活羞耻感，治疗师必须时刻觉察潜在的羞耻反应，羞耻反应可能会造成爆炸性的互动，需要立即将其降级（本章后面将介绍如何降级有问题的或有威胁的互动）。

在ASPD患者中，羞耻感可能是持续存在的，但患者自己却没有认识到，他们更关心的是让人际关系失活以及完全回避情绪，而不是更有建设性地管理自己的羞耻感。羞耻感与内疚感不同，顾名思义，内疚感在ASPD患者身上是"发育不全"（vestigial）的。内疚需要认识到自己做错了事，并且它会导致个体努力去纠正错误，通常是由对被冤枉者的同情和修复社交裂痕的愿望驱动的。持续的羞耻感表现为个体对他人的心理状态过度敏感，并由于过度使用心智化的外部维度而推断出他人的各种负面评价。

治疗师可以做几件事，让羞耻感成为更容易接近的主题，减少"房间里的大象"。

1. **将羞耻感识别和正常化为一种日常的人类情绪**——在MBT-I治疗小节中命名它并将其记录下来。使用日常的例子："有时，当别人看到我们做不到我们认为应该能做到的事情时，我们会对他们感到愤怒，并强迫他们去尝试，希望他们也会失败。"

2. 当患者报告说他们有负面的自我评价时，**在MBT-I模块和MBT-ASPD-G治疗小节中探索举出的实例**。

3. **询问团体中的其他患者对正在描述自己的参与者有何看法**。他们的回应经常是同情而不是谴责。

4. 当探索潜在的羞耻感时，**保持MBT的不评判、"不知道"的立场，并使用共情的"我们-模式"的焦点**："我想，你的脑海中闪过了一些东西。有时，在像这样的情况下，我们会感觉自己很糟糕。当你在谈论这件事时，你对自己感觉如何？"治疗师干预的语气和肢体语言在这里很重要，因为患者会过度聚焦于非语言线索。"我们"的成分必须是真实的，要做到这一点，治疗师需要在一定程度上认同羞耻感。

5. **如果患者能够处理，探索原型的羞耻事件，并确定他们的心理方法和对此的反应**。他们是想改变自己的反应，忍受它，还是尽可能地隐藏它？如果改变很重要，如何才能改变？也许他们需要能够向他人表达羞耻感，同时保持自我同情，而不是激活自我批评。认识到他人对他们多么富有同情心，同时意识到他们对自己谴责，这可能是一个转折点。

将来自体

确定患者如何看待将来的自己以及他们现在希望改变自己的什么，这是在最初的个案概念化时以及在团体中进行讨论的重要内容。作为价值观讨论的一部分，团体会一起讨论这个话题："我们认为自己的未来在哪里？我们希望从生活中得到什么？我们有什么样的社会和个人角色，我们希望它们如何改变？"患者可能会过于雄心勃勃或有不切实际的想法，团体的主要目的是让他们考虑自己在人际关系中的舒适感以及对他人的反应。例如，更符合MBT-ASPD-G的目标的是寻求个人的未来，成为一个更明显有爱的人，而不是一个无爱的和不可爱的人，或者成为一个自信但不具有攻击性的人。

假装模式

MBT-ASPD-G通常以参与者之间的讨论开始，讨论以伪哲学政治语言表达这个系统是多么糟糕，以及没有人是可以信任的。讨论是在一个共同持有的与现实缺乏联系的信仰体系背景下进行的。从本质上讲，这是假装模式。然而，与假装模式一出现就立即加以处理的原则相反，治疗师任由对话继续，直到出现一个自然的间歇，只有那时治疗师才通过回顾上一周的情况来开始治疗。这种开场可被视为"聊天模式"，它的作用是给团体带来一种团结感。不过，在团体治疗小节过程中出现的假装模式需要以正常方式处理。

将愤怒作为一种有问题的情绪来处理

临床案例：愤怒作为一种有问题的情绪

"我很有礼貌地向酒保要一杯饮料。他没理我，继续站在那里，甚至都没有看我一眼。我又礼貌地向他说了一遍。当他再次不理我时，我拿起吧台上的杯子扔向他身后的镜子。你不能让自己被这样对待。"

这个故事包含了许多与反社会暴力相关的特征。暴力的发生既突然又出乎意料，而且是在自尊受到人际威胁的情境下发生的，在叙述者看来，自己被贬低了、被忽视了、不被尊重了。在治疗ASPD患者时，重要的是治疗师要看到攻击行为的背后，不要被攻击行为分散了注意力。人们很容易将注意力集中在戏剧性的行为上，而忽略了行为背后的心理痛苦。作为一条经验法则，在得到证实之前，治疗师应该假设，ASPD患者最害怕的内部状态是对自尊的威胁。正如我们已经讨论过的，ASPD患者通过要求他人尊重自己、控制周围的人，甚至制造恐怖气氛来扩张自己的自尊。这可以保持他们的自尊、威望和地位——他们周围的世界证明了他们的地位，人们对待他们的行为与他们的自我评价相匹配。如果在精神等同模式中体验到地位的丧失，那将是毁灭性的，因为一个虚弱的和被削弱的自体作为一个新现实出现了，揭示了被否认的羞耻的内心状态，这有可能压垮这个人。因此，任何丧失地位的威胁都会根深蒂固地成为一个危险的现实，必须以物理力量来解决。短暂的没有能力心智化——无法看清威胁背后那个明显对他们有威胁的人的想法——意味着他们无法阻止自尊的急剧下降和地位的丧失。

在探索事件时，团体中的临床干预遵循MBT干预流程（见第四章），特别聚焦于导致暴力的事件。就像有自伤行为的患者被要求回顾与自伤行为相关的事件和心理状态一样（见第四章），有暴力行为的患者被要求在团体中考虑与暴力行为相关的事件和心理状态。团体成员被要求去：

1. 探索叙述者在当时情况下的感受和体验。
2. 询问叙述者对当时发生的事情的反思，回顾事件。
3. 在叙述者讲述故事时，询问叙述者在团体中的体验。
4. 考虑他们自己对故事的反应，以及他们能从中学到什么。

MBT-ASPD-G 中的常见临床问题

本节将概述一些与治疗ASPD患者相关的常见临床问题。

为"事业"招募伙伴（Recruitment to a Cause）

ASPD患者会相互招募，加入他们的"事业"。他们的"事业"往往与组织或个人如何不公平地对待他们有关——例如，他们获得的社会福利不公平，或者缓刑服务机构未能提供有效帮助。参与者之间的讨论集中在机构内部人员的失败和缺陷上。在谈论他们的问题时，叙述者会逐渐招募团体中的其他成员加入其"事业"，这样一来，团体成员就会组织起来，支持"受害"的团体成员，并要求团体带领者对这个问题采取一些措施。

为"事业"招募伙伴是通向团体内假装模式的常见途径。这时就会出现一种单一的观点——毫不奇怪，这就是主角的观点，他现在有了广泛的理由为自己的怨恨辩护——所有人都一致认为其他人需要做些什么。治疗师的任务是通过积极管理团体进程来阻断这种螺旋式上升的假装模式。

临床案例：为"事业"招募伙伴

案例1

一位患者谈到地方当局住房部门如何没有按照他想要的方式处理他的公寓申请。他曾询问是否有医务官对他的申请进行了评估。他被告知，一名高级住房部门经理看过了申请，但没有将申请送交医务官，因为认为这没有必要。这时，患者对住房部门官员说，他们的工作没有做好，并威胁他们说，他要到部门来"把它们解决掉"。

作为回应，另一位患者说，住房部门从来就没有好好做过他们的工作，那里的人只对自己的事感兴趣。他也认为这些问题需要被"解决"。渐渐地，这种交流变成了团体所有成员之间对住房部门的人如何无能和无用的讨论。大家举了很多例子。最后，团体转向了带领团体的治疗师，并告诉他说他们需要写信给住房部，让他们为这一切做点什么。

案例2

一名患者报告说，他曾刺伤过一个人，但不是致命的，只是为了"留下伤口和警告"。他曾允许自己的公寓被当地一个帮派用来集会，他的侄子是该帮派的高级成员。他告诉他们天色已晚，希望他们离开。该帮派头目一直在吸食毒品，他回应说他们会在自己准备好和想离开的时候离开。作为回应，患者给了他10分钟内离开的警告，然后又给了他5分钟内离开的警告。当该团伙头目似乎没有离开的意思时，患者走到厨房，拿起一把菜刀，在进一步简短的警告后，刺伤了他的手臂。在患者的追赶下，团伙头目跑了，其他团伙成员也迅速离开。听完患者的讲述，团体成员立即开始为这种行为辩解，认为这样做是适当的、与不尊重是相称的。

以第二个临床案例为例，带领团体的治疗师认为，由于存在明显的风险，这一事件需要被仔细探索，但当他们试图这样做时，团体其他参与者很快指出，刺伤那个头目是对当时情况的适当反应。他们提到了患者已经给出警告的事实："这是公平的。你给出了警告，如果他们置若罔闻就会自食其果。""看，他给出了三次警告。这已经足够了。只需要一次就够了。"他们指出，"你不能让年轻人利用你的慷慨""他们开始对你产生错误的看法，认为你很软弱""这样的人只能明白这种教训"。团体参与者总结说，这种反应是处理这种情况唯一的明智之举，如果治疗师生活在同样的环境中也会理解这一点的。

治疗师能做些什么？

1. 共情患者的体验——例如被忽视、不受尊重或被利用——同时对他们提出的观点保持中立："没有人喜欢被利用。如果你礼貌地要求别人做某件事，但他们挑战你的要求，那就有问题了；没有人喜欢自己的权威受到质疑。关于这次事情，对你来说什么是困难的？"

2. 管理心智化过程——一旦故事展开，倒带并探索故事，特别强调患者在事件发生时的体验，并将其与他们在讲述故事时的当前体验联系起来。这种感受现在是否具有同样的紧迫感和威胁性？他们能否重新评估当时的情况？他们从中学到了什么？请其他患者识别并思考叙述者在事件中的感受，然后请他们描述自己听故事的体验。参与者会认同叙述者，这就有可能探索每个人对羞耻或羞辱的敏感性，或被他人控制的体验，这威胁到他们的自恋型自大。将行动置于情感背景中，目的是将焦点从参与者所推崇的行为性行动转移到对所发生事件的整合的认知/情感的心理理解上，并将其置于人际背景中——扩大审视的范围。例如，在讨论刺伤事件时，不仅要讨论潜在的羞辱，还要讨论对权威的挑战。应将焦点从在当时的情况下刺伤人是一种适当的回应上移开："你知道，有时当别人不按我们的要求做时，我们会感到受到了挑战并需要确保我们在别人眼中的地位不会丧失。如果你现在回过头来看，你有过这样的体验吗？"

3. 质疑他们坚持认为的最终的行动是唯一适当的回应。ASPD患者认为，只有在信息以目的论模式传递时，他人才能"理解信息"，而他们自己也只能根据他人的行动来理解他人的心理状态："住房部门经理之所以没有把申请递交给医务官，是因为她想阻止我被重新安置。"或"捅伤他是正确合理的回应，因为这起作用了——对方按照我说的离开了公寓。"治疗师需要向团体提出挑战，让他们考虑非目的论的解决问题方案——例如，"在有亲身体验的能手的帮助下，写信给住房部门经理，并抄送给医务官""提醒患者可以打电话给帮派头目的大哥（或他尊敬和关心的人），这个人也是患者的朋友，请这个人在电话里'跟他谈谈'，让他知道他必须离开，否则他会惹上麻烦"。

总而言之：

1. 倾听故事，并让其他患者对这个故事产生认同感。

2. 倒带并尝试从叙述者情绪状态的角度重新探索叙事。

3. 鼓励其他参与者识别叙述者情感的复杂性。

4. 在可能的情况下，将体验概括起来，聚焦到潜在的或次要的因素上，通常包括潜在的羞辱和对关系的威胁。

5. 识别不同的方式来管理对自尊的潜在威胁。

反抗（defiance）

当面对规则时，ASPD 患者是"叛逆者"，他们反对感知到的或实际存在的权威。当然，这可能有很多优点，在他们的生活经历背景中也是可以理解的，但他们倾向于认为治疗师是权威，是"体制"的一部分，因此是规则的制定者。这些信念和假设会干扰患者的参与和治疗，正如他们高度的认知不信任会使他们对所有关系都充满怀疑一样。患者与治疗师之间的动力性关系立刻充满了竞争，也很容易在治疗师身上激活一种相反的态度。当这种情况发生时，患者就会掘壕固守。

例如，在评估过程中，治疗师可能会要求患者考虑减少其攻击行为。然而，患者可能没有这个目标。治疗师越是试图强行实施这一目标，并坚持将其作为一个需要改变的方面，ASPD 患者就可能变得越反抗，例如，他们会争辩说，需要改变的是这个世界，而不是他们自己。患者害怕改变的原因有很多，其中最重要的是他们与世界的关系是围绕着维护个人安全感和不可侵犯性来组织的。改变会被患者体验为屈服、颜面尽失和羞耻；治疗师直接向患者提出挑战会在患者身上唤起这样的感受。因此，治疗师一开始应避免坚持自己的观点，而应坚定地采用不知道的立场来阐述患者的体验。

治疗师能做些什么?

1. 确保对立的动力学不会被触发。这可以通过使用 MBT 循环（见第四章）来实现，治疗师要保持他们的心智化，抑制他们的反-响应性。

2. 一旦参与者的观点被识别、探索和部分验证，就提出自己的观点供参与者考虑。

3. 认可患者的观点，但要有所转折。用 MBT 术语来说，这是一种微妙的挑战（见第四章），但没有达到对立的程度。这样做的目的是为相同的情况提供一个略有不同的观点，从患者未曾考虑过的角度来看待问题："大部分时间工作是一种痛苦。我同意。但这往往是我们施展才华、对自己感觉良好和获得自信的方式。总的来说，你现在对自己感觉良好吗?"

4. 对患者参与的互动使用一个情感焦点（见第四章），并承担一定的责任："我们在这里似乎陷入了某种困境，对于工作以及可能阻碍你工作的因素，我问得越多，你就越反对。你有这种感觉吗？也许我在这里采取了一个我不应该采取的立场。我们最好还是考虑一下，这种互动是否只是在不断重复。"

临床案例：处理反抗

一位患者抱怨就业中心强迫其去找工作。

患者：就业中心催我去上班。他们一直给我打电话，坚持要我每天去就业中心。我不想回去工作。这是一种骚扰。

治疗师没有评论患者感知的就业中心骚扰行为，而是敏感地将话题转移到患者如何评价自己的工作能力上。

治疗师：你觉得回去工作怎么样？

患者：我想，我也不喜欢自己不能挣钱的想法。但我还没准备好。

治疗师：在什么方面？

患者：就是还没准备好。

治疗师：（在他们共同理解患者焦虑的情况下）在我看来，这像是你的焦虑在说话。

患者：我已经很久没有工作了，所以这并不奇怪。

治疗师：听起来他们好像不这么认为。你觉得他们怎么看你？

患者：他们把我看作是个寄生虫，但我不是。

治疗师：所以，你现在生活在一种没有达到自己标准的感觉中，你自然会对生活中的新模式感到担忧。但是，被别人看成是一个寄生虫是很可怕的，而事实并非如此。

患者：你怎么看？

治疗师：如果这听起来像我是在建议你回去工作，我很抱歉，但我在考虑这一切的另一个方面，以及处理你的焦虑问题。我认为工作可能是提高你的个人成就感并使你对自己感觉更好的一种方式。这是否值得我们研究如何让你开始觉得自己有所成就？

不断升级的威胁：患者对患者

参与者可能会在团体内甚至团体外通过 WhatsApp、Facebook 或其他社交媒体网站相互威胁。这当然是不可接受的。在团体开始时达成的协议中，所有参与者都禁止进行口头威胁和身体暴力。然而，团体成员之间或他们与治疗师之间（稍后讨论）

的攻击行为可能会发生。团体成员之间的攻击行为通常与误释某人所说的话或根据对方的面部表情或语气的自动假设有关。患者之间的威胁会激发治疗师的焦虑和恐惧，并破坏他们的心智化。在这种情况下，治疗师的关键任务是保持他们的心智化并迅速进行干预。

一旦治疗师感觉到患者之间的张力加剧，进行干预是很重要的。尽早降级即将发生的攻击性是成功解决问题的关键。最初的攻击性通常是口头上的，但正如参与者经常指出的那样，口头攻击和身体攻击之间的时间间隔可能非常短。

治疗师能做些什么？

1. 使用任何你认为有用的缓和气氛的技术！在言语和肢体上保持冷静，保持相对中立的面部表情和自然的眼神接触。不要盯着患者、身体前倾或握紧拳头。如果患者没有坐下，保持身体距离，不要触碰他们。

临床案例：对身体接触的回应

一名工作人员从一个房间里走出来，要求在走廊里大声说话的两名患者保持安静。在这样做的时候，他不假思索地触碰了其中一人的肩膀。患者停住了脚步，把矛头指向工作人员："你碰我干什么？你竟敢碰我。你他妈以为你是谁啊？"

处于低心智化模式下的患者可能将身体接触体验为一种侵犯，是对身体自体和心理自体的连续性的威胁，因此会将其感知为一种必须进行回应的攻击。

继续谈话，并建议团体回到先前心智化存在时的主题。如有必要，可以对你想做的事情进行"坏掉的唱片"（broken-record）那样的重复——倒带并重新考虑。

2. MBT治疗师必须在作为管理团体的权威与作为激发互动的心智化过程的角色之间保持平衡。参与者之间不断升级的威胁表明心智化已经崩溃。此时，治疗师应作为权威角色（有别于独裁，独裁是一种不断升级冲突的方法）。

临床案例：Roger和Steve

Roger：走过来，然后说吧。

Steve：你不想让我过去说。你真的不想。你是个笨蛋。

治疗师：谢谢。我们不是来这里互相骂人的。Steve，谢谢你的道歉。Roger，谢谢你接受道歉。现在让我们回到刚才我们讨论如何判断一个人是否值得信赖的地方。

Steve：我还没有道歉。

治疗师：对，是我帮你给的，谢谢。回到前面，正如我所说……

在这里，治疗师试图通过迅速减少攻击性来控制局面，对互动保持一定的控制。稍后可能会重新讨论两位参与者之间的问题。ASPD患者往往会怀恨在心，不太可能以有意义的方式原谅他人。有时，治疗师会被告知他们之间已经解决了问题。这是一个指标，询问他们是如何解决的，以及他们是否可以谈论这件事，以说明如何在没有攻击性的情况下解决冲突。

3. 如果Steve在与Roger争执的过程中离开了团体，其中一名治疗师（如果有两名治疗师带领团体）可以出去找他谈话，剩下的一名治疗师则要努力平息团体的气氛，并与Roger谈话。劝说Steve回到团体并不一定是最好的选择。可能更好的是，他现在回家，下周再回来。但如果Steve平静下来，治疗师就可以回到团体中以了解他回到团体中是否安全。然后他可以向Steve汇报，并在所有参与者之间以及Steve和Roger之间协商达成一项快速安全协议。

临床案例：Roger和Steve（续）

治疗师1（向Steve说）：好的。我要回团体去看看现在大家是否安全，看看Roger是否也平静下来了。

治疗师1（回到治疗团体）：我和Steve谈过了，他现在没事了。如果这里的情况比较平静，我是否可以请他回来，然后我们再回过去思考发生了什么？但我需要知道这里是安全的，我们不会再起争执。Roger，你觉得呢？

Roger：我不在乎。

治疗师2：Roger，你觉得你现在能做到不和Steve争执，让我们能更多地思考发生了什么吗？

然后，两名治疗师做出决定。应遵循的原则是，每位治疗师在互动中支持不同的主角[这种方法被称为"选边"（siding），见第五章]，治疗师有权作出决定是否重新召集团体。

4. 可能有必要要求两名患者离开（本次）团体。在这种情况下，不要让他们同时离开。建议他们都离开会更好。然后，由一名治疗师带出其中一名患者，与他进行简短的交谈，试图维持治疗联盟关系并缓和形势。团体中剩下的治疗师对另一名患者做同样的事情，然后请他在适当的时间间隔后离开。

不断升级的威胁：患者对治疗师

在某种程度上，对治疗师安全的威胁更影响到团体的延续。在自己甚至家人持续受到威胁的情况下，治疗师将无法保持自己的心智化。保持治疗师的心智化是MBT团体的首要任务。因此，对于治疗师来说，原则是在面临个人威胁时保持或恢复自己的心智化。

治疗师能做些什么？

首先，治疗师需要确保自己的人身安全。如果不清楚自己是否安全，治疗师应该停止团体治疗小节，并寻求其他工作人员的支持。假设他们的人身安全没有受到威胁，治疗师有多种选择。

1. 按照"患者对患者的威胁"部分所述，缓和形势。
2. 为自己在受到威胁时难以思考而道歉。治疗师需要找到一种方法来表达这一点，但没有变得卑躬屈膝——例如，"当我感觉受到威胁时，我真的很难去思考如何帮助你"或"如果与你一起就你的问题开展工作时感到不安全，我将很难继续尝试帮助你"。
3. 如果威胁并不严重，但更多地与患者和治疗师之间的等级关系有关，则需要将其确定为干扰治疗的情感焦点。

患者将他们自身理想化为一个群体

在治疗初期，ASPD患者很快就会相互认同，将他们自己个人的特质和问题视为彼此之间共有的。这可能是他们中的许多人第一次与其他有类似问题的人坐在一起，他们发现能够与其他人认同是一件令人安心的事情。这是好事。但是，这很快就会变成带有群体思维的群体假装模式。

很快，也许是非常快，患者开始认为他们彼此非常了解。当治疗师开始询问某个患者时，其他患者就会替他回答，并暗示治疗师不像团体成员彼此理解那样理解患者。治疗师被排除在患者自身理想化的群体之外。患者甚至可能会在团体之外安排一些活动，将其框定为相互支持。如果治疗师试图挑战这一点，就会被认为是在干涉，是不理解团体成员可以如何给予相互支持："没有其他人帮助我们，所以我们必须互相帮助。"这时候，相互提供实用建议就成了常态。然而，目的论无助于恢复心智化。

治疗师能做些什么？

1. 最初，可能最好的是接受他们将自己理想化为一个团体所带来的凝聚力和统一性。在团体开始时，让假装模式运行一段时间。

2. 认可患者分享他们的问题的体验、这种体验所带来的归属感以及这种体验的价值，尤其是当一个人很少有相互关系的体验时。

3. 从认可转为建议，告诉（他们）这种统一性非常好，因为它提供了他们都需要的背景，以探索不同的观点，这真的很有帮助。

4. 考虑挑战整个团体进程（关于挑战的讨论，见第四章）。这就需要提出反直觉的评论，对讨论的循环性和肤浅性的澄清，以及制造事端——或许还可以带点冷嘲热讽，例如，在讨论他们在机构中遇到的所有人都是无用的和"愚蠢的"这个背景下，说："令人惊讶的是，我们每个人在日常生活中都会遇到那么多无用和糟糕透顶的人。不知怎么的，我们似乎都吸引着他们。"

5. 团体成员在这种情况下经常相互给出一般性建议，对这些建议进行工作以使其更加个人化——例如，"我也遇到过这样的问题。你应该……"。在这里，治疗师必须尝试从建议中提取出一个心智化过程："Mark 的哪些方面让你觉得你的解决方案可能适合他？"探索解决方案中对个人有帮助的方面，以及他们的建议中有哪些地方让他们认为对对方有用。请对方详细考虑一下。

情感表达：自体

在本章的前面部分，我们曾指出，ASPD 患者在表达自己内心状态的情感成分方面存在问题，尤其是在人际的情境中。识别他们的感受——尤其是那些与易感性相关的情感，如羞愧和羞辱——并在当前的人际情境中表达出来，这并不是患者在团体中自然而然会做的事情。但是，有一个例外——团体成员会强烈地表达他们有多么紧张，或者他们有多么"接近崩溃边缘"（close to the edge）和多么暴躁。他们还会表达愤怒并发出威胁。这常常与团体中的人际情境关系不大，更多的是在表达他们的基本状态或对他们一起讨论的组织机构（如警察、住房部门或福利办公室）的一种感受。

团体的目的是鼓励患者去识别自己当前在团体中的感受，并增加他们对情境影响方式的认识，而不是表达他们对外部机构的不满。因此，举例来说，他们体验到治疗师倾听他们并认真对待他们的问题，这可能会让他们平静下来，而被忽视的感觉则会让他们的情绪被唤起。

ASPD 患者对情感复杂性的认识也可能有限，基本情感被社会情感所影响。这在 MBT-I 治疗小节中有所涉及，可能有必要提醒患者注意这一点。例如，攻击性作为生存的一部分，可能会掩盖对羞辱的恐惧，也可能与对丧失能动性的恐惧或对别人试图控制他们的恐惧有关。

最后，一个参与者的情绪表达使得团体可以探索团体中其他人对这种状态的早期识别。治疗师将个体的情绪表达与其他人对这种状态认识的讨论结合起来。

治疗师能做些什么?

1. 确保提醒参与者注意在 MBT-I 治疗小节中提供的有关情绪的信息。

2. 着重于在团体中识别情感："你现在感觉如何？"如果患者无法给情绪贴上标签，请他们尽可能描述自己的状态，从他们的身体感觉到总体紧张程度。

3. 如果感受被识别了，则探索可能的原因："是什么让你有这种感受？这与特定的人际情境有关吗？"

4. 接着转为请其他患者描述第一位患者的感受，以及他们是如何得出该结论的。他们使用了什么证据？这是基于他们对一个人的身体表达和情绪表达的敏感性，还是更多地与对讨论内容的认同有关，并与他们自己在类似情况下会如何感受有关？

5. 最后，询问患者在倾听了第一位患者后有什么感受，以及这给他们自己带来了什么想法，通过这些询问来结束这个循环。

情感表达：认识他人

一个人的内心情绪状态可能会也可能不会被团体中的其他成员所认识到，但记住这一点是很有用的，ASPD 患者可能会在认知上意识到他人的状态，但他们并不会共情感受状态对他人的影响。有时，他们会误用自己对他人潜在状态的理解。

临床案例：误用对他人情绪状态的理解

一位患者描述了他是多么难以识别自己的感受。治疗师意识到，让患者说出自己的感受会让他在团体其他成员面前感到被暴露和尴尬。治疗师共情到处于聚光灯下的患者以及这对他来说有多么困难，因此，敏感地转移了话题。几乎就在同时，另一位患者说："别这么快转移话题。我认为 Gary 需要说出他的感受。你感觉如何？来吧，告诉我们。"很明显，这个患者想让这位尴尬的患者感到越来越不舒服，而他自己则感到越来越占主导地位和具有掌控权。

在这种情况下，治疗师通过让折磨他人的患者开始描述他**自己的**内心状态，从而重新平衡心智化过程。这是另一个"选边站"的例子。治疗师会在心理上保护脆弱的人，将焦点从他身上转移开，在这种情况下，将焦点转移到"攻击者"身上，当被问及他目前的感受时，他会感到更不舒服。

治疗师能做些什么?

1. 与团体成员合作，一起看看他们是否识别出了另一位参与者过去或现在的感受。如果没有，原因是什么? 是因为这种感觉没有被表达出来，还是因为他们没有敏锐察觉这个参与者的感受? 例如，他们可能没有注意到团体中的一位成员很痛苦，但治疗师却因为患者的举止和面部表情而觉察到了这一点。
2. 探索外部心智化的焦点，以及它如何增加对他人感受的理解，但同时也会造成困惑，除非我们去测试自己的假设。
3. 在团体中举例说明患者的感受，以及团体其他成员是否觉得是显而易见的。

从外部心智化焦点移向内在聚焦于他人心智

依靠外部线索——如面部表情、眼动和身体姿势——来指示他人的动机是一个正常的过程，它是许多日常互动的基础。ASPD患者通常对外部线索相当敏感，尤其当这些线索与他人看他们的方式有关时;"表情"(the look)是攻击性和暴力的普遍触发因素，但他们很少能解释这对他们来说究竟是什么样子的。用这种不明确的线索进行推理会产生一个问题:"什么是'表情'? 关于某个人怎么想和怎么感受，'表情'意味着什么?"表情出现时很容易被识别，但却不能被有意义地描述。对外部线索的敏感并不会转化为对他人内部情绪状态的兴趣，也不能转化为对他人潜在动机的好奇。除非事实证明并非如此，ASPD患者通常会假定他人的动机是恶意的，并做出相应的反应来抵制威胁，而不管他们遇到的情感表达是什么。治疗师需要帮助这些患者暂停、停止这种自动思维，并在识别了外部线索后对他人的内心状态产生真正的兴趣。

治疗师能做些什么?

1. 在团体工作中，要求患者练习向团体中的某个成员询问其内心状态:"告诉我是什么让你这样大喊大叫的。"坚持让患者倾听那个成员的回答。

2. 以团体中的一次互动为例，聚焦于人际理解的要素。

临床案例：了解他人的内心状态

一位患者说，他对一名儿童保护社工感到非常愤怒，在讲述这名社工是多么无能时，他提高了嗓门。当他的谩骂停顿时，治疗师让他停下来，以便团体成员探索他们对他当前感受的理解以及理解的基础。团体成员说，他显然很生气，因为他在大喊大叫。治疗师说，他可以看到这一点，但他认为这个人也可能因为被社工误解而感到委屈，此外，他现在还感到无力改变任何事情。然后，治疗师请患者评价一下对他感受的理解是否准确。

---

3. 建立一种过程，支持参与者评估感受状态，并认识到潜在动机，这比 ASPD 患者经常认同的"支持我或反对我"的二元理解更为复杂。

偏执反应

团体中可能会出现偏执反应。这些可能会导致威胁升级（如前所述），而威胁升级本身往往是由误解、敏感和对所说内容的直截了当而偏执的解释所触发的，或者是由于不适当地依赖外部心智化焦点和对他人动机的相关假设而触发的。偶尔，患者可能会对治疗师或其他参与者所说的话做出爆炸性反应，在这种情况下，推荐采用降级威胁的干预措施。然而，患者的反应可能主要是心理上的，而不是身体上的，患者会进行言语上的回应，尽管表达出相当大的焦虑。

临床案例：偏执反应

在一次关于感受的讨论中，治疗师建议，团体成员考虑一下如何开始认识到自己正在变得愤怒，这可能是有用的。

James（突然反应）：你想控制我们。你想要接管我们。我不会做这个的。你只是想知道
  我们的大脑是如何工作的，这样你就可以接管了。

治疗师：我很抱歉，James。你能否告诉我，我说的什么或做的什么让你这么想吗？

James：你就是让我们告诉你我们的想法，这样你就能控制我们的想法了。

治疗师：请你描述一下我是怎么做的，好吗？我根本不想做那样的事情。所以我需要确
  保我没有一直让你有这种感觉，因为我知道我们任何人在这种情况下都会感到

不舒服，也不会想让任何人知道我们的感受。

James：你为什么想知道是什么让我生气？这样你就可以随时故意惹我生气了。

治疗师能做些什么？

1. 试着理解患者的观点。表明治疗师的动机不是为了控制患者，正如治疗师在前面的临床案例中解释的那样，且表明动机是试图了解让患者这样想的原因："帮我看看你是怎么从我说的话中得出这个结论的。你认识试图要控制你的其他人吗？你记得别人是什么时候试图控制你的吗？"

2. 探索患者对患者的动机和反应。他们对治疗师的动机是否都有相同的体验？"其他人对此也会产生共鸣吗？"

3. 试着从患者的反应中找到可以认可的东西。James和他的父亲有过一些困难的体验，他父亲问他问题只是为了找机会惩罚他："如果你有一个像James记忆中那样的父亲，当有人试图问你关于你自己的问题时，你最终会怀疑，其他人是否能理解这个呢？"

4. 向团体成员开放讨论，询问参与者是否对对方／治疗师的动机有类似的理解（这是MBT循环的一部分；见第四章），治疗师就会转向偏执反应可能的驱动因素——对无助和羞耻感的恐惧。在这样做时，小心不要羞辱患者。被提醒自己是无力的当然是一种羞辱。如果偏执发作是反应驱动因素的一部分，那么偏执发作中期可能并不是尝试探究潜在羞耻感的最佳时机。只有在患者比较平静、更具反思性、可以回顾自己的时候，才能进行这种探索。然而，通过在自己的头脑中勾画它，治疗师可以共情这个事实，即在明知这可能会导致不可预测的惩罚的情况下去回答有关活动的问题，他们会感到非常脆弱。治疗师甚至可以表达对James的钦佩，因为他能这么好、这么勇敢地应对残暴的父母。

结语

针对ASPD患者的治疗，MBT进行了修改，但保留了该模型的核心过程和干预措施。按照所有心智化治疗的方法都应接受严格评估的原则，最近一项随机对照试验正在调查该方法的有效性[11,12]。目前的迹象表明，治疗具有有益的效果，而且

MBT-ASPD-G 可以在心理健康服务中成功实施。有必要与刑事司法系统进行整合，以打破反社会行为被定罪并导致惩罚的默认预设，这种默认预设只会进一步使个人的疏离感和社会隔离感深留脑海，并阻碍个人通过从社会世界中学习亲社会行为来改变态度。

参考文献

1. Sharp C, Wright AG, Fowler JC et al. The structure of personality pathology: both general ('g') and specific ('s') factors? *J Abnorm Psychol* 2015; **124**: 387–98.

2. Wright AG, Hopwood CJ, Skodol AE, Morey LC. Longitudinal validation of general and specific structural features of personality pathology. *J Abnorm Psychol* 2016; **125**: 1120–34.

3. Bateman A, Bolton R, Fonagy P. Antisocial personality disorder: a mentalizing framework. *Focus* 2013; **11**: 178–86.

4. Bateman A, Fonagy P. Comorbid antisocial and borderline personality disorders: mentalization-based treatment. *J Clin Psychol* 2008; **64**: 181–94.

5. Gilligan J. *Violence: Reflections on Our Deadliest Epidemic*. London, UK: Jessica Kingsley Publishers, 2000.

6. Kim J, Cicchetti D. Longitudinal pathways linking child maltreatment, emotion regulation, peer relations, and psychopathology. *J Child Psychol Psychiatry* 2010; **51**: 706–16.

7. Sharp C, Vanwoerden S, Van Baardewijk Y et al. Callous-unemotional traits are associated with deficits in recognizing complex emotions in preadolescent children. *J Personal Disord* 2015; **29**: 347–59.

8. Bateman A, Fonagy P. *Mentalization-Based Treatment for Personality Disorders: A Practical Guide*. Oxford, UK: Oxford University Press, 2016.

9. Bateman A, Motz A, Yakeley J. Antisocial personality disorder in community and prison settings. In: Bateman A, Fonagy P, eds. *Handbook of Mentalizing in Mental Health Practice*, 2nd ed. Washington, DC: American Psychiatric Association Publishing, 2019; 335–49.

10. Coccaro EF. The Overt Aggression Scale Modified (OAS-M) for clinical trials targeting impulsive aggression and intermittent explosive disorder: validity, reliability, and correlates. *J Psychiatr Res* 2020; **124**: 50–57.

11. Fonagy P, Yakeley J, Gardner T et al. Mentalization for Offending Adult Males (MOAM): study protocol for a randomized controlled trial to evaluate mentalization-based treatment for antisocial personality disorder in male offenders on community probation. *Trials* 2020; **21**: 1001.

12. Bateman A, O'Connell J, Lorenzini N et al. A randomised controlled trial of mentalization-based treatment versus structured clinical management for patients with comorbid borderline personality disorder and antisocial personality disorder. *BMC Psychiatry* 2016; **16**: 304.

第八章
回避型人格障碍

▌导言

回避型人格障碍（AvPD）给大多数治疗师带来了特殊的挑战。这并不仅仅是因为有关这一群体的研究很少，与有关边缘型人格障碍（BPD）的大量研究形成了鲜明对比——既不是因为缺乏一个令人信服的理论框架来支持对患有回避型人格障碍的个体形成个案概念化，也不是因为缺乏针对明显正经历着巨大痛苦的个体的结构化循证干预措施。造成这种挑战的是，回避型人格障碍患者的主观体验很难被以合作的方式来表达，这往往使治疗师完全不了解诸如"回避"甚至"改善"这样的基本问题对患者意味着什么。面对对内在体验的粗略描述和贫乏的意义建构，心智化治疗（MBT）的常规临床策略也显得力不从心。

▌回避型人格障碍的诊断

在DSM-5第三部分[1]替代模型和ICD-11[2]中，对人格功能严重程度的维度分类描述，以及对人格特质领域的明确说明，总体上与MBT方法更匹配。回避型人格障碍的临床实践无疑也是如此。然而，DSM-Ⅳ中对回避型人格障碍的描述是"一种普遍的社交抑制模式、不胜任感和对负面评价的过度敏感"（见本章参考文献3的p.672），这在提供临床描述方面是有帮助的，即使为了有效沟通而对此进行了简化。方框8.1中概述了这一描述以及一些其他临床描述[4-7]。

方框8.1　回避型人格障碍的描述性特征，以及可能有别于其他人格障碍的一些特征

- 普遍的社交抑制模式。
- 不胜任感。
- 对负面评价过度敏感。
- 体验愉悦的能力下降。

- 对精神痛苦过度敏感。

- 害羞和沉默寡言，导致一种回报少而痛苦多的生活。

- 不情愿主动建立社会关系[分裂样人格障碍（schizoid personality disorder）患者不想与人交往]。

- 强烈的内化的羞耻感，以及尽管觉得自己需要归属感但仍希望主动回避人际关系。

- 害怕被拒绝或羞辱，这可能会导致患者表现得不自信（依赖型人格障碍患者可能更害怕被遗弃，在孤立无援的情况下表现出无力应对，主动建立并黏附于他们感觉被接受的关系）。

这些描述突出了回避型人格障碍的恐惧本质，并指出了它与社交焦虑障碍（SAD）的潜在重叠之处。社交焦虑障碍的特点也是害怕出丑或感到自己不够格，以及回避与低自尊和对拒绝过度敏感有关的情况。一些作者认为，社交焦虑障碍和回避型人格障碍之间存在质的差异。从人际的角度来看，社交焦虑障碍、社交恐惧症和回避型人格障碍都有明显的回避社交和不自信的倾向[8]。质的差异（如果有的话）可能是微妙的，与患者如何从心理和生理上应对这种人际挑战有关[9]。对自尊、身份认同和人际关系功能的更强烈关注，以及体验愉悦能力的下降，可能是回避型人格障碍与社交焦虑障碍的区别[10]。

通过为一系列严重障碍寻找一个终极的共同的关于易感性的发展路径，MBT在很大程度上回避了这些诊断问题。尽管可以使用基于一个核心模型的一系列干预措施来处理这些障碍，但需要对这些干预措施进行技术修改，以满足不同临床表现的需要。因此，与回避型人格障碍等特定诊断有关的MBT概念化面临双重挑战：

1. 识别在心智化领域的一般失败，将它与可通过MBT技术适当处理的困难"族群"联系起来。

2. 确定一个直接与描述的现象学和现有的回避型人格障碍的证据基础相关的特定心智化异常配置或模式，以使足够详细的个案概念化可以聚焦和指导治疗的实施方式。

确立回避型人格障碍患者的主要关注点

与回避型人格障碍有关的特征性困难是预期他人不会提供帮助，因此压抑情绪

和个人需求以避免负面结果（包括他人的不赞同），这是容易理解的[11]。回避型人格
障碍患者强烈关注的是自尊、身份认同和关系的功能运作，这些个体也很难体验到
快乐。

回避型人格障碍的体验

回避型人格障碍体验的复杂性反映了BPD的一些所谓"推 - 我 - 拽 - 你"的动力
学，具有非常矛盾的依恋组织——一方面害怕联系，另一方面渴望联系，同时又强
烈渴望独处。让患者和治疗师都感到困惑的是，有些人既希望融入群体，成为其中
的一员，并与周围的人建立有意义的联系，同时又强烈需要独处甚至与世隔绝所带
来的自由和修复。

最具威胁性的是他人的感受和评判、他们的理由和动机，以及他们可能的目标
和愿景。与他人亲近虽然是值得拥有的，但很快就会变得无益，因为当亲近程度增
加时，回避型人格障碍患者会感到越来越容易受伤害——在某种程度上，亲近可能
会增加被"发现"或"暴露"的风险。

对于大多数被诊断为回避型人格障碍的个体来说，与世隔绝并不是一个好办法。
自己一个人使他们只能独自面对痛苦的主观体验和对自己强烈的负面感受，他们还
有一个真正的危险，即被脑海中盘旋着的不受约束的想法和情绪压垮和淹没。其中
一些想法是对自己的极度怀疑，以及对自己的成就、态度、计划、看法、信念、感
受、愿望、意图和观点（实际上是任何可以归因于自我的方面）的极度不确定。

与患有自恋型人格障碍（NPD）和反社会型人格障碍的个体一样，避免"丢脸"
（也就是羞辱）对于被诊断患有回避型人格障碍的人来说至关重要。患者可能不愿意
完全透露他们所经历的痛苦，因为他们比大多数人更受益于保持正常的外表形象，
平静、安全、能干、自信等等。对这些人来说，不引人注意、不突显或不被注意到
是尤为重要的，因为这可以使他们避免可能从他人的任何反应中体验到的强烈批评
性的评判。当"融入人群"的策略失败时，社交退缩就会发生——简而言之，回避
并不是想要避免与他人接触，而是想要避免不可回避的他人的反应。

由于这些想法和观念所造成的痛苦程度很强烈（与BPD患者所经历的痛苦程度

相当），回避型人格障碍患者通常会非常专注于自己，既故意剖析自己的体验，又试图完全忽略自己的体验。然而，由于社交暴露不足，他们对个人行为和社会合作行为做出明智的常规性判断的能力非常有限。这导致他们对自己在日常生活中的位置感到不确定，并造成一种存在论的不安全感。他们表现得与自己的体验有些疏离，给人的印象是他们极少理解自己的愿望、自己的能动性。更广泛地说，他们对自己的主体性知之甚少。对于治疗师来说，这可能会使他们在试图获取回避型人格障碍患者内心体验信息时深感沮丧。

通常情况下，进入主体性的最佳途径可能是通过患者周围的物质世界，因为它提供了一个乐意接纳的避难所，让患者可以逃避痛苦和无益的自我审视。当直接询问可能无法获得太多有价值的信息时，询问一些能让人放松的活动（如自然漫步、宠物、艺术、音乐）可能是探索人际关系的一种方式。

临床案例：Jane

24岁的Jane以一种不带情感的方式描述了她目前的感受：在这个世界上她孤独无依，即使有人在身边，她也从未真正与人在一起。她总是觉得自己和别人不一样，而且从童年开始就记得有这种体验。甚至在小学时，她就经常发现自己看着别人玩，觉得他们似乎学到了一些自己没有学到的东西。她觉得自己格格不入，并试图尽可能地躲在背景中。她觉得向中学的过渡很困难，她记得自己对变化感到困惑和压力，因为她必须学习新的信息，适应一个不熟悉的环境。在别人看来她与众不同，但她设法避免了被人霸凌，因为她能加入一个同龄人的小团体。她很聪明，在高考中也取得了好成绩，但她决定不去上大学，而是留在家里和父母在一起。她在税务局找到了一份工作，负责监控纳税申报单上的信息，并寻找需要对纳税申报单进行调查的异常情况。她的社交对象仅限于在学校认识的几个同学。然而，即使是现在，她仍然表示，当她和这些人在一起时，她感到孤立，感觉自己格格不入和孤独。她呈现了一个相当孤独绝望的形象，有相当多的时间都是独自一人度过的。在家里，她的体验一直是：她的父母安静地过着自己的生活，一般不理会她关于谈论自己的尝试，在她看来，他们一直都是这样做的，"在那里没有人照顾我，没有人和我说话，没有人问我问题，也没有人帮助我来理解我不明白的事情"。

她想知道自己是否有什么问题，或者是否患有孤独症。仔细的评估表明，情况并非如此，她的问题更多的是害怕被拒绝、觉得自己不足以及与他人不同。这导致她广泛回避社交互动，尤其是回避友谊和亲密关系。这正是她所担心的。她希望能有恋爱关系。

▌评估中的体验

对可能被诊断为回避型人格障碍的患者进行评估访谈时，很容易变成相对无意义的问答环节。这些问题是探寻性的，但回答却浮于表面，感觉很肤浅，缺乏治疗师所期望的对患者生活的丰富而生动的描述。患者的回答经常是"**我不知道**"，或者确认了治疗师的建议，但给治疗师的印象是，他们同样可以确认与建议相反的内容。一般治疗师所接受的培训使他们能够毫无阻碍地用丰富的语言进行描述，给予温和的指导以使焦点集中在有问题的现象上。然而，与患有回避型人格障碍的人进行访谈，并不能满足对现象进行详细、深入描述的期望。面对所获得信息的局限性，治疗师很可能会感到力不从心，有些不耐烦，甚至恼羞成怒，这也许是为了掩盖他们对所能引出的描述稀少而感到的羞耻。这种做法既不恰当，也非常无益。稀少也是一个信息。临床评估所揭示的是患者根据自己的最佳能力所传达的体验，在这种总体表现中，经常可以辨别出两种不同的心智化形式——一种是心智化不足（hypomentalizing）形式，另一种是过度心智化形式。

心智化不足形式

在心智化不足形式中，信息是缺少具体内容的，可在实际传达的内容的平淡无奇中发现这个特点。患者确实不知道要告诉治疗师什么。这里要探索的问题是，被提问却不知道答案，对于患者来说这是什么感觉——不知道该说什么，或者不明白别人想从他们这里得到什么，不理解别人说了什么，等等："来见我并被问所有这些问题是什么感觉？我问一些你不知道怎么回答的问题，这对你有什么影响？" MBT中，使用"不知道"的立场来引发患者的内心体验是至关重要的，但与此同时，治疗师几乎是被迫开始用他们期望发现的东西来填充患者的内心世界，因为他们发现的东西太少了。这种不耐烦，无论是隐性的还是显性的，都会助长这些个体在就诊时对批评的过度敏感，并可能（而且经常）导致潜在的治疗对话的崩溃。

过度心智化形式

对其他患者来说，总体问题的相同配置可能会以不同的方式表现出来，其特点是过度心智化。患者在长时间的沉默和痛苦的沟通失败之中变得很有经验，沉默和沟通失败是治疗小节问答的一个特征，当这些问题涉及试图让患者详尽阐述其个人体验时，患者会提供一种亲切和友好的叙事对话，在这个对话中患者以最肤浅的方式处理非常严肃的话题。MBT将此称为"假装模式"的一个方面，在这种模式中，治疗师被邀请参与到一个想象中的人与治疗师之间的虚构对话中。患者会发现，进入这种对话相对容易，因为他们不觉得对话是关于他们的。患者这样做是为了减少对话过程中的尴尬，其动机可能是希望被人喜欢；尽管他们自己很不舒服，也完全意识到他们所参与的过程的局限性，但他们还是会优先考虑尝试让治疗师感到舒服。作为挑战MBT中固着的假装模式的一种推荐干预措施（见第四章），在这种情况下，既适得其反又不公平。如果治疗师能对患者为营造这种富有成效的氛围所做的努力表示感谢，并共情他们承担了所有努力却觉得没有得到什么回报，那么患者就更有可能取得进步。评估的重要终点是，这些患者难以以他们有时听到别人能够做到的方式谈论自己的经历，这也为干预创造了一个理想的焦点。

临床案例：Jane（续）

Jane详细地讲述了自己和家人的情况。尤其是她意识到她的哥哥与她不同。他离开了家，和女朋友住在一起。他曾是她唯一想要交谈的人，但他经常告诉她，她"很奇怪""应该停止担心"。她认为别人就是这样看她的，他们看到了一些她没有看到的自己身上的东西。

治疗师：你很好地谈论了你自己。当你告诉我这些的时候，你能说说你的感受吗？

Jane：还行。

治疗师：讲述你的故事对你有帮助吗？

Jane：是的。

治疗师：什么样的方式？

Jane：就是有帮助。

Jane讲述的故事是在过度心智化的假装模式下被处理的。这个故事是连贯的，她已经为自己弄清楚发生了什么。但治疗师提出的几个问题表明，这个故事并没有与体验和情感联系在一起。Jane的认知加工和情感加工之间存在脱节。她的回答很简短，最终会让她和治疗师都感到沮丧，将两人推向一种低心智化的互动。治疗师的大脑会一片空白。这就是MBT概念化的重要性显现出来的地方。当治疗停滞不前时，它可以作为参考点。

治疗中的体验

在启动治疗过程时，评估阶段识别出的关系问题在很大程度上会卷土重来，因此必须考虑MBT的核心过程，即：

1. 对治疗遭遇的局限性有一种心智化的理解。
2. 患者的依恋策略。
3. 他们与之斗争的特征性心智化损害。

局限性

正如评估可能很费力一样，治疗也同样具有挑战性，因为与一般的治疗相比，患者带来的心理内容只能提供稀少的可用于工作的素材。这甚至会影响到经验丰富的MBT治疗师使用"不知道"立场、澄清、详细阐述、情感叙事工作和关系心智化等常用策略，挑战他们产生心智化的能力。一开始可能有帮助的一个方面涉及治疗师的反-回应，这在前面已经提到过。无效的心智化会导致更多的无效心智化——它具有传染性，而且治疗师会从患者身上"感染"到它。有一种很容易识别的**继发性逃避**现象，会出现在治疗回避型人格障碍患者的过程中。治疗师无法穿透患者所竖立的障碍，可能会被诱惑与患者产生共谋，要么是以各种理由（如患者太易感、他们的社会环境确实充满敌意）暗中接受这些障碍是不可逾越的，要么通过参与患者的假装模式思维并与他们一起制定从根本上说是回避的策略。然而，BPD患者的冲动性却很少允许治疗热情以如此不适当的方式减弱，而在治疗AvPD患者的过程中的缺乏"戏剧性"有时会让治疗师对患者潜藏的痛苦不适当地自满，忘记了在假装的应对模式之下，很可能存在着与更"戏剧化"的患者一样深刻的痛苦，尽管后者是以更明显的方式来表达痛苦的。

回避型人格障碍患者的依恋策略

依恋焦虑，尤其是对被遗弃的强烈恐惧，是回避型人格障碍患者的一个重要特征，他们表现出高度的依恋焦虑和依恋回避，这与恐惧型依恋风格是一致的[12,13]。在回避型依恋风格中，他人的特征是消极的，而焦虑型依恋风格则与需要他人支持的消极自体表征相关联；焦虑和回避的结合，无论是在寻求接近还是在回避中，都没有提供任何慰藉。正如前面几章所显示的，这种依恋策略的结合绝非回避型人格障碍患者所独有的，还是边缘型人格障碍（BPD）患者和自恋型人格障碍（NPD）患者所共有的，也许是所有具有严重精神困扰症状的个体都有的（见第二章）。然而，正如 Simonsen 和 Euler 所指出的，尽管依恋策略的配置可能会重叠，但回避型人格障碍患者的精神病理学必须考虑到他们的依恋关系所嵌入的社会地位系统[14]。回避型人格障碍患者可能害怕分离，但在许多情况下——与 NPD 患者类似——他们也可能关注自主性（autonomy）和关系权力的动力学问题。

回避型人格障碍患者依恋策略的一个重要方面是其巨大的——几乎是生死攸关的——权力，这个权力被赋予依恋对象，而依恋对象对患者的反应可以被体验为决定了他们的幸福。在心智化框架内，这将被理解为**自体的异己部分**（见第二章）——批判性的、诋毁性的、羞辱性的部分——这些部分被外化到依恋对象身上，否则它们将成为自体结构方面的载体，从内部引发更加痛苦的和令人烦恼的内部迫害。为支持这一观点，Beeney 等人发现，自体/他人界线（如情绪感染困难、感觉与他人分离）介导了依恋焦虑和回避型人格障碍之间的关系[15]。由于自体中关键的异己部分的外化，当遇到困难时，向他人寻求保护和支持的可能性似乎很少成为一种可行的选择。人际的世界中充满了敌意和批判的声音。

回避型人格障碍患者的心智化困难

心智化的维度在临床上被用于捕捉特定临床群体中通常会遇到的局限性。当然，就像不同临床群体之间的症状存在重叠一样，不同诊断之间的心智化困难也存在一些重叠，特别是因为当患者被困在心智化维度的一端时，会影响到其他维度中的心智化（有关心智化维度的讨论，请参见第二章）。然而，考虑患者的维度概况确实为理解在评估和治疗过程中出现的临床情况提供了一个有用的结构。方框 8.2 总结了回避型人格障碍患者心智化问题的证据。

方框8.2　回避型人格障碍患者的心智化问题

自动的/受控的

- 自动的多于受控的。
- 对童年依恋叙事的内隐/外显反思功能低下。
- 假设对方的体验是负面的，在此基础上自动填充自我体验。
- 过度心智化或心智化不足，取决于回避型人格障碍的风格。

认知的/情感的

- 认知的多于情感的。
- 对自我情绪状态的反思能力低下。
- 心智化的情感性降低。
- 无法与他人分享情感，压抑情感表达。

外部的/内部的

- 过度使用外部线索，降低了的识别内部状态的能力。
- 身体内部感觉与相关外部刺激脱节。
- 从面部表情对情绪进行错误分类。

自体/他人

- 在监测自己和他人的心理状态方面得分较低。
- 过度聚焦于他人对自己的看法。
- 在社交互动中过度关注自我，很少考虑他人的心理状态。
- 对自体和他人进行强烈的负面描述。

自动的（隐性的）/受控的（反思的、显性的）心智化

　　有趣的是，在已报道的相对较少的关于回避型人格障碍的实证研究中，有相当一部分是关于心智化在这种障碍中受到限制的形式。一项研究将成人依恋访谈（Adult Attachment Interview）中对童年依恋体验叙述的**反思功能**（reflective functioning）作为心智化功能指标，研究显示，回避型人格障碍与反思功能困难之间存在相关性，尤其表现在自动/受控维度的受控（反思、显性）一极上[16]。另一项研究比较了回避型人格障碍患者和社交恐惧症患者理解心理状态的能力，结果发现回避型人格障碍患者的得分最低[17]。同样，尤其在监测心理状态方面，回避型人格障

碍患者似乎存在困难[18]。这些困难会使他们在明确反思自己对某事的感受或想法的过程中感到不确定和困惑。这可能是一种对外显心智化的防御性回避，因为在他们的人际表征世界中，自体和他人都被极度负面地描述。为什么会有人愿意花费认知努力去思考自己的羞耻感或无价值感呢？当然，如果要处理这些自我定性的自动假设，这样的焦点恰恰可能是最有帮助的。没有它，自动假设（内隐心智化）将致使这种自我体验模式得以维持。治疗师需要集中精力激活和强化显性心智化，并在必要时挑战这种自我永存的循环。他们需要带着足够的共情来处理这个过程，使患者能够对痛苦的自体表征进行心智化，当显性心智化变得过于痛苦时，治疗师应该敏感地柔化自己的方法，放慢进展速度，并变得更具支持性。

正如我们在本章前面所提到的，回避型人格障碍患者通常具有**过度心智化**（如理智化、反刍）的特征，这可以被看作过度使用了心智化的自动/受控维度中的受控一极。过度心智化之所以会发生，是因为反思能力与现实脱节，即处于假装模式。然而，低反思能力也可能表现为**心智化不足**（如脑子一片空白）。对现实的直觉认识体现在快速思维/自动/隐性心智化中，不再对想法起制动作用，而且想象力变得不再受到外部现实的束缚。因此，患有回避型人格障碍的个体最终会把思考和反省用作一种方式，使自己与特定情境所唤起的任何情绪保持距离。这也是一种假装模式。需要提醒的是，"假装模式"（更详细的讨论见第二章）之所以被如此命名，是因为它类似于"心智化"，但缺乏情感的真实性；它可能是过度理智的、分析性的，或者只是不太可能发生的[19,20]。由于假装模式与现实脱节，因此在临床上直接讨论这种模式（即与患者讨论）不太可能有成效。由于假装模式不受现实的约束，没有什么能阻止它完全为自己服务，这就影响了在其他心智化维度（自体/他人，认知的/情感的）上产生建设性的视角转换的机会。治疗师面临的一个特殊挑战是：当治疗师强调患者贡献的局限性时，患者会毫不意外地把这个强调体验为一种批评，因为他们不知道治疗师认为的他们的心智化局限性是什么。这对治疗关系造成了相当大的威胁，治疗关系可能会陷入重复和缺乏进展的困境。

认知的／情感的心智化

回避型人格障碍患者的心智化立场倾向于认知的而非情感的。回避型人格障碍患者感知、反思、容忍和表达情感体验的能力似乎有限[21]。回避型人格障碍患者的情感意识和概念表达能力低于边缘型人格障碍患者[22]。心智化的情感作用可能或多或少地缺失，导致从本应平衡的认知的/情感的心智化向认知一极的显著转变。焦虑和羞耻感往往占主导地位，但心智化策略的配置是为了避免这些情感体验——例如，参与心智化不足（如完全不考虑感受）或过度心智化与情感相关的事物。一项功能性磁共振成像（fMRI）研究将回避型人格障碍患者与未被诊断出有心理健康问题的对照组进行了比较，发现回避型人格障碍患者的杏仁核在预期要执行一项明确的情感调节任务时反应过度[23]。因此，我们假定，该序列通常可能是由杏仁核反应增强所触发的过度心智化，进而导致调节失调，然后是回避和心智化不足。

回避型人格障碍患者的感知和理解情绪的认知能力也可能受损，一项调查这一人群中述情障碍（难以识别到自己的感受）状况的研究结果证实了该假设[24]，即便最近的研究表明，这只是一部分（可能是50%~60%）回避型人格障碍患者所具有的一个实质性问题[25]。后一项针对"无共病"的回避型人格障碍患者的研究表明，述情障碍评分是人格功能不良的强力的独立预测因子，这也证明了有问题的心智化在这些患者的障碍中起到了关键作用。有回避型人格障碍的个体在与他人分享自己的感受时会遇到明显的问题。这不仅会给治疗师带来潜在问题，也会给患者的家人带来困难，因为他们可能并不知道患者所经历的痛苦[26]。从心智化的角度来看，这可以被视为在情感镜映的一致性和情感标记方面存在严重的沟通问题。

内部的／外部的心智化

临床经验和一些系统性研究表明，回避型人格障碍患者在利用难以判断的内部信息来源来了解心理状态方面存在困难，导致他们过分强调外部线索。在对元认知能力的特定子成分进行的一项调查中，发现回避型人格障碍患者很难同时监测自己的和他人的内部状态（"去中心化"，详见本章：自体/他人心智化）[18]。这一发现比较有趣，因为对照组是患有其他人格障碍的个体，这表明回避型人格障碍（AvPD）患者存在特殊的困难。一项fMRI研究的结果可能指出了造成这种困难的原因，当看到具有强烈负面情绪内容的图片时，与BPD患者或非临床患者对照组相比，AvPD患者表现出较少的岛叶-腹侧前扣带回的功能连接[27]。这表明了一个对内部状态完全理解的潜在失败，其根源在于内感受意识（interoceptive awareness）的异常。在 AvPD 患者中，内部身体感觉与相关外部刺激之间建立联系的过程可能会中断。值得注意的是，在社交焦虑障碍（SAD）患者中也发现了这种功能障碍[28]。

一项研究表明，AvPD 患者对外部情绪指标的判断存在一定程度的障碍，研究中 AvPD 患者被证明对完整的恐惧面部表情进行了错误的分类[29]。正如 Simonsen 和 Euler 所指出的，这可能不是对情绪表达的误读，而是提示了这些个体的一种注意策略，避免将注意力完全集中在强烈的情绪上，以此作为一种管理脆弱情绪的调节方式[14]。

我们对 AvPD 患者的情绪表达了解较少，尽管他们的情绪表达很可能严重受损。根据临床经验，我们知道 AvPD 患者可能不会对外表达自己的情绪，这使他们更难被他人理解，也给他们身边的人和治疗师带来了沟通上的挑战。适当的和标记性的或然的情感表达对于共情和沟通都是至关重要的，而且对于学习和关系也可能是至关重要的[30]。我们在 AvPD 患者身上看到的迟钝的情感表达可能是造成这些个体的社交孤立[31]以及他们对亲近者产生认知性警惕的一个重要原因，但对这一原因的研究几乎没有。

自体 / 他人心智化

AvPD 患者在组织他们的心智化方面所面临的挑战似乎与偏向自体-心智化和去中心化有关（本节稍后讨论）。正如我们所看到的，AvPD 患者的依恋策略配置主要是恐惧。以负面的眼光看待自体和他人。对他人的正性表征（好的内在客体）是脆弱的，且没有得到充分发展，因此无法为探索提供安全的背景。他们会避免自由地、无拘无束地探索他人的心理状态，从而导致心理和行为上的抑制。

AvPD 患者的默认心智化定位是自体的而非他人的[32,33]。他人的心理状态可能是 AvPD 患者表面上关注的焦点，而他人**对自体的想法和感受**才是他们关注的主要方面。AvPD 患者在述情障碍和去中心化能力方面（即，处理他人与自己观点不同的事实）都有更严重的元认知困难[18,24]。对 AvPD 的这种理解有助于详细阐述心智化的自体/他人维度和 MBT 的组织方式，区分在社交互动和心理病理学中的自体和他人的功能。Andrews-Hanna 和 Maresh 认为，在区分自体和他人的复杂过程中，需要详细说明自体的三个心智化焦点：（a）作为心理状态推论目标的自体；（b）作为心智化推论信息来源的自体体验；（c）他人眼中的自体形象，这是在与他人的互动中构建起来的[34]——在第六章中，我们将其描述为"自体作为客体"心智化或"客体我-模式"。

推断自己的心理状态——或如 William James 所说的"内省"[35]——是以自我为目标的心智化。这就是"我"。虽然这看起来简单明了，但在正常的社交互动中，我们并不知道个体在多大程度上真正把自己当作心智化的目标[36]。正如我们在第二章中所讨论的，以自体为目标的自体心智化的可用信息来源是生理反应和情绪反应——当心智化的目标是他人时，这些内部体验通常是无法获取的。此外，自我认知偏倚的普遍性表明，自我认知存在很大的局限性，许多本应直观地用于反思性的、外显的心智化的信息实际上发生在意识觉察之外，因此无法在社交互动中使用。在MBT中，对有效心智化的关注导致了对心智化在自体/他人维度上的平衡和适当性的关注。

聚焦自体（以自体为目标）的心智化与聚焦他人的心智化使用相同或相似的推理机制。例如，它可能涉及一个人对自己行为的观察，以此作为内省的基础，从而对心理状态做出准确的推断[34]。我们通过自己的行为开始了解自己的感受和想法。我们也通过了解自己而开始了解他人。曾有人认为，在聚焦自体的心智化和聚焦他人的心智化中运作的特定神经结构可能指向不同性质的过程，但它们在本质上是相同的。来自神经科学研究的证据表明，在这两种情况下，大脑内侧前额叶皮层（mPFC）的腹侧和背侧区域的激活模式存在明显重叠。这种大脑结构很可能构成了"独立代理人"（agent-independent）的定位，用于处理与人相关的信息。它并不是专门针对自体或他人的，而是同时针对两者的。有证据表明，自体心智化与他人心智化在mPFC中有不同的定位，这更有可能是由于mPFC的腹侧和背侧区域专门处理的抽象程度不同造成的。当涉及抽象的和反思性的心理过程时，似乎背侧mPFC子系统在聚焦自体的心智化和聚焦他人的心智化中都起着主要作用[37]。

在AvPD患者中，心智化在社交互动过程中过度聚焦自体。这是以加工来自社会环境的信息为代价的。AvPD患者过分专注于监测想法、感受和内部感觉。鉴于心智化的自体/他人两极具有互补性，我们可以预期，过度关注自体会牺牲对他人的准确心智化。自体或他人心智化之间明显的"零总和游戏"之所以会发生，是因为当把自体作为目标进行心智化时，会不可避免地将注意力从他人身上转移到自我身上。

由于 AvPD 患者避免真正考虑他人的心理状态，自体心智化的过度激活可能会同时偏向于推断他人的想法和感受，从而使其更像自体的内部状态。换句话说，这种体验就是"别人眼中的我就是我眼中的自己"。

优先考虑与自体相关内容的偏向也会影响对他人心理状态的推断。正如对描绘恐惧表情的人脸进行分类的研究[38]所示，想远离他人的偏向可能会导致判断力受损，从而降低聚焦他人心智化的准确性。对他人的认知资源分配不足也可能导致更严重的功能障碍。资源的缺乏可能会导致物理现实与聚焦他人的心智化之间的脱节，这在 AvPD 患者身上表现为过度心智化的特征。因此，不准确性不仅仅涉及难以识别心理状态的内部和外部信号。更严重的是，对自体消极的、过度心智化的关注，导致对相关信号缺乏关注，这意味着个体无法接收到有价值的社交信息，而这些信息可能会抵消消极自体心智化的螺旋加剧。与这些假设相一致的是，大脑成像研究显示，社交焦虑个体的腹侧 mPFC 激活增加，反映出与自体有关的刺激加工更占优[39]。

在第二章描述心智化的自体/他人维度时，我们讨论了当心智化的信息来源不是外部世界，而是从自体或他人的角度不恰当地被提取时，就会产生偏倚。前者通常被称为**以自我为中心的偏倚**（egocentric bias）[40]，而后者则被称为**以他人为中心的偏倚**（altercentric bias）[41,42]。虽然在某些情况下，不可避免地要考虑他人的观点可能会造成问题（例如，在 BPD 中对模仿的过度易感性），但在 AvPD 中，以他人为中心的偏倚并不是一个突出的问题。与回避相关的障碍就是一个很好的例子，它说明了当心智化的信息实际上来自自体时，在心智化他人（"他人作为目标的"心智化）过程中所涉及的实质性问题。要克服以自我为中心的偏倚，就必须将对自体可用的信息与有关他人心理状态的可用信息进行对比[43]。在有压力的情况下（如人际情境中的负面自我评价），这将超出 AvPD 患者信息处理的能力范围。

临床经验证实，以自体作为他人心理状态信息来源的心智化在 AvPD 患者中很常见；这种现象在社交焦虑患者中也很常见[44]。我们假定，AvPD 患者会在社交情境中产生自我形象，这些形象似乎理应反映了他人的看法。然而，这些形象实际上深受以自我为中心的偏倚影响，反映出消极的内部自体视角。这种倾向是自我维持的，因为它排除了获取与自我中心理解不一致的信息。在缺乏新信息的情况下，加工只能局限在对个体可获得的稀少数据进行更详细的分析。AvPD 典型的过度心智化反映了自我中心性的局限性（"自体作为来源"的心智化），也可能是具有回避倾向的个体反刍性的过度心智化的总体情况的一部分[45,46]。

正如我们所看到的，AvPD的主观体验需要构建记忆和心理形象，这些记忆和形象反映了个人与其社会世界的人际互动。原则上，这些形象可以从第一人称视角（即通过自我的眼睛观看）或第三人称视角（在这个视角中自我的视觉形象被构建，并被视为心理形象的对象）构建[47]。有人认为，这两种意象形式之间的差异反映出抽象的程度[48]。第一人称视角反映的是事件的体验方面和具体方面，而第三人称或观察者视角反映的是所记的体验的总体个人意义[48,49]。

这种区分可能也适用于心理状态归因，第一人称意象对应的是对行动的具体解释，而第三人称意象反映的是抽象解释[34]。社交焦虑的个体会将自己塑造成社交对象的形象。他们从第三人称的视角来想象自己，这种视角描绘了他人可能是如何看待他们的。自体这个极点在心智化中占据了主导地位，这意味着这种形象是基于他们自己的感受和体验。使用第三人称视角来描绘记忆中的社交情境，从而引发更加抽象的加工过程，这可能是消极的自体心智化被高度嵌入的根本原因之一，而消极的自体心智化正是高度社交回避的特征。回避可能是泛化思维的结果，在泛化思维中，自体被视为一个客体；从第三人称的角度被重新体验，使其具有一种现实的假象，而事实上它并非基于任何真实的社交信息。然而，这种第三人称视角所涉及的抽象性将负面的自体形象固化在"我是我被视为的样子"的广义结构中。第三人称（自体作为客体）视角将负面内容"烘焙"进了本已负面的自体印象中。在个人心目中，把自己看作不足的、令人难堪的、被嘲笑的或笨拙的，这成为一种无法逃避的形象，每当个体如何被看待的"客体我-模式"被激活时，这种形象就会重现。此外，当焦虑的个体使用这些形象时，它们的抽象性使得它们很容易在不同的情境和设置中被泛化，它们或侵入历史情境中，但在这些情境中形象与现在是无关的，或渗透到预期的未来事件中，从而证明在所有类似情境中的回避是合理的。

AvPD 心智化的概念化总结

回避是精神等同的一种极端形式。AvPD患者想象的结果在所有方面都是**现实**，必须不惜一切代价避免。精神等同夸大了后果，在患者的想象中，行动的可能结果往往是灾难性的。反思和外显的心智化无法用来对抗这些想象的结果，恐惧也就变得不受束缚。最终的可怕后果是完全丧失能动性（控制权）以及随之而来的羞辱、诋毁或嘲笑。自体被否定的能动性被让渡于他人，他人获得了非同寻常的权力，对自体产生了近乎压迫性的破坏性影响。为逃避这种"不可避免"、令人害怕的想象后果的压迫，普遍采用的是假装模式——通过遁入毫无意义的细节，将主观现实与物理现实分离开来，从而使逃避成为可能。极端的精神等同包含了身体自体和躯体上的反应。因此，AvPD患者可以想象出与其主观状态一致的躯体反应，如脸红，并确信任何观察他们的人都会注意到他们的情绪反应。

我们已经注意到，AvPD患者缺乏反思性的外显心智化，认知比情感更占据主导地位（有一些述情障碍的迹象）。我们还怀疑，介导对外部环境作出情绪唤起的内感受体验，其异常可能是AvPD患者述情障碍体验的基础。自体/他人维度的三个方面可能与AvPD患者的治疗有关：

1. 自体作为心智化目标的不恰当的主导地位。

2. 心智化的信息来源是自体。

3. 对过去和未来体验的心理表征，主要是在意象中，以第三人称而非第一人称视角为主导。

上述偏倚，以及在本书不同章节所涉及的与其他障碍有关的类似偏倚已经被观察到，倾向于专注自己的心理状态而不关心他人心理状态可能是抑郁症、创伤后应激障碍和NPD的特征。事实上，这可能正是"p因素"这个概念（在第二章中讨论）逻辑上所要求的精神病理学跨诊断指标[39]。同样，以自我为中心的偏倚（可能更好地被解释为难以抑制一个自我视角）在AvPD中可能占主导地位，因为对自体的加工比关注他人所需的认知资源更少。同样，这也不太可能是AvPD患者所特有的。最后，倾向于从外部来看待自体——从一个被想象为客观但当然并不客观的观察者的角度来看待自体——可能是AvPD与所有或大多数其他人格障碍的共同之处。如果能证明所有人格障碍患者在表征记忆和创造潜在未来形象时都偏爱第三人称视角，这或许有助于解释为什么这些人格障碍在传统上被认为更稳定，不太可能随着时间的推移而改变。与观察者视角相关的论点是，从外部看自己很可能会赋予事件一种首要的个人意义，并结合了一种麻痹感，即这种视角必须为所有人共享，因此必须是客观真实的[48,49]。这种视角所产生的确定感和重要性使得它很难改变，即使状况发生了变化。

治疗方法

一般来说，AvPD的治疗方法需要耐心和细致地审查患者带来的通常十分有限的材料。以一种敏感的方式参与其中，这种方式反映出对其所呈现的表面想法之下的痛苦和困扰的兴趣、真正的好奇心以及同情，这是一项重要而有意义的治疗性挑战。与"戏剧性的"人格障碍中出现的问题相反，这里的技术挑战是防止完全回避和避免接受简单的解决方案，并在不产生AvPD患者不能耐受的焦虑之下实现这一目标。

如果我们把建立认知信任看作治疗人格障碍的MBT方法的核心特征，那么我们就可以把焦虑和恐惧依恋的关联看作开启和维持了认知性过度警觉的持续存在，并成为重新建立认知信任的障碍。与所有其他障碍一样，对AvPD患者进行MBT的目标是恢复患者的心智化功能。鉴于上一节所述的个案概念化，AvPD特征性的异常现象之所以会发生并被维持，是因为没有适当平衡的自体和他人心智化。因此，对于以AvPD为显著特征的患者，治疗师必须：

- 减少"内在之眼"（Inner Eye）的影响。
- 阻止自体"被借给"他人。
- 尽量减少强迫性打开自体、消极评价和审查其活动。

此外，治疗师还需要考虑：

- 精神等同被捆绑为在社会世界中体验自体的全部方式；治疗师必须帮助患者根据外部现实校准内部体验，使用外显心智化带来的不确定性和视角。
- 过度心智化假装模式是一种占主导地位的非心智化模式，而回避性的心智化不足则作为一种管理社交情境中过于痛苦和失功能的内心状态的方式，包括治疗过程中的遭遇。

第一步是将工作正式纳入MBT个案概念化中。

个案概念化

从MBT方案的角度来看，临床个案概念化内容可以相当简单地被转化为指导

AvPD相关实践的优先事项。一个明确的优先事项是处理自体心智化和他人心智化之间的不平衡，治疗AvPD需要在自体/他人心智化上进行特定的转变。治疗师需要特别注意自体被不适当地或过于轻易地用作心智化目标的情况。由过度使用自体作为所有心智化的主要焦点引起的具体问题需要被识别出来，并与患者达成共识，将其作为问题领域，然后用患者生活中的实例加以说明。MBT要求治疗师经常协助从自体到他人、从他人到自体的转变，目的是提高心智化的灵活性——使用反向移动（见第四章）。这仍然是一个优先事项，应明确将其确定为治疗师坚持处理的一个过程。

支持患者推断特定环境中所有主角的心理状态，可能是干预的最高优先级。治疗师和患者都需要提高警惕，避免在没有适当考虑他人可能扮演的角色的情况下，将自体的心理状态作为社会情境结果的解释。治疗师应使用标准的MBT技术，当这些判断似乎是基于对他人主观体验的不足关注时，治疗师应该对与他人有关的判断的准确性表示好奇和担忧。在这种情况下，如果无法通过使用"不知道"的立场来释放心智化过程，则提示使用角色扮演或以社会叙事的某个方面为中心的游戏可能会有所帮助。

临床案例：与Jane讨论的个案概念化

以下是我们讨论过的几个问题的摘要。

1. 我们注意到，你花了很多时间思考自己，并试图弄清楚自己为什么会这样。你提到，你曾尝试把一些事情写下来，讲述关于自己的故事。当你这样做的时候，你总是会回到认为自己非常糟糕以及觉得自己有多"古怪"上，就像你哥哥告诉你的那样。你真的很难以其他方式看待自己。

治疗焦点： 你如何看待自己。（自体表征——心智化主体我-模式。）

2. 当你和别人在一起时，你总是发现自己看着他们，好像你并没有真正和他们在一起。你和他们之间有一段距离，你觉得自己不理解有关和别人在一起的某些事情，而他们似乎理解。你总是想象他们看你就像你看自己一样——也许又是"怪异的"。

治疗焦点： 你与他人之间发生了什么，你如何了解他人的想法以及他们对你的实际看法？（其他二阶表征系统和他人对自体的心智化——客体我-模式和个性化的客体我-模式。）

3.你在很多时候都想躲起来，这一方面很有帮助，但另一方面也会增加你被孤立的痛苦，而这正是你想要改变的。

治疗焦点：想一想，当你知道自己正在融入背景的时候，是什么让你必须这样做？如果你不这样做，可能会发生什么？（使用事件叙述来关注实时体验和回避过程。）

4.你对自己的故事已经有了很多理解，而且已经讲过很多次了。我们应该尊重它，当然也可以提及它，但如果我们能避免过多地重复它，也许会有帮助，因为你已经这样做了。

治疗焦点：让我们注意一下，当我们都开始越来越多地解释事情时，却发现事情并没有改变。（试图让治疗师和患者都意识到过度心智化是阻碍进展的因素。）

5.你和我有时在思考问题时似乎会停顿下来。我们能不能一致同意去注意到这些时刻，让我们双方都从自己身上找找线索，看看到底发生了什么？我认为回头看看发生了什么可能很重要，因为那些时刻往往会让人觉得存在脱节。

治疗焦点：当我们试图展开讨论时的任何脱节的情况。（这是一个情感焦点，定位治疗中的关系干扰，可能是Jane根深蒂固的回避模式的一部分。）

6.让我们来看看你所拥有的人际关系。你提到你多么渴望与他人建立联系，以及不想再觉得自己是在"窥视"他人。你想要恋爱关系，但也害怕别人亲近你以及要求你和他们在一起。最后，你认为独处更好，但你也不希望这样。

治疗焦点：也许我们可以把它叫作"恐惧与渴望"，这样我们就可以开始弄清楚何时它在你内心中是非常强烈的，以及是什么把它推向了显著位置。（简要概述后续治疗小节中要讨论的内容。）

这就足够了。当我们继续下去时，如果有什么看起来是不相关的，我们可以加以更改。

在概念化中应注意的干预措施的副作用

治疗AvPD的主要风险是鼓励假性心智化的风险，因此在概念化中强调了这一点——例如，"我们很容易陷入过于详细的讨论，而只见树木不见森林。当这种情况发生时，也许我们双方都能意识到，我们可以停下来考虑一下我们可能会错过什么"。在与Jane讨论的个案概念化中（见前一个方框），在第4点中指出了这一点，这是双方都需要注意的——在MBT中也被称为"注意和命名"（见第四章）。

当这种风险不可避免地发生时，如何缓和它？通过暂停和探索！让患者停下来，以便花时间获取与判断有关另一个行为者心理状态的信息，密切关注所得出的推论，并在必要时温和地挑战患者，这已成为对AvPD进行干预的主要部分。

减少"内在之眼"的影响：处理过度聚焦自体的问题以理解他人

另一个优先事项是留意那些提示以自我为中心的偏倚的内容。这些情况下，自体/他人的区别模糊不清，且自体被过度聚焦，自体被作为有关他人信息的最合适来源。这种情况可能很常见，必须反复识别和质疑。我们假定，他人的心理状态被系统地回避了，部分原因是预期会遭受精神痛苦。这可能是真的，但我们也知道，对于一个自我形象极度负面的人来说，以自我为中心的偏倚与对他人心理状态的不准确判断一样，可能会产生与社交环境有关的精神痛苦，甚至可能更多。因此，抵制回避只是必要的一部分。摆脱以自我为中心的偏倚有两个不同的要求。

1. **它应该使一个真正的他人能够出现**，可以通过共情性认可、澄清和提出另一种观点等常规步骤。治疗师会敏感地要求患者在任何叙述中考虑所有参与者。他人必须从叙述中逐渐浮现出来，并且被从各种角度进行体验：

    （a）主角自己的视角（他们的想法和可能的感受）；患者能否考虑到这一点？

> **临床案例：从Jane的角度体验他人**
>
> Jane：他们看我的眼神很奇怪。他们觉得我和往常一样奇怪。
>
> 治疗师（示例问题）：你是如何得出的结论？你在那里了解到了什么？这是基于他们的面部表情或语气的心智化的外部焦点吗？

（b）患者的视角——他们确定知道的东西，以及他们的想象力添加到画面中的东西（就像每个人的想象力所做的那样）："你为什么这么肯定？你这样解读，对你产生了什么影响？"患者在描述这段体验时，是将其视为全世界共享的客观真实的真理，还是将其描述为独特的个人观点？如果他们描述的是对主角的更泛化的理解，则需要敏感地对其进行挑战。

（c）一个真正的观察者的视角——例如，治疗师会独立于所有相关人员的主观性来看待它："如果我在那里，根据你所说的情况，我会这样想。"

（d）如果其他主角也是画面里的一部分（即除患者外至少有两个主角），他们的替代视角："你认为John是如何看待Fiona的？这告诉了你有关Fiona的什么？他说得对吗？这与你的想法相比如何？"

不应机械地对每个相关事件进行分析，而应在许多此类情况下进行动力性的探索。但应鼓励在每个事件中酌情采用多种视角。Jane 必须反思她所看到的其他人的想法与他们的反应之间的差异，以及这告诉她关于她未能认识到的"第三"人（观察者）视角的信息。

2. **它应该支持限制以自我为中心的心智化方法。**如果以自我为中心没有被限制，对一个真实他人的关注即使逐渐出现，也永远不会蓬勃发展。以自我为中心的倾向是被牢固建立的，它具有强大的防御功能，可以减轻严重的精神痛苦。挑战在于创造一个有吸引力且不会产生焦虑的替代选择。也许最好的办法不是对抗，而是坚持要求"超越以自我为中心"。限制以自我为中心并不是通过摧毁以自我为中心来实现的，而是通过丰富心智化替代方式来实现的。识别他人身上的积极认知（钦佩、喜爱、关心、共情、兴趣，甚至是爱），以取代自体产生的消极心智化，这本身就可能创造出超越回避的内在价值。当然，如果患者所处的社会环境是负面的，因此他们确实被敌对的态度所包围，那么进展就会比较缓慢，但这并不意味着治疗师应该偏离这项任务。

校准内部体验和外部现实：情感焦点与关系心智化

相比通常在 MBT 干预中针对精神等同使用的转向，当精神等同被匆忙塞进 AvPD 的整个结构中时，需要使用更多的转向（见第四章）。一种减少不确定性和功能失调以及减少焦虑——所有这些都会给以精神等同运作的患者带来痛苦——的方法是引入游戏。游戏可以作为进入潜在情感焦点（即"房间里的大象"）的一种方式。治疗师在角色扮演中探索患者体验的障碍和限制，从而产生一种略微不舒服但比直接在治疗关系过程中产生的状态更能被忍受的状态，因为治疗关系过程受到自我偏倚的严重干扰。针对患者与治疗师互动细节的关系心智化干预很可能会引起过多的焦虑，导致假装模式的过度心智化或心智化不足的行为回避和心理回避。

为了探索治疗师和患者之间有问题的互动，治疗师可以开始一个反转的角色扮演："想象我是你，你是我……我在告诉你我的感受，而你，作为治疗师，必须对我所说的做出回应。"对患者来说，不那么焦虑的是基于患者报告的一次困难的互动进行角色扮演。

临床案例：Jane（续）

治疗师：就拿你和同事一起工作时的例子来说吧。他们问你对某份税表做了什么，以及你是否将其评估为需要调查。我将扮演你，你可以扮演你的同事。

（开始角色扮演）

治疗师扮演Jane：（采用她当刻的负面自我体验）你为什么要问我？你觉得我做错了吗？

Jane扮演同事：哦！我不知道。我想我不是那个意思。

治疗师扮演Jane：那你是什么意思？

Jane扮演同事：我想知道你是怎么想的。

治疗师扮演Jane：哦，我还以为你认为我做错了呢。我想那只是我的假设。

　　角色扮演突出了消极的自体，并开始暴露出Jane在消极的自我体验中的个人羞耻感，而这种羞耻感又被她应用到了他人身上。然后，我们可以在不同的互动情境中进一步探索这一点。Jane和治疗师聚焦于所发生的事情，同时保持一种心智化的立场："你觉得我的反应如何？它们与你的反应有多接近？你觉得我对你动机的理解有多准确？"治疗师也会说说自己的体验。

　　角色扮演是一种被称为"扮演"或"假装"的游戏，因此对于以这种模式为主要应对方式的人来说是可以接受的。他们可以**看起来**置身于某件事情中，而不是身处现实中。他们可以接近他人的心理状态，而不只是向他们灌输自己的心理状态。然而，尽管患者假装的习惯性动机是逃避，但在治疗游戏的背景下，它却成了其相反的那一极，用MBT术语来说，就是一种富有同情的**挑战**。然而，与MBT中的其他挑战模式一样，这种挑战的目的不仅仅是体验，而且还非常聚焦于心智化的恢复。

　　可以组织以头脑中正在发生的事情作为焦点的游戏。例如，可以使用家庭工作中使用的"心智-大脑扫描"（见第十五章）。

临床案例：对Jane进行心脑扫描

　　治疗师给Jane画了一张大脑轮廓图，显示出脑室和周围区域。轮廓图上有一些空白处需要填写："我""他们""关于我的他们"和"关于他们的我"。

治疗师：Jane，这是大脑及其结构的轮廓图。但它有一些空白处，这样我们就能弄清楚大脑在想什么，并把它当作一个人的心智来对待。我们可以在空白处写下人们的想法。想象一下，这是你的同事。你把他的想法写进去，我也把我听到的写进去。

　　这种游戏和其他游戏之所以能起到治疗作用，并不仅仅是因为它们鼓励对心理状态的阐述。其主要益处在于，它们引起了人与人之间关于心理状态的交流。因此，像这样的游戏必须在一种有趣的氛围中进行——例如，治疗师可以写一些Jane可能觉得荒谬的事情，尽管这些事情可能有一定的合理性。

　　游戏本身并不被视为MBT的终点。它们是重要的刺激因素，从治疗师指导的对心理状态的外显阐述开始，逐渐转向更多患者自主的隐性反思。重要的是，它们还可用于在患者和治疗师之间建立信任关系。在游戏中"享受乐趣"的共同体验可以在咨询室中创造一种"我们-模式"，触发认知信任，从而为可信的保证和可接受的建议铺平道路。

反－关系响应性

　　也许参与游戏在改变治疗师对患者的反-回应方面起到的作用不太明显。正如我们在本章前面所指出的，AvPD患者的普遍回避可能会导致治疗师的挫败感，并最终丧失能动性。用头去撞墙的过程很少能让人得到启发和释放。游戏可以帮助治疗师在关系情境中重新获得能动性，在这种情境中，回避者的治疗对话配置使他们丧失了一个意义重大的部分。游戏不仅有助于消除患者的回避，也有助于消除治疗师的继发性回避。"当你不能说更多（回避被触发）时，对我来说是相当困难的，因为最终我的思维会枯竭，我不知道该问什么或该提什么建议。我不确定那一刻发生了什么，但我的大脑一片空白，仿佛我放弃了一场追逐。也许我需要你给我一点治疗，让我的头脑得到解放（玩笑），因为我知道这种情况经常发生在你身上。你是如何找回自己的思路的？"

　　与BPD患者一样，许多AvPD患者也害怕被抛弃[50]，但他们往往也有一种被控制、被批评和被嘲笑的感觉，却无法明确地对此心智化，这就是他们内心正在发生的事情。因此，必须谨慎使用反-关系干预中的幽默（如刚才所举的例子），并且治疗师对于自己和患者都要抱有同情心。有时，患者对被抛弃的恐惧会表现为被动攻击行为，但最常见的是表现为治疗师感觉与患者"不在同一频段上"（看法不一致）。治疗师需要意识到，患者的这种反应不一定是对归属关系的不适感，同样可能的是因为患者感到自己的自主权受到了威胁而触发的。

假装模式中的过度心智化

造成 AvPD 临床困难的主要心智化模式是过度心智化。这种情况也可见于 BPD 中，挑战（见第四章）在 BPD 中比在 AvPD 中更可行，并且在青少年中尤其常见（见第十四章），他们用过度心智化减少困惑，而且这样做会使他们与同龄人隔离。在 AvPD 患者中，其动机更可能是为了避免预期的批评以及得到认可和接受的需要——尤其是在治疗设置中，患者谈论事情的方式最初似乎与他们的问题相关且突出。然而，AvPD 患者关注的是心智化交流或人际事件的微观方面，他们会从多个角度考虑问题，产生无穷无尽的未必真实的含义，以至于不可能重新创造该事件的意义。

治疗师（就像所有与患者沟通的人一样）往往会失去对患者探索的线索，而可能聚焦在看似无关紧要的方面。其结果是另一种体验，从患者的角度来看，心智化导致了被抛弃和被拒绝，他们感到孤立、疲惫和缺乏支持。患者和治疗师之间存在着巨大的沟通鸿沟，各自处于"孤岛"之中。患者认知的假性心智化，聚焦于被无效理解的内心想法和被肤浅理解的情绪，使治疗师深感不满，他们会努力寻找与患者的共同点。在对 AvPD 患者进行治疗时，目的应该是扭转这一过程，并在温和地探索与保持安全之间取得明智的平衡，因为他们会持续地将注意力转移到外部和情感上，远离对内部恐惧的、过度心智化位置（关于被喜欢或不喜欢）的无灵魂关注，而患者正是被困在这个位置上。

MBT 中的游戏性

AvPD 中无效心智化的内在性质以及治疗中遇到的关系问题和反-关系问题的严重性表明，需要对 MBT 模型进行补充。游戏性是 MBT 核心模型的一个关键部分，但它更明确地被用作心理回避的干预措施。已经被注意到的是，AvPD 患者在获得游戏感和好奇心方面有明显的困难[51]。在对夫妻和家庭进行 MBT 的过程中（见第十五章和第十六章），明智地使用结构化角色扮演和视频反馈有助于营造一种有利于心智化的氛围，即使是在回避心智化占主导地位的家庭中也是如此。结构化的"心智化游戏"挑战了回避，并产生了一种安全的（游戏性的）非-意义重大的替代体验。如本章前文所述，非常简单的角色扮演，包括简单的实施，如转换角色["穿上别人的鞋子"（换位思考）]，被广泛使用。在对有高度述情障碍的个体进行工作时，诸如"感受发现者游戏"这样的游戏会很有用。在这些游戏中，必须将写在从一副扑克牌中抽出的牌上的情绪表现出来，而玩游戏的其他人如果抽到了相同的牌，就必须以与原主人公相同的方式表现出该情绪。更复杂但相当有效的角色扮演游戏包括规划具有挑战性的人际交往以及为此"做好准备"，并与治疗师一起（有时以具有挑战性的方式）扮演患者的主角，为这些人际交往做好"准备"。有时，治疗师可能会提供一个应对模式，以支持患者应对具有挑战性的情况。这种对MBT方案的扩展，其内容并不重要，重要的是在咨询室里使用它们所产生的无关紧要（游戏性）的总体态度。这些游戏的作用是打破患者精神等同的专制统治。

记忆阐释与意象

心智化概念化提出的另一项技术倡议是支持患者详细阐述记忆甚至幻想意象。患者倾向于呈现一个自体作为客体的观点，可以通过要求他们提供更少抽象、更多具体的意象来处理。这就迫使患者创造和呈现自体作为主体的观点。患者可能已经准备好从自我感知的角度来呈现这些细节（以自我为中心的另一个例子），但治疗师需要温和地拒绝并绕开这一点，转而要求患者从他人的角度来看待正在讨论的特定事件。而过多的细节应该是过度心智化的一个警示标志，与自体在自体/他人维度上占主导地位有关，在这种情况下，通过与事件的物理背景相关的引导式意象来加强接近物理现实的细节，如感知觉细节、图像和声音，是确保避免"客体我-模式"的正当方式。

根据作者的经验，诸如恶作剧或"古怪的"挑战等戏剧性干预措施有时会用于对BPD的MBT，但对AvPD却很少有效。在咨询室里引起强烈的情绪相对容易，但一旦情绪成为患者和治疗师之间人际现实的一部分，要控制住它就相当困难了。在情绪长期低落时，有意地增加情绪唤起是MBT工具箱的一部分。然而，使用这一工具需要敏感性和一定的技能。如果面对的是这样的患者，他们倾向于忽视替代解释，例如对来自他人的失望的反应进行的替代解释，但他们会立即（但错误地）将原因归咎于自己，那么这可能不会带来期望的结果，即增加对他人的关注和兴趣——在患者的脑海中，"是什么让你如此失望？"会被替换为"我很失望，你知道的"。事实上，将他人的心理状态作为治疗共享现实中更具体的一部分可能会适得其反。我们建议在对事件背景进行过多的细节探索之前，使用传统的MBT技术，即困惑、惊讶和不知道/好奇的立场，伴随着对失望反应的共情。一旦有了一个共享理解的坚实平台，这确实会增加做出替代解释的可能性。使用合作（民主）的方法最终会带来好处，因为在这种情况下，发现的过程被尽可能多地留给了患者，而不是留给不耐烦的治疗师。

督导

由资深从业者进行的督导和朋辈对个人工作的讨论是MBT的一个核心部分（另见第四章）。重要的是，对AvPD患者进行工作的治疗师能够讨论他们的患者，并定期接受督导，以避免他们与患者的回避发生共谋或将厌倦感付诸行动。最重要的是，治疗师需要帮助才能保持情感活力。治疗师加入过度心智化模式的倾向是一个持续存在的陷阱，只有在与他人讨论时才会变得清晰。最后，对话的重复性和循环性以及内容的贫乏会对治疗师的心智化产生毁坏性的影响，使其在治疗过程中无法清晰思考。督导可以帮助治疗师维持自己的心智化，并保留住能力去采取与心智化个案概念化直接相关的、有条理的、连贯的方法，而不是迷失在对患者迷宫般的世界过于详细的探索中。

▍与 MBT 兼容的基于循证的 AvPD 治疗方法

支持以基于心智化的方法治疗AvPD的临床实证证据有限[14]。据我们所知，目前还没有针对AvPD采用MBT的试验，因此，我们将从与MBT兼容的干预措施中寻求技术和证据。通过"兼容"，我们指向的是一些技术，是以尊重社会认知局限性且不会破坏个人处理变化能力的方式来直接处理心智化能力的技术。图式聚焦治疗（schema-focused therapy，SFT）和元认知人际治疗（metacognitive interpersonal therapy，MIT）都遵循了本书采用的一些原则，即聚焦于对患者核心困难的个案概念化，并据此专门定制治疗方法。

总体而言，整合性的第三浪潮认知治疗符合这种模式，因为它们借鉴了各种理论取向的理念和技术。SFT 与 MBT 一样，都是建立在依恋理论以及心理动力学和经验治疗的基础上[52]。SFT 聚焦于个体在童年时期内化并在成年后继续使用的各种适应不良的应对模式。在 AvPD 中，"超然的保护者"模式被定义为脱离内在情绪、体验、想法和感受，以及脱离人群，它提供了一种个案概念化，其与本文概述的用于 MBT 的概念化并无二致。动机过程也与 MBT 中的动机过程类似，说明保护个人免受孤独感和自卑感的伤害是概念化的核心。与 MBT 将认知信任放在中心位置相平行的是，SFT 认为对他人评价的恐惧是 AvPD 患者特征性弥漫的怀疑态度的根源。与 MBT 一样，SFT 的治疗技术是个性化和指导性的，治疗关系提供了矫正性的人际体验，以处理不信任以及脱离自体的和他人的内在体验的议题。观察性研究[53]为 SFT 提供了有限的实证支持，这些研究通常针对 C 类（回避型、依赖型和强迫型）人格障碍患者，与常规治疗或澄清取向的治疗相比，SFT 的脱落率更低，康复效果更好[54]。

MIT 受人格障碍的叙事治疗和关系治疗以及包括 MBT 在内的心理动力学治疗理念的影响[55]。它假定元认知能力——旨在解码和理解自体和他人心理状态的心理操作——的异常以及相关的功能障碍，如述情障碍，在人格障碍的现象学和体验中发挥了作用[56]。在对 AvPD 的个案概念化中，MIT 还强调对情绪的过度调节（即在自动的/受控的维度上的受控/反思偏倚）、对情感的抑制（即认知的/情感的维度上的认知偏倚）、对社交互动的回避（目的论模式——假定物理的回避可以规避内心状态的对抗）以及对关系的回避（MBT 将此视为无效心智化的顶点）。MIT 和 MBT 一样，聚焦于人际事件来建立觉察和形成个案概念化，这不可避免地要处理心智化失败，以帮助改变患者的人际图式。MIT 采用类似于 MBT 的干预措施来减少一般困扰；这些干预措施旨在改善元认知功能，包括关注叙事整合能力、产生能动感以及自体和人际功能运作，并处理情感失调[55,56]。目前，有关 MIT 治疗 AvPD 的循证基础主要由非病例对照（或病例系列）研究组成[56-58]。

其他与 MBT 不那么兼容的心理治疗取向也报告了针对 AvPD 患者的工作，包括结合辩证行为治疗（dialectical behavior therapy）的接纳与承诺治疗（acceptance and commitment therapy）[59]、全然开放的辩证行为治疗[60]和人际心理治疗[61]。

结语

MBT-AvPD遵循心智化方法的所有原则，其明确目标是建立更有效、更稳定的心智化，这种心智化在与患者社会世界的关系方面更具适应性和灵活性。个案概念化和商定目标的初始阶段是治疗的基础。不知道的立场对于防止治疗师填补患者对心理状态理解的不足至关重要。重要的是，在患者和治疗师之间建立并共享一个心智化概况，该概况通常以过度心智化和心智化不足模式以及自体/他人维度问题为中心，然后系统地探索患者在与社会世界接触时对此的使用和误用。对心智化维度失衡进行聚焦工作，尤其是最大限度地减少对自体的过度使用，是针对AvPD患者进行治疗的核心，从他人的角度而不是基于自体偏倚来发现他人的心理状态。为达这个目的，治疗师会使用额外的技术，包括游戏和嬉戏，在不引起过度焦虑的情况下触发自体/他人心智化过程。最终，经过治疗师的仔细标记和或然的响应性，在治疗小节中对瞬间关系过程的探索可以使患者对他人的心理状态产生更真实的体验。

参考文献

1. American Psychiatric Association. *Diagnostic and Statistical Manual of Mental Disorders*, 5th ed. Washington, DC: American Psychiatric Association, 2013.

2. World Health Organization. *ICD-11: International Classification of Diseases 11th Revision*. 2019. https://icd.who.int/.

3. American Psychiatric Association. *Diagnostic and Statistical Manual of Mental Disorders*. 4th ed., text rev. Washington, DC: American Psychiatric Association, 2000.

4. Millon T. *Disorders of Personality: Introducing a DSM/ICD Spectrum from Normal Styles to Abnormal Types*, 3rd ed. Hoboken, NJ: John Wiley & Sons, 2011.

5. Alden LE, Laposa JM, Taylor CT, Ryder AG. Avoidant personality disorder: current status and future directions. *J Pers Disord* 2002; **16**: 1–29.

6. Winarick DJ, Bornstein RF. Toward resolution of a longstanding controversy in personality disorder diagnosis: contrasting correlates of schizoid and avoidant traits. *Pers Indiv Diff* 2015; **79**: 25–9.

7. Lampe L, Malhi GS. Avoidant personality disorder: current insights. *Psychol Res Behav Manag* 2018; **11**: 55–66.

8. Wright AG, Pincus AL, Conroy DE, Elliot AJ. The pathoplastic relationship between interpersonal problems and fear of failure. *J Pers* 2009; **77**: 997–1024.

9. Marques L, Porter E, Keshaviah A et al. Avoidant personality disorder in individuals with generalized social anxiety disorder: what does it add? *J Anxiety Disord* 2012; **26**: 665–72.

10. Eikenaes I, Hummelen B, Abrahamsen G et al. Personality functioning in patients with avoidant personality disorder and

social phobia. *J Pers Disord* 2013; **27**: 746–63.

11. Carr SN, Francis AJP. Do early maladaptive schemas mediate the relationship between childhood experiences and avoidant personality disorder features? A preliminary investigation in a non-clinical sample. *Cogn Ther Res* 2010; **34**: 343–58.

12. Eikenaes I, Pedersen G, Wilberg T. Attachment styles in patients with avoidant personality disorder compared with social phobia. *Psychol Psychother* 2016; **89**: 245–60.

13. Riggs SA, Paulson A, Tunnell E et al. Attachment, personality, and psychopathology among adult inpatients: self-reported romantic attachment style versus Adult Attachment Interview states of mind. *Dev Psychopathol* 2007; **19**: 263–91.

14. Simonsen S, Euler S. Avoidant and narcissistic personality disorder. In: Bateman AW, Fonagy P, eds. *Handbook of Mentalizing in Mental Health Practice*, 2nd ed. Washington, DC: American Psychiatric Association Publishing, 2019; 351–68.

15. Beeney JE, Stepp SD, Hallquist MN et al. Attachment and social cognition in borderline personality disorder: specificity in relation to antisocial and avoidant personality disorders. *Personal Disord* 2015; **6**: 207–15.

16. Antonsen BT, Johansen MS, Ro FG et al. Is reflective functioning associated with clinical symptoms and long-term course in patients with personality disorders? *Compr Psychiatry* 2016; **64**: 46–58.

17. Pellecchia G, Moroni F, Colle L et al. Avoidant personality disorder and social phobia: does mindreading make the difference? *Compr Psychiatry* 2018; **80**: 163–9.

18. Moroni F, Procacci M, Pellecchia G et al. Mindreading dysfunction in avoidant personality disorder compared with other personality disorders. *J Nerv Ment Dis* 2016; **204**: 752–7.

19. Fonagy P, Target M. Playing with reality: I. Theory of mind and the normal development of psychic reality. *Int J Psychoanal* 1996; **77**: 217–33.

20. Target M, Fonagy P. Playing with reality: II. The development of psychic reality from a theoretical perspective. *Int J Psychoanal* 1996; **77**: 459–79.

21. Normann-Eide E, Johansen MS, Normann-Eide T et al. Personality disorder and changes in affect consciousness: a 3-year follow-up study of patients with avoidant and borderline personality disorder. *PLoS One* 2015; **10**: e0145625.

22. Johansen MS, Normann-Eide E, Normann-Eide T, Wilberg T. Emotional dysfunction in avoidant compared to borderline personality disorder: a study of affect consciousness. *Scand J Psychol* 2013; **54**: 515–21.

23. Denny BT, Fan J, Liu X et al. Elevated amygdala activity during reappraisal anticipation predicts anxiety in avoidant personality disorder. *J Affect Disord* 2015; **172**: 1–7.

24. Nicolo G, Semerari A, Lysaker PH et al. Alexithymia in personality disorders: correlations with symptoms and interpersonal functioning. *Psychiatry Res* 2011; **190**: 37–42.

25. Simonsen S, Eikenaes IU, Bach B et al. Level of alexithymia as a measure of personality dysfunction in avoidant personality disorder. *Nord J Psychiatry* 2021; **75**: 266–74.

26. Carlson EN, Vazire S, Oltmanns TF. Self-other knowledge asymmetries in personality pathology. *J Pers* 2013; **81**: 155–70.

27. Koenigsberg HW, Denny BT, Fan J et al. The neural correlates of anomalous habituation to negative emotional pictures in borderline and avoidant personality disorder patients. *Am J Psychiatry* 2014; **171**: 82–90.

28. Klumpp H, Angstadt M, Phan KL. Insula reactivity and connectivity to anterior cingulate cortex when processing threat in generalized social anxiety disorder. *Biol Psychol* 2012; **89**: 273–6.

29. Rosenthal MZ, Kim K, Herr NR et al. Speed and accuracy of facial expression

classification in avoidant personality disorder: a preliminary study. *Personal Disord* 2011; **2**: 327–34.

30. Kavanagh LC, Winkielman P. The functionality of spontaneous mimicry and its influences on affiliation: an implicit socialization account. *Front Psychol* 2016; **7**: 458.

31. Kongerslev M, Simonsen S, Bo S. The quest for tailored treatments: a meta-discussion of six social cognitive therapies. *J Clin Psychol* 2015; **71**: 188–98.

32. Dimaggio G, Lysaker PH, Carcione A et al. Know yourself and you shall know the other. . . to a certain extent: multiple paths of influence of self-reflection on mindreading. *Conscious Cogn* 2008; **17**: 778–89.

33. Dimaggio G, Procacci M, Nicolò G et al. Poor metacognition in narcissistic and avoidant personality disorders: four psychotherapy patients analysed using the Metacognition Assessment Scale. *Clin Psychol Psychother* 2007; **14**: 386–401.

34. Maresh EL, Andrews-Hanna JR. Putting the "Me" in "Mentalizing": multiple constructs describing *Self* versus *Other* during mentalizing and implications for social anxiety disorder. In: Gilead M, Ochsner K, eds. *The Neural Basis of Mentalizing*. Cham, Switzerland: Springer, 2021; 629–58.

35. James W. *Principles of Psychology*. New York, NY: Henry Holt, 1890.

36. Bryant L, Coffey A, Povinelli DJ, Pruett JR, Jr. Theory of Mind experience sampling in typical adults. *Conscious Cogn* 2013; **22**: 697–707.

37. Raffaelli Q, Wilcox R, Andrews-Hanna JR. The neuroscience of imaginative thought: an integrative framework. In: Abraham A, ed. *The Cambridge Handbook of the Imagination*. Cambridge, UK: Cambridge University Press, 2020; 332–53.

38. Marsh AA, Blair RJ. Deficits in facial affect recognition among antisocial populations: a meta-analysis. *Neurosci Biobehav Rev* 2008; **32**: 454–65.

39. Andrews-Hanna JR, Christoff K, O'Connor M. Dynamic regulation of internal experience: mechanisms of therapeutic change. In: Lane RD, Nadel L, eds. *The Neuroscience of Enduring Change: Implications for Psychotherapy*. Oxford, UK: Oxford University Press, 2020; 89–131.

40. Peters U. Human thinking, shared intentionality, and egocentric biases. *Biol Philos* 2016; **31**: 299–312.

41. Kampis D, Southgate V. Altercentric cognition: how others influence our cognitive processing. *Trends Cogn Sci* 2020; **24**: 945–59.

42. Marshall J, Gollwitzer A, Santos LR. Does altercentric interference rely on mentalizing?: Results from two level-1 perspective-taking tasks. *PLoS One* 2018; **13**: e0194101.

43. Tamir DI, Mitchell JP. Anchoring and adjustment during social inferences. *J Exp Psychol Gen* 2013; **142**: 151–62.

44. Clark DM. A cognitive model. In: Clark DM, Wells A, eds. *Social Phobia: Diagnosis, Assessment, and Treatment*. New York, NY: The Guilford Press, 1995; 69–73.

45. Hezel DM, McNally RJ. Theory of mind impairments in social anxiety disorder. *Behav Ther* 2014; **45**: 530–40.

46. Washburn D, Wilson G, Roes M et al. Theory of mind in social anxiety disorder, depression, and comorbid conditions. *J Anxiety Disord* 2016; **37**: 71–7.

47. Libby LK, Shaeffer EM, Eibach RP. Seeing meaning in action: a bidirectional link between visual perspective and action identification level. *J Exp Psychol Gen* 2009; **138**: 503–16.

48. Libby LK, Eibach RP. Visual perspective in mental imagery: a representational tool that functions in judgment, emotion, and self-insight. In: Olson JM, Zanna MP, eds. *Advances in Experimental Social Psychology*, Vol. 44. New York, NY: Academic Press, 2011; 185–245.

49. Libby LK, Eibach RP. The role of visual imagery in social cognition. In: Carlston DE, ed. *The Oxford Handbook of Social Cognition*. Oxford, UK: Oxford University Press, 2013; 147–66.

50. Pedersen G, Eikenaes I, Urnes O et al. Experiences in close relationships –

psychometric properties among patients with personality disorders. *Personal Ment Health* 2015; **9**: 208–19.

51. Karterud S, Pedersen G, Johansen M et al. Primary emotional traits in patients with personality disorders. *Personal Ment Health* 2016; **10**: 261–73.

52. Fassbinder E, Arntz A. Schema therapy with emotionally inhibited and fearful patients. *J Contemp Psychother* 2019; **49**: 7–14.

53. Skewes SA, Samson RA, Simpson SG, van Vreeswijk M. Short-term group schema therapy for mixed personality disorders: a pilot study. *Front Psychol* 2014; **5**: 1592.

54. Bamelis LL, Renner F, Heidkamp D, Arntz A. Extended Schema Mode conceptualizations for specific personality disorders: an empirical study. *J Pers Disord* 2011; **25**: 41–58.

55. Dimaggio G, Montano A, Popolo R, Salvatore G. *Metacognitive Interpersonal Therapy for Personality Disorders: A Treatment Manual.* New York, NY: Routledge, 2015.

56. Gordon-King K, Schweitzer RD, Dimaggio G. Metacognitive interpersonal therapy for personality disorders featuring emotional inhibition: a multiple baseline case series. *J Nerv Ment Dis* 2018; **206**: 263–9.

57. Dimaggio G, Salvatore G, MacBeth A et al. Metacognitive interpersonal therapy for personality disorders: a case study series. *J Contemp Psychother* 2017; **47**: 11–21.

58. Popolo R, MacBeth A, Canfora F et al. Metacognitive interpersonal therapy in groups for over-regulated personality disorders: a single case study. *J Contemp Psychother* 2019; **49**: 49–59.

59. Chan CC, Bach PA, Bedwell JS. An integrative approach using third-generation cognitive-behavioral therapies for avoidant personality disorder. *Clin Case Stud* 2015; **14**: 466–81.

60. Lynch TR, Hempel RJ, Dunkley C. Radically open-dialectical behavior therapy for disorders of over-control: signaling matters. *Am J Psychother* 2015; **69**: 141-62.

61. Gilbert SE, Gordon KC. Interpersonal psychotherapy informed treatment for avoidant personality disorder with subsequent depression. *Clin Case Stud* 2013; **12**: 111–27.

第九章
抑郁症

▌导言

最近的综述和荟萃分析（包括500多项研究药物治疗效果的临床试验和600多项不同心理治疗的试验）表明，所有真正有效的抑郁症治疗方法的效果都差不多[1,2]。通常情况下，只有约50%的抑郁症患者在治疗后显示出实质性的改善。这意味着还有很大的改善空间，尤其是在较为复杂的病例中[3-5]。心智化的方法在这方面可能具有特殊价值，因为心智化治疗（MBT）已经被专门开发用于处理心智化的暂时或长期损害，正如本章将详细介绍的那样，心智化损害在各种严重程度的抑郁症患者（包括具有人格障碍实质特征的患者）中都很典型[4]。从心智化的角度来看，基于四个相关特征，抑郁症患者处在一个严重程度连续体（continuum）上。

1. 抑郁体验的性质。
2. 心智化损害的程度。
3. 他们的主导依恋风格（即有组织依恋策略相对于无组织依恋策略）。
4. 认知信任受损的严重程度（见表9.1）。

临床案例：处于抑郁严重程度连续谱不同点上的患者

Mark：轻度至中度

Mark自从与女友Jenny分手后，几个月来一直郁郁寡欢。虽然他们仍然彼此相爱，但他意识到他们在生活中的兴趣大相径庭。Mark一直很珍惜与Jenny的亲密关系，但Jenny却越来越疏远他，她觉得他让她"窒息"。经历了痛苦的分手后，Mark在工作中很难集中精力，大部分闲暇时间都在家里看电视。他的父母非常担心他。他们与儿子的关系一直很有爱，他们急切地想帮助儿子，但却不知道该怎么做。他们总觉得与他在情感上不太有连接。Mark意识到必须有所改变，于是向心理健康专家寻求帮助。很快，他就能反思自己在感情破裂中所扮演的角色，并能与治疗师合作探索自己的情感疏离模式。

Lucy：中度至重度

Lucy曾遭受过精神虐待和忽视。她的父母说他们已经尽了最大努力抚养她，但他们经常不在她身边，对她也可能非常挑剔。Lucy在十几岁时开始叛逆，她经常陷入以理想化和诋毁为特征的混乱的恋爱关系中。她还开始过度饮酒，并有自伤行为。虽然她在大学里很挣扎，但还是顺利毕业并找到了一份不错的工作。然而，在工作中，她经常与同事发生冲突，最近几个月她感到"提不起兴趣"。她感到空虚、孤独和"情绪崩溃"。

Angela：严重到非常严重

Angela小时候是个被遗弃的孩子。她的兴趣爱好与其他孩子截然不同，经常沉浸在自己的幻想世界里。青少年时期，她与同龄人几乎没有任何联系。18岁左右，她开始产生有关自己的妄想观念。她觉得自己在这个世界上是完全孤独的，并相信自己的身体出了问题——她是世界上最丑的女人。在与治疗师进行入院访谈时，她的情绪非常焦虑不安；她说自己感到完全精疲力竭，几乎一直在想着要自杀。

在严重程度连续谱最轻一端的抑郁症患者最受益于以心理过程和心理表征为焦点的综合治疗[6,7]——这种方法聚焦于心理表征内容的歪曲（认知-情感图式或自体和他人的内部工作模式），同时聚焦于改善心智化（见表9.2）。例如，动力性人际治疗（dynamic interpersonal therapy，DIT）[8]是一种针对轻度至中度抑郁症患者开发的短程的手册化治疗，它将心智化（过程）焦点与心理表征焦点相结合起来[9]。对于具有明显人格障碍特征的患者，心理表征方法可能会产生医源性问题，尤其在治疗的早期阶段。因为这些患者通常有严重的心智化损害和高度的认知不信任，他们很可能缺乏这种聚焦通常需要的心智化能力，他们甚至可能因为对他人的极度不信任而缺乏建立治疗联盟的能力[6,7]。对共病重性抑郁障碍（major depressive disorder）和边缘型人格障碍的患者进行的纵向研究表明，除非对人格障碍进行治疗，否则对抑郁症治疗的反应有限[10]。这些患者有很大的自伤和自杀风险，尤其是当他们处于目的论模式运作时。对于这些患者，建议采用复杂照护的动力性人际治疗（dynamic interpersonal therapy for complex care，DITCC）[11]，或随着严重程度的增加，采用治疗人格障碍的MBT。这两种治疗对抑郁症和严重人格障碍患者都有很好的疗效[12]。

"传统"MBT特征性的心理过程焦点可能最适合那些在抑郁程度连续谱较严重一端的患者。对于最严重的抑郁症患者，可能需要采用治疗精神病的MBT（见第十章）。当然，心理过程焦点和心理表征焦点之间的区别并不是绝对的，对抑郁症患者的治疗通常包括这两种方法。例如，当患者的心智变得越来越强大时，传统MBT的焦点就会转向关系心智化（包括心智化治疗关系），从而转向对患者的自体表征和他人表征与抑郁症状之间的关系进行心智化，这是典型的心理表征焦点。同样，即使是不太严重的抑郁症，通常也需要以心智化为焦点，尤其是在治疗的早期阶段，因为抑郁情绪与体验自体和他人的非心智化模式相关。例如，抑郁情绪通常会导致精神等同（见第二章），在这种模式下，患者会感到自己已经没救了。然而，在考虑治疗的焦点和目标时，重点的区别是很重要的。

表9.1　抑郁严重程度连续谱

显著特点	轻度至中度	中度至重度	严重到非常严重
抑郁体验的性质	轻度至中度抑郁情绪和一些躯体性抑郁症状	较严重的情绪不稳定，较显著的空虚感和弥漫的负性情感，较高程度的自我批评和害怕被抛弃、羞耻和自我破坏行为	精神病性症状，如罪疚妄想、较严重的精神运动性激越（过度无目的运动和坐立不安）或精神运动性迟滞（精神和身体活动迟缓）
心智化受损	通常比较轻微；心智化丧失后相对较容易恢复	心智化受损较严重	心智化严重受损
依恋问题的性质	相对安全的依恋；使用次级依恋策略通常是为了应对压力和心境问题	对次级依恋策略的过度依赖通常出现在抑郁症发病前，并因抑郁心境而加剧；可能会呈现依恋系统的解体	依恋系统解体
认知信任受损	损害往往继发于抑郁心境	较严重的认知信任问题	严重的认知信任问题

表9.2　治疗抑郁症的心理过程方法和心理表征方法

	心理过程方法	心理表征方法
主要目标	改善心智化过程	改善内省力
主要治疗技术	基于心智化的技术连续谱，重点是培养基本的心智化	一系列内省取向的技术，重点是内省力（即识别和修通与他人关系中自体的重复模式，其与心境问题的发生和发展有关）

本章将首先概述针对抑郁症的心智化治疗方法。基于我们对抑郁的心理状态的

理解不断加深，我们对治疗抑郁症患者的MBT模式进行了三个关键调整（见表9.3）。

表9.3 对治疗抑郁症患者的MBT模式的主要调整

对MBT方法的调整	对干预措施的影响
处理抑郁心理状态典型的心智化损害	支持性干预措施（尤其是认可和正常化）对于消除可能阻碍患者参与治疗过程的抑郁悲观情绪非常重要
根据患者使用的次级依恋风格和相关的心智化损害量身定制治疗	治疗师在干预措施连续谱中灵活移动，对功能水平较高的患者更强调关系心智化
用具身心智化处理问题	使用促进具身心智化的干预措施

- 支持性的干预措施、认可和正常化非常重要，以消除抑郁心理状态对心智化的影响；这些心理状态不仅会妨碍心智化，还会妨碍对治疗过程的参与度。
- MBT治疗师有能力根据患者的依恋风格和相关的特定心智化损害，在干预措施连续谱上灵活移动，从旨在促进心智化过程的干预措施，到侧重于提高对重复性人际模式的内省力（高级的关系心智化）的干预措施。
- 干预措施的作用是增加抑郁症患者的具身心智化（embodied mentalizing），因为即使不是所有抑郁症患者，也有大多数患者在这方面存在问题。

本章最后将简要介绍心智化方法的连续谱，这也将说明如何根据抑郁症患者的需求和能力调整MBT方法。

抑郁症的心智化方法

心境和心智化

从心智化的角度来看，抑郁是一种由进化决定的对于依恋关系受到威胁进而威胁到自体（如分离、拒绝、丧失、失败）的反应，这损害并歪曲了心智化[8,13]。这就导致了一个恶性循环，即由于抑郁情绪进一步增加了压力和唤起，导致进一步的心智化受损和歪曲（即精神等同、目的论和假装模式运作，详见第二章），导致面对压力时丧失复原力，因此增加了对抑郁症的易感性（见图9.1）。抑郁症患者通常不愿意反思发生在自己身上的事情，当他们试图这样做时，他们的心智化很可能被他们的抑郁情绪所歪曲。

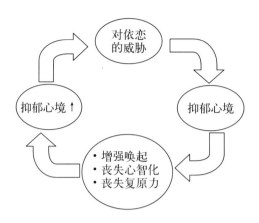

图 9.1　对依恋的威胁、心境、心智化和面对逆境的复原力之间的关系

　　这就是为什么过程焦点是以恢复患者的心智化能力为目标，尤其是在治疗的早期阶段和对较严重的抑郁症患者。一种更内省力取向的方法很可能会超出抑郁症患者的心智化能力（轻度患者除外），导致他们体验到更多的自我批评、反刍、无助，甚至产生自杀的念头。识别抑郁症患者典型的非心智化运作模式是MBT干预抑郁症的一个良好起点（见表9.4）。

　　在抑郁症患者中，精神等同的运作非常普遍，表现为缺乏探索内在心理状态的欲望和/或能力。在精神等同状态下，想法被体验为现实——抑郁症患者**是**无药可救的，**是**毫无价值的，**是**没有未来的，事情**就是**这样的。此外，在精神等同中，心理上的痛苦被感觉就像是身体上的痛苦，情感和身体的疲惫被等同起来，这在一定程度上解释了抑郁症与以慢性疼痛和疲劳为特征的疾病之间的高度共病[14]。情绪、感受和身体状态之间的这种等同性主要表现在具身心智化的受损——担忧就像压在肩上的痛苦重担，他人的批评真的很伤人，抑郁的想法真的会"压在"自己身上，情绪冲突似乎会让患者"瘫痪"。过度具身化在许多抑郁症患者中是很典型的，因为他们的主观体验"过于真实"，并且是以身体体验的方式来被感受到的。然而，正如本文稍后将详细讨论的那样，患者通常很少意识到这些心理具身状态与他们呈现的问题之间的联系。神经科学研究表明，抑郁症患者的神经回路（包括内侧前额叶皮质、杏仁核、海马和基底神经节的腹内侧部分）受损与心智化有关联，反映了认知的和情感的心智化之间的不平衡[15-17]。

表9.4　依恋风格的个体差异、典型临床特征和相关心智化概况

	依恋过度激活	依恋去激活
相关人格纬度	依赖性/社会性依赖	自我批评/自主性
体验模式	情感的、象征的、视觉的	逻辑性强的，聚焦于明显的行为，明确的因果关系
认知风格	同步加工、将离散元素合成一个有凝聚力的整体	显性形式，分析性的、细节的
人际关联性	寻求关联性、和谐；以及融合；更多取决于领域的	受内部性情而非社会环境影响；更独立于领域的
压力调节策略（防御风格）	寻求其他人的支持	孤立，非人际的调节
典型的心智化概况	对他人的心理状态过度敏感，认知的和情感的心智化之间不平衡；受情感驱动的过度心智化解释令人不安的爱、拒绝、与依恋对象的纠缠	经常显示出"思维盲区"；认知的与情感的心智化之间的不平衡；认知的心智化不足或过度心智化，与情感脱节、精神生活受损等

　　由于抑郁症状反映了对依恋关系受到威胁的反应，因此应牢记其人际的性质。例如，反刍和自我批评显然具有人际功能特质，作为一个寻求关注和帮助的"拉力"，因此反映了对唤起和压力进行共同调节的尝试。因此，在治疗的早期阶段，对无助感、无望感或无价值感进行共情的标记性镜映干预会特别有帮助，因为它们可以通过恢复患者的能动感和自体状态来恢复患者的心智化（以及培养认知信任；见第三章）。这些"抱持"（holding）和"涵容"（containing）干预措施向患者发出了信号：即使是难以忍受的情绪也可以被讨论和反思。在对抑郁症患者的治疗工作中，交流对情感的忍受度是至关重要的，因为许多抑郁症患者深信他们应该能够承受痛苦的感受，和/或羞于承认和谈论这些感受。在这种情况下，有关心境对心智化影响的心理教育干预可能也会有所帮助，正如精神药物治疗、运动、恢复睡眠和更健康的生活方式可能有助于心智化的恢复一样。

　　精神等同的运作也可能会增加自杀的风险，因为其试图压制心理痛苦。不过，对难以忍受的心理痛苦感受进行细致的标记性镜映通常会使患者敞开心扉表达相反的感受——即希望活下去——从而降低自杀的风险，因为这种干预措施可以恢复患

者的心智化，抵消自杀心理状态中典型的"隧道视野"（井蛙之见）。

抑郁症患者的**目的论模式**运作往往与抑郁状态的起源有关，这一致于心智化方法中的假设（即抑郁本质上是人际的）。例如，抑郁症患者可能经常会疯狂地试图让依恋对象（包括他们的治疗师）展示出关心或爱他们。患者可能会要求更长或更多的治疗小节，或要求治疗师碰触、拥抱或爱抚他们。然而，一些以目的论模式运作的抑郁症患者可能会否认其抑郁情绪与人际关系问题之间的任何关系，或者可能试图将其问题的人际起源局限于简单化的因果关系："抑郁症在一家几代人身上都有，一定是遗传的"，"我被虐待过，我没办法"。

极端的**假装模式**或**过度心智化**的运作在抑郁症患者中也极为常见。这可能会导致心智化不足—过度心智化的循环，使患者和治疗师都感到困惑，带给他们空虚感和无助感。抑郁症患者的过度心智化通常以涉及自体和他人的精心叙述的形式出现。起初，这些叙述看上去好像是相当准确的叙述，反映了真正的心智化，尤其是在功能较高的患者身上。然而，这些叙事的一些特征表明它们的根源在于过度心智化。

1. 它们通常在本质上是过度分析、重复和冗长的，并被诸如自我批判、内疚和羞耻这样的抑郁主题所歪曲（过度反刍）。
2. 它们可能是为自己服务的（例如，控制或胁迫他人，或将患者描绘成被他人忽视的受害者），往往会导致治疗师的反-回应感受是攻击性或厌烦。
3. 他们在认知的和情感的心智化之间存在失衡，这是过度心智化的特征（即要么在本质上是过于认知的，要么是在情感上压倒一切的）。
4. 患者表现出无法将视角从自体转换到他人，或从他人转换到自体，或从认知转换到情感，即使治疗师试图使用反向移动来促进这种转换也无用（见第四章）。

在这种情况下，讨论**抑郁现实主义**的本质也很重要，它指的是抑郁症患者可能不戴着"玫瑰色眼镜"看世界，因此他们的感知可能比不抑郁的人更准确。虽然有时会出现这种情况，但抑郁现实主义并不总是更"现实的"，因为它可能反映了心智化不足或过度心智化。研究表明，积极的偏倚是正常的，有利于健康的功能运作[18]；这种积极偏倚的丧失似乎与对抑郁症的易感性有关。因此，心智化以及自我觉察和自我意识能力的提高可能有一个弊端，因为它们会启动诸如羞耻和内疚这样的情绪。虽然这些情绪具有重要的适应性人际功能，但如果过于强烈或长期存在，就可能导致过度的抑郁和焦虑情绪。此外，自我意识能力还能让人意识到，当前的自我状态与希望的自我状态之间可能存在差异[19]。特别是在特定的发展阶段和过渡时期（如青春期、中年、老年），意识到自己希望的自我状态与实际的自我状态之间存在差异可能会导致失望、抑郁甚至绝望的感受。研究发现，在关键的发展阶段（如青春期、老年期），涉及心智化的神经回路会发生重大的结构和功能变化，这可能进一步有助于解释与这些发展阶段相关的抑郁风险增加，尤其是在这些关键的过渡时期，心智化能力受到挑战。青春期性欲和新的攻击性形式的出现对年轻人的心智化能力是一个重要的考验，老年期失去亲人和健康也是如此。这可能会导致过度心智化（假装模式运作或过度心智化："如果我在生活中做出了其他选择会怎样？"）或是防御性的回避心智化（心智化不足："所有事情都是无意义的。"）

在抑郁症中，依恋在压力共同调节中的作用

很明显，抑郁情绪本质上并不是适应不良或病理性的。正如我们前面提到的，抑郁是对依恋关系受到威胁的一种反应，即使是严重的抑郁心理状态，也应被视为试图最小化与分离和丧失有关的痛苦，从而试图（共同）调节痛苦[20-22]。从这个角度来看，抑郁症可以被看作是一种奖赏-耗竭障碍，也可以被看作是一种与压力相关的障碍——一切似乎都是无望和无意义的，似乎再也没有什么能带来快乐、愉悦或满足，个体进入了一种抗议状态[23,24]。

然而，当可能给抑郁症患者提供关心和支持的他人不再可得或者被认为无法得到时，患者的主要依恋策略——试图通过在他人身上寻求安慰和支持来减轻痛苦——失效了。因此，患者开始依赖次级依恋策略。依恋过度激活策略通常被焦虑型依恋的个体（例如，具有沉溺型依恋风格的个体）所使用，包括疯狂地努力寻找支持、爱和安慰，通常表现为难以满足的和黏附的行为。依恋去激活策略是典型的回避型依恋个体（如恐惧-回避型依恋和轻蔑型依恋风格的个体）会使用的，包括否认依恋需求，主张自己的自主性、独立性和力量。许多抑郁症患者表现出有组织的依恋风格，因此倾向于主要依赖依恋-过度激活或依恋-去激活策略。然而，具有无组织依恋的患者会表现出更严重的依恋系统功能障碍，通常表现为在依恋-过度激活策略和依恋-去激活策略之间的显著振荡。具有无组织依恋的患者有更明显的心智化

障碍，也可能有更严重的认知信任问题。研究结果很好地支持了这些假设，研究结果表明，抑郁症患者的依恋风格具有明显的异质性[19,25]，而且有证据表明依恋不安全感与抑郁症之间存在潜在关系，这表明依恋体验在抑郁症的易感性中起着因果作用[26-28]。与本章概述的假设相一致，相较于有组织依恋，无组织依恋与更严重的抑郁症相关。依恋解体（attachment disorganization）在具有边缘水平功能的抑郁个体中也更为普遍，其特征是更严重的抑郁和空虚感、愤怒、羞耻感以及身份认同弥散（identity diffusion）[4,29]。依恋去激活策略，尤其是轻蔑型依恋风格，似乎与对敌对的/攻击性的抑郁症亚型的易感性有关[30]。

心智化损害在抑郁症中的作用已得到很好的证实[19,31,32]。同样，众所周知，抑郁症患者中有一个亚群在寻求和接受帮助方面有很大的困难——提示高度的认知不信任[31]。此外，纵向研究表明，个体依恋风格的差异通过对情感调节、压力反应性和社交问题解决技能受损的影响，介导了早期逆境与日后抑郁症易感性之间的关系[25,33-35]。四十年来，针对抑郁症的心理动力学方法和认知行为方法研究已经提供证据证明，依赖性/社会性依赖的人格维度和自我批评/自主性人格维度（在理论和经验上分别与依恋焦虑和依恋回避重叠）与抑郁症易感性之间有潜在的关系[36-39]（见表9.4和图9.2）。

对于MBT治疗师来说，这一系列研究中出现了两个主要的临床发现，与在治疗抑郁症患者过程中的心理表征焦点和心理过程/心智化焦点有关。首先，关于心理表征焦点，研究表明，无论是高度依恋焦虑/依赖性/社会性依赖的个体还是高度依恋回避/自我批评/自主性的个体，都以明显的功能失调的人际互动循环或"自我实现的预言"为特征[40]。高度依恋焦虑的个体可能会引起他人的恼怒、怨恨，并最终被他人拒绝和抛弃，而这是一种黏附性的关系风格的结果，这种关系风格源自他们对被拒绝和被抛弃的潜在恐惧。与此同时，高度依恋回避的个体可能会对他人更加冷漠和挑剔；这会使他们被认为是冷淡、疏远和不讨人喜欢的，而他人对他们的反应也证实了他们的信念，即他人是不可得和挑剔他们的。此外，高度依恋焦虑的个体通常能够与他人保持一些积极的支持性关系，因为他们有强烈的关系取向，而高度依恋回避的个体则更经常被孤立，积极的关系也更少。这些自我实现的预言也会影响患者与治疗师之间的关系，从而使他们对治疗师的最初看法和体验匹配他们的信念和期望（要么将治疗师理想化，要么认为他们是挑剔和冷漠的）。当聚焦关系心智化时，尤其是当心智化治疗关系时，这一点尤为重要。

关于治疗抑郁症患者时的心智化焦点方面，主要依赖依恋-去激活策略的患者倾向于防御性地抑制心智化。因此，在这些患者中，目的论模式和精神等同往往占据主导地位。例如，活动和工作被用来防御性地抑制抑郁、焦虑和孤独等痛苦的感受，并以此来"证明"自我价值。正如我们在本章后面将详细描述的那样，这些个体也经常显示出他们的具身心智化能力显著受损，因为他们似乎与自己的情绪和身体"脱节"了。尤其是在抑郁的时候，其中的许多患者会表现出对精神生活本身的贬损，从而导致对内部心理状态的作用的"精神失明"。事情就是这样的（"没人喜欢我，我就知道"，反映了精神等同），并且他们只相信"客观"原因（"我的抑郁是大脑化学失衡的结果"，反映了目的论思维）。他们的心智化不平衡，过于强调认知的心智化，而几乎没有以情感为基础的体验。有时，这种认知描述可能会被治疗师错误地识别为真正的心智化，但其自我服务、高度认知的本质只会导致越来越多的无助感和无望感，这将有助于把它们识别为假性心智化/解释模式。极度轻蔑的描述（如否认自己有问题）或极度理想化地描述自己的依恋史（如"我有一个非常正常的童年"，同时却无法提供支持这种描述的实例）更容易被识别为假性心智化/解释模式。

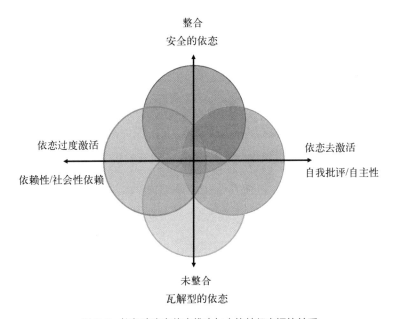

图9.2　抑郁症患者依恋维度与人格特征之间的关系

平衡干预措施以支持有效的心智化过程和依恋策略

对于抑郁症患者，在处理潜在的心理问题之前，首要任务是培养一种心智化的立场；这就需要聚焦在作为一个过程和能力的心智化上而不是在内容上。重要的是，在治疗的早期阶段，要把焦点放在与这些患者的人格功能运作相一致的问题上（如自主性、身份认同、权力、内疚、羞耻、无价值感），以尽量减少这些个体感到被攻击或羞辱的风险。对这些体验的标记性镜映通常为探索更痛苦的感受开辟了道路，尤其是脆弱感和孤独感。正常化和认可性的干预措施是关键，但同时也需要强调以情感为焦点的干预措施，以增加唤起。由于抑郁症患者通常在用语言表达自己的情绪方面有相当大的困难，因此治疗师也有进入"认知模式"的风险，在治疗小节中的唤起水平可能会变得过低，以至于任何有效的心智化都无法出现。在这种情况下，以提高具身心智化为焦点的干预措施可能会特别有用，因为这些措施可以帮助患者在此时此地体验到他们的抑郁情绪与他们的内在心理状态之间的关系（这一点将在后面详细讨论）。另一方面，尽管这类患者中许多人在心智化能力上受到很大的限制和束缚，但他们往往具有显著的认知能力，这可能会使他们享受于"玩弄想法"以及由增强的基本心智化技能引起的探索性工作。这可能是治疗中的一个转折点，因为它增加了患者对治疗过程及对治疗师的心智的好奇心，并导致了在患者与人际环境的互动中的更持久的变化[即打开致救原则（salutogenesis）[12]；另见第十一章和本章后面的内容]。（译者注：致救原则由社会医药学家阿隆·安东诺维斯基首次提出，是一种关注人类健康、福祉而非致病因素的研究、治疗方法和研究原则。）

那些主要依赖依恋-过度激活策略来应对依恋关系受威胁的患者表现出一种自相矛盾的模式，即对他人的心理状态过度敏感，同时结合了一方面倾向于被拒绝和抛弃的恐惧所压倒，另一方面害怕自己的攻击性和愤怒。因此，这些患者往往具有较低的心智化解耦阈值，他们从心智化损害中恢复过来可能有相当大的困难。因此，他们可能会想要取悦治疗师，这可能会使识别心智化中止变得困难。具有边缘型特征的患者可能容易混淆自己的与他人的心理状态或被他人的心理状态传染[41]。虽然主要依赖依恋-去激活策略的抑郁症患者的心智化通常是过度认知的，但依赖依恋-过度激活策略的抑郁症患者的心智化通常是由强烈的情感驱动，往往会导致对人际关系的过度心智化描述和心智化的防御性解耦，因为他们很容易被与这些体验相关的情绪所淹没。在精神等同模式下，这些个体甚至会将轻微的分离或拒绝迹象解释为他人对他们感到厌烦或想要摆脱他们。这继而导致了目的论的运作，在这种模式下，患者迫切地想要证明自己的爱，或想要对方证明他们的爱和关心。它还会导致假装模式的运作，在这种模式下，往往会出现对社交互动进行看似无休止的反刍性描述，其特点是思考完美的或不被回应的爱，或是以与依恋对象（如父母）的纠缠为特征的依恋叙述，从而导致进一步的自体-他人混淆。在具有表演性特征的高水平功能运作的患者中，假装模式运作会产生幻想，在这种幻想中，自体被描绘成他人恶意的受害者。这种对心理状态的过度敏感及其导致的精神等同、目的论和假装模式运作的倾向，也经常出现在与治疗师的关系中。例如，当治疗师宣布自己将休假时，患者会感到被拒绝，想要证明自己值得治疗师的关注，并在治疗间歇时无法停止思考这件事。

因此，尽管这些患者通常喜欢谈论人际关系，但他们对他人精神状态过度敏感，再加上他们对心智化解耦的阈值低，这些意味着要在心智化的认知和情感特征之间取得更好的平衡可能会很困难，尤其是这些患者中的许多人坚信他们是很好的"读心者"（"我了解别人。我所有的朋友都会向我咨询他们的关系问题"）。因此，治疗师可能需要在依恋系统激活（这会增加唤起）与心智化解耦之间努力找到最佳平衡，尤其可采用的干预措施是试图澄清抑郁症状与人际冲突和矛盾（即一个心理表征焦点）之间的联系。根据近期人际关系事件的微观切片，对丧失感和分离进行仔细的标记性镜映，可以提高患者的基本心智化能力，并提高他们对攻击性、愤怒和主体性等更困难感受的心智化能力。焦虑依恋的个体通常很难考虑这些感受，因为他们将这些感受体验为会威胁到他们的关系。对治疗关系进行心智化——即在此时此地的治疗情境中识别患者对治疗师的反应——在促进这些个体的关系心智化方面起着重要作用，不过，正如我们在本章前面提到的（参见第四章），这必须等到更好地建立了稳定的心智化后才能实现。此外，随着治疗的进展，鼓励患者在治疗过程的"人际实验室"之外以新的方式尝试与他人建立关系也很重要，因为这提供了新的机会来检查非心智化模式运作有没有再出现，并监测更强大的心智化出现的进展。

具身心智化

来自不同理论传统的研究结果表明，相当比例的抑郁症患者在具身心智化的几个组成部分上存在困难，这可能是由于他们在具身心智化方面已经存在问题，也可能是由他们的抑郁心境造成的，或者两者兼而有之[42-46]。这些问题可归纳如下：

1. 情绪识别方面存在问题——许多抑郁症患者似乎无法将身体体验与内在心理状态联系起来（"我不知道我的感受是什么，我感觉很糟，很紧张，就是这样"），有些患者甚至认为他们根本没有感受到任何东西（"我曾经感受到了什么，但我似乎不再有感受了"）。

2. 将情绪识别为自己的存在问题——他们很容易被他人的情绪"感染"，或否认自己感到沮丧或悲伤。

3. 在反思和调节情绪方面存在问题——他们很容易被情绪所压倒，或者很容易被触发出目的论模式的反应，从而导致活现（enactment）。

4. 适当分享情绪的问题——抑郁症患者常常认为，与他人分享自己的情绪是一种软弱的表现，或者相反，他们会立即开始谈论自己的难受情绪，就好像他们已经认识治疗师很多年一样，常常认为治疗师完全了解他们的生活细节。

因此，在治疗抑郁症患者时，治疗师必须以不知道、好奇的立场，仔细探索身体体验（所谓的情绪的躯体标记）与未心智化的心理状态之间的关系。这一点对于呈现出躯体形式特征的患者尤为重要[14]。

为了实现这一目标，治疗师会使用众所周知的基本心智化技术，即**停止和探索**以及**停止和倒带**（见第四章），对治疗情境中此时此地的具身体验进行微观切片。旨在促进具身心智化的典型干预措施序列，聚焦于识别、放大和区分情绪，将这些情绪与症状发作和持续相关的人际动力学链接，并标记出具身心智化问题的情绪代价。这就是所谓的"RADLE"序列（见表9.5）。

表9.5 旨在提高具身心智化的干预措施：RADLE序列

干预措施	方法
认识情绪（R）	关注躯体感觉（情绪的躯体标记）并探索其情绪背景，采用不知道、探究的立场，对潜在的情绪状态提出可能的假设，并与患者分享这些假设，以达成共同的理解
放大情绪（A）	放大情绪体验："所以你感到**焦虑**"

续表

干预措施	方法
区分情绪（D）	逐一探索不同的情绪体验；放大并探索它们之间的因果关系
将情绪与患者典型的感受和思维模式联系起来（L）	在可能和适当的情况下，将情绪与患者进行感受、思考和关联的原型方式联系起来
标记具身心智化问题的情绪代价（也往往是身体代价）（E）	认可并正常化具身心智化问题，将其视为可以理解的压力反应，但也要讨论与这些问题相关的高昂情绪代价（以及通常也会有的身体代价）

识别情绪

起初，患者往往只描述链接他们的抑郁状态的身体感觉（如"我总是感到紧张""我感到很累"）。这指向了未经心智化的情绪，因此首要任务是将这些显然未分化的身体体验识别为情绪。治疗师必须经常用自己的心智对这些未经心智化的身体体验提出假设，并将这些假设与患者的体验进行对比。例如，一位患者讲述了他如何与妻子争吵，然后"关闭自己"。当治疗师问患者在争吵时感觉如何时，他回答说："我不知道，我觉得没什么"，但他明显感到紧张，开始脸红，双手紧握。作为回应，治疗师说，他无法想象患者什么都感觉不到，并补充说："你刚才说没有任何感受的时候，我看到你全身都绷紧了；你把脸转向别处，开始脸红，双手紧紧握在一起。你感到焦虑或羞愧吗？"同样，不知道的立场意味着谦卑，治疗师必须示范误解："啊，你没有感到焦虑，我很高兴你纠正了我。所以你感到愤怒，然后感到羞愧"。

放大情绪

由于患者通常在很大程度上没有意识到这些未经心智化的身体体验，因此治疗师需要使用标记性镜映来逐一放大潜在的情绪："啊，原来你一开始就感到**愤怒**。这感觉如何？"

区分情绪

未经心智化的身体体验通常会涉及几种情绪，而这些情绪之间也存在因果关系。在刚才描述的例子中，除了愤怒之外，患者还因为愤怒而感到羞愧和焦虑。因此，治疗师会与患者一起积极探索这些感受，识别它们，并试图得出一个将所有这些感受联系在一起的连贯叙述。

链接情绪

该序列的下一步需要将情绪链接到自体和他人相关原型及其与症状的关联上。对之前未被心智化的身体体验进行微观切片，使患者在治疗的此时此地中体验到典型的思考和感受模式与他们呈现的症状之间的关系。这一过程在促进患者心智化方面发挥着重要作用，并使他们有可能在日常生活中越来越多地建立这些链接。

情绪代价

最后，聚焦于改善具身心智化，包括治疗师要强调（具身）心智化问题的情绪代价。例如，继续前面概述的临床例子，治疗师可能会将患者在具身心智化方面的各种问题与他们的抑郁症状链接起来："如果我没猜错的话，我们已经看到，当有人批评你时，你倾向于以愤怒来回应，然后很快就会因为你的愤怒而感到焦虑和羞愧，紧接着你就会'关闭自己'，让自己感到空虚和枯竭。这样说对吗？"如果患者承认这一连串反应是他们的典型反应方式，治疗师就可以继续补充道："无论这种反应是多么的可理解，它也有明显的缺点，因为你似乎并没有意识到在这种情况下自己身上发生了什么，你留下了很多你似乎无法消化的感受。"

通过这种方式，患者能够从一个**身体自体**的角度来体验自体转变为从**心理自体**的角度来体验自体，从而发展出二阶的自体表征和心智化的情感性——反思以及调节具身情感体验的能力。

认知信任

一个心理表征的焦点主要依赖于心智化能力，这是相当一部分抑郁症患者所不具备的。因此，在患者加强他们的心智化能力之前，在治疗中过早地使用这一焦点很可能会产生医源性副作用。在这些患者中，心智化能力很容易丧失，导致越来越大的压力去外化自体的非心智化方面（如与创伤经历有关的方面），这可能会触发异化自体的出现（见第二章）。这些患者还经常表现出明显的认知不信任，这可能与他们的依恋史有关，也可能是源于过去无益的治疗，或者两者兼而有之。针对抑郁的内省力取向干预（尤其是短程的内省力取向干预）假定患者有足够的心智化能力和认知信任来建立工作联盟，它们并不适用于有些类型的患者（见表9.1和表9.2）。

以心理过程为焦点更适合以下患者，特别是在治疗高度认知不信任的个体时，需要对通常强烈的抑郁和绝望感受进行标记性镜映，以恢复认知信任，或者对于受影响最严重的患者来说则是发展认知信任。根据我们的假设，有效的治疗依赖于三个沟通系统[12,47]（另见第二章），治疗师首先需要以共情的和支持的方式与患者沟通，表明治疗师的心智是可用的，并且能够忍受、涵容和反思患者无法忍受的心理状态，具体做法是在此时此地对这种心理状态进行细致和渐进的标记性镜映（沟通系统1）。只有当患者感到自己被真正理解时，他们的认知性警惕才会放松，同时他们的能动感和自体状态才会得到恢复，从而导致更强健的心智化能力，并对治疗师的心智产生更多的好奇。在大多数情况下，这是一个缓慢而艰苦的过程，其特点是不断尝试和出错，治疗师示范谦逊、不完美和误解是人类沟通中不可避免的特征，同时坚定不移地示范不知道和好奇的立场。不知道立场尤为重要，因为这些患者中的许多人会在他们的环境中遇到其他人，包括医疗专业人员，这些人"知道"他们出了什么问题，并向他们提供了他们认为没有帮助的建议。

如果治疗的早期阶段一切顺利，对难以忍受的体验进行标记性镜映会让患者在治疗中产生一种"我们-状态"的感觉以及心智化能力的增强（沟通系统2）。如果患者的心智化能力在这一阶段足够强健，那么现在就可以指出一个心理表征焦点。然而，许多患者仍将继续与心理表征焦点做斗争，尤其是那些有显著边缘或精神病性症状的患者。接下来，需要积极支持患者去越来越多地创造一个更加良性的社交环境并打开心扉（沟通系统3的基础）。

▋ 基于心智化干预的连续谱

本节将简要概述MBT中与抑郁症治疗相关的某些方面，以及DIT的基本原则[8]，DIT是一种短程的手册化治疗方法，结合了心智化（即心理过程）和心理表征两个焦点，被证明对轻度至中度抑郁症有效[9]。对于有较明显人格障碍症状的患者，这种方法可能会导致医源性损害问题，尤其是将其作为一线治疗方法时，因为这些患者往往在心智化方面存在严重损害，并且有强烈的认知不信任[6,7]。对于这些患者，首先需要发展一种信任和合作的关系，以此作为治疗的基础——这在许多抑郁症治疗模式中都被认为是理所当然的。对这些患者进行工作时，采用针对具有更复杂问题患者的 扩展版 DIT 模型即 DITCC[11] 或针对人格障碍的 MBT（如第四章所述）似乎更合适[12]。有研究证据表明，MBT 对有人格障碍的成人[48,49]和青少年[50,51]抑郁症患者（包括自伤和自杀）有效。针对精神病的 MBT（见第十章）可以被认为是有精神病性症状的抑郁症患者的一种治疗选择，但在撰写本书时，还没有研究调查 MBT 对这些患者的疗效。同样，MBT 对双相情感障碍患者的有效性也有待调查。

针对中度至重度抑郁症患者的心智化治疗

治疗抑郁症的 MBT 方法基于一种观点，这是所有类型 MBT 的共同观点，即对心智化丧失的易感性与认知不信任相结合造成了严重的精神病理学特征，包括抑郁的心理状态。因此，对于在严重程度连续谱较严重一端的抑郁症患者，焦点是在与治疗师建立持久依恋关系的情况下改善心智化。对这些患者来说，聚焦于"内省力"，尤其是关注过去事件与当前功能运作之间潜在关系的治疗通常是无益的，甚至往往是有害的。因此，MBT 治疗抑郁症的焦点在于改善患者对其**当前**心理状态的反思功能，同时避免出现以非心智化模式体验主体性，正如我们在本章前面所概述的，这种模式很容易在严重抑郁症患者身上出现。因此，MBT 方法不再强调"深层"诠释，而是将焦点放在此时此地或最近过去的近-意识的（near-conscious）体验上，强调情感和关系体验（情感焦点）（例如，"你的妻子在这节治疗前给你打电话；这让你感觉如何？"）。这种方法还包括避免广泛讨论过去的事件，尤其是创伤性事件，除非这些讨论有助于理解患者当前的心理状态。相反，MBT 治疗抑郁症的目的是恢复心智化（"我知道她伤害了你，但我们能停下来谈谈你们之间刚刚发生了什么吗？"）

因此，MBT 治疗师的关键任务是——使用"不知道"、好奇的立场——促进患者对其心理状态的好奇心，即使是在抑郁的心理状态下也是如此。这将引导治疗师和患者共同意识到，在感觉不到或期望不到意义或连贯性的地方，存在着意义和连贯性。这将恢复患者的能动感、自主性和自体一致性，同时，由于患者感觉到被治疗师以一种标记性的方式镜映了（"这里有一个人没有逃离可怕的感受，而且似乎能理解我"），因而增加了认识知信任，并使心智化（重新）出现（导致了在沟通系统 1 和 2 中的变化）。即使在患者感到完全无助或绝望时，治疗师通过"与患者在一起"传达出了关心、能动性以及对情感的忍受性，无论这是多么艰难。重要的是要认识到，这种好奇但不知道的立场与抑郁症患者典型的精神等同恰恰相反，因为精神等同的特点是对心理状态缺乏好奇心（心智化不足）或对自体和他人的心理状态过度确定。需要在抑郁症患者身上探索假性心智化/假装模式和其他反映非心智化的"填充物"，以及使用这些模式所带来的缺乏实际成功的问题（"好吧，我现在可以看到，你似乎有一种自己已经无药可救的感觉，但这种感受现在对你、我和我们都没有真正的帮助，正如你自己刚才说的，这种感受让你灰心丧气，以至于你几乎无法进行思考或感受"）。

因此，对抑郁症患者进行MBT干预的典型起点，就像MBT的一般起点一样，需要遵循以下顺序。

1. 当治疗师发现患者由于抑郁心境而导致心智化中断（即精神等同、假装模式或目的论思维模式）时，通常就会开始进行干预。（"这毫无用处，我不知道这将带领我们走向何方。"）

2. 然后，患者和治疗师会"倒带"到心智化中断前的那一刻，而治疗师分析他们对心智化中断的贡献。（"发生了什么事让你有这种感觉——是否与我说的某些话有关？"）

3. 然后，治疗师和患者一起探索当前的情绪，聚焦于识别患者和治疗师之间的当刻情感状态（情感焦点）。（"我们在谈论你的妻子，然后我问你，当她给你打电话时，你感觉如何，然后你变得非常悲伤，极度自我批评——是这样吗？"）

4. 治疗师对心智化中断的潜在贡献被识别和承认。（"哦，我明白了，她给你打电话时你很受伤，然后你不得不谈论这些感受。"）

5. 在可能和适当的情况下，治疗师和患者会尝试理解当前患者–治疗师关系中隐含的心理状态（即，将治疗关系心智化）（"然后我问你这让你感觉如何，这只是增加了你的悲伤和无价值感——是这样吗？哦，我现在明白了，我必须承认我也开始感到悲伤和无助。"）

在治疗抑郁症患者时，治疗师采取以下原则也至关重要。

- 示范谦逊，与"不知道"的立场保持一致。（"嗯，我很高兴你告诉了我，因为我没有意识到那天她对你的伤害有多深。我还以为她惹你生气了，所以你知道告诉我你的感受有多重要，以及我有多容易误解你。"）

- 继续识别观点上的差异，尤其是因为抑郁的心理状态很容易在患者和治疗师之间导致自体与他人的混淆以及由此产生的相似感受。（"嗯，你可能觉得生活毫无意义，但我不这么认为，因为我能看到你实际上是会享受生活的某些方面的，比如与孙辈们一起玩。"）

- 继续主动提问，要求详细描述体验["是什么（what）"问题]，而不是解释["为什么（why）"问题]（"那么，当她没有出现时，你有什么感觉？"）
- 避免去理解患者所涉及的每件事的需求；当患者处于假装模式时，这一点尤为重要。当发生这种情况时，治疗师应该停下来，倒带到患者的心智化比较强大的时候（"对不起，你刚才把我弄糊涂了，我们能回到你之前说的话吗？"）

因此，在对抑郁症患者的治疗中，对治疗师来说极其重要的是要意识到，在面对患者抑郁的心理状态时，治疗师一直处于丧失心智化能力的风险中。在这种情况下，心智化丧失通常被治疗师体验为"兜圈子"或"被吸入黑洞"的体验。这可能会导致治疗师的精神等同功能运作（"我一筹莫展，这个患者已经无药可救，我已经不知道该做什么或说什么了。"）或目的论模式，在这种模式下，治疗师可能会以一个具体的方式进行干预（例如，让患者住院）。当然，在治疗抑郁症患者的过程中，这种心智化中断是不可避免的，需要治疗师和患者共同探索导致这类事件发生的（人际）体验。

最后，对于重度抑郁症患者来说，先前存在的与人格有关的易感性和抑郁症病史都可能在他们的人际环境中留下严重的"伤痕"。严重抑郁症患者往往变得社交孤立，或陷入长期的人际冲突之中。因此，在治疗抑郁症的MBT中，着重强调帮助这些患者体验新的关联自体和他人的方式，并培养他们的"致救"能力（沟通系统3）。特别是对于有实质性人格问题的患者，应采取更广泛的系统方法，例如，让患者的全科医生参与进来，并在适当的情况下让社会服务机构参与进来，以帮助患者在其社会环境中实现必要的变化。

抑郁症的动力性人际治疗

DIT是一种融合了心理表征和心智化方法的整合性治疗[8,52]。因此，它将MBT的核心治疗原则和干预措施与心理表征焦点相结合，在最初的几节治疗中与患者共同概念化人际情感焦点（interpersonal affective focus，IPAF），然后将其作为治疗的焦点。人际情感焦点可以被看作是MBT中传统的个案概念化的延伸（见第四章）。不同之处在于，在 DIT 中，治疗的焦点更多地放在个案概念化的**内容**上，而在MBT中，治疗的焦点则放在产生这些内容的**心理过程**上。因此，DIT 也结合了更传统的心理动力学的内省取向技术或表达性技术，从而在与患者的互动中发展 IPAF，并在治疗中修通它。然而，心智化的焦点，加上促进患者改变的更具指导性的干预，使得根据患者个体需求和能力量身定制治疗成为可能。与MBT一样，移情诠释（transference interpretations）（"心智化治疗关系"）并不被强调，主要用于澄清此时此地的 IPAF，尤其是在关系敏感性较强的患者中，以防止患者过早终止治疗。这种观点基于一些研究，这些研究表明，高频率的移情诠释与治疗关系以及与治疗结果之间都存在负相关，即使对功能水平较高的患者也是如此[53,54]。同样，DIT 的主要焦点是患者当前的（人际）功能运作，因为这与他们的抑郁症状有关，因此与传统的心理动力学方法相比，DIT 对过去经历的关注较少（当然，也会联系患者当前的功能来探索过去的经历）。

最初的DIT模型是一种包含16个治疗小节的有时限的干预方法。后来又开发了DITCC，这是一种扩展到28个治疗小节的干预模式，包括 20 节每周一次的治疗，随后6节是每两周一次的治疗，之后每月 2 次随访，它更聚焦于处理有较明显人格问题的患者在认知信任和心智化方面的问题。

最初的 DIT 模型包括三个阶段（初始阶段、中期阶段和结束阶段），每个阶段都有其特定的目标和治疗策略。初始阶段（第1~4节治疗）的主要任务是识别并与患者共同概念化 IPAF，即一种与患者抑郁症状的发生和/或维持有关的、核心的反复出现的潜意识人际模式（或依恋风格）。这种模式由四个部分组成，显示了心理表征方法中DIT模式的根源：（a）一个特定的自体表征（如"我是没有价值的"）；（b）一个典型的他人表征（"他人总是批评我"），这种表征成为患者典型的人际交往风格的特征，与抑郁症状的出现有关；（c）与这些自体-他人表征相关联的特定情感（如抑郁、悲伤和焦虑）；（d）IPAF的一系列防御（如抵御潜在的攻击性感受）。在治疗中将会探索这种重复模式、它与抑郁症状的关系及其高昂的（人际）代价。随着患者内省力的提高和心智化能力的增强，他们会被鼓励去探索和尝试与他人相处的新方式，这将导致他们放弃"旧的"模式。这通常发生在DIT的中期阶段，包括保持对已达成共识的 IPAF 的关注和帮助患者识别 IPAF 的人际"代价"（心理表征焦点），同时培养患者对想法和感受的反思能力（心智化焦点）。当患者和治疗师努力概念化一个 IPAF，或者患者似乎有两个相反的 IPAF（例如，患者是他人的受害者，但同时又似乎对他人过度批评）时，患者很可能有一种瓦解型的依恋风格。在这种情况下，DIT 是不适用的，因为患者和治疗师都无法确定他们从心理表征的角度到底要处理什么问题，尤其是因为患者可能缺乏对两种对立的模式及其相互关系的心智化能力的反思。这再次强调了区分心理表征和心理过程焦点的重要性。

DIT 的最后一个阶段致力于增强患者巩固改变的能力，并与沟通系统 3 中聚焦于改变相一致，培养他们的致救能力。这由治疗师给患者写一封"告别信"开始，信中会列出最初商定的个案概念化、治疗期间取得的进展，以及治疗结束阶段和治疗结束后仍需完成的工作。同样，患者对治疗结束的极端反应可能表明了更严重的潜在问题，因为治疗接近结束可能会在患者内心中产生关于被抛弃的强烈焦虑或攻击性感受。因此，结束阶段在衡量治疗进展方面起到重要的作用。出于这个原因，DITCC 延长了这一阶段，使患者能够尝试新的关联自体和他人的方式，同时有一个"安全的避风港"来修通与治疗结束有关的潜在问题。

结语

对抑郁症进行概念化和治疗的心智化方法开始于这个假设，即抑郁症状源于对依恋关系受到威胁（也因此威胁到自体）的反应以及相关的心智化损害，这些可能在抑郁症状出现之前就已存在，并且/或者因抑郁心境而加剧。基于这些假设，可以根据患者在抑郁体验的本质、典型的心智化损害、主要的依恋风格以及认知信任损害的本质等这些方面的不同，将抑郁症患者视为处于一个严重程度连续谱上。本章总结了一系列基于心智化的抑郁症治疗方法的基本原则，以及如何对这些原则进行因人而异的调整，这取决于由心智化能力所界定的患者在严重程度连续谱上的位置。

参考文献

1. Cuijpers P, Stringaris A, Wolpert M. Treatment outcomes for depression: challenges and opportunities. *Lancet Psychiatry* 2020; **7**: 925–27.

2. Cuijpers P, Karyotaki E, de Wit L, Ebert DD. The effects of fifteen evidence-supported therapies for adult depression: a meta-analytic review. *Psychother Res* 2020; **30**: 279–93.

3. Rost F, Luyten P, Fearon P, Fonagy P. Personality and outcome in individuals with treatment-resistant depression: exploring differential treatment effects in the Tavistock Adult Depression Study (TADS). *J Consult Clin Psychol* 2019; **87**: 433–45.

4. Luyten P, Fonagy P. Psychodynamic treatment for borderline personality disorder and mood disorders: a mentalizing perspective. In: Choi-Kain L, Gunderson J, eds. *Borderline Personality Disorder and Mood Disorders: Controversies and Consensus.* New York, NY: Springer, 2014; 223–51.

5. Cuijpers P, van Straten A, Bohlmeijer E et al. The effects of psychotherapy for adult depression are overestimated: a meta-analysis of study quality and effect size. *Psychol Med* 2010; **40**: 211–23.

6. Fonagy P, Edgcumbe R, Moran GS et al. The roles of mental representations and mental processes in therapeutic action. *Psychoanal Study Child* 1993; **48**: 9–48.

7. Luyten P, Blatt SJ, Fonagy P. Impairments in self structures in depression and suicide in psychodynamic and cognitive behavioral approaches: implications for clinical practice and research. *Int J Cogn Ther* 2013; **6**: 265–79.

8. Lemma A, Target M, Fonagy P. *Brief Dynamic Interpersonal Therapy: A Clinician's Guide.* Oxford, UK: Oxford University Press, 2011.

9. Fonagy P, Lemma A, Target M et al. Dynamic interpersonal therapy for moderate to severe depression: a pilot randomized controlled and feasibility trial. *Psychol Med* 2020; **50**: 1010–19.

10. Gunderson JG, Morey LC, Stout RL et al. Major depressive disorder and borderline personality disorder revisited: longitudinal interactions. *J Clin Psychiatry* 2004; **65**: 1049–56.

11. Rao AS, Lemma A, Fonagy P et al. Development of dynamic interpersonal therapy in complex care (DITCC): a pilot study. *Psychoanal Psychother* 2019; **33**: 77–98.

12. Luyten P, Campbell C, Allison E, Fonagy P. The mentalizing approach to psychopathology: state of the art and future directions. *Annu Rev Clin Psychol* 2020; **16**: 297–325.

13. Luyten P, Fonagy P. An integrative developmental psychopathology approach to depression. In: Jiménez JP, Botto A, Fonagy P, eds. *Etiopathogenic Theories and Models in Depression.* Cham, Switzerland: Springer, 2022; 245–63.

14. Luyten P, Fonagy P. Psychodynamic psychotherapy for patients with functional somatic disorders and the road to recovery. *Am J Psychother* 2020; **73**: 125–30.

15. Drevets WC, Price JL, Furey ML. Brain structural and functional abnormalities in mood disorders: implications for neurocircuitry models of depression. *Brain Struct Funct* 2008; **213**: 93–118.

16. Savitz J, Drevets WC. Bipolar and major depressive disorder: neuroimaging the developmental-degenerative divide. *Neurosci Biobehav Rev* 2009; **33**: 699–771.

17. Johnson MK, Nolen-Hoeksema S, Mitchell KJ, Levin Y. Medial cortex activity, self-reflection and depression. *Soc Cogn Affect Neurosci* 2009; **4**: 313–27.

18. Moore MT, Fresco DM. Depressive realism: a meta-analytic review. *Clin Psychol Rev* 2012; **32**: 496–509.

19. Luyten P, Fonagy P, Lemma A, Target M. Depression. In: Bateman A, Fonagy P, eds. *Handbook of Mentalizing in Mental Health Practice.* Washington, DC: American Psychiatric Publishing, Inc.,

2012; 385–417.

20. Panksepp J, Watt D. Why does depression hurt? Ancestral primary-process separation-distress (PANIC/GRIEF) and diminished brain reward (SEEKING) processes in the genesis of depressive affect. *Psychiatry* 2011; **74**: 5–13.

21. Gilbert P. Evolution and depression: issues and implications. *Psychol Med* 2006; **36**: 287–97.

22. Davey CG, Yucel M, Allen NB. The emergence of depression in adolescence: development of the prefrontal cortex and the representation of reward. *Neurosci Biobehav Rev* 2008; **32**: 1–19.

23. Bowlby J. *Attachment and Loss: Separation*. New York, NY: Basic Books, 1973.

24. Spitz RA. Hospitalism: an inquiry into the genesis of psychiatric conditions in early childhood. *Psychoanal Study Child* 1945; **1**: 53–74.

25. Brown GW, Harris TO, Craig TKJ. Exploration of the influence of insecure attachment and parental maltreatment on the incidence and course of adult clinical depression. *Psychol Med* 2019; **49**: 1025–32.

26. Dagan O, Facompre CR, Bernard K. Adult attachment representations and depressive symptoms: a meta-analysis. *J Affect Disord* 2018; **236**: 274–90.

27. Spruit A, Goos L, Weenink N et al. The relation between attachment and depression in children and adolescents: a multilevel meta-analysis. *Clin Child Fam Psychol Rev* 2020; **23**: 54–69.

28. Khan F, Fraley RC, Young JF, Hankin BL. Developmental trajectories of attachment and depressive symptoms in children and adolescents. *Attach Hum Dev* 2020; **22**: 392–408.

29. Lecompte V, Moss E, Cyr C, Pascuzzo K. Preschool attachment, self-esteem and the development of preadolescent anxiety and depressive symptoms. *Attach Hum Dev* 2014; **16**: 242–60.

30. MacGregor EK, Grunebaum MF, Galfalvy HC et al. Depressed parents' attachment: effects on offspring suicidal behavior in a longitudinal family study. *J Clin*

Psychiatry 2014; **75**: 879–85.

31. Luyten P, Fonagy P. The stress–reward–mentalizing model of depression: an integrative developmental cascade approach to child and adolescent depressive disorder based on the Research Domain Criteria (RDoC) approach. *Clin Psychol Rev* 2018; **64**: 87–98.

32. Fischer-Kern M, Tmej A. Mentalization and depression: theoretical concepts, treatment approaches and empirical studies – an overview. *Z Psychosom Med Psychother* 2019; **65**: 162–77.

33. Bifulco A, Kwon J, Jacobs C et al. Adult attachment style as mediator between childhood neglect/abuse and adult depression and anxiety. *Soc Psychiatry Psychiatr Epidemiol* 2006; **41**: 796–805.

34. Styron T, Janoff-Bulman R. Childhood attachment and abuse: long-term effects on adult attachment, depression, and conflict resolution. *Child Abuse Negl* 1997; **21**: 1015–23.

35. Widom CS, Czaja SJ, Kozakowski SS, Chauhan P. Does adult attachment style mediate the relationship between childhood maltreatment and mental and physical health outcomes? *Child Abuse Negl* 2018; **76**: 533–45.

36. Blatt SJ. *Experiences of Depression: Theoretical, Clinical, and Research Perspectives*. Washington, DC: American Psychological Association, 2004.

37. Beck AT. Cognitive therapy of depression: new perspectives. In: Clayton PJ, Barrett JE, eds. *Treatment of Depression: Old Controversies and New Approaches*. New York, NY: Raven Press, 1983; 265–90.

38. Blatt SJ, Luyten P. A structural-developmental psychodynamic approach to psychopathology: two polarities of experience across the life span. *Dev Psychopathol* 2009; **21**: 793–814.

39. Luyten P, Blatt SJ. Interpersonal relatedness and self-definition in normal and disrupted personality development: retrospect and prospect. *Am Psychol* 2013; **68**: 172–83.

40. Luyten P, Blatt SJ, Van Houdenhove B, Corveleyn J. Depression research and

Corveleyn J. Depression research and treatment: are we skating to where the puck is going to be? *Clin Psychol Rev* 2006; **26**: 985–99.

41. Fonagy P, Luyten P. A developmental, mentalization-based approach to the understanding and treatment of borderline personality disorder. *Dev Psychopathol* 2009; **21**: 1355–81.

42. Jurist EL. Mentalized affectivity. *Psychoanal Psychol* 2005; **22**: 426–44.

43. Lane RD, Quinlan DM, Schwartz GE, Walker PA. The Levels of Emotional Awareness Scale: a cognitive-developmental measure of emotion. *J Pers Assess* 1990; **55**: 124–34.

44. Taylor GJ, Bagby RM. Psychoanalysis and empirical research: the example of alexithymia. *J Am Psychoanal Assoc* 2013; **61**: 99–133.

45. Lumley MA, Schubiner H, Lockhart NA et al. Emotional awareness and expression therapy, cognitive behavioral therapy, and education for fibromyalgia: a cluster-randomized controlled trial. *Pain* 2017; **158**: 2354–63.

46. Luyten P, De Meulemeester C, Fonagy P. Psychodynamic therapy in patients with somatic symptom disorder. In: Kealy D, Ogrodniczuk JS, eds. *Contemporary Psychodynamic Psychotherapy: Evolving Clinical Practice*. Philadelphia, PA: Academic Press, 2019; 191–206.

47. Bateman A, Campbell C, Luyten P, Fonagy P. A mentalization-based approach to common factors in the treatment of borderline personality disorder. *Curr Opin Psychol* 2018; **21**: 44–9.

48. Bateman A, Fonagy P. 8-year follow-up of patients treated for borderline personality disorder: mentalization-based treatment versus treatment as usual. *Am J Psychiatry* 2008; **165**: 631–8.

49. Smits ML, Feenstra DJ, Bales DL et al. Day hospital versus intensive outpatient mentalization-based treatment: 3-year follow-up of patients treated for borderline personality disorder in a multicentre randomized clinical trial. *Psychol Med* 2022; **52**: 485–95.

50. Rossouw TI, Fonagy P. Mentalization-based treatment for self-harm in adolescents: a randomized controlled trial. *J Am Acad Child Adolesc Psychiatry* 2012; **51**: 1304–13.

51. Feenstra DJ, Hutsebaut J, Laurenssen EM et al. The burden of disease among adolescents with personality pathology: quality of life and costs. *J Personal Disord* 2012; **26**: 593–604.

52. Lemma A, Target M, Fonagy P. The development of a brief psychodynamic protocol for depression: Dynamic Interpersonal Therapy (DIT). *Psychoanal Psychother* 2010; **24**: 329–46.

53. Høglend P. Analysis of transference in psychodynamic psychotherapy: a review of empirical research. *Can J Psychoanal* 2004; **12**: 279–300.

54. Høglend P, Bøgwald K-P, Amlo S et al. Transference interpretations in dynamic psychotherapy: do they really yield sustained effects? *Am J Psychiatry* 2008; **165**: 763–71.

第十章
精神病

导言

在过去的15年中，治疗师们一直在尝试采用心智化治疗（MBT）的临床框架来为精神分裂症谱系障碍和其他精神病性障碍患者的心理治疗提供参考 ❶[1-5]。许多不同国家的治疗师已经调整了他们的方法，使其包含MBT的元素，并提出了不同的方法，为患者提供针对精神病的MBT知情的治疗（MBT informed therapy）[5-7]。这些开创性的进步在以下方面非常有用：

1. 为对精神病患者采用赋MBT特征的治疗的可行性和可接受性提供初步证据。
2. 确定这类患者的需求，特别是他们的临床概况和疾病严重程度。
3. 促进接受过MBT培训的治疗师发挥创造力，努力减轻精神病患者的痛苦和疏离感。

随着概念的发展[8,9]，这些临床发展有助于确定治疗精神病的MBT方法的核心组成部分。然而，迄今为止，概述治疗精神病的MBT方法的核心内容的综合框架只是被部分提出[10,11]。在本章中，我们将尝试整理从早期改编的针对精神病的MBT中获得的可用经验和临床知识，并将其与核心MBT模型的最新发展（见第四章）相衔接。本章的总体目标是介绍和说明将MBT模型应用于精神病的核心原则。

治疗精神病的 MBT 临床方法

与其他适用于各种精神病理学临床表现的MBT方法不同的是，治疗精神病性障碍的MBT方法考虑到了与患者心理问题发病相关的年龄和病史，并要求从分阶段方

---

❶ 本章将交替使用"精神病"和"精神病性障碍"这两个术语来指代 DSM-V 中的"精神分裂症谱系及其他精神病性障碍"类别 [1]。

法[12]和功能影响的严重程度[10]两个方面来评估精神障碍的严重程度。这两个方面都会影响治疗的结构和目的，下一节将对此进行详细讨论。

根据MBT的发展方法，并与当代精神分裂症谱系的临床研究相一致[13]，精神病性障碍被理解为（神经）发育障碍。重要的是，精神病性障碍的病因很可能建立在强大而显著的遗传基础之上[14]。这并不意味着早期环境逆境不会发挥作用——恰恰相反，许多发育研究正在揭示Paul E.Meehl所说的社会心理压力与多基因增强因子之间的相互作用[15,16]。早期逆境、发育创伤和依恋不安全感可能会通过至少五种神经生物学途径增加精神病性障碍的发病风险（综述见 Debbané et al.[9]）。因此，在MBT的初始/个案概念化阶段，需要仔细了解患者的关系模式、压力生活事件和成长创伤的历史，这有助于确定精神病出现的背景，以及它是如何影响个体生活中的不同功能领域的。

从临床角度看，这种赋发展模式特征的MBT需要采取三大临床行动：

1. 评估患者疾病的发展阶段。
2. 识别患者的社会资源以作为有助于干预的因素。
3. 系统阐述治疗目标和治疗的阻碍，以便从共同构建的临床问题表征入手来开始治疗，整合患者、临床团队和照护网络的观点。

我们将从心智化如何被用作沟通需求和情感的工具这一概念化入手，并通过旨在确保安全和有意义的关系的合作，还有与社会和专业环境的联系来开展工作。在接下来的章节中，我们将使用Robert这个临床案例来分别研究这三个临床参考点。

临床案例：Robert

Robert是一名39岁的男子，他寻求治疗是为了使他"能够与对我的艺术作品感兴趣的潜在客户交谈"。Robert在23岁时首次被诊断出患有精神分裂症。他在30岁前曾复发/住院两次，30多岁时又经历了一次，都是因为尝试建立恋爱关系失败，每次都导致妄想综合征、视幻觉和听幻觉，最终住院治疗。第一次住院持续了将近一年，第二次和第三次住院持续时间较短（3个月），最近一次住院是在他33岁时，住院时间大约为一个月。Robert回忆他的童年，他一直被与家人分离的恐惧所深深困扰，尤其是与他的母亲（她是一位家庭主妇），Robert形容她是一个"非常挑剔和孤僻的女人"。他形容自己与父亲（一名军事工程师）的关系是很疏远的。他回忆起自己是一个略微超重的男孩，总觉得自己的内在有些不对劲。他总觉得自己的身体是一个奇怪的、脆弱的和不可预测的地方。在他年轻的时候，他患有严重的焦虑，担心因为与女性的任何接触而染上危及生命的疾病。Robert的第一次精神崩溃发生在他搬到大学校园开始攻读社会学硕士学位大约18个月之后。当时，他在新的大学环境中每天独自吸食大麻。在第一年里，他感到非常孤独，最终向一位多年的女性朋友吐露了自己的爱慕感受，但遭到了拒绝。在接下来的几个月里，他天生的对人的多疑变成了对同学和教职员工意图的偏执观念。他产生了妄想，以至于退缩到自己的宿舍里整天泡澡，因为"只有浸泡在水中，我才感到安全"。在他试图把整个卧室都灌满水后，他被送进了医院。那时，他体验到敌对的声音和命令性幻觉，这些声音在评论他的行为，并命令他做出怪异的举动。目前，Robert大部分时间都待在当地的一家酒吧里，在那里他可以见到一些熟悉的人，他们都是失业者。由于患有精神病而无法工作，他能领取小额的救济金。他一直在接受各种绘画技巧训练，这引起了酒馆朋友的注意。一个朋友的朋友给了他几平方米的地方，让他在一个非常受欢迎的露天市场上每周展示一次自己的画作。虽然他的画引起了很多人的兴趣，但他却无法与潜在客户交谈。

评估疾病的发展阶段

在下面的章节中，我们将考虑Robert病情发展的不同阶段，同时牢记治疗精神病的MBT可能对任何阶段的病情都有帮助。首先，我们将沿着Robert精神病的发展和临床连续体，区分出四个不同的时期[17]：

1. 发病前的阶段。
2. 临床高危阶段。
3. 首次精神病发作。
4. 精神病发展轨迹阶段。

发病前的阶段包括从受孕到青春期这段时间，在此期间，遗传和围产期风险等远期危险因素、童年和青春期环境风险因素（如欺凌、吸食大麻）以及人格因素（如分裂型人格特质；见Lenzenweger[18]）发生相互作用。在Robert的案例中，发病前的迹象包括有精神分裂症家族史（影响到他祖父和叔叔），可能还有一些不易察觉的分裂型（schizotypal）迹象，比如对自己的身体感到担忧，觉得自己有些不对劲，以及在青春期有些害羞和社交退缩。当然，需要对这些迹象进行适当的评估，因为它们也可能是内化问题的结果。有趣的是，最近的研究发现，精神病发病前最常见的病前精神病理表现包括心境障碍、药物滥用和焦虑障碍[19]。

接下来，在临床高危阶段，往往会出现感知、认知或行为异常等亚综合征症状，但其频率和对功能的影响都低于精神病连续谱障碍的诊断阈值（更多信息，请参见Schultze-Lutter et al.[20]）。这个阶段可能是一个重要的预防机会，因为有些个体可能会寻求专业帮助，尽管他们并不总是明确报告精神病前驱期症状[12]。对于Robert来说，这些迹象包括不易察觉的思维阻断、牵连观念（ideas of reference）（感觉人们，尤其是陌生人，对他格外关注），以及类精神病性的体验，例如当他独自一人在家中或大学宿舍时，会听到音乐在播放（临床访谈评估为临床高风险，见Schultze-Lutter et al.[21]）。Robert并没有就这些现象寻求帮助——尽管在他增加吸食大麻前大约一年这些现象就开始出现了，但他并不关注它们，认为最好是用他新的大麻使用习惯来解释这些问题。

Robert的第一次精神病发作大概持续了1~2个月才被他最好的朋友发现。那时，他整整几周都躲在自己的房间里，并有一个神秘的信念，认为有一个特殊品种的外星人会来让世界变得更美好；他要负责迎接他们，带他们四处转转，以帮助他们完成使命。这既给了他有意义的存在感，又让他极其害怕自己无法承担如此重大的责任。他回忆起一些怪异的现象，比如他觉得雨是从地上而不是天上下的，或者他在电视上看到的整场足球比赛球都没有出界。这最后一个感觉引起了他最好朋友的警觉，朋友对他进行了询问，直到那时朋友才意识到Robert正在体验的妄想状态的严重程度。这位朋友提醒了Robert的家人和大学的心理健康网络，后者在Robert水淹自己的房间后迅速介入。此后不久，他就住进了医院。

进一步沿着发展的连续体，第一次诊断精神病后的轨迹，按照图式来说，大致上遵循三条不同的路径。近三分之一的患者被首次诊断及获得治疗后病情得到缓解且没有复发[22]。另有三分之一到一半的患者在被首次诊断后，继续形成了一个终身治疗、康复和复发模式[22]。预后似乎部分取决于病前因素，如认知的和人际的功能运作、阴性症状，以及未被治疗的精神病的持续时间[23]。最后，其余（多达三分之一）的患者会发展成慢性精神病状态，通常对治疗有抵抗，并伴有严重的功能缺陷；这些患者也可能伴有认知缺陷，以及自主日常功能运作的显著障碍。

取决于假设Robert会在哪个阶段获得MBT知情的方法治疗其精神病，治疗干预措施最初需要根据该阶段的临床需求量身定制（完整描述见Armando et al.[12]），并针对任何后续阶段进行修改。原则是，在前两个阶段，提供MBT知情的社会心理和心理教育治疗，以加强保护性因素，采用团体方式（在家庭内部或与年轻成年人一起），并提供一些有关亚临床精神病迹象的本质（如妄想性思维、知觉异常）的心理教育。重要的是，在这一阶段，必须明确患者的压力因素、焦虑的触发因素、抑郁型反刍和社交退缩，并与照护网络分享信息。如果个体心理治疗是可及和可行的，这也是有用的[3]。如果现有的风险进而转变为全面发作的精神病，需要将患者转介到可以提供精神病专业照护的服务机构。与进食障碍（见第十二章）或反社会人格障碍（见第七章）患者的治疗一样，MBT并不是一种能够解决患者全部临床需求的全方位方法。通常情况下，接受过专业照护和心智化治疗培训的多学科团队会调整其多维治疗计划，与患者、家庭和照护/教育团队一起促进心智化，以最大限度地提高干预的潜在成功率。类似于适应性的基于心智化的整合治疗（Adaptive Mentalization-Based Integrative Treatment，AMBIT）（见第十七章和参考文献[24]），适应性的临床方法可以将心智化作为一种活性成分加以激发，理想情况下，这种活性成分可以渗透到多层次的干预措施中，这些干预措施在精神病进展的第三和第四阶段中是必要的。就临床分阶段和工具而言，团体心理教育、家庭会谈和心理治疗会谈将涉及MBT技术，本章稍后将介绍MBT临床原则的关键调整。

识别治疗中的社会资源

虽然与其他精神类疾病患者相比，精神病患者通常很少有重要的人际关系，社交活动也相对较少，但人际关系对精神病患者的生活质量至关重要[25,26]。治疗师往往会低估依恋关系在患者生活中的重要性，尤其是当患者有明显退缩的阴性症状时。因此，仔细分析患者可获得的关键人际关系和依恋对象将大大有助于治疗的成功。这些人通常包括家庭成员、其他服务使用者、社区中的主要工作者或患者生活中的其他重要他人。支持关键的人际和依恋对象并赋予他们权力，可能是提高精神病患者生活质量的最重要因素。

临床案例：Robert（续）

Robert的证据是有说服力的，说明人际关系在他的精神病发展轨迹中占据着中心位置。当被问及是什么帮助他走出困难时期时，他迅速指出了两个人：

Robert：第一次出院时，我几乎成了哑巴。我父亲当时已经退休，他坚持要我们几乎每隔一天散步1小时。我们这样定期散步至少持续了几年。最初几个月，我一句话也不说；我确信他讨厌我。我的状况真的非常糟糕，他总是在等着我赶上来。我注意到他似乎坚持要我去散步，而且不知怎么的，我发现他对我很有耐心。我开始觉得他真的享受和我在一起的时间。这让我觉得自己很正常。

在多次住院之后，我失去了所有的朋友，只有一个例外。是他最初提醒了大学里的所有人，他一直陪着我度过了后来的所有混乱状况。我真的不知道为什么。但我很感激他。我觉得他一直把我当作Robert对待，而不是像所有医生对待我那样，他们把我当成一个失去理智的疯子。他只是和我在一起，而我仍然是他的朋友。在这个世界上，每个人似乎都想把你关进疯人院，避开你或不信任你，而他能与我保持友谊，实在难能可贵。我们仍然一起喝咖啡，有时我觉得我可以帮助他解决问题。

通常情况下，患者生活中的重要他人会体验到一阵阵的同情疲劳；当精神病导致症状波动或需要（再次）住院治疗时，他们也可能会感到气馁。重要他人在面对患者的强烈回避、缺乏互惠和低能量时，可能会放弃尝试帮助。照护团队在患者人际关系网络中支持患者保持心智化活跃对患者的精神病治疗至关重要。当这些人际关系被明确整合到个案概念化和治疗计划中时，他们通常会更容易被纳入在艰难时期举行的照料网络的会谈中。关键的一点是要解决照护环境的需求，以便在精神病期间保持积极的轨迹[27]。

此外，患者还可能与其他服务使用者建立友谊，这对患者的生活质量和幸福感大有裨益。通常情况下，参加服务机构的心理社交和治疗活动可能是患者唯一定期和可靠的社交活动。在这个框架中，对友谊和人际信任度的监测将成为许多服务使用者幸福感的晴雨表。有报道称，定期与朋友联系与减少阴性症状之间存在关联[28]。有指导的同辈团体已经被证明可以提高生活质量[29]。建立心智化文化的工作有助于增强信任感和归属感，这不仅可以防止精神病症状的恶化，还可以防止可能导致抑郁和自杀意念的内化症状[30]。

根据心智化能力详细阐述具体的治疗目标

个案概念化是MBT中任何临床干预的一个关键方面。在对心智化能力发展不足或严重受损的患者采取这些干预措施时，治疗师会发现，将概念化视为一枚双面硬币是非常有用的。硬币的一面是治疗师完整而复杂的个案概念化；另一面是个案概念化工具，即MBT中实际使用的明确个案概念化，通常以书面形式（有时也以其他形式，如绘画）呈现，并由患者和治疗师共同商定同意。完整而复杂的概念化代表了治疗师在脑海中进行形成个案概念化的练习，是基于患者在评估过程中分享的内容的。个案概念化通常包括多个部分，并通过明确的表述而获益（详见第四章）。然而，患者在阅读这些复杂的评估描述时，往往会觉得好像它们是用外语写的，这种体验可能会让患者疏离。在对寻求治疗的精神病患者工作时，治疗师必须意识到，认知复杂性实际上可能会导致心智化的崩溃。因此，在与患者共同详细阐述治疗目标的过程中，应仔细注意其中是否包含MBT个案概念化的基本要素。让我们来看看与Robert共同制定的个案概念化中的一小部分。

> **临床案例：在概念化过程中与Robert一起使用个案概念化工作表**
> **（可重复使用的工具）**
>
> **我的治疗目标：我想要从治疗中得到什么**
>
> - 我想要（行为）：能够与对我的艺术作品感兴趣的客户交谈。
> - 我想要（感受）：与人相处时更好地控制我的焦虑。
> - 我想要（想法）：不再让攻击性的想法占据我的大脑。
>
> **实现目标的阻碍：可能会遇到的阻碍**
>
> - 我会（行为）：开始大量吸食大麻，然后退缩。
> - 我会（感受）：焦虑，然后远离人群。
> - 我会（想法）：感觉人们不想和我说话，所以我保持沉默。

在与Robert一起参与个案概念化过程时，第一个关键点是从他的主要人际交往动机——与客户谈论他的艺术作品——开始。具体来说，治疗师要与Robert就治疗目标和治疗阻碍展开对话。治疗师将一张纸划分为两个部分（"我的治疗目标"和"实现目标的阻碍"），每个部分又分为三个小节（"行为""感受"和"想法"），要求Robert用以下标题总结或写下他们的谈话内容。

在Robert的心目中，这种个案概念化的形式是一种相当目的论的结构。他在纸上所写的内容涉及一个行动，作为潜在心理状态的证明。因此，治疗师鼓励他明确自己的感受和想法，这些感受和想法在评估时似乎是值得注意的治疗目标或阻碍。在评估过程中，Robert 表示，总体上当他与人相处时，尤其是与陌生人相处时，他能意识到某种焦虑，但并没有真正把这种焦虑与他在市场上展示作品的体验联系起来。当被问及他希望对他哪方面的想法进行帮助时，他说是攻击性的想法占据了他的大脑。在 Robert 看来，在他的体验中，这些想法与市场上的插曲并无关联，但这些是他希望得到一些帮助的方面。因此，这些想法被记录下来，并且随着治疗进展，任何与人际领域和情感领域的潜在联系都会被记录下来。

然后，治疗师鼓励 Robert 写下一些可能的治疗阻碍，同时又要小心维持一个合作的过程，避免过度刺激他。事实上，正如本章后面将讨论的那样，当他人详细阐述可能涉及某种期望的想法时，精神病患者往往会迅速解释为批评或敌对意图。因此，在形成个案概念化的过程中，关键的一点是要让患者与这些他们能识别的阻碍建立联系，而且认识到这些阻碍让他们认为自己至少有最低程度的能动性。从 Robert 的个案概念化中可以看出，向他询问治疗阻碍会损害他的心智化。他对感受和想法的描述很笼统（"**我很焦虑**"），而且主要是以目的论的形式描述，链接到行为。这表明了与 Robert 合作的起始点。他的目的论运作需要先得到处理，然后才有可能对他进行下一步，也就是让他在自己的焦虑中体验到一定的能动性，并注意到他是否能够减弱自己的社交退缩冲动，以及限制自己必须远离他人的时长。

与其他类型的 MBT 类似，初始阶段也将包括一个危机计划（详见第四章）。在针对精神病的 MBT 中，专业团队通常会制定处理精神病性失代偿发作的方案。回顾过去的住院治疗情况有助于确定那些只能通过住院来处理的疾病发作的触发因素类型。治疗师将尝试与患者一起制定危机计划，重点是确定触发因素，并规划在实际住院前的干预阶段。此外，考虑住院治疗的利弊也是重要的，以便勾勒出患者的心理图景，即他们如何看待过去的发作以及他们何时会认为这种选择是合理的。

总而言之，对精神病患者进行临床干预的方法将明确概述开始治疗时的三个临床参考点：

1. 精神病发展的阶段。
2. 患者可利用的社会资源和人际资源，包括其重要的依恋关系。
3. 共同合作设想治疗目标和治疗阻碍。

分阶段法使治疗团队能够根据病情的发展来确定治疗目标，这一点可能非常重要，因为它可以避免一种情况的发生，即使用处理特定症状的多种干预措施，但却没有整合患者及其家庭的整体临床需求。迄今为止，还没有研究证据表明对精神病患者的家庭成员进行心理教育会带来益处，但这种干预很可能有助于获得积极的预后（有关心智化知情的家庭治疗的描述，请参阅第十五章）。在治疗策略中，要特别注意识别和利用患者可用的人际资源和社会资源，因为这将有助于减少他们的社交疏离感，并集中必要的临床资源，使与发展相适应的社交整合成为可能。最后，要为精神病患者建立MBT，包含参与一个可以适应患者心智化水平的个案概念化过程，同时培养一个合作性的和能动性的过程，这个过程是为了实现有意义的治疗目标和意识到可能出现的阻碍。当然，心智化的优势和劣势也会在个案概念化和治疗计划中加以概述。下一节将介绍我们从一个MBT知情的视角来理解精神病的一些基本假设。

从 MBT 知情的视角来理解精神病

对于病情处于精神病临床表现连续体上的患者，心智化的改变可能可以解释部分治疗效果。事实上，上一节中列举的三点——对精神病的发展进行分期、评估患者的依恋关系以及共同制定一个心智功能的个案概念化——都涉及对他人和自体的心智化，以及调节社交互动过程的能力，即注意力、情感以及对意图、行为和群体动力学的思考。因此，与自体和他人的关系会潜在地刺激心智化，但也可能压倒患者的心智化能力。这就引出了治疗精神病的MBT方法的要点。至关重要的是，如果我们要使用MBT框架为我们的干预措施赋予特征，我们就需要将心智化与精神病患者体验到的核心自体紊乱之间的关系本质概念化为中心问题。

本节将首先回顾将精神病与心智化联系在一起的概念发展，然后概述当代神经科学和临床上有关精神病的概念，即精神病是一种源于核心自体体验紊乱的疾病——患者将这些体验整合入（或未能整合入）其生活的方式，与精神病的临床表现紧密关联。本节最后将讨论核心自体紊乱和非心智化模式之间的联系，以及在精神病患者的临床治疗中会遇到的无效心智化循环，因为它们对治疗相当重要。

精神病和心智化：历史联系

心智化与精神分裂症心理治疗领域的相关性可以追溯到 Eugene Bleuler 和 Sigmund Freud[31-34]。Bleuler 创造了"精神分裂症"（schizophrenias）这一术语来表示以心智分裂为特征的临床状态[31]。他并不赞同以生物学为基础的观点，即生物学与精神分裂性功能缺陷之间存在直接联系。虽然早期的精神分析师们并没有特别使用"心智化"这个术语，但他们观察到精神病患者的情感和心智之间存在着令人烦恼的脱节，这些患者在体验感受活动和思维活动时能动感减弱，并且在体验到自己内在的这种脱节时似乎遭受严重的精神痛苦。

这些来自精神分析领域的特征与精神病的现象学描述[35]以及元认知反思和内省治疗的最新发展产生了共鸣。当代现象学的观点认为，在体验最少的自体感过程中的不稳定性是精神分裂症的基础。这种不稳定性可以表现为减少的自体整合（例如，每天都感觉"我不是完全的我"，以及感觉不知何故"我的一部分从我的经历中缺失了"）。它还可以表现为过度反思性，表现为对通常是微不足道或细小的刺激的过度觉察。这种不稳定性预示着现象学家所说的**核心自体紊乱**——在体验自己作为体验主体的过程中出现了根本性的紊乱，这导致一个人体验到与其生活相关的能动性降低。有趣的是，精神分析师 John Auerbach 和 Sidney Blatt 假设，"精神分裂症的过度反思性可能是由于未能建立或找到身体上的自体感而导致的"[36]。身体信号与心理加工之间的链接的潜在失整合（disintegration）是大多数精神病理论的共同主题。从心理治疗的角度来看，Paul Lysaker 及其同事提出了一种聚焦于元认知反思的心理治疗模式，在此模式中，元认知组成了维持想法和感受之间的结合或整合的关键心理过程[37]。他们的观点与 MBT 的方法相似，在 MBT 中，强调了精神病患者自体体验的干扰性和威胁性本质，精神病症状则被视为提供了终极保护，防止患者丧失能动性、情感、意义和自体一致性。在这个框架中，处理心智化、元认知和其他高阶过程可能有助于减轻由自己和他人的体验所带来的痛苦。然而，心智化功能不良并不是精神病的原因。遵循当代神经科学模型（将在下一节进行回顾），并与精神分析对精神分裂症的描述相一致，精神病性体验被概念化为"核心自体的紊乱"，而精神病性症状则被视为试图调节和塑形这种紊乱。

从神经科学到咨询室

对核心自体紊乱的心智化解释与当代神经科学的观点是一致的，后者假设精神病性体验会导致感受与思维（感官先验和认知先验）之间的脱节，而且关键的是，这种脱节会使个体暂时无法将他们的感觉和想法整合为一个连贯的自体体验[38]。从未体验过精神病的读者可以试着想象一下，在强烈的唤起刺激下，恐慌感会不断升高；这种恐慌导致个人体验自己"失去控制"，并可能遭受湮灭——一种存在主义恐慌。这个例子可以被看作是一种瞬间的精神病性体验，在这种体验中，身体的唤起（感觉系统）无法与一个人的心智（认知系统）相连接并受其调节，这瞬间威胁到一个人的自我完整性。同样，在这种体验的认知临界点，迫害性想法会导致激烈的反思性活动（过度反思性），使一个人体验到片刻的身体感觉丧失，体验到自己与身体的分离。认识到这种感觉-认知的脱节有助于治疗师想象并共情患者精神病性体验之下的这种过程，同时防止他们将意义应用于精神病性症状，这在体验时刻可能是有害的，因为它增加了分裂的认知体验并加剧了脱节。想象这整个过程可以帮助治疗师保持自己的心智化，这对他们能够"着陆"患者并将他们从症状中拉出来是必要的。

让我们举一个个体治疗的例子，在这个治疗小节中，一位患者发出了感觉-认知脱节体验的信号。这个片段发生在一次交流中，治疗师正在从认知角度探索患者缺乏找工作的动机。

临床案例：发出感觉-认知脱节的信号

患者：我真的不知道，我就是没法让自己去找工作，甚至连想都不敢想……

治疗师：是……吗？不去想它是什么感觉？

患者：我感觉自己从身体里出来了……

治疗师：哦！抱歉，确实，我注意到你在挣扎……

患者：我没法思考……只是……不，什么也别说。

治疗师：好的……（治疗师正在积极调节自我，以对患者保持心理上的在场。）

患者：我能感觉到自己正在远离我的身体……啊……我再也受不了了……（患者皱起脸，茫然地凝视着前方，表明了可怕的体验正在加剧。）

治疗师：没事的，我就在你身边。（治疗师在患者的视线范围内慢慢移动，以一种不具威胁性的方式刺激患者的感官系统。）

患者：（经过15秒钟的沉默后，患者移动他的身体，显然是在试图应对这种体验，然后他看着治疗师，眨了两下眼睛，并稍微调整了一下身体姿势。）

治疗师：没关系，让我们慢慢来……（治疗师正积极地试图停留在当下，并从自己的身体姿势中提供无威胁的和轻松的镜映。）

患者：（患者再次看向治疗师，并更容易地调整身体姿势；渐渐地，他的眼睛不再茫然惊恐地凝视前方，并且他短暂地瞥了治疗师一眼。）

治疗师：（看到患者身体的调节线索）看来你在这里会感到不安全。我只是想让你知道，我现在唯一的目的就是让你感觉更安全。（治疗师逐渐重新整合感觉－认知联系。）你刚才好像有片刻很害怕。我们可以谈谈这件事吗，还是以后再说？

患者：好的，有时它太过了，好像你已经进入了我的大脑。

从这种短暂的崩溃开始，精神病患者很容易将想法体验为感觉（"我能感觉到我内心的声音正在被广播"），或者将感觉体验为压倒性的（"我狂跳的心脏要爆裂了，我能感觉到血从我的眼睛里流出来"）。目前的神经科学观点认为，个体使用感官**先验**和认知**先验**（即对世界的"即时"预测）来评估世界，然后利用进来的信息更新和调整这些先验，使之成为"刷新的"先验，从而希望能更接近现实[39]。神经科学家们正在证实一个由来已久的临床观察，即我们**创造**了感知。换句话说，我们的感知更多的是我们自己的行为过程，而不是"现实"的过程。我们所知道的现实是建立在感官先验和认知先验的基础上的，这些先验通过复杂的表征层次结构，相继建立起我们的感觉，即世界是一个连续的、可预测的地方。事实上，当大脑功能稳定时，这对我们是有效的，我们会产生一种感觉，即我们是在一个连续的、可感知的现实中的连续存在。

这里的一个关键点是我们的"自证"——也就是说，我们**需要**对世界采取行动，以维持我们的存在感和与世界的关系。当被隔离或当感觉被剥夺时，任何大脑都有可能开始产生幻觉[40]。意图与行动之间的内部反馈回路是感知自身意向性对以下方面产生影响的关键：

- 自己的行为。
- 他人的感知和行为。
- 物理环境。

对于体验过精神病的个体来说，反馈回路或自我监测机制[41]似乎会意外脱节。精神病患者和治疗师通常都很难追踪暂时脱节的触发因素。它们在本质上可能是情感性的，但其暂时性往往不像边缘型人格障碍（BPD）那样清晰。总之，当代神经科学表明，感觉和认知整合之间的暂时脱节与受损的自体和他人监测以及能动性体验丧失有关，并导致不同的精神病性症状。

从主观上讲，这一过程会让精神病患者陷入持续时间长短不等的核心自体紊乱中，他们体验到自己与感官和心理功能的疏离，以及在思维、感受或行为等领域的能动感受到严重干扰。这些机制可以被放置到严重程度连续体上。例如，当接触刺激性环境的机会被中断（如在疫情期间）或受到更严重的挫折（如处在精神病性状态中）时，认知系统和感觉系统就会失衡，从而导致思维（如或多或少的妄想信念）和感受（如感觉自己的行为或多或少会受到外部因素的控制）的非典型状态。我们假设，感觉和认知信号之间的非典型连接会改变自我体验——也就是说，体验自己是一个连贯的身-心单元，与世界上的其他人和事物保持相对可预测的关系[3]。

在按照心智化模式开展工作时，这样的描述具有临床意义。事实上，MBT治疗师在治疗过程中会像往常一样保持心智化认知的和情感的两极之间的平衡（见第二章和第四章）。重要的是，治疗师需要关注患者在治疗室中的体验，特别是他们如何体验反思性，以及他们如何体验房间里可能使用的具体材料（如纸张、椅子、挂图、铅笔）。治疗师会试图通过将其与反思性的活动带来的体验进行对比，来帮助调节这种感受到的体验。鉴于精神病患者的心理功能运作往往会出现脱节，因此在治疗过程中，感官-认知的平衡将是持续监测的重点。心智化工作可能会过度激活患者。为了进一步指导临床工作，我们发现区分临床表现是有用的，这些临床表现提示何时可以进行心智化工作，这将在下一节中概述。

患者生活中的精神病：临床表现

在治疗精神病性障碍时，要在专门的临床实践中建立心智化框架，就必须将精神病的现象学嵌入MBT框架。正如我们在本章前面提到的，各种精神病性现象都可以表现为对作为一个连贯单元的自我体验的严重干扰——这种体验本身就威胁着个体的自体完整性。按照图式来说，有三种不同的临床表现，它们反映了患者生活中不同整合或失整合程度的精神病性体验。患者可能会从一种表现转变为另一种表现，这与发展阶段、生活事件和挑战、获得医疗照护和心理社会资源有关。

1. **出现失代偿。** 这种表现标志着精神病性症状无法托住令人不安的自我体验。在这种临床状态下，失代偿患者依赖外部环境来涵容和稳定极度不安的体验，以至于精神病性失代偿常常导致住院治疗，并可能需要长时间的住院照护。

2. **虽然存在严重的功能损害，但避免了失代偿。** 这种状态使患者无法拥有完全自主的、参与式的生活。临床表现通常建立在妄想叙述的基础上，在其中患者正在体验一种与世界和他人的关系，这种关系被锚定在对他人有针对性或普遍性的恐惧和怀疑上，同时对自己应对人际关系的常规挑战、职业活动和其他需要个人责任和义务的活动能力的极度不信任。临床表现包括不同程度的精神病性症状（阳性、阴性或紊乱症状），其程度可以在门诊和社区照护中得到控制。在这种临床表现中，患者体验到核心自体中的常规紊乱，这被构建在一种妄想叙述中，这种妄想叙述提供了一种对现象的解释模型（例如，体验到自己正受到最高政府机构的调查）。在精神病的病程中，患者很容易在压倒性的核心自体紊乱后出现失代偿。

3. **整合和逐步去激活精神病性临床状态的强度**（通过许多不同的情境——心理社会活动、团体心理教育、重要的人际关系、职业培训和心理治疗等等）。理想的情况是，社交情境将提供各种机会和调整，以便使社交刺激是在患者能够承受的程度上。整合自我体验中的易感部分是这一临床表现的特点，并使患者走上康复之路。

很明显，心智化工作对第二和第三种临床表现有帮助。相比之下，在完全失代偿的状态下，对患者进行心智化工作只会造成更多的混乱。然而，重要的是，帮助这些患者的照护人员和治疗师在这些时候要保持自己的心智化，并且不要把患者当作只需要药物干预的非人生物。事实上，患者会保留一些关于危机的记忆，尤其是那些在他们心理痛苦非常强烈时仍能善待他们的人。

将核心自体紊乱与非心智化模式及非心智化循环链接起来

在MBT的术语中，体验到"核心自体中的紊乱"意味着患者正在使用非心智化模式来体验自己和这个世界。这些模式源于精神病患者试图通过将自体紊乱嵌入非心智化模式来对它们进行管理（临床案例见图10.1）。在最极端的情况下，非心智化模式会完全嵌入精神病性症状或以精神病性症状的形式出现。例如，偏执性思维最初可能以妄想心境的形式出现，其中精神等同是短暂的，但逐渐会形成固定的妄想，其中思维的精神等同占主导地位，并且是固定的。过度反思性代表了一种极端形式的假装模式；基于行动和行为的突发妄想信念（"交通信号灯变为红色，停下来的汽车的车牌上有我名字的首字母，所以我知道外星人来了"。）可能代表了目的论运作的极端形式，其他普通事件也被以同样的方式解释（例如，一个患者走进他的治疗师的办公室，然后说"我走进来的时候椅子被重新摆放了，你显然没有兴趣听我说话"）。

在前面讨论过的评估和个案概念化的第一阶段，治疗师和患者试图在细节层面详细绘制出心智化的优势和劣势，正如我们将要看到的，一个重要的方面就是要识别出特异性触发因素，这个因素之后往往会出现受损的精神病性心智化。图10.1显示了非心智化模式的连续体，并列举了在精神等同、目的论模式和假装模式下的精神病性表现。

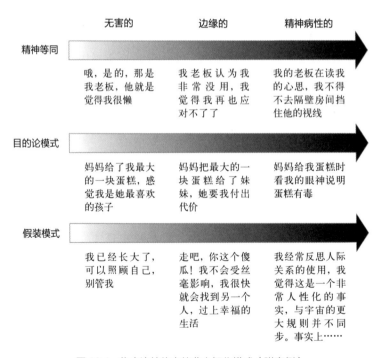

图10.1　临床连续体中的非心智化模式（附案例）

暂时的感官-认知脱节，以及不可能将传入的感官信息或认知信息整合起来以重新建立连接，这为从心智化的角度思考不同的精神病性症状提供了一个临床框架。在核心自体紊乱的情况下，感官的和认知的心理过程会是活跃但不精确的（失衡的或断开的），从而导致各种形式的个人能动性丧失的体验，这可能与身体的、认知的和/或情感的控制有关。在此时此地体验到的部分自体状态被异化了。在其他类型的精神病理学中，这种自我体验会被异化自体表征所拯救（见第二章）。例如，当BPD患者体验自己是"坏的""丑陋的"或"毫无价值的"时，会体验到强烈的心理显著性。从某种意义上说，异化自体表征可以帮助这些个体应对自体紊乱；然而，由于其强烈的情感负担，这种表征可能会对他们的心理完整性造成相当大的威胁，并且往往会导致攻击性行为（暴力、自伤和自杀企图），这些攻击性行为与来自异化自体体验的情感压力相关联。重要的是，与异化自体表征的心理接触也可能导致解离（dissociation），这是精神病性过程的一个标志，其被激活是为了保护心理上的自体完整性。对于精神病患者来说，这种脱节可能是突然发生的，并不一定伴随着情感唤起的明显变化。更有可能是，身体姿势、目光和言语的变化是令人不安的自我体验的更好指标。

对患者来说，维持精神病性状态的非典型大脑活动随后将以不寻常的方式重组，患者以此方式体验与世界有关的自己的身-心单元。治疗精神病的MBT的一个关键假设是，核心自体的紊乱伴随着受损心智化的循环，这可能是片刻的，也可能在精神崩溃的情况下是更持久的。图10.2试图描绘出正在体验核心自体紊乱的个体的一些主观后果以及随之而来的对心智化的影响。

如图10.2所示，从精神病与核心的自我体验的不稳定性之间存在内在联系这一假设出发，随之而来的在自体完整性和能动性方面的易感性会对个体的心智化能力产生负面影响（图10.2中的第1点）。这并不奇怪，因为对于任何一个人来说，对自体完整性的威胁都会关闭心智化。关于非心智化循环的启动，与针对其他类型精神病理学的MBT方法一致，识别核心自体紊乱的特异性触发因素将为治疗提供关键信息。研究表明，除依恋压力外，触发因素还可分为三大类——强烈的情感体验、社会评价和认知复杂性。其他触发因素可能已经被患者识别出来了，如果将其包括在内，将会丰富合作创建的个案概念化。

精神病还与信息加工偏倚有关，例如匆忙下结论，这会损害个人考虑相反证据或其他观点的能力（图10.2中的第2点）；这意味着对现实的主观理解会变得非常僵化和不可渗透。在精神等同、假装或目的论模式中，理解自体和他人的非心智化方式不会被患者心智中的心智化部分所抵消，这些模式可能会暂时接管患者的主观性，将此作为一种维持对自体状态的最低能动性的方式（图10.2中的第3点）。在这种情况下，语言/符号内容（例如认知挑战或诠释）很可能会扩大感受与知道之间的脱节（图10.2中的第4点）。患者采取的一种常见保护策略是退回到自己的主观观点中，将此作为一种方式来减少外部刺激，并与自己保持一定程度的内在一致性（图10.2中的第5点）。不幸的是，随着时间的推移，这种非心智化的循环强化了对症状的依赖，并加强了妄想叙述，使其成为理解和解释自体、他人和世界的方式（图10.2中的第6点）。有些患者倾向于陷入非心智化循环，这些循环维持了精神病性的心理加工，在治疗这些患者时，需要对提供MBT的方法进行一些调整。

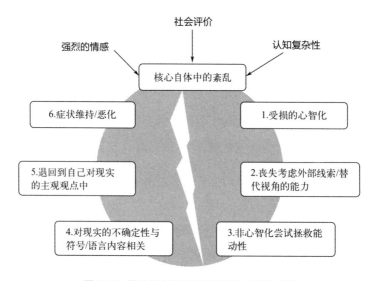

图10.2 描述核心自体紊乱后的非心智化周期

治疗精神病的 MBT：实践的关键要素

在本章的最后一部分，我们将概述MBT中各干预领域的一些关键临床含义（如第四章和第五章所述），因为它们与精神病患者的治疗相关。

治疗和治疗小节的结构

正如我们在本章导言中所讨论的，MBT可以给为精神病患者提供治疗的专业服务机构提供一种宝贵的临床工具。治疗结构将根据服务机构的文化和胜任力进行调整。从MBT的角度来看，本章前面提到的三个临床参考点将在治疗开始时确立：

- 确定精神病的临床阶段。
- 识别患者的社会资源。
- 系统阐述治疗目标。

根据疾病的临床阶段和共同商定的治疗目标，采用心理教育、团体治疗和个体治疗相结合的方法。按照MBT的惯例，将根据患者的心智化程度调整个案概念化和治疗计划，并将考虑到患者在个体治疗和团体治疗设置中的自我调节和注意力控制的敏感性和能力。作为对临床评估的补充，心智化评估可确定：

- 心智化方面的优势。
- 核心自体紊乱的触发因素。
- 非心智化模式的使用模式。

建立治疗结构的目的是培养患者的能动性，让患者参与进来，并利用情感的、动机的和认知的资源来规划治疗，并想象下一个可行的步骤，让患者过上更充实、更有意义的生活。

就治疗小节的安排而言，不同的服务机构都调整了针对精神病的心理教育团体，并针对参加者及其家人和重要他人进行以下内容的教育：

- 精神病。
- 精神病性症状的本质。
- 将精神病患者的生活轨迹融入个人发展叙事的不同方法。
- 与自己接触及与对自体的威胁接触。
- 依恋关系。

在这些治疗小节中，心智化被呈现为一种通用能力，用以把自己和他人作为有思想、有感情的存在来构建心理表征；这些心理表征有助于调节过度反思的思维，还能维持个体的个人能动感、时间意识，还有也许是最重要的，他们真正与他人联系并受他人影响的能力[42]。团体MBT治疗也适用于精神病患者。这些每周一次的团体采用结构化的形式，最多有8名患者参加，持续时间可缩短至60分钟，具体取决于患者的临床表现，即症状和神经心理功能运作情况。

就像在对其他有严重心智化损害的患者群体进行工作一样，团体干预可包括用于调解（mediation）的材料，例如在对有严重问题的父母的团体进行工作时使用的材料（如灯塔项目[43]）。嬉戏、游戏或绘画等调解技术的使用与治疗计划和治疗目标相关联，同时明确将治疗中的活动类型与咨询室外个人和人际领域实际目标之间联系起来的路径。调解工具的理念是创造性地调整这些工具以使用明确的方式促进自体和他人心智化过程，并描绘出对参与者的调节效果。最后，当患者的临床表现和治疗目标提示个体治疗可能有用以及服务机构有能力提供长程（至少18个月）的个体治疗时，可以使用个体治疗。治疗计划和结构是关键因素，可防止假装模式的运作，并聚焦于能够明确帮助增强患者真正与自己和他人关联的能力的目标上，并在功能运作的社交领域中越来越多地发挥积极和参与性的作用。

方框10.1概述了治疗结构的要点。

方框10.1　治疗结构的要点

- 确定临床参考点。
- 作为一个合作过程，共同建立个案概念化。
- 规划治疗设置。
- 预测并创造性地使用调解工具。

不知道的立场

对于任何治疗师来说，在面对明显的妄想信念或其他令人困惑的精神病性表现时，保持一种不知道的立场和对心理状态的真正好奇都是相当具有挑战性的。与在其他任何临床情况下一样，有效的MBT干预的关键是治疗师的自我调节。虽然这看起来是过分简单化的，但当精神病性表现爆发时，这可能会变得相当具有挑战性。这些表现会诱发治疗师的恐惧、困惑、思维受阻，还有疲惫、冷漠和无意义感。对治疗师来说，非常重要的是要监测自己的唤起状态以及进行心智化的能力和倾向，以便保持"不知道"的立场，或在失去这种立场时重新激活它。

在这种情况下，认知信任的框架对治疗师特别有价值。治疗师可以通过带着反思性的好奇心来了解患者的体验："患者体验这种迫害和思维混乱是一种什么样的感觉？对他们来说具体是什么感觉？对功能的实际影响是什么？患者是如何体验这种影响的？"在向患者提出这些问题时，需要对这些问题进行"翻译"，将它们用语言表达出来，这是示范对心理状态的好奇心，并使对这些心理状态的好奇心与患者关联起来。

　　这种"不知道"的立场包括好奇心、尊重患者的体验，以及观察核心自体紊乱在治疗过程和患者生活中可能对患者产生的**影响**。这种立场将为治疗师提供参与心智化过程的机会，在这一过程中，治疗师将能够观察到导致患者失去心智化、体验到核心自我体验中的不安的特定动力学，并最终恢复心智化或能应对更困难的时刻。治疗师还将能够评估患者在各种治疗设置（如个体治疗和团体治疗）中用来调节其痛苦的不同资源。方框10.2概述了"不知道"立场的要点。

方框10.2　关于"不知道"立场的要点

- 监测治疗师的唤起水平和心智化能力。
- 关注对于患者的精神病体验的好奇心。
- 找到与患者有关的对心理状态产生好奇的词语。
- 注意丧失心智化和恢复心智化的动力学，以及患者使用的资源。
- 致力于临床观察以对患者精神病性叙述产生影响。
- 无论是对自己还是对患者，都不要试图解释无法解释的事情。

心智化过程

　　以下四个实践要素要求实施MBT的治疗师仔细为干预措施搭建脚手架，从"安全"到更具激活性的组成部分进行工作。治疗师通过首先确保最低程度的共同关注，从而为干预奠定基础。这通常是通过元沟通来实现的，当元沟通被标记为来自治疗师时，效果会更好。我们在此举几个例子来说明标记治疗师的意图来促进共同关注。

临床案例：Robert（续）

个体治疗设置

治疗师：Robert，我突然想到一件事，想和你分享一下，可以吗？你刚才谈到了你的父亲，然后我不知道关于你和他的关系你想说什么。

治疗师：Robert，我注意到你今天很安静，也不看我。我没什么，不用担心。我只是想问问你，今天你在这里一切都好吗？

心理教育设置

治疗师：我能请大家注意一下吗？我们即将进入今天的下一个主题了，大家觉得可以吗？Robert？Johanna？每个人都可以吗？你们有什么要补充的吗？好，现在我请大家想一个你感到依恋的人——你们能写下那个人的名字吗？

团体治疗设置

治疗师：Robert，谢谢你分享了你对上周我们结束时的感受。我觉得我现在更能理解你的观点了。我希望我们都能有类似的感受，我可以建议大家在团体结束时，从个人的角度，或许也从其他一位小组成员的角度，来思考上周的情绪吗？

在所有这些例子中，治疗师都试图在情感上对自己的观点进行标记，以此作为与患者心智中的心理状态有关的问题的出发点。由于患者会将心智化问题体验为确切的侵入，因此标记是大多数针对精神病的MBT干预的关键起点。它还有一个好处，就是可以反复提供一些示范，以区分自己的和他人的视角。

在许多情况下，治疗师会使用调解工具来促进心智化过程。目前还没有一套经过验证的调解工具可用于精神病的MBT，因此我们的想法是遵循一些基本原则。首先，在对精神病患者进行的临床干预中，**游戏性**可能是最被低估和最未被充分利用的一个方面。这可能是由于阴性症状的影响（阴性症状会影响治疗师自身的创造力和游戏性），也由于治疗师心中不确定患者能否很好地忍受幽默和情绪唤起的积极影响。尽管这些担忧是合理的，但游戏性是一种非常安全的做法，尤其是在MBT框架下使用时。它能维持治疗师的参与度，而一个实施MBT知情干预的治疗师会不断监测干预对患者唤起水平的影响。因此，对游戏性的校准使用（calibrated use）是心智化过程的关键；消极的气氛会弥漫在治疗慢性精神病的过程中，尤其是在出现退缩等持续症状时，这种气氛可能会妨碍游戏性。

对治疗师来说，刺激人际心智化过程的关键干预措施是使自己的思维过程清晰、真诚和简单。与其他将心理状态体验为潜在威胁的患者群体一样，治疗师需要通过明确透露清晰而简单的心理加工来正常化心理状态过程，从而提出心智化问题。治疗师还可以使用概述来传达与外部可感知的行为相关联的心理状态加工过程，将感知与心理状态思维联系起来，并帮助患者解码非语言交流与心理状态加工过程之间的链接。

临床案例：将心理状态与身体表达联系起来

治疗师：（指着自己的脸和头部）Robert，我看不到我在做什么样的表情，但我在想，我怎样才能打断你去问一个问题呢？

治疗师：（靠过来）Johanna，我靠过来是因为我想知道我们是否说了什么让你沉默的话。你想对此发表意见，还是暂时保持沉默？

有关心智化过程的要点概述见方框10.3。

方框10.3　心智化过程要点

- 使用调解工具和游戏性。
- 使治疗师自己的思维过程明确。
- 使治疗师自己的思维过程真实而简单。
- 示范非语言交流和思维过程之间的链接。

非心智化模式

为了处理精神病患者的非心智化模式，回到精神病非心智化循环的概念化是有用的（本章前面已经介绍过），它为以干预非心智化模式中的精神病性表现提供了框架。MBT治疗师努力在与患者共同构建的治疗计划和通过临床过程逐渐获得的附加信息之间保持持续的辩证关系，这为确认和更新治疗计划提供了证据。从最初确定的核心自体紊乱的特异性触发因素（见图10.3）以及治疗开始时特征化的心智化损害（图10.3中的第1点）开始，当患者越来越无法理解替代观点时，治疗师就会察觉非心智化模式。治疗师会碰到这些心智化崩溃，当这与治疗过程相关时，治疗师将——根据MBT的心理状态开放原则——努力使自己的思维过程明确，并在认可患者体验的同时，标记替代观点的存在（图10.3中的第2点和第3点）。

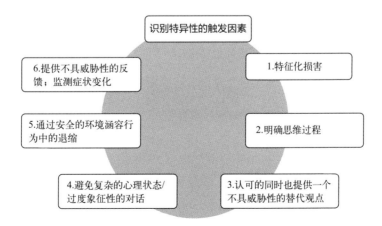

图10.3　核心自体紊乱后对非心智化的临床干预的框架和指导原则

临床案例：Johanna

Johanna：公交车上的每个人都在看我，好像我疯了一样。我不得不下车走过来。

治疗师：感觉每个人都在那样看着你，这听起来像是一种可怕的体验。来到这里对这种感觉有帮助吗？

Johanna：有点……

治疗师：我明白了。你会不会认为我们也有同样的想法？

Johanna：是的……

治疗师：谢谢你的分享，Johanna，我知道你现在一定不好受。我只想告诉你，就我能告诉你的想法而言，我目前正专注于理解你的感受，我并没有真正想过——同样，就我能说的想法而言……我的意思是……我并没有想过你疯了。

Johanna：感觉你是……我只是希望这些想法不要再给我带来负担。

治疗师：而我们非常愿意帮助你减轻这个负担……

在逐渐将焦点从妄想**内容**转移到妄想**效果**的过程中，治疗师试图避免复杂或过度象征性的想法（图10.3中的第4点），因为这会导致患者越来越多地将言语内容体验为不真实的。有时，对患者来说非心智化是如此让人难以忍受，以至于他们要退缩进自己的主观视角，并显示出症状表现的维持或加重。这将给治疗师发出信号，表明需要通过提供非威胁性反馈来进行干预，探索在安全环境中涵容潜在破坏性行为的方案，并按照治疗计划和危机计划中一致同意的方式绘制症状发展的图表（图10.3中的第5点和第6点）。

方框10.4概述了针对非心智模式的临床治疗方法的要点。

方框10.4　针对非心智化模式的要点

- 跟踪使非心智化模式出现的特异性触发因素。
- 认可和共情患者的体验，同时保持一种心智化的立场。
- 避免复杂的心智化。
- 如果精神病发作，遵循危机计划。

情感叙事

在治疗精神病的MBT中，对情感叙事进行干预会带来过度反思性的风险。为了防范这种风险，建议治疗师在治疗计划中要有一个明确的焦点，从而为在情感叙事中工作提供一个框架。此外，在初步评估中了解到的患者心智化程度，也会为治疗师指明使用干预措施的方向，这些干预措施很可能有助于整合之前崩解的体验。换句话说，采用心智化功能分析（见第四章）并对发作进行逐帧描述，可能对帮助患者整合日常生活中的不同极端的体验格外有用。

一般来说，精神病患者的"房间里的大象"（见第四章）既与自己有关，也与他人有关。需要提醒的是，"房间里的大象"是一种次主导的情感叙事，它往往会干扰患者与治疗师之间的互动。患者常常体验到对自己承受压力能力的极度不信任，这限制了他们在人际关系中的期望，他们无法依赖互惠性，最重要的是，他们无法认识到在他们与自己的关系中的不一致。这是基于他们对自己的体验、减少的自我情感和自我同情的缺乏，以及他们的过度反思性，他们理解所有这些都是他人很难忍受的。患者和治疗师都开始"生活"在这种暗中一致同意的叙事中，而没有用语言表达这种叙事可能对治疗和患者生活产生的影响。从这个意义上说，对患者生活的叙事工作试图增加他们在治疗和日常生活中感受到的能动性；有证据表明，当对叙事进行工作时可以实现改善[44]。另一个"房间里的大象"是关于他人的可靠性以及他人意图的本质，这往往被认为是有敌意的。与BPD患者相反，在精神病患者中，对他人不信任的本质与被抛弃无关，而是与感知到的他人想要疏远患者的意图有关。这一主题经常弥漫在患者与精神科医生在药物治疗方面的关系中，或与有关住房和职业问题的专门人员的关系中。因此，心智化的自体/他人维度和认知的/情感的维度对在治疗精神病的MBT中所能开展的整合工作是至关重要的。

方框10.5概述了情感叙事的要点。

方框10.5　情感叙事的工作要点

- 在概念化中嵌入叙事工作。
- 心智化各维度之间的目标整合。
- 保持觉察患者对自己的不信任。
- 保持觉察患者对他人的不信任。

将关系心智化

与情感叙事领域的工作类似，在治疗精神病的MBT中对人际关系进行工作有触发患者核心自体紊乱的风险。为了防范这种风险，治疗师会提供关于使用人际关系来培养对自体和他人的觉察的心理教育，并将团体患者之间的关系以及他们与治疗师之间关系中现时体验的感受和心理状态链接起来。

最安全的干预方式是**在关系中**工作，而不是在关系的**表征**上工作。再次强调，通过对治疗师自己的思维过程进行明确的心智化标记和示范，将干预嵌入到关系中，对于在团体工作的背景下将个体治疗维持为一个安全的场所是非常有用的。为了处理信任和安全问题，以及在治疗中遇到僵局的时刻，在治疗师和患者之间的关系中进行干预可能是有必要的。再说一次，治疗师的自我调节也是此类干预的关键，因为精神病患者——与人们普遍认为的相反——会对其他人的唤起变化非常敏感[45]。

▎结语

本章结合了从当代对精神病的心理治疗中获得的经验和临床知识，并赋予MBT特征，勾勒出了一个框架，其中包括临床原理、治疗的关键参考点以及MBT治疗精神病的干预领域。现有证据表明，需要进一步研究心理治疗的过程和技术调整，并在多学科设置中更好地阐明干预措施，以维持精神病患者的成长和有意义的康复。心智化理论框架和MBT临床框架加上概念化和干预措施，可以处理精神病患者的一般精神病理学问题，还可以帮助患者和治疗师在面对不可预测且经常令人恐惧的精神病性体验时保持心智化。在对精神病的治疗中，遵循了MBT干预的范畴，并对心智化过程和治疗结构进行关键调整。

参考文献

1. American Psychiatric Association. *Diagnostic and Statistical Manual of Mental Disorders*, 5th ed. Washington, DC: American Psychiatric Association, 2013.

2. Brent B. Mentalization-based psychodynamic psychotherapy for psychosis. *J Clin Psychol* 2009; **65**: 803–14.

3. Debbané M, Benmiloud J, Salaminios G et al. Mentalization-based treatment in clinical high-risk for psychosis: a rationale and clinical illustration. *J Contemp Psychother* 2016; **46**: 217–25.

4. Lana F, Marcos S, Mollà L et al. Mentalization based group psychotherapy for psychosis: a pilot study to assess

safety, acceptance and subjective efficacy. *Int J Psychol Psychoanal* 2015; **1**: 1–6.

5. Weijers J, Ten Kate C, Eurelings-Bontekoe E et al. Mentalization-based treatment for psychotic disorder: protocol of a randomized controlled trial. *BMC Psychiatry* 2016; **16**: 191.

6. Lana F, Marti-Bonany J, Sanz-Correcher P et al. Brief day hospital mentalization based group psychotherapy for schizophrenia spectrum disorders: a feasibility study. *Actas Esp Psiquiatr* 2020; **48**: 64–74.

7. Riddel K, Clouse M. Program development meets theory development: MBGT-I for schizophrenia spectrum and other psychotic disorders. *Clin Schizophr Relat Psychoses* 2020; **14**: 39–44.

8. Brent B, Fonagy P. A mentalization-based treatment approach to disturbances of social understanding in schizophrenia. In: Lysaker PH, Dimaggio G, Brüne M, eds. *Social Cognition and Metacognition in Schizophrenia*. San Diego, CA: Elsevier, 2014; 245–57.

9. Debbané M, Salaminios G, Luyten P et al. Attachment, neurobiology, and mentalizing along the psychosis continuum. *Front Hum Neurosci* 2016; **10**: 406.

10. Weijers JG, ten Kate C, Debbane M et al. Mentalization and psychosis: a rationale for the use of mentalization theory to understand and treat non-affective psychotic disorder. *J Contemp Psychother* 2020; **50**: 223–32.

11. Debbané M, Bateman A. Psychosis. In: Bateman A, Fonagy P, eds. *Handbook of Mentalizing in Mental Health Practice*, 2nd ed. Washington, DC: American Psychiatric Association Publishing, 2019; 443–58.

12. Armando M, Hutsebaut J, Debbane M. A mentalization-informed staging approach to clinical high risk for psychosis. *Front Psychiatry* 2019; **10**: 385.

13. Rapoport JL, Addington AM, Frangou S, Psych MR. The neurodevelopmental model of schizophrenia: update 2005. *Mol Psychiatry* 2005; **10**: 434–49.

14. Lichtenstein P, Yip BH, Bjork C et al. Common genetic determinants of schizophrenia and bipolar disorder in Swedish families: a population-based study. *Lancet* 2009; **373**: 234–9.

15. Meehl PE. Toward an integrated theory of schizotaxia, schizotypy, and schizophrenia. *J Pers Disord* 1990; **4**: 1–99.

16. Debbané M, Barrantes-Vidal N. Schizotypy from a developmental perspective. *Schizophr Bull* 2015; **41** (Suppl. 2): S386–95.

17. Debbané M. Schizotypy: a developmental perspective. In: Mason O, Claridge G, eds. *Schizotypy: New Dimensions*. Abingdon, UK: Routledge, 2015; 83–98.

18. Lenzenweger MF. Schizotypy: an organizing framework for schizophrenia research. *Curr Dir Psychol Sci* 2016; **15**: 162–6.

19. Guloksuz S, Pries LK, Ten Have M et al. Association of preceding psychosis risk states and non-psychotic mental disorders with incidence of clinical psychosis in the general population: a prospective study in the NEMESIS-2 cohort. *World Psychiatry* 2020; **19**: 199–205.

20. Schultze-Lutter F, Michel C, Schmidt SJ et al. EPA guidance on the early detection of clinical high risk states of psychoses. *Eur Psychiatry* 2015; **30**: 405–16.

21. Schultze-Lutter F, Ruhrmann S, Berning J et al. Basic symptoms and ultrahigh risk criteria: symptom development in the initial prodromal state. *Schizophr Bull* 2010; **36**: 182–91.

22. Alvarez-Jimenez M, Gleeson JF, Henry LP et al. Road to full recovery: longitudinal relationship between symptomatic remission and psychosocial recovery in first-episode psychosis over 7.5 years. *Psychol Med* 2012; **42**: 595–606.

23. AlAqeel B, Margolese HC. Remission in schizophrenia: critical and systematic review. *Harv Rev Psychiatry* 2012; **20**: 281–97.

24. Bevington D, Fuggle P, Cracknell L, Fonagy P. *Adaptive Mentalization-Based Integrative Treatment: A Guide for Teams to Develop Systems of Care*. Oxford, UK: Oxford University Press, 2017.

25. Boyette LL, Korver-Nieberg N, Meijer C et al. Quality of life in patients with psychotic disorders: impact of symptoms, personality, and attachment. *J Nerv Ment Dis* 2014; **202**: 64–9.

26. Nevarez-Flores AG, Sanderson K, Breslin M et al. Systematic review of global functioning and quality of life in people with psychotic disorders. *Epidemiol Psychiatr Sci* 2019; **28**: 31–44.

27. Jones K. Addressing the needs of carers during early psychosis. *Early Interv Psychiatry* 2009; **3** (Suppl. 1): S22–6.

28. Harley EW, Boardman J, Craig T. Friendship in people with schizophrenia: a survey. *Soc Psychiatry Psychiatr Epidemiol* 2012; **47**: 1291–9.

29. Castelein S, Bruggeman R, van Busschbach JT et al. The effectiveness of peer support groups in psychosis: a randomized controlled trial. *Acta Psychiatr Scand* 2008; **118**: 64–72.

30. Weijers J. *Mentalization and Psychosis: Trying to Understand the Un-Understandable*. Maastricht: Ridderprint, 2020.

31. Bleuler E. *Dementia Praecox or the Group of Schizophrenias*. New York: International Universities Press, 1911/1950.

32. Freud S. Three essays on the theory of sexuality. In: Strachey J, ed. *The Standard Edition of the Complete Psychological Works of Sigmund Freud*, Vol. 7. London, UK: Hogarth Press, 1905/1953; 123–230.

33. Freud S. On narcissism. In: Strachey J, ed. *The Standard Edition of the Complete Psychological Works of Sigmund Freud*, Vol. 14. London, UK: Hogarth Press, 1914/1957; 67–102.

34. Freud S. The unconscious. In: Strachey J, ed. *The Standard Edition of the Complete Psychological Works of Sigmund Freud*, Vol. 14. London, UK: Hogarth Press, 1915/1957; 159–216.

35. Sass LA, Parnas J. Schizophrenia, consciousness, and the self. *Schizophr Bull* 2003; **29**: 427–44.

36. Auerbach JS, Blatt SJ. Self-representation in severe psychopathology: the role of reflexive self-awareness. *Psychoanal Psychol* 1996; **13**: 297–341.

37. Lysaker PH, Buck KD, Pattison ML et al. Supervision in the psychotherapy of schizophrenia: awareness of and mutual reflection upon fragmentation. *Am J Psychoanal* 2019; **79**: 284–303.

38. Adams RA, Stephan KE, Brown HR et al. The computational anatomy of psychosis. *Front Psychiatry* 2013; **4**: 47.

39. Friston K. Active inference and free energy. *Behav Brain Sci* 2013; **36**: 212–13.

40. Derome M, Fonseca-Pedrero E, Badoud D et al. Resting-state networks of adolescents experiencing depersonalization-like illusions: cross-sectional and longitudinal findings. *Schizophr Bull* 2018; **44** (Suppl. 2): S501–11.

41. Frith CD. *The Cognitive Neuropsychology of Schizophrenia*. Hove, UK: Psychology Press, 1992.

42. Salaminios G, Debbané M. A mentalization-based treatment framework to support the recovery of the self in emerging psychosis during adolescence. In: Hasson-Ohayion I, Lysaker PH, eds. *The Recovery of the Self in Psychosis*. Abingdon, UK: Routledge, 2021; 12–35.

43. Byrne G, Sleed M, Midgley N et al. Lighthouse Parenting Programme: description and pilot evaluation of mentalization-based treatment to address child maltreatment. *Clin Child Psychol Psychiatry* 2019; **24**: 680–93.

44. Lysaker PH, Klion RE. *Recovery, Meaning-Making, and Severe Mental Illness: A Comprehensive Guide to Metacognitive Reflection and Insight Therapy*. New York, NY: Routledge, 2017.

45. Reininghaus U, Kempton MJ, Valmaggia L et al. Stress sensitivity, aberrant salience, and threat anticipation in early psychosis: an experience sampling study. *Schizophr Bull* 2016; **42**: 712–22.

第十一章

创伤

▌导言

Lydia是一名25岁的护士。在她刚开始参与治疗师的入院访谈时就哭了起来，她说她不知道该如何开始讲述自己到底出了什么问题。她说自己似乎总是会陷入以情感虐待和经常性的身体虐待为特征的虐待关系中。她不明白自己为什么会被这种虐待性的男人所吸引，因为她自己在情感上也曾被父母忽视，因此她最想要的就是一段充满爱的关系。她有两个年幼的女儿，但儿童保护机构最近威胁要把她的孩子带走，因为担心孩子受到忽视和虐待。

Lydia说她的父母非常勤劳，但在情感上却很疏远。虽然她说从未怀疑过他们爱她，但她不记得妈妈或爸爸曾对她说过他们爱她。她有一个弟弟，她说这个弟弟和她很像；他也经常受到父母，尤其是母亲的羞辱，而且和Lydia一样，他开始相信自己有一些根本性的问题。几年前，他搬到了国外，试图逃离父母。Lydia也曾想过搬走，但她仍然会去看望父母："我妈妈还是我妈妈，尽管她对我做了那些事情。"十几岁时，Lydia开始尝试吸毒"以减轻我的痛苦"，她还开始划自己的手臂和手腕，这让她"有了一种重要感和兴奋感"。她顺利完成了护士培训。然而，在工作中，她经常卷入与同事的冲突中，她清楚地知道，"他们根本无法忍受我，顺便说一下，我从他们看我的眼神中可以看出，他们都认为我是一个甚至还虐待自己的孩子、毫无价值的垃圾。"虽然她想成为一名护士，因为她"一直喜欢照顾人"，但她说，最近她觉得自己不再关心她的患者了。她说她感到极度抑郁，经常焦虑不安，酗酒成瘾，还经常自伤。在转诊信中，她的精神科主治医生转介她接受创伤后应激障碍的治疗，并补充说也有证据表明她有边缘型人格障碍和反社会特征。

Lydia的问题是许多所谓**依恋创伤**或**复杂性创伤**患者的典型问题。术语"复杂性创伤"是指早年长期负面生活经历（包括忽视和/或虐待）的影响，通常是在依恋/照顾环境中，本应保护和照顾儿童的照顾者同时也是焦虑、威胁、忽视和/或虐待的来源[1,2]。像Lydia这样的患者同时患有精神障碍的情况很常见——事实上，这是常规而非例外。研究表明，创伤最好被认为是一种跨诊断因素，与多种情绪和（功能性）躯体疾病的发展有关。创伤通常占各种精神障碍人群可归因风险的30%至70%[3,4]。此外，创伤还会产生一种生态表型（一组为适应环境而出现的特征），这种生态表型不仅与高共病率（即同时出现两种或两种以上精神障碍）有关，而且还与精神病理学的发病年龄更早、症状更严重、自杀风险增加以及对治疗的应答更差有关[3]。

　　本章将讨论针对创伤的心智化治疗方法[5-11]，首先概述如何从心智化的角度对创伤及其影响进行概念化，并聚焦于创伤对四个基本生物行为系统（即相互关联的生物和心理过程）的影响，这四个生物行为系统——压力系统、**依恋系统**、**心智化系统**和**认知信任系统**——在情绪调节中起着关键作用[12]。然后将讨论治疗原则，重点是对心智化治疗（MBT）基本模式进行的调整，使其更适合处理有创伤史患者的问题。最后，将介绍MBT-创伤焦点治疗（MBT-Trauma Focused，MBT-TF），这是一种针对有创伤史的患者的特定模块化的团体治疗项目，其中还包括一些个体治疗小节。

▎理解创伤：心智化的视角

　　创伤的类型多种多样，可以将其视为一个连续体，从非**人为创伤**（如经历自然灾害、遭遇严重车祸）到**人际创伤**（如受到同事或陌生人的虐待），再到**依恋创伤**或**复杂性创伤**（如受到父母或其他依恋对象的虐待）。图11.1描述了这一连续体。

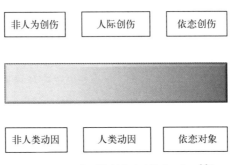

图 11.1　不同类型的创伤（改编自 Allen[7]）

　　在临床上，重要的是要认识到个体对单个孤立的创伤经历的典型反应就是所谓的最小影响复原力（minimal impact resilience）。许多人在经历了一次（非人为的或人际的）创伤事件后，只体验到暂时的痛苦，然后会相对较快地恢复健康的功能运作，尽管有时这可能需要更长的时间。研究表明，只有一小部分人会因为经历或目睹了单次创伤事件而发展出与创伤相关的慢性问题[13,14]。从心智化的视角来看，这些研究结果迫使我们扭转对创伤的传统看法，因为理解创伤影响的本质不在于易感性这个理念，而在于**复原力的缺失**。例如，在经历一个单一创伤事件后体验到长期痛苦和适应不良的人往往有童年早期创伤史和/或具有较差的社会支持及情绪调节策略[15,16]。

要从心智化的视角来解释这些发现，创伤被认为是破坏四个密切相关的生物行为系统的协调功能（见表11.1）。这些系统协调运作的中断也为理解有创伤史（尤其是依恋创伤）的患者的主要临床特征提供了一个全面的理论框架（见表11.2和图11.2和图11.3）。

表 11.1　心智化治疗创伤的方法

受创伤影响的生物行为系统	系统中断的影响
压力系统	压力系统暂时或长期失调，导致过度唤起
依恋系统	对次级依恋策略的依赖增加；压力反应失调的风险增加，导致孤立感、被抛弃感和/或被忽视感
心智化系统	非心智化模式往往主导主观体验；这会导致无望感和恐惧感（精神等同），增加自体伤害的风险（目的论模式），和/或导致反刍和解离（假装模式），再加上外化未心智化的体验的压力（"异化自体"状态），以及创伤体验的再次活现
认知信任系统	认知信任被削弱，导致社交沟通和致救功能受损。无法与信任的人一起重新校准心智，会增加孤立感和恐惧感

创伤——无论是单一的还是复杂性的——通常都会对压力调节系统构成挑战。这通常会导致依恋系统大规模激活，以试图共同调节压力和唤起（见图11.3）。正如本章稍后将详细讨论的那样，依恋对象在共同调节压力方面发挥着关键作用——当一个人面临创伤或逆境时，他会向最亲近的人寻求帮助、支持和关怀。然而，当（共同）调节失败时，就会出现过度唤起状态以及与之相关的对威胁的过度警觉状态（这是创伤综合征的典型症状）。由于这种过度唤起的状态，心智化受损往往是不可避免的。它们会导致对自体和他人的歪曲看法，也会增加闯入（即重新体验创伤）

的风险以及增加使用回避行为和解离来抵御无法忍受的焦虑、愤怒、羞耻、内疚、厌恶和恐惧的感受。特别是对于有依恋创伤的个体来说，这些难以忍受的心理状态也会增加他们遭受进一步创伤的风险，这与创伤记忆（再次活现）会触发他们与他人之间持续有问题的互动有关。其中的许多个体还会发展出高度的认知不信任和认知性过度警觉（见第二章），以此作为对虐待和/或忽略为特征的环境的一种适应策略。因此，MBT对复杂性创伤患者可能特别合适和有效，因为它既聚焦于恢复心智化过程，也聚焦于与心智化严重受损（即在人际关系中，包括在治疗关系中，再次活现或外化未心智化的体验的倾向）和认知不信任相关的动力学。创伤受害者往往倾向于在不知不觉中重现被忽视和被虐待的体验，并且倾向于不信任他人。这些倾向往往会严重损害这些个体建立有效治疗联盟的能力，因此很有可能会从治疗中脱落并频繁复发。

表11.2　创伤的典型特征、临床表现以及涉及的潜在生物行为系统

创伤的典型特征	临床表现	涉及的潜在生物行为系统
过度唤起和反应性	● 过度警觉/焦虑 ● 惊吓反应增强 ● 注意力问题 ● 睡眠问题 ● 易怒或具有攻击性 ● 躯体症状	压力和依恋系统
侵入/再体验以及相关的回避行为和解离体验	● 不想要的负面记忆 ● 噩梦 ● 闪回 ● 情绪痛苦 ● 解离	心智化系统
对自己和他人的负面看法	● 对自己、他人和/或整个世界过于消极的假设 ● 夸大对自己或他人的责备/（幸存者）内疚感 ● 抑郁情绪 ● 难以体验积极情感 ● 孤立感 ● 感到（有毒的）羞耻和/或厌恶	心智化和认知信任系统
重现	● 危险的或（自体）破坏性的行为 ● 再次活现忽视或虐待	依恋、心智化、认知信任系统

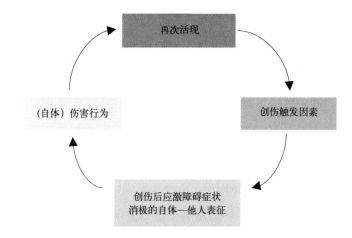

图 11.2　与（复合性）创伤和创伤后应激障碍（PTSD）相关的再次活现循环

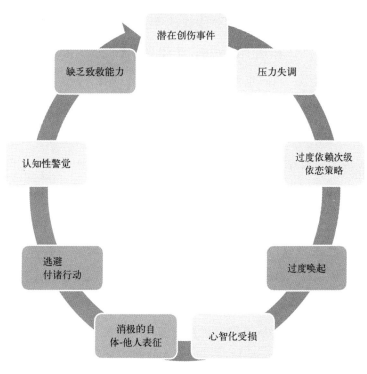

图 11.3　创伤特征和潜在的生物行为系统

创伤、压力和依恋

　　创伤会激活压力/威胁系统。人类的压力/威胁系统由一组分布式神经结构组成——杏仁核、海马和前额叶皮质（PFC）区域，包括内侧前额叶皮质[17,18]——以及一组更广泛的相关调节反应，包括由下丘脑-垂体-肾上腺（HPA）轴和自主神经系统、代谢系统、肠道、肾脏和免疫系统协调的反应，其中每个系统都有相对独特的生物中介因子（如皮质醇、交感和副交感神经递质、代谢激素、细胞因子）[17-19]。当个体面临压力时，这一系列协调反应就是所谓的"战斗/逃跑/冻住"反应的基础。

一个人的依恋关系的质量及其社会环境在压力反应中起着至关重要的作用，并在整个发展过程中持续发挥作用[19,20]。从发展的角度来看，安全的依恋有利于应激系统所谓的**适应性的低回应性**（adaptive hyporesponsivity）来应对逆境。这意味着，在安全依恋环境中成长的儿童往往会发展出应对逆境的能力，因为他们知道他人会帮助和支持他们。因此，对于这些个体来说，在需要的时候，主要的依恋策略就是寻求他人的帮助、建议、关心和支持，这就导致了痛苦和恐惧感受的下调，这是由神经生物学的中脑皮质边缘奖赏系统支撑的[21]。这一系列事件通常会导致所谓的"拓宽和建设循环"[22,23]，在这个循环中，个体学会了他们在需要的时候可以向他人伸手求助（即"拓宽"），同时也会发展出一种信念，相信自己有能力处理压力和逆境（即"建设"）。

相比之下，高强度的逆境，尤其是在压力系统发展的关键时期（人类的这一时期一直延续到成年早期），与压力反应的中断有关，表现为HPA轴的过度活跃（即持续的战斗/逃跑状态）或HPA的低（再）活跃（即"冻住/昏厥"状态；见本章参考文献18、24）。当依恋策略失败时，无论是因为长期的压力还是因为（感知到的）依恋对象不可得，个体都会开始过度依赖**次级依恋策略**。这些策略是依恋-过度激活策略或依恋-去激活策略，或者是两者的结合，这在依恋混乱和/或有复杂性创伤史的个体中很典型。依恋-去激活策略是对（感知到）依恋对象不可得的典型反应，而依恋过度激活策略则是为了从不稳定可得的依恋对象那里获得关爱和支持。有复杂性创伤史的个体通常有童年时的依恋对象，他们是安全感、支持、爱和关怀的来源，但同时也是虐待和忽视的来源。在这种情况下成长起来的儿童往往会陷入一种接近-回避冲突，当他们在之后的生活中卷入类似的关系时，这种冲突又会被重新激活和重新活现——即关系的特征一方面是爱和关怀的，另一方面是虐待和/或忽视的——因为这是他们所熟悉的依恋"模板"（见表11.3）。

无论采用哪种类型的次级依恋策略来应对不断增加的压力和逆境，从长远来看，这些策略往往都会失败，因为它们都是基于一种潜在的信念，即他人最终无法提供关爱和支持。结果，对压力的有效（共同）调节失效，导致以对威胁过度警觉为特征的过度唤起状态、加剧的惊吓反应、认知问题（如难以集中注意力）、睡眠问题，以及经常出现的高度易怒和攻击性（如表11.2所列）。个体会继续处于"战斗/逃跑"状态。这也让我们能够理解到依恋创伤通常对身体健康的长期影响，因为它会影响神经递质系统、疼痛处理系统和免疫系统。这也是创伤、躯体疾病和功能性躯体障碍（包括慢性疼痛和疲劳状况）之间高度共病的原因[25]。创伤不仅与高昂的"心理成本"有关，还与高昂的"新陈代谢成本"有关，因为长期压力会对参与压力反应的神经生物系统造成磨损。此外，不健康的行为（如过度饮酒、过度进食、吸烟）往往被用作应对创伤情绪的一种策略，这进一步增加了罹患某些身体疾病（如心血管疾病、糖尿病和肥胖症）的风险。

表11.3　与（依恋）创伤有关的再次活现类型

再次活现类型	典型特征
再次受害	个体在不知不觉中寻求以身体虐待、情感虐待和/或性虐待为特征的关系，往往还涉及拒绝、抛弃和/或可感知的被忽视。这可能会导致他们变得具有攻击性
再次活现忽视	个体对任何被忽视的迹象都高度敏感，总是倾向于从被忽视的角度来解释人际交往中的情况；同样，这可能会导致攻击性（出于一种正义的愤慨感）和/或他们可能会更加坚信他人是忽视的
再次活现养育行为中的依恋创伤/童年虐待	个体的孩子的情绪状态会触发与个体自身创伤史相关的非心智化心理状态，并在与孩子的关系中表现出来

创伤与心智化

由于压力的正常（共同）调节功能崩溃而导致的高度唤起也会损害个人的受控的心智化能力。研究表明，唤起与心智化能力之间存在反比关系[26,27]。随着唤起程度的增加，防御性的（战斗/逃跑/冻住）和通常带有偏倚的自动心智化开始起作用。从进化的角度来看，这种从更受控的心智化到自动心智化的转换具有明显的适应价值，因为它使个体能够对威胁做出快速反应（"我处于危险之中，我不能相信任何人，我需要保护自己"）。然而，从长远来看，有偏倚的自动心智化的特征会导致对自体和他人的过度负面看法（"我毫无价值""我不可爱""你永远不能相信他人"）（见表11.2和图11.3）。此外，在精神等同模式下（见本节后面部分和第二章），创伤触发因素会导致个体再次体验创伤记忆，就好像它们是真实的，创伤情境实际上在反复发生。这将导致进一步的焦虑、痛苦、抑郁的感受，以及对创伤触发因素的防御性回避，通常会导致解离和付诸行动行为，以试图下调这些极其痛苦的感受。由于创伤经历未被心智化，所以对创伤受害者来说，它们仍然是无法承受的，因此他们倾向于将它们外化和付诸行动，这一点从（自体）破坏行为（稍后将详细讨论）以及噩梦和闪回的高发率可以看出（见表11.2和图11.3）。创伤损害了框定和重新框定压倒性的体验的能力。特别是有不安全依恋史的个体，他们很少拥有，有时甚至根本无法获得**关系参照**（relational referencing）或**心智的重新校准**——通过这一过程，一个人可以有意义地重塑创伤经历，并开始心智化以前无法心智化的东西。强烈的愤怒和厌恶感，以及极度的羞耻感（也称为"有毒的羞耻"），进一步阻碍了关系参照，这意味着创伤记忆对个人及其依恋和心智化能力保持着原初的破坏性影响。

因此，正如稍后将详细介绍的那样，MBT治疗创伤的方法特别强调关系参照的重要性。尽管他们试图避免创伤体验，但有创伤史的个体仍然特别需要对这些体验的标记性镜映，这涉及其他人以一种标记性的（即消化的和涵容的）方式反映个体难以甚至不可能心智化的体验。在这种情况下的标记性镜映涉及共情、认可和正常化干预，这些干预会逐渐调节患者的创伤体验，通过这种方式，他们变得能够思考和感受之前无法思考和感受的东西，从而产生**心智化情感作用**（mentalized affectivity）——感受并同时反思自己感受的能力[28,29]。

与所有类型的MBT一样，此类干预的开始点通常是当创伤患者丧失心智化能力并开始依赖非心智化模式来体验现实时，这通常与将未心智化的体验外化的倾向有关，导致再次活现循环。

在精神等同模式下，一切都变得过于真实，谈论创伤会让人再次体验它。受创伤的个体感觉自己被困在痛苦的过去和现在，对他们来说，没有希望，也没有出路。这些痛苦的感受往往与极度"有毒的"羞耻感融合在一起，往往会导致目的论模式的运作，使人感到只有行动才能带来解脱。这通常会导致自伤行为（如过度饮酒、自伤、过度活动），以试图调节极度痛苦的感受。创伤患者的假装模式运作通常表现为对过去事件的过度反刍，再结合了侵入性思维，在这种情况下个人会与现实失去联系。这可能会导致解离状态，以试图保护自己免于内心空虚、糟糕或无价值的感受。

在这种情况下，特别有可能出现再次活现循环。聚焦于这些循环的治疗工作是治疗创伤的MBT的一个突出特点（见表11.3和图11.3）。由于治疗师在与受创伤的个体互动时，其心智也倾向于冻结，因此这种再次活现就更有可能发生，这可以被认为是"替代性创伤"（vicarious traumatization）。这只会增加受创伤者的孤立无援的痛苦感受，导致他们更倾向于将未心智化的创伤体验付诸行动。

依恋体验为日后的人际关系提供了模板，而有过复杂性创伤史的人往往会发展出强大但具破坏性的人际关系模板，在这种模板中，爱和关心不可避免地与虐待和/或忽视联系在一起。表11.3所示的第一种再次活现循环是众所周知的，并涉及再次受害[30,31]。孩童时期遭受虐待不仅会产生巨大的焦虑和痛苦，而且还会加剧依恋需求，因为依恋系统会被激活，以应对威胁。这矛盾地加强了儿童与施虐的依恋对象的关系，尤其是当施虐者同时也是安慰、支持和/或爱的来源。在以后的生活中，这种模式会在人际关系中重复——例如，在与嫉妒、占有欲和虐待性伴侣的恋爱关系中[32]——继续一种混乱的/迷失的依恋模式[33]。在目的论模式下，个体可能会进行自体伤害，这可能会导致一个恶性循环，在这个循环中，其他人越来越觉得他们必须与这个个体保持距离（因为他们觉得自己越来越"被创伤"），这证实了受创个体最严重的恐惧——其他人对他们来说是不可获及的。当受创伤的人觉得自己完全有理由对他人的虐待行为进行报复时，可能会产生一种正义的愤慨状态[34]。由于攻击性通常有助于获得一种一致感，保护个人免于痛苦的感受，这种报复的/攻击性的心理状态可能会非常持久。因此，就像本章开头描述的Lydia的情况一样，这些人往往会对那些（被认为）具有虐待性的人"上瘾"，因为这可以让他们建立并维持一定程度的稳定性，无论这种稳定性是多么的岌岌可危。

第二种再次活现循环（见表11.3），即再次活现忽视，可能发生在有被忽视史的个体身上。在这种情况下，即使是微小的误解或分歧也会导致极度的烦躁不安和/或攻击性的或自体伤害的行为，而当个体处于目的论模式（例如，指责年资更高的同事、恋爱伴侣或组织对自己的忽视）时，也会出现类似的再次活现。

在第三种再次活现循环中（见表11.3），在养育子女的情况下，观察到子女情绪上的痛苦或快乐可能会触发这些个体自己过去被忽视和/或被虐待的创伤经历。例如，Lydia 对自己涉及嫉妒和愤怒的、未心智化的体验付诸了行动，在她与自己孩子的关系中重复了她父母的创伤行为。

认知信任的问题

创伤和逆境通常是个人成长环境中广义的"风险环境"的典型组成部分[35]。因此，在试图理解面对逆境的复原力时，系统性视角是至关重要的。许多经历过创伤（尤其是复杂性/依恋创伤）的人往往表现出强烈的认知不信任和认知性过度警觉；这可能是一种慢性特征，也可能是与医疗保健专业人员无益互动的结果，或者是两者的结合。对于那些成长过程中遭受过虐待或忽视的人来说，认知不信任/认知性过度警觉是一种可以理解的适应策略。然而，在采取这种策略的同时，他们也将自己与社会重新校准其心智的可能性隔绝开来，从而无法获得**致救**——个体从其环境的积极社会影响中获益的能力[12,36]。

依恋创伤尤其会让患者觉得自己不被认可为一个独立的个体。他们往往缺乏来自依恋对象的标记性镜映体验，而这种体验通常会让他们产生一种能动感和自主性，它们会开启我们所认为的"认知性高速公路"，这使他们可以快速交流关于自体、他人和世界的知识。因此，正如稍后将详细讨论的那样，MBT 治疗创伤的核心任务是恢复（或发展，取决于认知警觉的严重程度）患者的认知信任能力。对于许多有过依恋创伤史的患者来说，即使是思考其他人的想法和意图也会导致他们再次体验创伤，因而可以理解的是，这可能会被防御性地阻碍。这使得这些个体特别难以通过治疗干预"触及"。以 Lydia 为例，她花了很长时间才愿意考虑关于她的母亲可能并不是她认为（希望）的好母亲的这一想法。

▍对创伤的心智化治疗

与没有经历过创伤的人相比，有过依恋创伤史的人对心理治疗的反应往往较差[3,12]。因此，一些专门针对创伤的治疗方法已经被开发出来了。MBT 在治疗以严重（复合性）创伤为特征的障碍（如边缘型人格障碍[37]和反社会型人格障碍[38]）方面显示出相当大的有效性。最近的一项研究还发现，在治疗边缘型人格障碍的两类MBT（强化门诊MBT和日间住院MBT）中，创伤对治疗结果几乎没有影响[39]。这些研究结果为创伤患者的治疗开辟了有希望的前景，尽管我们相信（正如我们在本章后面将要描述的那样），更聚焦创伤的工作可能会进一步提高MBT治疗创伤的有效性。

MBT 治疗创伤的一般原则

治疗创伤的MBT方法基于五个相关联的一般原则，这些原则是所有类型MBT的要素，但在治疗这些患者时值得给予更多关注。

首先，连贯、一致和持续的结构化治疗方法在创伤患者的治疗中至关重要，尤其是对有依恋创伤的患者，因为这些治疗特点将有助于构建患者的自体意识和他人意识。一个具有高度可预测性和可靠性的环境是一项关键要求。出于同样的原因，有关创伤及其对心理功能运作影响的心理教育，以及有关MBT项目本身的心理教育，也是MBT治疗创伤的重要组成部分，因为它不仅支撑了创伤患者的心智化能力，还进一步提高了治疗的可预测性，并减少患者的认知不信任感，因为MBT治疗师（或服务机构）对治疗及其所涉及的内容是开放和明确的。

其次，必须为患者提供一个生理和心理上安全和涵容的抱持性环境，帮助患者与治疗师建立信任关系。因此，特别是在治疗的早期阶段，要强调发展"我们-模式"，从一开始就采取合作的立场（见第二章和第四章），以及治疗师要采取共情性的和认可的立场来认可和正常化感受。治疗创伤的MBT的一个核心特征是与患者合作制定具体的治疗目标，因为这可以培养患者的能动感，传达切实的希望，并抵制认知不信任。这一过程还包括危机管理以及制定与减少创伤相关症状和特征（如减少自伤、回避行为和再次活现）有关的目标。

第三，与前一点相关的是，基于对再次活现循环的识别和讨论，治疗创伤的MBT在讨论创伤内容之前，聚焦于帮助患者管理与创伤有关的强烈感受（如焦虑）以及积极避免解离、自伤和再次活现（见图11.3）。

第四，对于有创伤史的患者，不仅要考虑改变"什么"，还要考虑"如何"改变以及社交沟通——如何让他们再次敞开心扉，接受社会对他们心智的重新校准。第二章和第九章讨论的沟通系统在这方面很有帮助。在沟通系统1中，治疗师向患者传达他们的心智是可用的，能够忍受、涵容和反思患者无法忍受的感受和想法——从本质上讲，患者"并不孤单"。这不仅有助于恢复患者的心智化能力，还能降低他们的认知警觉度，并促进他们对治疗师的心智产生更多的好奇。因此，在沟通系统2中，患者的心智化能力得到了提高，患者管理自己情绪状态的能力和以更适应的方式处理人际关系的能力也得到了提高。接下来，在沟通系统3中，患者会得到积极的支持，从而越来越多地向社交环境开放和/或创造一个更加良性的社交环境。这可能涉及帮助患者改变他们的社交环境（例如，通过结束特定的关系）。因此，除了所讨论的内容之外，治疗创伤的MBT还非常注重心智化的过程和改变的过程。

最后，督导是治疗创伤的MBT的重要组成部分，因为治疗师始终面临着二次创伤或替代性创伤的风险，以及随后在治疗师与其他人（包括患者和治疗团队成员）的关系中再次活现的风险。

MBT 治疗创伤的具体原则

治疗创伤的MBT遵循一系列具体原则（摘要见方框11.1）。从一开始，最重要的是前两条原则——与患者**建立信任关系**和发展一个**个案概念化**。在患者表现出相当戒备和不信任的情况下必须采取这些原则。治疗师的态度——"不知道"的立场（见第三章）——是这一过程的关键。尽管治疗创伤的MBT并不遵循一个整齐划一的线性轨迹，而且基于这些原则的每项干预措施都可以在整个治疗过程中应用，但这里还是按照它们在MBT各个阶段（从治疗开始到结束阶段）的核心作用顺序列出。

1. **心理教育**：提供有关（复合性/依恋）创伤的性质、影响以及MBT项目结构的心理教育材料，并与患者进行讨论。这可以促进患者的心智化，增强他们的能动感，降低他们的认知警觉度。

2. **认可并正常化感受**：创伤患者通常会觉得他们所体验的一切超出了其他人所体验过的所有东西，因此他们不敢说出来，尤其是当他们还有强烈的羞耻感、内疚感和/或焦虑感时。此外，许多创伤患者认为，无论经历了怎样的创伤，他们都必须能够独自承受。因此，正常化和认可性干预措施从对创伤的可理解的反应的角度来重新构建患者的体验，不仅能加强情感上的联系感，还能激发患者与治疗师之间的相互理解，从而使心智化和认知信任重新出现。通过这种方式，治疗师还传达了一个信息：即使是所谓的

"无法忍受"的感受也是可以被忍受和谈论的。

3. **将创伤体验及其影响心智化**：一旦患者的心智化能力更加强健，就可以对具体的创伤事件进行"微观切片"并仔细监测患者的焦虑和唤起情况。微观切片用于帮助患者心智化创伤体验及其对患者和人际关系的影响。最初的焦点是促进心智化的过程，而不是理解患者所描述的内容。随着治疗的进展，患者的心智化变得更加强健，就有可能以替代的和更适应的方式来看待过去及其对现在的影响。

4. **改善情绪调节策略**：这是通过考虑和讨论替代的和更适应的情绪调节方式来实现的。随着患者外化未心智化的创伤体验的需求减少，他们使用适应不良的情绪调节策略的需求通常也会减少。

5. **致歉和促进人际关系的改变**：心智化、情绪调节和认知信任方面的改善允许更多地聚焦于致歉和促进人际关系的改变。随着患者再次活现创伤经历的倾向降低，他们可以开始尝试新的人际关系相处方式，治疗师需要积极支持这些努力。这可能还包括支持患者结束适应不良的依恋关系，并在他们的社交环境中带来其他积极的改变。

方框11.1 治疗创伤的MBT具体原则

● 建立一个信任的关系。

● 共同制定目标。

● 提供有关创伤和心智化的心理教育。

● 认可并正常化与创伤有关的感受。

● 处理焦虑和分离。

● 改善情绪调节。

● 心智化创伤体验（"微观切片"事件）及其对个人的影响。

● 处理人际关系和致歉。

MBT-TF：以团体为基础的模块化项目，包含一些个体治疗小节

MBT-TF遵循以团体为基础的模块化创伤治疗方法，既可作为独立的治疗方法，也可在MBT完整疗程之前进行。在治疗开始时，会提供一些个体治疗小节，以发展治疗个案概念化（如第四章所述），并确定将在团体中讨论的创伤的核心方面。此

外，如果有必要，还可以提供个体的治疗小节，以支持患者在团体中的工作。该项目遵循常见于MBT其他应用项目的治疗原则（见第四章和第五章）。MBT-TF分为三个阶段，与第二章所述的三种沟通系统相镜映，其基于的原则是：在进入下一阶段的干预之前，每个阶段的稳定性是有效沟通的必要条件。第一阶段聚焦于稳定并发展情绪安全性和个人安全性，第二阶段聚焦于加工创伤记忆，第三阶段聚焦于哀悼与创伤相关的发展损失和关系损失，并展望未来。

第1阶段：建立安全性、团体价值观和治疗框架

MBT-TF 团体初始治疗小节的主要目的是建立与他人之间的安全性，并勾勒出治疗框架。因此，重点是参与者相互认识、商定团体价值观、进行心理教育和练习焦虑管理。这一阶段的治疗小节内容包括：

1. 商定共享的团体价值观。

2. 心理教育：

• 创伤对心智和身体的影响

• 忍受之窗

• 认知信任

• 情绪调节——焦虑、羞耻和逃避

• 解离、闪回和噩梦

• 介绍心智化

• 非心智化状态

• 心智化，客体我作为一个人，以及人际关系（异化自体）

3. 在团体中建立关系。

4. 学会识别和管理焦虑、解离和其他情绪（自己的和对方的）。

在第一阶段，治疗师要求患者避免谈论其个人创伤史的细节，也不进行任何个人事件的暴露和探索。患者逐一向团体其他成员介绍自己，并被要求就他们要求转介到MBT的决定说一些自己的情况，以及他们个人生活的一些情况（类似于他们在社交场合认识新朋友时会说的话）。如果要在整个团体运行的过程中保持安全性，那么确立团体价值观（在第五章中讨论过）在MBT创伤团体中至关重要。治疗师会在治疗小节结束后将商定的团体价值观通过电子邮件发送给患者，要求他们对这些价

值观进行反思，每当团体内互动的凝聚力和"我们-状态"受到威胁时，治疗师和患者都会参考这些价值观。团体讨论过并被认为有用的价值观包括以下内容：

- 当我们感到被压垮时，让团体知道。
- 公平——我们如何一起使用共享空间。
- 宽容——尊重不同的意见和观点。
- 认识到我们带着善意而来——信任他人。
- 彼此友善。
- 开放的交流——说出我们内心的真实想法。
- 关注他人的感受。
- 相互反馈。
- 互动时的安全性和敏感性。
- 保密性。

一旦建立了安全性，并了解和理解了心智化作为处理创伤的组织原则，第二阶段就可以开始了。

第2阶段：心智化创伤

在MBT-TF团体中关于心智化创伤的工作有两个主要方面：

1. 心智化围绕着创伤的感受和想法，从它们是如何通过不同的记忆系统被处理和被体验的这个角度来心智化。
2. 心智化受创伤影响的关系，从它们是如何运作的、如何通过不同的记忆系统被处理和被体验并最终对参与者的生活体验产生影响的这个角度来心智化。

心智化围绕着创伤的感受和想法

这个过程是一个链接和整合的过程。因为零碎的经历和记忆是在精神等同模式下被体验的，会触发强烈的焦虑和回避，通过一个谨慎而系统实施的渐进阐述过程，将这些经历和记忆心智化，可使用表11.4所列的框架。

正如我们在前面所描述的那样，如果没有让个体分享经历或以一种让个体觉得与其他人一起经历的（"我们-模式"）方式体验经历，那么这些经历就会成为创伤性的。通过下列逐步的程序，在团体设置中共同关注创伤事件：

1. 想起。

2. 反思（含义）。

3. 对反思进行反思（元反思，或对含义进行反思），同时保持足够生动的体验，使团体中的每个人都能明白历史上、现在和对现在的反思所伴随的感受。

在实践中，这个逐步的程序并不是以任何僵化的形式"阶梯进行的"。这一过程必须以敏感的方式进行，因此，应根据患者参与任务时的心智化水平来动力性地实施这些步骤。治疗师要不断监测患者当下的心智化能力，并在任何心智化容易崩溃的时刻都支持其重建稳定的心智化。

这些步骤的结合（无论它们是否同时进行）将实现创伤记忆的心智化。在回忆体验和记忆本身之间建立联系（"记住回忆"）是心智化创伤的重要一步，可能需要经常重复。

表11.4　将情感和记忆心智化的框架

记忆	回想并开始叙述过去的经历。（他当时穿的是什么衣服？）	对被阐述的要素进行情感反思，对叙事进行阐述，使其更加清晰和丰富。（该记忆带来哪些感受？伴随该记忆的想法是什么？）	从过去的经历的角度对当前的感受进行情感反思，阐明记忆的含义（记忆如何影响你？在你记起它时，此刻你有什么感受？）在团体讨论时对当前感受进行情感反思。	对与团体中其他人有关的当前感受进行情感反思，（其他人会如何看待你的经历？）基于对他人经历的期望而进行初步测试。（她的想法和你的真实想法一样吗？）
自传体的：发生了什么？	X			
情感的/隐含的：什么情绪与之关联？	X	X	X	X
程序性的：你采取哪些行动来应对/处理？			X	X
语义的：它对你这个人来说意味着什么？		X	X	

情感反思

完全心智化创伤经历需要**情感反思**的能力——也就是将感受和想法整合（这可被称为"感受到感受"，将体验与对体验的反思结合起来）。通过逐步阐述创伤叙事，引入（需要在当下和与团体相关的情况下反思的）感受的唤起细节，并最终尝试体验和反思团体中与经历相关的感受，从而实现情感反思。简而言之，这就是在自体体验（"主体我-模式"）中的心智化，心智化他人及其心理状态（"客体我-模式"）和心智化关于自体的他人（"个性化的客体我-模式"）（关于这些模式的进一步讨论，见第六章和第七章）。所有这些过程代表了心智化的不同复杂程度。

患者被要求公开谈论自己的创伤叙事，团体其他成员认真倾听，尽量少打断。一旦患者说完，鼓励团体成员帮助患者阐述当时与创伤有关的感受，以及他们目前对创伤的感受。重要的是，团体参与者和治疗师作为**对话伙伴**去这样做，"与"患者（即对患者的经历进行共情性认可），而不是"对"患者（即避免给予过多的安慰、提出建议或提供解决方案）提出问题和做出评论。这样做的目的是陪伴患者，防止他们回避过度阐述创伤叙事。这一过程会激活患者的自传体记忆和内隐情感记忆，即"彼时彼地"的记忆，可能是令人痛苦和令人恐惧的。

在处理过程中，重要的是治疗师要对叙事充满好奇，明确聚焦于展开故事，而不是试图建立联系或赋予意义。治疗师需要提醒团体成员，做这项任务的方式没有对错之分，目的是在过去和现在的记忆之间建立联系，因为创伤记忆是支离破碎的。

临床案例：Lydia（续）

治疗师：Lydia，用你自己的话告诉我们发生了什么，哪些片段不断出现在你的脑海中，让你感到困扰，我们会倾听，并在你说话时陪伴你。

治疗师：让你的思绪回到那时。作为一个天真无邪的女孩经历这些是什么感觉？

治疗师：你能描述一下你个人当时的感受以及后来的感受吗？

治疗师：当时在学校和朋友在一起是什么感觉？

治疗师：有谁能和你谈谈吗？

正如我们前面所解释的，这个过程并不是一个阶梯式的体验，而是一个相对顺畅的过程，其目的是将记忆作为被心智化的和被反思过的体验嵌入。嵌入的本质是在选定的点上激活不同类型的记忆。最初的记忆体验和描述是自传式的和内隐的/情感性的。然而，情感反思还应旨在探索记忆保留的方式，不仅作为事件的自传式记忆，而且还是作为它影响患者行为的方式——也就是说，患者为了管理或应对其经历的事情而采取的行动方式也会被反思。

临床案例：Lydia（续）

治疗师：就拿这种感觉来说，你能说说你现在有同样感觉的时候以及你是如何应对的吗？

治疗师：它会让你进入"做事模式"吗？如果是，会发生什么？

治疗师：它对你现在的生活有什么影响？想想看，你对自己有什么样的判断？比如，在对待自己的方式上，你是在原谅自己还是惩罚自己？

这一过程中还有一个更为复杂的部分，那就是探索创伤经历如何继续对患者产生更广泛的影响——创伤经历如何塑造了他们的自体认知——以及如何处理，例如，创伤事件的某些方面可能导致患者认为自己是坏人或有罪的。

临床案例：Lydia（续）

治疗师：所以让我们来讨论一下，当你有这种感觉时，你是如何看待自己的。

治疗师：也许团体可以在之后说出他们是否能体会到你对自己的这种感觉，这样我们就可以一起思考了。

治疗师会转移其他团体成员的注意力，让他们不要说"我不认为你是这样的人"，因为他们会自然而然地这么做，也会给予安慰，比如"你不是这样的人"或"你不应该有这种感觉。这不是你的错。"取而代之的是，治疗师试图引导团体成员考虑患者的哪些方面表现出了他们所描述的感觉。例如，如果患者在讨论羞耻感，团体成员可以说说他们观察和体验到的患者的哪些方面揭示了患者潜在的个人羞耻感，甚至他们体验到的患者的哪些方面表明他们在努力应对或隐藏羞耻感——也就是说，给其他人留下的印象是怎样的？这样做的目的是鼓励患者开始反思自己在与他人互动背景中的羞耻感表达："当我这样的时候，我是如何看待自己的，他们是如何看待我的？这对我与团体中其他人的关系有什么影响？"

自然会有人不愿意参与这项练习，这可能表现为以下几种思维回避：

- 陷入泛泛而谈，而不是思考具体创伤事件的记忆。

- 拒绝对体验进行思考。

- 思维的破坏（解离）。

治疗师需要在出现这些反应时加以处理。在记忆系统之间移动可能是团体成员进行回避的一种方式，尤其是在探索具体经历之前就进入意义层面。迅速结束对内隐情感记忆的工作并转而激活语义记忆，则预示着进入假装模式；这会导致情感和思维的割裂，导致不断增加的泛泛而谈和超然的、缺乏有意义内容的讨论。参与团体工作的治疗师应尽量减少这些突然的心理转变，同时利用团体在这一过程中可以为患者提供的积极支持来管理参与者的焦虑、示范鼓励、详细说明和支持。

将受创伤影响的人际关系心智化

我们假定，如果在参与者的社会网络中交流被打开，那么在团体中取得的成就更有可能推广到该个体社交体验的所有领域。理想情况下，对人际关系的探索会与对创伤经历的探索同时进行，但在现实中，它往往是在探索创伤经历之后进行的。然而，对人际关系的探索应遵循与前面概述的情感反思相同的结构，从对直接关系体验的反思转向对含义的反思。同样，治疗师要牢记心智化成分的范围：

1. 过去的人际关系体验和创伤经历，以及它们是如何共同作用的。

2. 从现在的自己回望过去，反思过去的自己与现在的自己之间的关系。

3. 现在探索中的自体体验。

4. 患者在生活中和团体中体验到的当前关系。

团体通常会自然而然地探索每位参与者的社交网络。这可以通过使用关系图来促进，关系图最初可以在个案概念化时与个体患者一起完成，但现在则在团体中积极使用，使探索工作正规化。

第3阶段：回顾、重新评估和展望未来

在规划MBT-TF团体时应注意，以确保在完成第二阶段的治疗后，还有4~6周的剩余时间。最后阶段的治疗小节安排与MBT-G的安排类似（见第五章），首先要与参与者进行初步讨论和检查，然后商定治疗小节中的焦点，在参与者之间分配时间，以便所有参与者都有时间讨论他们提出的问题，并将治疗小节中提出的主题与之前小节中关于创伤处理的讨论结合起来。患者被要求探索对自己的不同看法，根据他们现在对自己的新理解来回顾自己。这有助于患者开始反思他们对自己的负面看法对其生活造成的影响。如果治疗进展顺利，创伤反应被认为是可以理解但可以避免的——不再需要进入"战斗/逃跑"或"关闭"模式，次级依恋策略也会被减弱，这样患者在人际关系中就不会感到那么焦虑。

第3阶段也是聚焦于已取得的成果，并思考团体的结束以及就之前的丧失而言这给团体成员带来了什么，并重新审视和回顾他们最初对治疗的希望和期望。治疗小节的焦点是患者自治疗开始以来对自己和彼此的看法，还包括反思谈论创伤记忆的体验。在目前的人际关系中，他们是否对自己更有同情心，对自己的问题更能原谅？他们是否能接受他们的过去是"彼时彼地"，并不是"此时此地"的体验？他们是否为自己建立了一个更加连贯的生活叙事，不再需要回避记忆？过去的记忆是否不再触发低心智化模式，从而减少痛苦和更少造成现在的自体不稳定？患者是否能够跨越时间连贯地思考自己，并在当前生活中与他人同在，而不再是做一个局外人？

最后一节治疗提供了一个机会去反思患者从团体中发现了哪些有用的东西，以及他们希望今后继续坚持的东西。在这一阶段，重新审视团体最初的价值观，要求参与者反思这些价值观并决定这些价值观是否与未来他们在生活中与他人互动的方式相关，是很有帮助的。

▍ 结语

本章介绍了对创伤患者进行概念化和治疗的心智化方法。从心智化的角度来看，创伤被认为会扰乱一些关键的生物行为系统的协调功能，这些系统包括压力系统、依恋系统、心智化系统和认知信任系统。复杂性创伤（或依恋创伤）尤其会对这些系统造成一连串的破坏，使受影响的个体倾向于将自己封闭在社交环境之外，并面临再次活现创伤体验的风险。这常常导致他们被视为难以治疗或"难以触及"。MBT提供了一种系统的方法来管理和治疗经历过创伤的个体。这种方法对有更复杂性依恋创伤史的患者可能特别有帮助，因为它提供了一种全面、连贯的方法来处理这些患者的主要特征。

参考文献

1. Luyten P, Campbell C, Fonagy P. Borderline personality disorder, complex trauma, and problems with self and identity: a social-communicative approach. *J Pers* 2020; **88**: 88–105.

2. Asnes AG, Leventhal JM. Connecting the dots in childhood and adolescent trauma. *Arch Pediatr Adolesc Med* 2011; **165**: 87–9.

3. Teicher MH, Samson JA. Childhood maltreatment and psychopathology: a case for ecophenotypic variants as clinically and neurobiologically distinct subtypes. *Am J Psychiatry* 2013; **170**: 1114–33.

4. Anda RF, Felitti VJ, Bremner JD et al. The enduring effects of abuse and related adverse experiences in childhood: a convergence of evidence from neurobiology and epidemiology. *Eur Arch Psychiatry Clin Neurosci* 2006; **256**: 174–86.

5. Fonagy P, Luyten P, Allison E, Campbell C. What we have changed our minds about: Part 1. Borderline personality disorder as a limitation of resilience. *Borderline Personal Disord Emot Dysregul* 2017; **4**: 11.

6. Fonagy P, Luyten P, Allison E, Campbell C. What we have changed our minds about: Part 2. Borderline personality disorder, epistemic trust and the developmental significance of social communication. *Borderline Personal Disord Emot Dysregul* 2017; **4**: 9.

7. Allen JG. *Coping with Trauma: Hope Through Understanding*, 2nd ed. Washington, DC: American Psychiatric Association Publishing, 2005.

8. Fonagy P, Steele M, Steele H et al. The Emanuel Miller Memorial Lecture 1992. The theory and practice of resilience. *J Child Psychol Psychiatry* 1994; **35**: 231–57.

9. Fonagy P, Target M. Attachment, trauma, and psychoanalysis: where psychoanalysis meets neuroscience. In: Jurist EJ, Slade A, Bergner S, eds. *Mind to Mind: Infant Research, Neuroscience, and Psychoanalysis*. New York: Other Press, 2008; 15–49.

10. Allen JG, Lemma A, Fonagy P. Trauma. In: Bateman AW, Fonagy P, eds. *Handbook of Mentalizing in Mental Health Practice*. Washington, DC: American Psychiatric Association, 2012; 419–44.

11. Allen JG. *Mentalizing in the Development and Treatment of Attachment Trauma*. London, UK: Karnac Books Ltd, 2013.

12. Fonagy P, Luyten P, Allison E. Epistemic petrification and the restoration of epistemic trust: a new conceptualization of borderline personality disorder and its psychosocial treatment. *J Pers Disord* 2015; **29**: 575–609.

13. Bonanno GA, Diminich ED. Annual Research Review: Positive adjustment to adversity—trajectories of minimal-impact resilience and emergent resilience. *J Child Psychol Psychiatry* 2013; **54**: 378–401.

14. Southwick SM, Bonanno GA, Masten AS et al. Resilience definitions, theory, and challenges: interdisciplinary perspectives. *Eur J Psychotraumatol* 2014; **5**. https://doi.org/10.3402/ejpt.v5.25338.

15. Denckla CA, Mancini AD, Consedine NS et al. Distinguishing postpartum and antepartum depressive trajectories in a large population-based cohort: the impact of exposure to adversity and offspring gender. *Psychol Med* 2018: 48: 1139–47.

16. Orcutt HK, Bonanno GA, Hannan SM, Miron LR. Prospective trajectories of posttraumatic stress in college women following a campus mass shooting. *J Traum Stress* 2014; **27**: 249–56.

17. Pervanidou P, Chrousos GP. Metabolic consequences of stress during childhood and adolescence. *Metabolism* 2012; **61**: 611–19.

18. McEwen BS. Physiology and neurobiology of stress and adaptation: central role of the brain. *Physiol Rev* 2007; **87**: 873–904.

19. Gunnar M, Quevedo K. The neurobiology

of stress and development. *Annu Rev Psychol* 2007; **58**: 145–73.

20. Gunnar MR, Quevedo K, De Kloet RE et al. Early care experiences and HPA axis regulation in children: a mechanism for later trauma vulnerability. *Prog Brain Res* 2007; **167**: 137–49.

21. Feldman R. The neurobiology of human attachments. *Trends Cogn Sci* 2017; **21**: 80–99.

22. Fredrickson BL. The role of positive emotions in positive psychology: the broaden-and-build theory of positive emotions. *Am Psychol* 2001; **56**: 218–26.

23. Mikulincer M, Shaver PR. Enhancing the "broaden and build" cycle of attachment security in adulthood: from the laboratory to relational contexts and societal systems. *Int J Environ Res Public Health* 2020; **17**: 2054.

24. Miller GE, Chen E, Zhou ES. If it goes up, must it come down? Chronic stress and the hypothalamic-pituitary-adrenocortical axis in humans. *Psychol Bull* 2007; **133**: 25–45.

25. Luyten P, Fonagy P. An integrative, attachment-based approach to the management and treatment of patients with persistent somatic complaints. In: Hunter J, Maunder R, eds. *Improving Patient Treatment with Attachment Theory: A Guide for Primary Care Practitioners and Specialists*. New York, NY: Springer, 2016; 127–44.

26. Arnsten AFT. The biology of being frazzled. *Science* 1998; **280**: 1711–12.

27. Mayes LC. A developmental perspective on the regulation of arousal states. *Semin Perinatol* 2000; **24**: 267–79.

28. Fonagy P, Gergely G, Jurist EL, Target M. Developmental issues in normal adolescence and adolescent breakdown. In: *Affect Regulation, Mentalization, and the Development of the Self*. New York: Other Press, 2002; 317–40.

29. Jurist EL. Mentalized affectivity. *Psychoanal Psychol* 2005; **22**: 426–44.

30. Widom CS. Posttraumatic stress disorder in abused and neglected children grown up. *Am J Psychiatry* 1999; **156**: 1223–9.

31. Cloitre M, Scarvalone P, Difede J. Posttraumatic stress disorder, self- and interpersonal dysfunction among sexually retraumatized women. *J Traum Stress* 1997; **10**: 437–52.

32. Allen JG. *Traumatic Relationships and Serious Mental Disorders*. Chichester UK: John Wiley & Sons Ltd, 2001.

33. Main M, Hesse E. Parents' unresolved traumatic experiences are related to infant disorganized attachment status: is frightened and/or frightening parental behavior the linking mechanism? In: Greenberg MT, Cicchetti D, Cummings EM, eds. *Attachment in the Preschool Years: Theory, Research, and Intervention*. Chicago, IL: University of Chicago Press, 1990; 161–81.

34. Clarkin JF, Kernberg OF, Yeomans F. *Transference-Focused Psychotherapy for Borderline Personality Disorder Patients*. New York, NY: The Guilford Press, 1999.

35. Cicchetti D, Toth SL. Child maltreatment. *Annu Rev Clin Psychol* 2005; **1**: 409–38.

36. Antonovsky A. *Unraveling the Mystery of Health: How People Manage Stress and Stay Well*. San Francisco, CA: Jossey-Bass, 1987.

37. Storebo OJ, Stoffers-Winterling JM, Vollm BA et al. Psychological therapies for people with borderline personality disorder. *Cochrane Database Syst Rev* 2020; **5**: CD012955.

38. Bateman A, Motz A, Yakeley J. Antisocial personality disorder in community and prison settings. In: Bateman A, Fonagy P, eds. *Handbook of Mentalizing in Mental Health Practice*, 2nd ed. Washington, DC: American Psychiatric Association Publishing, 2019; 335–49.

39. Smits ML, Luyten P, Feenstra DJ et al. Trauma and outcomes of mentalization-based therapy for individuals with borderline personality disorder. *Am J Psychother* 2022; **75**: 12–20.

第十二章

进食障碍

导言

心智化模型与推进我们对进食障碍的理解和临床实践高度相关[1]。进食障碍患者的心智化能力严重受损，这可以解释他们严重的情绪波动和认知波动，使得症状持续存在，损害对治疗干预的反应，影响患者参与社会心理治疗的能力，并破坏治疗师心智化的稳定性，进而造成活现或医源性影响的风险。

在撰写本文时，基于心智化的进食障碍治疗（MBT-ED）还不是一种循证治疗方法，它应该作为一种更成熟的治疗的一部分或补充，如治疗成人神经性厌食症的莫兹利模型（Maudsley Model of Anorexia Nervosa Treatment for Adults，MANTRA）——由Schmidt等人开发的一种针对年轻成人神经厌食症（Anorexia Nervosa，AN）患者的手册化个体治疗[2]。MANTRA是针对成人神经性厌食症患者的一线心理干预方法[3]。该干预方法以患者的工作簿为中心，结合了认知行为治疗（如聚焦于维持因素的图解式个案概念化）和写作任务的元素，支持情绪表达和调节，其基础是James Pennebaker的开创性思想[4]；它与MBT方法共享一些元素（如动机访谈技术）[5]。如果进食障碍患者同时伴有边缘型人格障碍（BPD），MBT-ED可以作为一种合理的方法被推荐。一项随机对照试验发现，MBT-ED优于对照治疗，但需要注意的是，在这项试验中，参与者的脱落率非常高[6]。然而，有大量证据表明，进食障碍患者在心智化方面存在特定的缺陷，这为MBT-ED提供了支持。这表明，与进食障碍患者工作的治疗师可能会发现，了解这些患者的心智化异常情况很有帮助，而且可能有必要进一步发展和验证MBT-ED。建立MBT-ED的证据基础仍处于早期阶段。

进食障碍的心智化

具身心智化

Hilda Bruch是现代进食障碍心理动力学治疗的先驱，应该被认为是第一个提请人们注意进食障碍（尤其是神经性厌食症）所特有的心智化异常现象的人。她指出，她的患者通常缺乏对内心体验的意识，不能依靠自己的主观性、感受、想法和身体感觉来控制自己的行为；这导致了他们经常感到缺乏控制，为了弥补这一点，他们表现出非凡的决心要通过躯体或身体体验来维护自己的身份认同、能力和有效性[7,8]。我们现在认为，通过身体体验心智——**具身心智化**——是常规心智化的一个关键和基础方面[9,10]，并将Bruch的临床观察视为与具身心智化相关的发展过程中的扭曲的认识（关于具身心智化的进一步讨论，见第九章）。婴儿对自体被认识的第一次体验是通过与照料者的身体接触，照料者会准确地感知婴儿自体状态的瞬间变化。照料者对婴儿感受和愿望的身体线索给出的身体（即非言语）响应性，可预测婴儿在幼儿期的社会情感体验，包括15个月和36个月大时的依恋安全性，以及54个月大时的语言能力、学业技能、行为问题和社交能力[11-13]。此外，养育压力[14]和产后抑郁[15]会降低照料者的响应性，这突显了照料者的响应性是这些典型发展风险因素的潜在中介因子。

无效／非心智化模式

21世纪初，Fonagy等人[16]提出了进食失调的心智化模型。该模型认为，进食障碍可能涉及在青春期不适当地持续强调具身心智化，以及难以将心理状态表征为想法或感受，而进食障碍则将心理状态表征为身体体验："体重等身体特征会反映出诸如内在健康、控制力、自体价值感等状态，这远远超出了青春期发生这种情况的正常趋势"（见[16]，p. 405）。他们根据无效心智化的三个标志来描述进食障碍患者的体验（关于非心智化模式的详细描述，请参见第二章）：

- "由内而外"的思维，或精神等同的过度确定性。
- "房间里的大象"思维，或假装模式的过度不确定性。
- 目的论模式的"快速修复"或"由外而内"思维。

精神等同

在精神等同中，身体隐喻主要不是作为能够涵容一种体验的表征，而是作为呈现，它被体验为具体事实或现实的一部分，并且不可能进行协商或妥协的。在精神等同中，"好像"变成了"是"。对现实的建构，除了直接经验的严酷物质性之外，不可能有替代建构。正常的与体重有关的想法变得令人难以忍受。

临床案例：精神等同思维

"我只知道瘦很吸引人，是令人向往的。它是一切美好的东西。我一直都知道这一点，但不知何故，它变得像一道法令。"

仅仅是想到食物，就会觉得自己真的吃了它，并有可能导致体重增加："我会对商店橱窗里的蛋糕产生'坏念头'。然后我会认为我已经吃了它，然后我就必须做相应的运动来减轻体重"。

关于自体的负面信念让人感觉真实："我没有存在的权利。我是个骗子。我觉得自己就像巢中的布谷鸟，是个异类，太大，太碍眼，不受欢迎。不合群"。

神经性厌食症康复者的叙述表明，一个心理事件（一个想法、信念或愿望）虽然被认为是内在的，但对患者来说却具有与身体现实相同的地位。对身体及其外观的印象等同于自体。

假装模式

非心智化的假装模式的出现也表明，主观性与物理现实是分离的。这一点在进食障碍患者的心理状态中普遍存在的自体欺骗中表现得最为明显："我在欺骗自己，吃一些没有热量的东西——卷心菜、胡萝卜、芹菜。但在吃的时候，我还有点相信这是有营养的。"想法和情感与现实解耦（**假性心智化**或**过度心智化**）会导致空虚感、无意义感，甚至解离，有时会通过过度进食、暴食和清除来处理。不断拒绝威胁到假装模式的替代现实保护了假装的现实，这可能会导致进食障碍的隐秘和隔绝本质。

临床案例：假装模式思维

"我花了很多时间试图躲避别人。我更在意的是他们怎么看我，而不是我自己怎么看自己。如果他们发现我有神经性厌食症，他们可能会干涉我。我穿很多宽松的衣服，吃热量极低的饭菜，我试图向人们隐瞒这一切，因为我觉得他们不会理解我为什么要这样做。我并没有觉得自己厌食，而是觉得别人可能会认为我厌食，并且不理解我。偶尔，人们会发表评论，我就会生气，觉得自己被侵犯了——担心他们会试图阻止我。

对这种想象版本的现实的保护也表现为夸张地追求自体控制，以避免通过他人的眼睛（社会感知）来看到自己所带来的威胁："我经常需要重新肯定自己，我也是这么做的（通过清除、暴食、自体伤害）。当我有一段时间不吃东西时，我感觉自己尽在掌握——这比我害怕的那种所有事情都没意义的感觉好多了"。

在治疗过程中，假装模式会产生无穷无尽的无关紧要的有关想法、感受和人际场景的叙事，这些叙事与患者体验到的现实脱节，会让人觉得这些叙事毫无意义："第一节治疗后，我知道我必须说什么。我说出来了。我只是说了'食物对我意味着什么'，我说了被所有人拒绝的感受。这毫无意义。她（治疗师）听得津津有味。治疗结束后，我感到非常高兴。我想，'我很擅长做这个'"。

目的论模式

有迹象表明，躯体行动被视为改变或管理他们心理状态的唯一方法，这说明进食障碍患者的目的论模式非常突出。当然，对身体外观的过度重视本身就是目的论的表现，它促使患者做出一些行为，它们构成了神经性厌食症（AN）和神经性贪食症（bulimia nervosa，BN）的症状。身体的改变（如体重变化、自伤）发生在躯体领域，是可以观察到的，因此会直接影响心理状态。通过控制身体可以控制心理的错觉是 AN 的核心信念。

> **临床案例：目的论思维**
>
> "如果我战胜了我的身体，我就战胜了我的心智。"
>
> "苗条让我得到保护。"
>
> "躯体上的风险让我可以控制周围的人。"
>
> "我希望能达到一种无法形容的内在美好，让别人对我的态度有所不同。"
>
> 这些信念中隐含着这样一种观点，即可以通过目的论思维来降低通常来自社会排斥的风险和危险。如果一个人认为身体的外部状态和外观可以解决实现社会价值感的问题，那么他对"感觉被重视"的实际内涵感到困惑就不可避免了。重要的是，自体价值的外部标志是唯一被感受为真实或实在的东西："我只知道，完美的体形会让我被人渴望，让人无法抗拒。只是我突然对完美体形的样子有了一个疯狂的想法。但我知道，如果我实现了它，我就会处于我的完美之地。"

对拥有一个非心智化的空间的愿望

非心智化模式的出现，可以被看作是主动希望停止思考和感受（因为这会产生焦虑和困惑）的一部分。或者直白地说，就是停止心智化。

临床案例：停止心智化

治疗师：（对一位已从AN中康复的患者说）得了厌食症对你来说是一种什么样的体验？你还记得当时的想法和感受吗？

患者：只是非常专注于我白天必须做的事情，而不必去想那些我平时必须去想的事情。我以前很内省的。我必须摒弃任何心理体验，只专注于必须做的事情。不质疑事物。我对一切事物的体验都相当平淡和空洞。

另一位同样从进食障碍中康复的患者也给出了非常相似的说法：

患者：尤其是任何与进食有关的事情，或准备食物，或实际进食，我都是在一种非常非常机械的状态下完成的，在这种状态下，我不思考也感受不到任何事物。我是在以一种非常仪式化的方式来完成这些行动。我做事情，比如在同一个地方买东西，这样我就不用思考了。我记得自己感受到身体的饥饿和我没有屈服于它时的满足感，这是唯一重要的事情。

通常，这些回顾性报告捕捉到的是以心理体验和身体体验严格分开为特征的生存体验。正如我们在第二章和第十章中所描述的，心智化具有整合功能——它能帮助我们将感官体验和想法聚在一起，以支持我们的自体感。关闭这种心智化自体整合的可能性会造成自体状态的脱节体验。

临床案例：自体状态的脱节体验

患者：我觉得自己很机械。我觉得我的情绪控制着我的隐秘行为。我的心智，我的正式公开的心智，控制着我的公开行为，它们之间没有任何联系。这是我以前从未有过的感受。有很长一段时间，我感觉自己就像一个旁观者，我觉得自己不在自己的头脑里，或无法控制自己在做什么。这就是我所说的机械性的。我在观察它和管理它。

心智化的普遍失败以及伴随的整合功能的丧失，可以揭示由社交体验导致已预先存在的自体结构的紊乱，而众所周知，这会增加发展为进食障碍的风险。Fonagy和Target认为，心智化的脱离倾向于揭示自体结构中预先存在的不连续性[17,18]，他们提出，瓦解型的早期依恋可能会延续到自体内部的不连续性，而这种不连续性会被创伤放大。当心智化崩溃时，部分自体会被体验为成群的迫害性想法，这些想法被感觉是来自自体内部但同时又与自体格格不入——不可触及且与自体分离的，几乎没有机会进行调节或修改。我们把自体的这些内在折磨人的部分称为**异化自体**（另见第二章和第十章）。

临床案例：异化自体

患者：我感觉好像有在我之外的人在欺负我，对我的想法和感受不闻不问。就像被别人折磨一样。

治疗师：跟我说说这个人……

患者：就像学校里的恶霸。这个人不在乎我，一味地催促我。完全没有同情心，对任何虚弱无能的人都没有耐心，他想看看我是否对自己很严厉，是否一点都不放纵自己。

自伤可以被体验为一种解脱——一种对抗自体中这些受迫害部分的具体行为，个体无法通过认知来触及或调节这些部分，只能通过身体行动来抵御。

压力与心智化

压力会破坏心智化，并在由于各种原因或多种原因组合（如体质上的高反应性、不良社交体验的影响、体重减轻造成的躯体压力）而易受影响的个体身上达到有害的水平[19]。

在我们早期对心智化和心理健康障碍之间关系的思考中，我们认为不良的个人依恋史和受虐待史可能会削弱或破坏青春期个体的心智化能力，损害他们管理日常压力源和依恋压力的能力[16]。即使在社会认知正常发展的过程中，青春期也是一个脆弱的发展阶段，但这本身并不会导致进食障碍。我们认为，进食障碍是对普通的社交体验（如过度要求卓越、青春期的困难或同伴的排斥）进行心智化的能力相对有限的结果，这使得当前的生活体验感觉像是一个无法克服的挑战。心智化困难可能与创伤史、童年性虐待、早期逆境或被忽视有关；当个体面对社会的挑战时，心智化困难导致非心智化模式的出现。心理或精神自体的紊乱是精神等同模式、假装模式和目的论模式占主导地位的一种表现，被认为是造成认知歪曲、情感失调和自体结构混乱的原因，这些正是进食障碍的基础。

神经性厌食症和其他进食障碍的持续性

在所有接受AN或BN治疗的患者中，只有一半左右的患者在4~10年后完全康复[20]，即使经过更长的时间，这一比例也没有显著增加[21]。持续性 AN 患者经常表示他们希望改变，但却无法做到[22]。目前的 AN 模型并没有区分障碍的不同阶段，在这些阶段中，易感性和治疗相互作用，从而形成显著的持续性。目前的进食障碍 MBT 模型框架旨在区分随时间展开的几个组成部分，从最初表现的对体重和体型的全神关注，到体重减轻的临床阈值，最后到具有持久进食障碍特征性的慢性状态。长期饥饿会影响心智化。根据心智化理论，社会认知的异常被视为一些个体对青春期普通发展挑战的适应，这些个体因为其人格特质、早期经历（包括依恋史）和遗传素质因素而易患进食障碍。心智化理论还将精神等同、假装模式和目的论模式视为心智化各维度的两极之间失衡的结果（详见第二章）。最近关于 MBT 模型应用的理论和临床讨论强调了个体周围的社会群体在帮助他们恢复心智化能力中的作用[23]。有些个体的周围可能缺乏心智化的社会群体，或者他们可能因为情感原因而退出已有的心智化社会网络。对于 AN 患者来说，其心智化正常恢复的过程可能会受到他人对进食障碍的反应的影响，这些反应通常以焦虑、恐惧和沮丧为特征；这就造成了一种脱节，因为 AN 患者觉得他们的体重减轻是可取的，因此，他们会感到被误解，也许会感到羞愧，从而退出通常支持其心智化的社会环境[24,25]。社交退缩和与心智化的持续斗争（同样是在已知的 AN 易感性的背景下）的综合影响产生了强烈的认知不信任和认知性高度警觉（见第二章，另见[23]）。由于患者对体重、进食和体形的信念不被社区中的人理解，他们会自愿放弃社区，其心智化也就无法恢复；这反过来又会加深他们对社会的不信任，导致他们进一步的社交退缩，从而更不可能恢复心智化。此外，医疗干预所带来的创伤方面，如住院或门诊环境中的喂养经历，会进一步增加患者对社会环境信息的不信任和封闭性，并强化他们对食物的厌恶认知。驱动进食障碍持续存在的另一个过程与长期压力有关，这可能与过度激活战斗/逃跑反应有关，而这种反应与心智化的恢复是不相容的[19]。

概念化进食障碍的复杂性

　　心智化模型认为进食障碍的症状是试图解决潜在的社交（自我）调节问题。我们认为，进食障碍的核心是一种社交功能障碍，是由于暴露于不利的社交互动，再加上生物因素导致的情绪失调、压力增大以及依恋关系的混乱而造成的。

我们认为，这些风险因素相互作用所导致的社交功能障碍会使个体丧失平衡的心智化，而正如我们在本书中一直指出的那样，平衡的心智化是参与社交沟通的关键（见图12.1）。个体对社交沟通的兴趣丧失干扰了他们的社会学习，以及使改变、缓解和康复成为可能的社会纠正和自我纠正潜能。显性过程（自我认知是接受他人交流的关键，这些交流被看作是与自我相关的、可泛化到特定的和当前的情境之外的、适合整合到稳定的自体表征中的）失效，导致认知性功能失调——即认知性过度警觉和认知不信任，或者相反，不恰当的轻信。外部和内部的羞耻感进一步损害了个体的社会网络，从而强化了社交退缩，削弱了社会支持所能提供的心智化恢复潜力。总的结果是患者对社交沟通的不渗透性以及他们的信念（如对体形的歪曲信念）和情绪自我组织策略（如控制饮食、过度运动）的持续存在，这往往使患者无法通过心理治疗来改变。

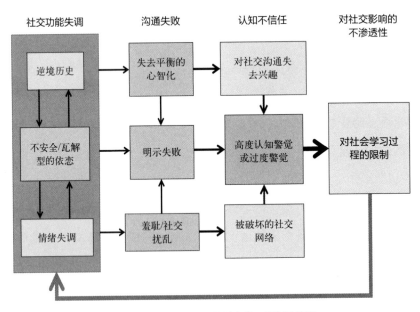

图12.1　导致进食障碍的社会学习受限的路径

这一模型与早期对进食障碍患者社会认知的一些研究结果是一致的。有证据表明，AN患者的社交功能严重受损，尤其是作为Schmidt和Treasure[26]首次概述的认知人际模式的一部分，后来的研究总结了认知和情感特征以及支撑该模型的疾病持续方面[22,27,28]。Schmidt和Treasure提出的模型与MBT理论有很多共同之处，其重点是在一个单一的因果关系和维持框架内，关注在疾病的严重和持久阶段所积累的孤立、抑郁和慢性压力的内心的后果。大多数AN患者都有人际交往困难，例如亲密关系问题[29]。良好的社会功能运作是预测AN良好预后的重要指标，而病前社会关系不良、共情缺陷和社交互动问题则与不良预后有关[30]。AN患者表现出述情障碍（alexithymia）[31]和社交快感缺乏（social anhedonia）[32]的特征，其特征是难以描述主观感受状态，难以区分感受和身体感受，想象力贫乏，所有这些都表明他们在社会功能运作方面存在困难。支持这一假设的证据来源广泛，包括对依恋、心智理论（ToM）和心智化的研究，以及对社会自我调节所需的认知和情感能力的研究。

依恋与进食障碍

MBT理论模型将对进食障碍的易感性与不安全依恋联系起来，因为它认为依恋关系是人际理解在婴儿期自然发展并在成人关系中茁壮成长的原型环境[23]。一项综合综述是关于依恋和心智化之间的关系及其与儿童和青少年进食病理学之间的关联，结果发现，有14项研究表明依恋不安全性与儿童和青少年进食障碍之间存在正相关[33]。婴儿期依恋不安全性对儿童期或青春期进食病理学有微弱的预测作用，而青春期前的依恋不安全性对一年后进食病理学的预测作用则明显更强。值得注意的是，对同龄人的依恋而非对父母的依恋可预测青春期中期的进食病理学。心智化中的不平衡（即无效心智化）镜映了依恋与进食障碍的关联。七项研究发现，心智化问题与进食病理学之间存在相关性。研究发现，在青少年中，情绪识别困难与进食障碍之间有很强的相关性，而这些相关性与AN的关系尤为密切。对于成年人，荟萃分析提供的证据不一，有些研究显示依恋与进食障碍之间存在很强的关联[34]，而另一些研究则报告两者之间的关联较弱[35]，由情绪调节和抑郁症状介导[36]。最近，一项对35项研究进行的荟萃分析发现，与社区对照组相比，在进食障碍患者临床组中不安全依恋比例较高，而且在不同测量方法和不同依恋维度中都有较大的效应量[37]。除了不安全的依恋外，身份认同发展还可能受到其他不良童年社会经历的干扰，如童年虐待、戏弄、霸凌或社会排斥[38]。

心智理论与社会认知

长期以来，在AN和其他进食障碍患者身上观察到了与理解自体和他人有关的问题。有证据表明，进食障碍与特定的心智化问题之间存在联系。在一项荟萃分析中，BN 和 AN 都被发现与心智理论（ToM）方面的显著缺陷相关，这种缺陷在疾病的急性期更为明显，但在 AN 康复者身上也能观察到[39]。进一步的研究证实了对 AN 的发现[40]。似乎进食障碍患者的认知视角获取和心理状态解码能力都可能受损[39]。虽然在疾病的急性期，这些损害可能归因于饥饿对大脑的直接影响，但有证据表明，AN 患者在发病前会遇到社交困难[41,42]，而且这些困难在进食障碍康复后仍然存在[43]。对"瘦"的驱动力、依恋和人际关系质量的测量结果表明，心智化和社会认知在进食障碍中也扮演着重要角色，即使是体重正常的个体也是如此[44]。在一项旨在使用网络分析方法评估心智化客观测量、共情和进食障碍症状之间相互作用的研究中，认知心理状态的推断和对体型的关注是网络中中心度最高的节点[45]。网络分析是对导致一种障碍或社会过程的潜在因素的图解表示。打个比方来说，想象一个舞台，上面有演员或演员群体（"节点"），他们对一部戏做出了贡献——谁或哪个群体是舞台的中心，对这部戏的主题贡献最大，他们与谁有关系，这种关系的强度如何？在这项研究中，情绪心理状态的推断是社会认知功能群中桥接强度最高的节点，这突出了心智化能力的重要性，因为它们有助于维持与进食障碍有关的心理病理学和共情能力。使用计算机管理的心智化、共情和模仿（观察他人的行为在多大程度上会促使观察者做出这些行为）的测量，与匹配的非进食障碍对照组相比，进食障碍患者表现出过度心智化和心智化不足，情绪和认知心理状态推断的准确性降低[46]。两组之间的共情方面没有差异，但与对照组相比，进食障碍患者对观察到的行为的模仿较少。模仿很可能是一个独特的过程，它反映的是内隐的而不是外显的心智化，尽管这两者很可能在决定日常社交能力方面存在相互作用[47,48]。由于控制焦虑和抑郁症状并不能消除这些显著影响[46]，研究表明进食障碍可能与心智化和社交模仿困难直接相关。综上所述，这些通过客观测量得出的新发现提供了一个合理的提示，即加强心智化的干预措施可能有助于改善进食障碍患者表现出的社交症状。

在限制型进食障碍中，饥饿可能会通过压力或其他机制导致明显的社会认知缺陷[34]。这可能成为保持低体重的动机，因为对情绪的回避或压抑有助于避免冲突[43]。正如临床观察到的那样，AN 患者表现出对强烈情绪的恐惧和回避，他们有可能为了回避这些情绪而保持低体重。通过观察进食障碍患者对情绪的回避和较差的 ToM，发现了孤独症和进食障碍的共同特征[49]，尽管共同点是社会认知问题的重叠，而且可能并不涉及许多进食障碍患者[50]。社交退缩的倾向可能是由社会认知问题和这些问题造成的不良情绪体验共同驱动的，这是通过进食障碍的症状学来解决的。

进食障碍中的社会自我调节

有数以百计的研究测量了进食障碍患者的依恋、社交沟通、对自体和他人的感知和理解，以及社会主导地位等方面（综述见[34]）。这些研究结果（总结在方框12.1中）与有关进食障碍的一个假设一致，该假设是：进食障碍的一个核心功能紊乱与调节和管理社交自体和情感自体是有关的。

方框12.1 研究结果汇总：社交自体或情感自体调节是进食障碍的核心组成部分

社交自体

- 消极的自我评价。
- 自我关注的反刍。
- 社交互惠中的错位。
- 人际不信任和冲突的互动。
- 低自发性社会叙事。
- 在识别刺激的社会显著性方面存在问题。
- 对社会环境中的威胁（如社会比较、社会等级线索）高度敏感。

情感自体

- 难以识别复杂的情绪。
- 情绪表达和调节能力差。
- 难以识别和描述自己的情绪。
- 心智化他人的情绪的问题。
- 管理负面情绪的能力低。
- 低特质情商。

当然，这些社会自我调节的局限性，尤其是情感表达缺陷和缺乏温暖的互惠，会对他人产生影响，他人很可能会做出反感的回应，从而强化社会认知的压力和社会隔离的愿望。研究表明，进食障碍患者的情绪心智化困难已经被证明与增加的孤

独感有关[46]。这证实了社会认知损害是导致进食障碍患者与亲友关系质量低下的原因之一，并可能导致社会排斥和孤立，而这正是这类障碍的一个最典型的特征。

进食障碍的认知不信任模型：概述

我们对进食障碍的发展假设是从基于正常发展的预期开始的。简而言之，在依恋关系中被心智化会产生认知信任，而认知信任反过来又会推动形成社会联系并从中学习的能力。认知信任是社会生活的关键，因为它支撑着重新评估自己的能力，并通过心智化来适应个体所在的社会环境，必要时，在整个生活中修复、维护、发展和增加社会联系、人际理解和合作。这种对（社会）环境的开放性通常是适应性的，但在逆境情况下，认知性过度警觉可能同样是适应性的。我们认为，尽管认知性过度警觉并不是一个心理健康问题，但它却是一个潜在的易感性来源，因为它减少了从社会学习中获益的机会，降低了社会交流的质量，而社会交流通常会促进心智化。这一点很重要，因为心智化可以帮助个体超越伴随所有社会存在的微小创伤。换句话说，认知信任会产生复原力，而认知不信任则会在个体与其（良性的）社会环境之间造成认知上的距离，从而削弱个体的心智化能力和吸收社会生活中随机冲击的能力。青春期的首要任务是建立一个社会网络，以利用值得信任的人——包括同龄人和长辈——提供的信息。当形成信任纽带的能力受到损害时，无论是由于素质因素（不安全的依恋、社交剥夺、社交限制，或其他结构性或个人原因），还是由于维持社会联系的巨大压力（压力、羞耻感和社交退缩），或者两者兼而有之，社会网络都会被削弱，并可能出现灾难性的崩溃，使个体陷入社会孤立，恢复心智化的机会受限。在这种非心智化状态下，他们更有可能以夸张强度的精神等同及其对应物——假装模式的无意义和空虚并具有解离倾向——来体验内部和外部世界。为了获得控制和社会自我调节能力，目的论/行动/"由外而内"策略可能代表了唯一的现实回应。然而，这些策略——如限制饮食、暴食或强迫性地避免吃某些类型的食物——会产生它们自身的问题。

我们认为，与进食障碍相关的一系列不同症状可能具有一个共同的功能，即试图进行社会自我调节。遗传素质、早期依恋史、童年和青春期的逆境（如被拒绝、身体或言语虐待），以及有关体重和体型的社会信息，都会导致与进食障碍有关的强烈羞耻感，这不仅会加剧竞争性态度和追求完美的心理，还会增加避免参与社会活动的欲望。羞耻感会导致心理上的社交退缩或从心智化社区脱离。当心智化被否定时，精神等同就会强化羞耻体验，并将其视为对自体的破坏。对于限制型进食障碍（如AN）患者来说，过度羞耻的体验可能会驱动他们聚焦于更加内化美感理想（作为定义自体的标准）、体像和体重控制。这是一种目的论的尝试，目的是防止（与文化信息一致的）所设想的负面社会结果，这些结果被非意识地概念化为灾难性的和永久性的社会排斥。当这种目的论操纵成功时，个体可能会体验到自豪感（精神等同再次强化了这种自豪感），而这种自豪感又强化了引发这些行动（如限制饮食）的信念和感受，因为它避免了负面的羞耻体验。当自我控制失败以及可观察到的结果也不成功时，羞耻感就会随着社会退缩一起加剧。羞耻感筑起了一堵社会排斥的墙，破坏了社会学习和认知改变的潜力，而社会学习和认知改变可以修正自体的社会体验。在以同情为焦点的治疗中，这通常被称为"羞耻‐自豪循环"[51]。

社会自我调节在暴食障碍中也有类似的作用，在这种情况下，非心智化的羞耻体验会导致在人际情境中的情绪不稳定。暴食是一种目的论/行动/"由外而内"的回应，它提供了个体心智化能力无法提供的情绪调节。它减少了羞耻体验，并创造了一种假装状态（一种"心理泡沫"），通过（最终的）解离，在心理上拉开了个体与强烈负面情绪体验的距离。然而，暴食并不是管理羞耻感的有效方法，因为暴食本身就有可能产生羞耻感，在个人与他们的社会环境之间造成认知性距离，这与以限制饮食为特征的进食障碍可能产生的距离是一样的。心理上的社会退缩会造成同样持续的行为模式，而因为社会学习被认知不信任所关闭，这种行为模式无法改变。

心智化模型表明，进食障碍患者可能能够实现自我调节方面的非凡壮举（如自我饥饿），但在试图调节社会（表征的）自体时仍然束手无策。这就是我们刚才所描述的恶性循环，它可以解释进食障碍的持续性。心智化（社会认知）的易感性会触发认知不信任，这反过来又会触发社会退缩，并造成进一步的心智化问题，最终产生认知过度警觉，使患者无法进行认知改变。患者所创造的非心智化、目的论的世界不可避免地会给与患者关系密切的其他人带来痛苦。这些与患者关系密切的人成为要求患者改变其行为的外部关键人物，却没有意识到这些要求只是在自相矛盾地加强和维持患者的社会自我调节和自我稳定体验。

MBT-ED 治疗模型

通用的 MBT-ED 方法

MBT方法认识到，进食障碍的易感因素（如依恋不安全性、逆境、诸如完美主义等功能失调的人格特质）并不是恰当的干预目标，相反，正如前面所讨论的（参考文献[27]），干预的重点需要放在维持进食障碍的人际关系因素上。在这些因素中，与其他严重的心理健康问题一样，我们认为人际关系和自体的功能失调是其中最重要的因素。我们还不能确定，心智化问题是否与依恋混乱有关，是否先于进食障碍的发生；或者，心智化困难是否作为导致进食障碍症状的复杂而循环往复的关系问题的一部分而出现。与进食障碍相关的行为（如自我饥饿、频繁暴食和呕吐）不可能不损害高级认知功能，如心智化。我们认为，无论其在进食障碍的病因中扮演何种角色，无效的心智化都是这类障碍得以维持的关键因素。MBT-ED聚焦于促进心智化的改善，同时也处理患者生活中的物理限制因素，如住房、就业、躯体风险、心理健康风险以及干扰治疗过程的疾病症状。

总而言之，针对进食障碍患者的MBT干预措施聚焦于：

- 支持心智化情绪。
- 提高社会加工所需的心智化能力，同时避免假装模式。
- 使用MBT技术处理精神等同问题，这种等同性会产生夸大确定性的特征性"非黑即白"的僵化思维方式。
- 处理与目的论思维结果相关的奖励体验，这种体验会导致自我强化行为（例如，关于功能失调进食价值的积极信念）。
- 努力减少患者对家人和其他被认为与患者关系密切的人的过度警觉和极端认知不信任，改善患者与这些人的沟通方式。

与家庭治疗和认知行为治疗不同，体重和体型问题不是MBT-ED的干预目标。MBT假定，未心智化的内容并不能通过直接的心智化尝试来处理（例如，寻找瘦的意义，解决歪曲的认知）。其基本缺陷被假定为关系性缺陷——即进食障碍患者与其社会环境之间的社交联系遭到破坏，这既是其心智化困难的后果也是原因。

进食障碍患者疗效不佳的部分原因在于其临床表现的**自我和谐性**——它包括一

些让患者感到舒服的想法和特征，但却给他们的亲近者造成痛苦。BPD 的心智化模型在此处是相关的。我们假定，进食障碍所特有的自体功能失调的一个方面可以被描述为由一个异化自体造成的混乱[17]（见本章前文，以及第二章和第十章）。这一理念在很大程度上源于MBT的精神分析学说，它认为自我憎恨和自我破坏性的羞耻感可以通过一个类似于认同攻击者的过程产生，在这个过程中个体认同外部的迫害者，以至于体验到批评和羞耻感来自自体内部，从而威胁到自体的完整性。处理这种情况的方法是将自体中"异化"的部分外化，并产生一种体验，在这种体验中，受到批评和攻击的感受似乎来自外部而非内部。这样，自体就得到了保护。这样就形成了一种稳定自体的动力学，而矛盾的是，减少外部批评会使自体暴露在更痛苦、更难以控制的内部攻击之下。因此，康复的内在动机极其微小，因为这将消除自体的破坏性部分不在内部而在外部的错觉，正如患者周围的外部批评声音所证明的那样。在MBT-ED中，治疗师必须在接受现状和坚持改变之间把握好界线。他们的共情、尊重和接纳的语气对于避免与批评声音共谋是至关重要的，因为批评声音是患者的创造物，其作用是稳定患者功能失调的自体。有时，这可能需要很大的努力，因为患者引发他人行动的目的论模式可能使治疗师容易变得过度挑剔和苛求，从而加重患者对康复的阻抗。

MBT-ED是一种相对灵活的治疗方法，可根据患者个人的需要进行调整，目的是通过让患者直接参与决定治疗的焦点来增强他们的能动性。在干预的导入阶段（MBT-I，本章稍后描述；MBT-I的总体描述，另见第四章），患者可以从手册中选择他们认为与自己最相关的项目，或者添加他们认为能使治疗过程更适用于他们对心理状态的思考的项目。在MBT-ED中，每个机会都会被用来鼓励患者做出选择、开辟个人路线、参与积极的问题解决和与自己的照护相关的决策，同时也会给患者一种效能感，降低他们脱离和放弃治疗的可能性。

所有形式的MBT的核心都是心智化想法和感受。在对儿童和青少年实施MBT时，通常会使用实操任务来加强心智化（见第十三至十五章；另见本章参考文献52-55）。MBT-ED还包括绘画和写作，以支持对心智化的增强。绘画、写作和其他实际干预措施可被视为"认知性的变通方法"。在认知性高度警觉和不信任出现在交流中时，使用游戏性的和具体的非语言方法可以促进对心理状态的思考。它们提供了建立非常规性联系和纽带并感知新视角的潜力，并能触发认知（重新）结构化，减少习惯性防御。重要的是，它们可以绕过回避情绪的愿望，可以调动创造力，有助于产生新的关系解决方案。

MBT-ED必然是一种建立身份认同的方法。正如我们在本章前面所概述的，社会自我调节是进食障碍患者的一个核心问题，因为在心智化能力有限的情况下，患者的身份认同过于薄弱，无法支持稳定的自体感，无法抵御各种社会影响的压力，而患者会通过社交退缩来达成稳定性，代价是对心智化的进一步限制。在MBT-ED中，一个焦点是创造一种独立于当前身份的高度重视自我和谐性的身份，这种身份整合了疾病的重要方面（例如，关于体重和体形的目的论信念），在整个治疗过程中都是优先考虑的。治疗师与患者一起进行角色示范，使他们能够认同一些想法和感受，这些想法和感受不受驱动疾病的信念和价值观的影响。

Robinson和Skårderud详细描述了MBT-ED的结构[1,56]。根据MBT的核心模式，他们强调了用心智化术语对障碍进行良好概念化的重要性。他们建议，应将MBT-ED设计为一个长期项目，将个体治疗、团体治疗、团体心理教育和积极使用书面个案概念化结合起来。医疗管理是该项目的必要组成部分，尤其是MBT-ED作为住院、日间医院或强化门诊治疗的一部分时，因为进食障碍患者可能需要定期进行身体评估。在组织多学科干预AMBIT（见本章参考文献57；另见第十七章）中使用的心智化原则，应作为运行治疗项目的一部分，在与医生、营养师、护士和心理学家合作开展治疗时被使用。这种对照护系统的心智化方法考虑的是如何在专业人员之间划分责任，以及如何支持他们之间的心智化沟通，以试图防止一个帮助系统的分裂，因为只有在整合的情况下，这个系统才能发挥最大的作用，在面对经常遇到的医疗或心理健康危机（如自杀企图、自伤频率增加）时，能将治疗过程维系在一起。

MBT-ED 中的个案概念化

MBT模型在其所有临床情境中都要求对患者当前的问题进行个案概念化，将患者受损的心智化作为理解其当前体验的试金石。个案概念化应包括患者的病史和现状、与临床情况相关的关键因素、对关键挑战的假设陈述，以及治疗计划建议，也包括预期的治疗中的障碍和挑战（关于形成一个个案概念化的更详细描述，请参阅

第四章）。针对进食障碍，个案概念化应包括以下有关患者的信息：

- 他们对自身状况的理解。
- 他们对自己的进食障碍的信念以及进食障碍对他们的价值。
- 关键他人对他们的临床表现的态度。
- 他们的身体（具身心智化）体验。
- 他们意识到的人际冲突，以及他们对这些冲突的态度。
- 他们在心智化方面的优势和劣势，以及这些优势和劣势与上述问题的关系。

个案概念化应关注到患者在社会自我调节方面遇到的困难，以及他们应对生活中日常人际挑战的方式，这些会产生他们难以管理的想法和感受。它还应包括对进食障碍的情境化，以及患者将进食障碍视为解决这些挑战的方法。最后，治疗师应强调预期的在个体MBT和团体MBT中的挑战。

MBT中的个案概念化由治疗师与患者共同构建。先由治疗师撰写（或绘制），然后交给患者检查和更正。这一过程可以经过多个修改周期，直到个案概念化成为一份共同构建的文件。个案概念化既不能太长，也不能太肤浅。一开始，一页纸可能就足够了，甚至一张概述了低心智化和进食问题路径的图表也足以为治疗指明方向。应注意确保患者能在描述中识别出自己。应在治疗的第一阶段（通常是治疗的第一个月）就准备好。个案概念化应是乐观的，因为它对理解患者的困难和强调他们的优势并重，还强调了MBT-ED是可以帮助处理让患者特别痛苦的问题的方法。个案概念化还要概述患者过去和现在的整体心智化，以及他们的进食障碍经历如何使心智化变得困难。需要在个案概念化中列出阻碍进食障碍患者心智化并对症状本身和患者的人际关系产生影响的障碍的某些方面（例如，对体重过轻和/或体型的关注）。

患者病史中的许多重要方面，包括他们与家庭成员的关系和恋爱/性关系，都不太可能包括在最初的个案概念化中，尽管这些方面可能对治疗至关重要。个案概念化是一份"活"文件，在治疗过程中应不断查阅和修改。

个体治疗

MBT-ED的主要方式是个体治疗。这种治疗是根据MBT的一般模型（如第三章和第四章所述）进行的，同时关注MBT-ED的具体目标。如果同时提供个体治疗和团体治疗（本章稍后介绍），则要特别强调不同治疗情境之间的开放性。例如，进食障碍通常具有隐秘性，因此个体治疗师有必要了解患者在团体中的运作方式。鉴于 MBT-ED 模型强调社会自我调节，因此个体治疗提供了一个机会，为（在团体治疗的社交情境下）身份认同、对情绪的理解、社交表现、观点采纳和认知信任的出现提

临床案例：在人际关系中加强对自体和他人体验的反思，识别情感，避免假装模式

治疗师：你刚才说你的朋友很担心你。这对你有什么影响？

Mary：我只当他们是这么说的。这对我来说没什么意义。没什么好担心的。我这样跟他们说。

治疗师：嗯……但我想知道这对你和他们的关系有什么影响，而不是说他们不需要担心。

Mary：我真不明白他们为什么担心。我感觉很好，他们不用照顾我。

治疗师：那么，请描述一下当他们为你担心时，你对他们的感受。

Mary：我想他们不了解我是谁。在那一点上我只能靠自己。

治疗师：哦，你和他们在一起，但他们却不像你看待自己那样看待你？（治疗师试图聚焦在 Mary 的自体体验和他人体验之间的不匹配上，以及由此产生的社交和人际关系上的孤独感。）

Mary：我没事，但我猜想我得靠自己了。（治疗师需要警惕这里的假装模式，因为 Mary 可能太轻易就同意了。）

治疗师：你猜想？（提出了温和的挑战。）

Mary：我和他们在一起，但我们一般并不亲近，我会在一旁看着，并试着融入他们。

治疗师：你说这话的时候，眼睛里有什么东西闪过。你能说出是什么吗？（如果可能的话，治疗师正在建立情感状态。）

Mary：我突然觉得有些事让我心烦意乱。

治疗师：能说说是什么吗？

Mary：有点害怕，觉得世界上没有其他人了，人们只是在担心我，但其实没有什么好担心的。

治疗师：我想知道，如果他们不再担心，会是什么样子？（这个反事实的问题是作为一个温和的挑战来提出的。）

Mary：这永远不会发生。

治疗师：团体里的人担心你吗？

现在，治疗师试图对 Mary 的人际关系中的这一核心动力学进行工作，并开始探索在团体心理治疗中是否也激活了同样的动力学。

供一对一的支持。这样，个体治疗就从患者的团体治疗体验中获取了一些关键材料。

有些患者不愿意在团体中暴露自己，而另一些患者则不把团体体验当作一种社交挑战，而是把它当作一种保持自己"秘密身份"的方式，并把团体当作一个挡箭牌，使自己能够躲在众目睽睽之下，保持沉默，除了对其他团体成员提供表面上的支持外，几乎不做任何贡献，从而掩盖了自己的社交退缩和整体被动性。自相矛盾的是，由于个体治疗聚焦于他们的身份认同，因此他们体验到它提供了更少的藏身之处，这给他们带来了更多的焦虑。

团体治疗

毫不奇怪，对大多数患者来说，团体治疗可能是MBT-ED中压力最大的部分。当自体被暴露于潜在的社会审视之下时，自体的易感性是最大的，这些患者会小心翼翼地塑造自己的身份以避免社交暴露，因为在社交情境中他们的想法、感受和真正的抱负可能会被暴露出来，随之而来的是灾难性的羞辱。他们全神专注于他人对他们外貌和心理状态的看法，这让他们感到很脆弱，他们可能会在与他人的迫害性互动模式中体验到深深的精神痛苦，通过与团体成员的攻击性互动，他们自己可以利用团体互动来稳定自己不稳定的自体。团体情境不可避免地有可能激活进食障碍的核心病理，这突出了我们的假设，即这些障碍归根结底是自体的功能失调。我们不知道团体治疗是MBT-ED的必要元素还是充分元素，但可以肯定的是，它们确实有造成医源性伤害的风险。它们可能会建立起表面上看似相互支持的动力学，但实际上是由所有团体成员以假装模式相互躲避组成的；或者，团体可能会成为一群人的聚会，他们都通过相互批评来稳定自己。因此，针对BPD的MBT团体治疗（见第五章）需要根据进食障碍的情况进行调整，治疗师要特别警惕患者特征性的互动方式。

心理教育团体

心理教育团体，如针对BPD患者的MBT-I团体（见第四章），可作为进食障碍心智化观点的介绍。针对进食障碍的MBT-I团体（MBT-I-ED）引导患者进入MBT治疗模式，并促进他们对临床过程的理解。八至十个治疗小节专门用于介绍该模式。这些团体治疗小节聚焦于与模型相关的个体的主题上，由治疗师来介绍。这些主题包括心智化的本质，考虑到许多进食障碍患者的回避倾向，可能比治疗BPD的MBT-I更强调沟通。将详细讨论误解、"读懂"他人的困难以及认识自己的困难。吸引患者参与的策略包括采用需要患者做出贡献的教导方式，要求患者提供实例，并从其个人历史中提出对问题的不同看法，以说明特定的观点。正如话题本身可能会给患者带来压力，讨论通常会刻意保持在较高的压力水平上，就像在团体中的体验一样（如前所述）。在治疗中使用的语言要简单，治疗师带来的例子应该来自自己临床经验中其他进食障碍患者的例子。这些都会触发参与者的情绪反应。出于这个原因，治疗师应在整个MBT-I-ED治疗中尽量保持轻松愉快的态度。在这些治疗小节中，不鼓励对个人体验进行深入探索。这样做的目的是不让讨论变得过于"热烈"或情绪上太过强烈，同时也是为了确保这些团体接触与每周的团体治疗截然不同。

在一项将MBT-ED与专科医生支持的临床管理进行比较的随机对照试验中[6]，MBT-I-ED（五个治疗小节）在MBT-ED的主要部分之前进行，而MBT-ED的主要部分由每周一次的个体治疗和团体治疗组成，为期12个月。该项目很难留住同时患有BPD和进食障碍的患者，因此，有可能在团体治疗和个体治疗之后进行的MBT-I-ED治疗小节的"剂量"并不理想。对于同时患有进食障碍和人格障碍的患者，只有在日间医院才有可能同时参加个体治疗和团体治疗。对于BPD和进食障碍的联合治疗，12个月的时间也可能是不够的。在此基础上，不妨效仿治疗BPD的MBT项目，提供18个月的MBT-ED治疗，其中前3个月包括心理教育性质的MBT-I-ED。

▎结语

有大量证据表明，进食障碍患者存在心智化问题。精神等同思维、目的论模式和假装模式占主导地位，尤其是关于个人体重和体型的方面更是如此。心智化模型假定存在发育上的易感性，尤其是在青春期，而且与进食障碍相关的一系列不同症状可能具有试图进行社会自我调节的共同功能。MBT-ED提供个体的和团体的心理治疗相结合的方案，以处理社交焦虑，同时适当关注进食障碍导致的任何躯体问题。MBT-ED的核心焦点是社会和关系适应、改善因从社交互动中退缩而触发的低心智化，以及支持复原力。

参考文献

1. Robinson P, Skårderud F. Eating disorders. In: Bateman A, Fonagy P, eds. *Handbook of Mentalizing in Mental Health Practice*, 2nd ed. Washington, DC: American Psychiatric Publishing, 2019; 369–86.

2. Schmidt U, Wade TD, Treasure J. The Maudsley Model of Anorexia Nervosa Treatment for Adults (MANTRA): development, key features, and preliminary evidence. *J Cogn Psychother* 2014; **28**: 48–71.

3. National Institute for Health and Care Excellence. *Eating Disorders: Recognition and Treatment*. London, UK: National Institute for Health and Care Excellence; 2017. www.nice.org.uk/guidance/ng69.

4. Esterling BA, L'Abate L, Murray EJ, Pennebaker JW. Empirical foundations for writing in prevention and psychotherapy: mental and physical health outcomes. *Clin Psychol Rev* 1999; **19**: 79–96.

5. Miller WR, Rollnick S. *Motivational Interviewing: Helping People Change*, 3rd ed. New York, NY: The Guilford Press, 2012.

6. Robinson P, Hellier J, Barrett B et al. The NOURISHED randomised controlled trial comparing mentalisation-based treatment for eating disorders (MBT-ED) with specialist supportive clinical management (SSCM-ED) for patients with eating disorders and symptoms of borderline personality disorder. *Trials* 2016; **17**: 549.

7. Bruch H. *Eating Disorders. Obesity, Anorexia Nervosa, and the Person Within*. New York, NY: Basic Books, 1973.

8. Bruch H. Four decades of eating disorders. In: Garner DM, Garfinkel PE, eds. *Handbook of Psychotherapy for Anorexia Nervosa and Bulimia*. New York, NY: The Guilford Press, 1985; 7–18.

9. Shai D, Belsky J. When words just won't do: introducing parental embodied mentalizing. *Child Dev Perspect* 2011; **5**: 173–80.

10. Shai D, Fonagy P. Beyond words: parental embodied mentalizing and the parent-infant dance. In: *Mechanisms of Social Connection: From Brain to Group*. Washington, DC: American Psychological Association, 2014; 185–203.

11. Shai D, Dollberg D, Szepsenwol O. The importance of parental verbal and embodied mentalizing in shaping parental experiences of stress and coparenting. *Infant Behav Dev* 2017; **49**: 87–96.

12. Afek E, Lev-Wiesel R, Federman D, Shai D. The mediating role of parental embodied mentalizing in the longitudinal association between prenatal spousal support and toddler emotion recognition. *Infancy* 2022; **27**: 609–29.

13. Vaever MS, Cordes K, Stuart AC et al. Associations of maternal sensitivity and embodied mentalizing with infant-mother attachment security at one year in depressed and non-depressed dyads. *Attach Hum Dev* 2022; **24**: 115–32.

14. Shai D, Belsky J. Parental embodied mentalizing: how the nonverbal dance between parents and infants predicts children's socio-emotional functioning. *Attach Hum Dev* 2017; **19**: 191–219.

15. Garset-Zamani S, Cordes K, Shai D et al. Does postpartum depression affect parental embodied mentalizing in mothers with 4-months old infants? *Infant Behav Dev* 2020; **61**: 101486.

16. Fonagy P, Gergely G, Jurist E, Target M. *Affect Regulation, Mentalization, and the Development of the Self*. New York, NY: Other Press, 2002.

17. Fonagy P, Target M. Attachment and reflective function: their role in self-organization. *Dev Psychopathol* 1997; **9**: 679–700.

18. Fonagy P, Target M. Playing with reality: Ⅲ.The persistence of dual psychic reality in borderline patients. *Int J Psychoanal* 2000; **81**: 853–73.

19. Arnsten AF. Stress signalling pathways that impair prefrontal cortex structure and function. *Nat Rev Neurosci* 2009; **10**: 410–22.

20. Steinhausen HC. The outcome of

anorexia nervosa in the 20th century. *Am J Psychiatry* 2002; **159**: 1284–93.

21. Eddy KT, Tabri N, Thomas JJ et al. Recovery from anorexia nervosa and bulimia nervosa at 22-year follow-up. *J Clin Psychiatry* 2017; **78**: 184–9.

22. Treasure J, Willmott D, Ambwani S et al. Cognitive interpersonal model for anorexia nervosa revisited: the perpetuating factors that contribute to the development of the severe and enduring illness. *J Clin Med* 2020; **9**: 630.

23. Luyten P, Campbell C, Allison E, Fonagy P. The mentalizing approach to psychopathology: state of the art and future directions. *Annu Rev Clin Psychol* 2020; **16**: 297–325.

24. Sekowski M, Gambin M, Cudo A et al. The relations between childhood maltreatment, shame, guilt, depression and suicidal ideation in inpatient adolescents. *J Affect Disord* 2020; **276**: 667–77.

25. Fonagy P. The feeling that destroys the self: the role of mentalizing in the catastrophic sequelae of shame. In: *The Problem of Shame: The 2019 John M. Oldham National Mental Health Symposium*. Houston, TX: Menninger, 2019. www.menningerclinic.org/Assets/2019-menninger-symposium-emailwebsite-version.pdf.

26. Schmidt U, Treasure J. Anorexia nervosa: valued and visible. A cognitive-interpersonal maintenance model and its implications for research and practice. *Br J Clin Psychol* 2006; **45**: 343–66.

27. Treasure J, Schmidt U. The cognitive-interpersonal maintenance model of anorexia nervosa revisited: a summary of the evidence for cognitive, socio-emotional and interpersonal predisposing and perpetuating factors. *J Eat Disord* 2013; **1**: 13.

28. Tchanturia K, Hambrook D, Curtis H et al. Work and social adjustment in patients with anorexia nervosa. *Compr Psychiatry* 2013; **54**: 41–5.

29. Castellini G, Rossi E, Ricca V. The relationship between eating disorder psychopathology and sexuality: etiological factors and implications for treatment.

Curr Opin Psychiatry 2020; **33**: 554–61.

30. Schulte-Ruther M, Mainz V, Fink GR et al. Theory of mind and the brain in anorexia nervosa: relation to treatment outcome. *J Am Acad Child Adolesc Psychiatry* 2012; **51**: 832–41.e11.

31. Westwood H, Kerr-Gaffney J, Stahl D, Tchanturia K. Alexithymia in eating disorders: systematic review and meta-analyses of studies using the Toronto Alexithymia Scale. *J Psychosom Res* 2017; **99**: 66–81.

32. Dolan SC, Khindri R, Franko DL et al. Anhedonia in eating disorders: a meta-analysis and systematic review. *Int J Eat Disord* 2022; **55**: 161–75.

33. Jewell T, Collyer H, Gardner T et al. Attachment and mentalization and their association with child and adolescent eating pathology: a systematic review. *Int J Eat Disord* 2016; **49**: 354–73.

34. Caglar-Nazali HP, Corfield F, Cardi V et al. A systematic review and meta-analysis of 'Systems for Social Processes' in eating disorders. *Neurosci Biobehav Rev* 2014; **42**: 55–92.

35. Faber A, Dube L, Knauper B. Attachment and eating: a meta-analytic review of the relevance of attachment for unhealthy and healthy eating behaviors in the general population. *Appetite* 2018; **123**: 410–38.

36. Cortes-Garcia L, Takkouche B, Seoane G, Senra C. Mediators linking insecure attachment to eating symptoms: a systematic review and meta-analysis. *PLoS ONE* 2019; **14**: e0213099.

37. Jewell T, Apostolidou E, Sadikovic K, et al. Attachment in individuals with eating disorders compared to community controls: a systematic review and meta-analysis. *Int J Eat Disord* 2023. https://doi.org/10.1002/eat.23922

38. Vartanian LR, Hayward LE, Smyth JM et al. Risk and resiliency factors related to body dissatisfaction and disordered eating: the identity disruption model. *Int J Eat Disord* 2018; **51**: 322–30.

39. Bora E, Kose S. Meta-analysis of theory of mind in anorexia nervosa and bulimia nervosa: a specific impairment of cognitive perspective taking in anorexia

nervosa? *Int J Eat Disord* 2016; **49**: 739–40.

40. Leppanen J, Sedgewick F, Treasure J, Tchanturia K. Differences in the Theory of Mind profiles of patients with anorexia nervosa and individuals on the autism spectrum: a meta-analytic review. *Neurosci Biobehav Rev* 2018; **90**: 146–63.

41. Cardi V, Tchanturia K, Treasure J. Premorbid and illness-related social difficulties in eating disorders: an overview of the literature and treatment developments. *Curr Neuropharmacol* 2018; **16**: 1122–30.

42. Troop NA, Bifulco A. Childhood social arena and cognitive sets in eating disorders. *Br J Clin Psychol* 2002; **41**: 205–11.

43. Oldershaw A, Lavender T, Sallis H et al. Emotion generation and regulation in anorexia nervosa: a systematic review and meta-analysis of self-report data. *Clin Psychol Rev* 2015; **39**: 83–95.

44. Rothschild-Yakar L, Levy-Shiff R, Fridman-Balaban R et al. Mentalization and relationships with parents as predictors of eating disordered behavior. *J Nerv Ment Dis* 2010; **198**: 501–7.

45. Monteleone AM, Corsi E, Cascino G et al. The interaction between mentalizing, empathy and symptoms in people with eating disorders: a network analysis integrating experimentally induced and self-report measures. *Cognit Ther Res* 2020; **44**: 1140–49.

46. Corsi E, Cardi V, Sowden S et al. Socio-cognitive processing in people with eating disorders: computerized tests of mentalizing, empathy and imitation skills. *Int J Eat Disord* 2021; **54**: 1509–18.

47. Bird G, Viding E. The self to other model of empathy: providing a new framework for understanding empathy impairments in psychopathy, autism, and alexithymia. *Neurosci Biobehav Rev* 2014; **47**: 520–32.

48. Happe F, Frith U. Annual research review: towards a developmental neuroscience of atypical social cognition. *J Child Psychol Psychiatry* 2014; **55**: 553–7.

49. Saure E, Laasonen M, Lepisto-Paisley T et al. Characteristics of autism spectrum disorders are associated with longer duration of anorexia nervosa: a systematic review and meta-analysis. *Int J Eat Disord* 2020; **53**: 1056–79.

50. Kinnaird E, Norton C, Stewart C, Tchanturia K. Same behaviours, different reasons: what do patients with co-occurring anorexia and autism want from treatment? *Int Rev Psychiatry* 2019; **31**: 308–17.

51. Goss K, Gilbert P. Eating disorders, shame and pride: a cognitive-behavioural functional analysis. In: Gilbert P, Miles J, eds. *Body Shame: Conceptualisation, Research and Treatment*. Hove, UK: Routledge, 2014; 233–69.

52. Asen E, Fonagy P. *Mentalization-Based Treatment with Families*. New York, NY: The Guilford Press, 2021.

53. Midgley N, Ensink K, Lindqvist K et al. *Mentalization-Based Treatment for Children: A Time-Limited Approach*. Washington, DC: American Psychological Association, 2017.

54. Rossouw T, Wiwe M, Vrouva I, eds. *Mentalization-Based Treatment for Adolescents: A Practical Treatment Guide*. Abingdon, UK: Routledge, 2021.

55. Midgley N, Vrouva I, eds. *Minding the Child: Mentalization-Based Interventions with Children, Young People and Their Families*. Hove, UK: Routledge, 2013.

56. Robinson P, Skårderud F, Sommerfeldt B. *Hunger: Mentalisation Based Treatments for Eating Disorders*. Cham, Switzerland: Springer, 2019.

57. Bevington D, Fuggle P, Cracknell L, Fonagy P. *Adaptive Mentalization-Based Integrative Treatment: A Guide for Teams to Develop Systems of Care*. Oxford, UK: Oxford University Press, 2017.

第四部分
心智化治疗在不同人群和不同设置中的应用

第十三章
对儿童进行工作

导言

心智化治疗（MBT）被改编用于儿童的一种重要方式是Nick Midgley和他的同事开发的MBT-C[1]。尽管有充分的证据支持儿童的认知行为干预，但如果许多儿童不具备必要的自我调节或认知能力，他们可能无法充分利用认知行为策略。Midgley和他的同事们意识到，一种整合了心智化、依恋和心理动力学方法的模型可能会为儿童和家庭提供一种有价值的额外治疗选择。MBT-C是一种有时间限制的项目（通常为12周），适用于5至10岁的儿童，其重点是支持心智化发展。它被认为是治疗许多心理健康问题的适当方法，包括品行、行为问题以及情绪低落、焦虑。

MBT-C并不寻求解决孩子可能经历的所有困难，而是旨在加强孩子逐渐出现的心智化以及父母为孩子的心智化提供支撑的能力，从而启动一个改变的过程。在这样做的过程中，MBT-C的目标是提高儿童的情绪调节能力，并支持父母最佳地满足孩子的情感需求。这意味着要为父母和儿童提供练习良好心智化的机会，还包括关注心智化崩塌的情况，并在心智化能力存在缺陷的领域开展工作。Midgley和他的同事认为，这种对心智化的强调得到了研究的支持，研究表明心智化能力与"积极的自体感、健康的人际关系和更好的情绪调节"有关（Midgley et al.[1]，p.6）。

MBT-C包括与父母合作，支持他们对孩子采取心智化立场的能力。这种方法旨在帮助父母将孩子视为一个有自己的思想和体验的独立的人，并使父母能够更加开放地思考可能驱动孩子行为的心理状态。父母还被鼓励思考自己的心理状态，更重要的是，思考自己的心理状态和行为是如何被孩子看到并对其产生影响的。

MBT-C的标准形式是12节个体治疗，包括每周与儿童进行单独会谈以及与父母进行单独会谈。不过，这种形式是灵活的，因为可能需要根据设置或儿童和父母的需要进行调整："重要的是，治疗协议从一开始就必须清晰和连贯——对父母和孩子都是如此。这是一种营造安全感和合作感的方式，避免治疗师在家庭成员不知情的情况下做出决定。这种透明度是心智化立场的一部分，有助于形成对治疗的过程拥有共同所有权的感觉"（Midgley et al. [1]，p.252）。

MBT-C 中的心智化立场

就技术而言，MBT-C从根本上是以心智化立场为基础的，在本书中，心智化立场被视为所有赋心智化特征的工作的核心。与任何MBT方法一样，干预的核心是丰富的心智化关系体验，其特点是对心理状态的共情性同调、开放和好奇，而不是任何特定的技术。以下摘录自Midgley及其同事在其关于MBT-C的著作中描述的一个临床案例梗概[1]。这是治疗师与Belinda初次见面的描述，她是一个7岁女孩，性格孤僻、焦虑，很难交到朋友。

当治疗师第一次见到Belinda时，他震惊于她几乎跟人没有眼神交流。在第一次单独会面时，Belinda跟着治疗师来到游戏室，但她却无精打采地坐在那里，在一张纸上画着圆圈。当治疗师邀请她玩接球游戏时，Belinda看起来很惊讶，但还是接受了。她扔了几次球，但她的协调性很差，有一次她扔出的球把桌子上的一个塑料杯打到了地上。Belinda迅速瞥了治疗师一眼，显得很害怕。治疗师对Belinda笑了笑，然后趴到地上，捡起了杯子。"别担心，杯子没碎，"他说，并把杯子给Belinda看。然后他继续说："我不知道你是什么样的人，但当我去一个新地方时，我总是有点紧张，担心别人会怎么看我。我不知道他们会不会喜欢我。"

Belinda有些好奇地看着治疗师。"知道这种感觉吗？"他问，但Belinda没有回答。相反，她拿起球，两人继续玩接球游戏。治疗师开始加入不同的技巧，很快他们就笑了起来。"接的好！"当Belinda接到了一个很高的球时他说。当他失手，软球弹到Belinda的鼻子上时，治疗师以一种玩笑的、有些夸张的方式说："哎哟！""疼吗？"他问，但Belinda摇头表示不疼。

（Midgley et al. [1], p. 85）

在这个梗概中被很好地传递的是，治疗师的立场是如此轻松，但却始终包含着共情、真实性、兴趣、积极性和非批判的开放性："Belinda的治疗师将自己表现为一个感兴趣的、怀有好意的成年人，他以一种互惠的方式与Belinda接触，并表现出有兴趣了解Belinda的感受。他不是一个'空白的屏幕'，而是谈论感受，并透露了一点自己的个人体验和自己的想法"（Midgley et al. [1]，p.86）。

治疗师是温暖的、支持性的，而不是高深莫测或疏离的，但与此同时，他也不会在心智化的尝试中过于情绪化或详尽解释，否则可能会让 Belinda 过度唤起。相反，治疗师所采用的方法是创造一个安全的环境，让两个人的心智以一种规范的方式在房间里相遇，并开始一起思考他们头脑中的内容以及它们如何彼此回应。

另一个临床案例反映了如何处理增强的情感和误解。这个案例涉及 Mohammed，一名 7 岁男孩，他因在学校殴打同学而惹上了麻烦，现在正在接受治疗。

治疗师开始了 Mohammed 的这节治疗，他一开始并没有提到那天发生的事情，而是开始玩一个游戏，游戏中一个玩偶被其他所有玩偶欺负。有一次，这个玩偶踢了回去，并让其他人走开。治疗师带着某种感受说："她好像想让他们都从她面前消失！"Mohammed 突然转过身，把玩偶扔到了治疗师脸上，同时对她大喊："我恨你！我恨你！"治疗师没有料到会发生这种情况，她立即向后退去，远离 Mohammed，中断了目光接触。当她做这些的时候，她说："Mohammed，我真的很抱歉。我不太清楚自己做了什么，但我看得出，我真的让你不高兴了。我真的很抱歉。"说到这里，Mohammed 泪流满面。

（Midgley et al. [1]，p. 98–99）

治疗师确实对 Mohammed 的反应感到惊讶，但她的第一回应是为自己的行为让 Mohammed 感到不安而道歉。这种回应有助于调节 Mohammed 的情绪，并承认他们之间出了问题。治疗师并没有试图对 Mohammed 当时的心理状态提出一个理论，而是简单地示范了一种立场，即承认理解心理状态的困难（在这个例子中是有关治疗师理解 Mohammed 的困难），但并没有将这个困难灾难化。

▎MBT 作为以游戏为中心的方法

游戏是 MBT-C 模式的核心。Fonagy 和 Target 认为游戏是心智化的先决条件[2-4]。有研究证据表明，假装游戏的能力与改善的反思功能（即心智化）有关；一项对有性虐待史的儿童的研究发现，游戏在虐待经历与儿童日后的心智化能力之间起到了中介作用[5]。在儿童游戏时，治疗师可以使用各种方法来提高儿童对心理状态的意识。最简单的方法是描述游戏过程[6]。在这个过程中，治疗师会描述、总结和整合儿童在游戏过程中的感受、行为和想法。治疗师的下一个步骤是根据儿童的心理状态来描述他们的行为，让儿童能够触及游戏中困难的想法或方面，这些可能被儿童感受为太具压倒性而很难进行谈论。Midgley和他的同事描述了心智化和游戏结合的各种方法，我们将在本节中总结这些方法。

激发游戏叙事

对于在游戏中焦虑、抑制或退缩的儿童，治疗师可以提问，帮助他们理解游戏的故事。"这种技术是理解儿童在治疗过程中呈现的游戏情境的第一步，有助于治疗师理解正在发生的事情。此外，这种技术通过温和地询问所呈现的材料以及询问更多细节和描述来鼓励儿童对故事进行更多的阐述。"（Midgley et al.[1]，p.136）

Midgley和他的同事将这种技术与针对成人的MBT中使用的澄清和探索（第四章中有描述）进行了类比。

心智化游戏

对于能够参与象征性游戏的儿童，治疗师可以采取以下**心智化戏剧叙事**的步骤。这意味着将戏剧故事言语化，以及支持对其背后的想法和观念进行更多的探索。治疗师对他们描述叙事保持谨慎和好奇（不知道），并允许儿童详细阐述或纠正治疗师的叙述。这种方法的目的是以游戏和非教条的方式刺激心智化，允许以一种尊重游戏本身和儿童自身可能的想法和感受的方式引入不同的观点。在这一过程中传达的一个重要信息是，儿童的游戏是有价值的；他们的能动感和他们正在做的事情被认为是有趣的，治疗师自己也以一种好玩的方式参与游戏。

符号游戏的问题

有些儿童可能不会玩象征性游戏。年龄较大的孩子可能会觉得他们已经长大，不再玩装扮游戏了，他们会对画画、涂鸦或黏土更感兴趣，而不参与象征性游戏；棋盘游戏对有些孩子来说可能是另一种选择。对于不能或不愿玩装扮游戏的年幼儿童，可以让他们参加更多基于身体的活动——例如，扔球和接球、斗剑或演奏音乐。对于害怕或不愿意玩象征性游戏的孩子来说，使用黏土或沙盘也是一种很有价值的游戏方式。所有这些游戏都涉及互动、节奏和仪式，并允许尝试不同的感觉和活动。

在正确的时刻为孩子提供正确的干预措施

本书中经常重复的一个观点是，当一个人的心智化"离线"时，寻求使用明确的心智化是没有帮助的。相反，减少患者的唤起、显示出共情、认可患者的体验会更有帮助。这一点同样适用于对儿童进行工作时。几乎不可避免的是，治疗师有时会在这方面出错，例如，他们可能会在儿童感到难以承受或感到被误解的时候，引入要求过高或明确的心智化的干预措施。在这样的时刻，治疗师的任务就是诚实地对自己的不同调道歉，就像我们在 Mohammed 的临床案例中看到的那样。

镜映和或然性回应

那些混乱的、其回应看起来无序且行动不规范的儿童通常会因为行为障碍被转诊。这些儿童似乎缺乏自体心智化的基础；他们的行为看起来难以预测，甚至连他们自己都无法预料。在与这些儿童一起工作时，要确保房间对儿童和治疗师都是安全的，房间里的物品不会受到损坏，这些挑战可能会占据上风。Midgley 和他的同事建议，在这种情况下，对治疗师来说非常重要的是表达出"与儿童的或然性的协调，利用非语言方式，如用柔和的语调发出舒缓的声音或显示充满同情的面部表情……"。这种干预可以帮助这些儿童关注和加工信息，调节他们的情绪，然后再开启发展其他心智化能力的大门（Midgley et al. [1]，p.145~146）。

对这些儿童来说，创建一种共同关注、在一起、可预测的响应性的感觉可能尤为重要。同时，对儿童的身体动作提供一些反馈可以让他们更好地意识到自己以及他人是如何体验他们的——"好响的声音，你打得真重！"这是一种标记性镜映的形式——即以一种规范的方式向孩子反映出他们正在做的事情。回到我们的发展理论，正是通过他人调节的标记性镜映，儿童学习去理解和调节自己的感受。那些行为失控、不受管束的儿童往往（比如在学校环境中）会遭到拒绝或惩罚性的回应，这种回应无法让他们感受到被认可或以一种帮助他们理解自身体验的方式被回应。

澄清和命名感受

一旦MBT-C治疗师与儿童建立了或然的协调，他们就可以开始尝试在行为和感受之间建立链接，阐明并标记感受状态。感受状态的命名可以借助各种工具——例如看图画书或画画；有时，让儿童编一个关于书中或图画中的人物可能会发生什么事的小故事，可能会很有用。

应对心智化崩溃

MBT-C建议，治疗师应通过使用成人MBT所描述的技术（见第四章）来回应儿童心智化能力的崩溃，这些技术经过调整后适合于儿童的年龄——例如，提供共情和支持、使用"停止和倒带"、识别和认可心理状态、改善换位思考、区分自体与他人，以及围绕困难经历或创伤事件创建心智化叙事（Midgley et al.[1], p.152）。

在情感增强和失调的时候，尤其需要使用**共情和支持**。这样做的目的是以一种支持性的和非评判性的方式来帮助减轻儿童的唤起和痛苦。

在一段时间的失调后，（通过共情和支持）一些心智化已经得到恢复，之后可以使用**停止和倒带**。停止和倒带可以用来探索和处理这种心智化崩溃的问题，并用于思考所发生的事情——再说一次，要以一种非评判性的和好奇的精神来思考。然后，就有可能探索儿童在不同情况下经历类似事件的其他例子。

在MBT-C中，**心智化关系**可用于将儿童的注意力引向治疗师的心智，并利用这种注意力让儿童能够看到其他视角，并让儿童能够意识到在"他们觉得他人如何看待他们"与"他人如何看待他们"之间的差异。与一般的MBT一样，MBT-C中的心智化关系并不是为了提供移情诠释，而是被用作为一种引入对他人心智进行思考的方式，并用此来支持儿童的心智化。与其他要求较高的心智化任务一样，当儿童的情感得到合理良好的调节时，以这种方式对关系进行心智化会更好。一个例子可能是，儿童在治疗破裂后对治疗师表达了愤怒和挫败感。只有在治疗破裂通过共情和支持被修复，且儿童感觉较之前平静和放松后，治疗师才可能以一种温和而非教条的方式介绍他们自己对事件的看法以及他们是如何体验这件事的。应该谨慎使用这种干预，并清楚地认识到其目的**并不是**提供赋予移情特征的对关系模式的内省力。这种交流的重点是有助于向儿童展示接触他人心智的价值，并让孩子体验到以这种方式共同思考可以改善人际之间的联系。

时间和使用日历

MBT-C 的时间限制本质在整个项目中都得到了积极的处理。MBT-C 还强调，该工作的目的是支持父母和孩子的心智化能力，使他们更有能力以持续的方式应对挑战和情绪困难。对工作的结束和有限性本质保持透明，对于经历过多次分离的儿童以及之前可能没有感受到支持或为此做好准备的儿童来说尤为重要。

MBT-C 管理时间问题的方法之一是使用日历。日历通常是一张大纸，上面用圆圈或长方形标出治疗疗程。治疗师在第一节治疗中介绍日历，并解释说，每节治疗结束时，儿童可以在该节治疗的形状上画一些东西，通过这样做，儿童和治疗师可以跟踪他们已经进行过的治疗小节，并看到还剩下多少个空的形状。儿童还可以在日历上随意装饰和画画，让他们感觉日历是属于他们的。当治疗师要求儿童填写当天的治疗小节形状时（通常是在治疗小节结束前5~10分钟），鼓励他们随心所欲地作画。治疗师不应试图指导或建议在形状中填什么，而只是让儿童按照自己的意愿去做——然而如果儿童试图破坏日历，治疗师可能需要干预。日历创建了一个儿童与治疗师共享的一起工作的叙事，还可以让双方都跟踪到还剩下几节治疗。

MBT-C 的结构

评估阶段（三次或四次会面）

与儿童工作的评估阶段包括对儿童呈现的困难有一些了解，并形成一个治疗计划。MBT-C 创新性地强调了一个焦点的概念化，这借鉴了针对儿童的以发展为导向的限时心理治疗的理念[7,8]。焦点概念化可以非常简短——例如，一个短语或一个故事，以对儿童有意义的方式捕捉到儿童的问题。最重要的是要通俗易懂，让儿童从中看到自己。

Midgley 和他的同事给出了对一个 10 岁男孩进行焦点概念化的例子，他在学校表现不佳、注意力集中困难并且尿床，他在这些问题上挣扎。4 年前，在妈妈（她自己也在与精神健康问题做斗争）打了男孩后他们的关系开始出现问题。男孩想长大后当一名军人，因此他的焦点概念化是这样形成的：

他的母亲非常努力地解决自己的问题，能够更好地调节自己的情绪。然而，这个男孩却总是试图取悦他的母亲，不说出自己的想法，而且在关系中变得很紧张。在评估期即将结束时，治疗师和家人决定将这个关系问题和男孩对电脑游戏和士兵的喜爱联系起来概念化一个焦点。治疗师问他想成为什么样的士兵：是一个感觉不到自己内心的变化，感觉不到恐惧或愤怒，只是努力服从他人的士兵？还是一个能够坚定果断、忠于自己和他人，能够感受到自己的情绪和身体信号，即使在艰难时刻也能帮助自己保持安全的士兵？这个男孩非常喜欢这种焦点概念化，一旦进入治疗，他就非常努力地与自己的身体和情绪更紧密地联系起来，并更好地了解自己。在 12 个治疗小节结束时，男孩可以谈论他和母亲之间发生的事情了，他几乎不再尿床了，他觉得和学校的同学也能相处得更融洽了。

（ Midgley et al.[6], p.257 ）

这是一个很好的例子，说明了焦点概念化如何说出了儿童对自己世界的看法，以及他们的优势、希望和以参与的和积极的方式发展的动机。

第 1~3 节治疗：初始阶段

MBT-C 初始阶段的主要目标是开始与儿童和父母建立治疗联盟。治疗师采取的治疗性立场是共情、同调、感兴趣、了解儿童以及儿童眼中的世界。游戏被用于引导儿童进入治疗；在治疗过程中，治疗师会使用一盒游戏材料，并介绍了使用焦点概念化作为游戏主题的想法。

第 4~8 节治疗：中间阶段

治疗活动的核心部分是在 MBT-C 的中间阶段，重点是支持儿童在焦点概念化方面进行心智化。也正是在这一阶段，开展了与父母有关的工作，支持他们进行反思性养育。如果在这一阶段经常出现由情绪失控导致的心智化崩溃，就可以在出现这种情况时考虑这个方法，并试图引起对于导致心智化崩溃升级过程的原因的关注。

当治疗过程较少被心智化困难的时刻打断时，与孩子和父母的合作就涉及培养换位思考能力，更明确地说，是心智化。同样，这项工作也是在心智化立场的保护下进行的，其中强调的是共情性同调、开放性和对心理状态的好奇心，而不是治疗师试图费力地"心智化"父母或孩子。

回顾会谈

在项目进行到三分之二左右时，会进行一次回顾会谈。父母和孩子都参加这次会谈，它提供了一个回顾最初的焦点和治疗目标的机会。大家可能同意前八节治疗已经足够了，现在可以考虑结束治疗，也可能决定继续治疗。如果认为更多的持续治疗是有用的，可以再提供一个12节的治疗，最多总共36节治疗。这可能适用于儿童的需求更复杂的情况，例如儿童经历过创伤。在回顾会谈上，将重新考虑焦点概念化，以评估它是否仍然相关和准确，是否已经改变，或是否似乎具有不同的意义或含义。

第9~12节治疗：结束阶段

当治疗过程即将结束时，需要的一个额外焦点是让孩子为结束治疗做好准备。作为这个焦点的一部分，需要考虑如何使在治疗中取得的成果能够得到长期的支持。由于MBT-C是一种有时间限制的治疗，因此牢记治疗结束是非常重要的；作为其中的一部分，在整个治疗过程中需要积极使用日历，让儿童了解他们已经完成了多少节治疗，还剩下多少节。

▍结语

在对儿童进行工作时，重要的是要记住，学习心智化是在整个童年和青少年时期逐渐发展起来的，而发展初期的心智化能力是由儿童周围的社会环境所支撑的。虽然心智化是一种进化中的预配能力（因为正常发育的儿童通常从婴儿早期就开始表现出共同注意和共享意向性——这些能力反映了心智化）[9,10]，但儿童需要大量的环境输入才能发展出完全平衡的心智化能力。从心智化非常基础的婴儿期开始，父母的工作就是理解婴儿的心理状态，并通过**标记性镜映**，以规范的方式将其反映给婴儿[11]。这种对婴儿状态的解读和示范，同时还要让婴儿明白父母并没有被婴儿正在体验的任何感受所淹没，这对于父母的心智化来说是相当苛求的。照顾孩子（尤其是年幼的孩子，或者由于某种原因心智化能力发展较差的年长孩子）的体验可能要求父母在一个极度非心智化的社会系统中运作，这一事实对他们是没有帮助的。在这种情况下，父母无法利用孩子的心智化来重新校准自己的心智化，而孩子需求的强度又会给父母维持平衡心智化的能力带来很大压力。这也是为什么儿童和父母周围的支持网络如此重要的原因之一。尽管大多数父母都理解并预期到孩子理解心理状态的能力尚不发达，但在高度痛苦、疲惫等压力下，他们可能很难保持这种理解。对于一些先天心智化能力较弱的父母来说，在照顾孩子的同时保持以规范的方式思考心理状态的能力可能是一个真正的挑战。MBT-C 的目的是提供一个额外的空间，在这个空间中，支持和鼓励儿童及其家庭的心智化成长。

参考文献

1. Midgley N, Ensink K, Lindqvist K et al. *Mentalization-Based Treatment for Children: A Time-Limited Approach.* Washington, DC: American Psychological Association, 2017.

2. Fonagy P, Target M. Playing with reality: Ⅰ.Theory of mind and the normal development of psychic reality. *Int J Psychoanal* 1996; 77: 217–33.

3. Target M, Fonagy P. Playing with reality: Ⅱ.The development of psychic reality from a theoretical perspective. *Int J Psychoanal* 1996; 77: 459–79.

4. Fonagy P, Target M. Playing with reality: Ⅲ.The persistence of dual psychic reality in borderline patients. *Int J Psychoanal* 2000; 81: 853–74.

5. Tessier VP, Normandin L, Ensink K, Fonagy P. Fact or fiction? A longitudinal study of play and the development of reflective functioning. *Bull Menninger Clin* 2016; 80: 60–79.

6. Midgley N, Muller N, Malberg N et al. Children. In: Bateman A, Fonagy P, eds. *Handbook of Mentalizing in Mental Health Practice*, 2nd ed. Washington, DC: American Psychiatric Association Publishing, 2019; 247–63.

7. Hansen BR. *I Dialog med Barnet: Intersubjektivitet i Utvikling og i Psykoterapi* [*In Dialogue with the Child: Intersubjectivity in Development and in Psychotherapy*]. Oslo: Gyldendal, 2012.

8. Haugvik M, Johns U. Facets of structure and adaptation: a qualitative study of time-limited psychotherapy with children experiencing difficult family situations. *Clin Child Psychol Psychiatry* 2008; 13: 235–52.

9. Csibra G, Gergely G. Natural pedagogy. *Trends Cogn Sci* 2009; 13: 148–53.

10. Tomasello M, Vaish A. Origins of human cooperation and morality. *Annu Rev Psychol* 2013; 64: 231–55.

11. Gergely G, Watson JS. The social biofeedback theory of parental affect-mirroring: the development of emotional self-awareness and self-control in infancy. *Int J Psychoanal* 1996; 77: 1181–212.

第十四章
对青少年进行工作

▍导言

　　对青少年的心智化治疗（MBT-A）最初是为了治疗自我伤害的青少年而开发的。后来，MBT-A被更广泛地发展为一种帮助年轻人提高更准确地表达自己和他人感受的能力的方法，尤其是在面临情绪挑战和人际压力的情况下；它聚焦于冲动性和情感调节。MBT-A背后的基本原理是，心智化问题是青少年在冲动性和自我调节方面遇到的大多数困难的根源，而且往往会导致关系挑战和冲突。MBT方法总体上来说主要关注的是此时此地的心理状态，而不是驱动这些状态的潜意识过程，也不是针对行为症状的认知行为管理策略；当与那些发现自己的日常体验难以承受的青少年进行工作时，这种强调可以特别突显。与MBT-C（第十三章中已有概述）一样，MBT-A试图帮助青少年在发展轨迹上重新获得更有帮助的位置，其具体任务是实现自我身份认同和能动性。

　　青春期给青少年保持平衡的心智化的能力带来了特殊的挑战。研究表明，以往公认的"社会认知发展主要在青春期开始时已基本完成"的观点是不准确的，大脑在青春期仍在经历重大的神经生物学变化，尤其是与社会认知有关的变化[1-3]。例如，Mills等人[2]发现，与心智化有关的大脑区域（颞顶叶交界处、后颞上沟和内侧前额叶皮层）的灰质体积从童年到20岁出头会减少。与此同时，"社交脑"网络的另一部分——颞叶前部皮层的灰质体积在青春期早期之前一直在增加，皮层厚度在成年早期也在增加。关于心智化的发育神经生物学还需要更多的研究，但有观点认为，"虽然参与社会感知的大脑区域在生命早期就已经发育，但社交脑网络其他区域的微调或功能专门化可能会在青春期继续"（Moor et al. [4], p. 50）。这反映在这个研究结果中，即与成年人相比，14至16岁的青少年在"读心术"任务中的表现略有下降[4]。

　　这些研究的临床意义在于，进入青春期的个体在心智化能力方面有薄弱的倾向（这可能是由于许多不同的原因，如遗传或环境因素，或二者的相互作用），在面对这个生命阶段的巨大发展需求时，心智化能力会尤其脆弱。鉴于青少年在保持心智化能力方面所经历的挑战，他们周围更广泛的支持社会认知过程的系统可以发挥重要作用，这些社会认知过程是面对挑战和压力时进行情感调节的基础。例如，一项实验研究表明，鼓励共情式管教的简短干预措施使青少年的休学率降低了50%[5]（关于在学校和其他设置中基于心智化的干预措施的讨论，另见第十七章）。在对儿童、青少年和家庭进行工作时，心智化的互动本质和相互加强本质尤为明显，正如在不同的工作设置和工作形式（如学校的德育关怀、青少年工作、心理治疗）中支持青少年心智化环境的价值一样。无论青少年遇到困难的原因是什么，支持他们的心智化能力都是有帮助的，因为心智化有助于情感调节。此外，能够识别心理状态并对其进行思考，可以帮助青少年识别问题（例如他们可能需要帮助）。能够以更复杂的方式思考他人，可以让倾向于攻击性反应的青少年在感觉受到他人挑衅时暂停一下，而不是立即报复。

清楚地了解青少年的心智化概况（以及相关情况下其父母或照护者的心智化概况）将为治疗师提供有价值的见解。正如所有的干预措施都必须与年龄相适应一样，这些干预措施也必须适合青少年的心智化能力。要理解一个青少年的心智化概况，就必须了解怎么样的心智化概况对该年龄段的青少年来说大概是正常的，以及该青少年的心智化概况与通常预期的有何不同。学校心理辅导员或心理健康工作者在中学工作过程中可能会遇到的各种问题就是这方面的例子。在此，我们提供两个青少年临床案例，他们呈现了不同的问题，其潜在的心智化概况也不尽相同。

临床案例：Eddie

15岁的Eddie因惊恐发作和严重社交焦虑而被转介过来，这些症状导致他情绪低落、拒绝上学，并给他带来了极大的痛苦。Eddie是一个聪明、善于思考的青少年，他对别人的心智很感兴趣，并试图了解自己的心理状态。事实上，这可能是Eddie问题的一部分——当他在人前和社交媒体上受到霸凌时（霸凌的严重性最初并没有得到学校的充分重视），他变得极度焦虑和痛苦。有时，Eddie会被自己对同龄人及其行为的想法和恐惧所淹没，以至于变得愤怒和具有攻击性，异化自体（见第二章）有时也会变得活跃起来。在非心智化状态下，Eddie会对同伴产生敌意甚至具有威胁性，这就形成了一个困难且有问题的社会关系的恶性循环。从心智化的角度来看，Eddie的情况可以理解为他天生很强的心智化能力在面对相当大的社会压力时变得过度激活和失衡。因此，对

Eddie的治疗工作可以从思考他的过度思考和在他感到压力时突然出现的思考不足的角度来进行。Eddie发现，让他反思性地思考自己的心理状态、他的过度心智化他人的过程，以及理解他在压力和痛苦时刻的非心智化状态，都是非常有用和有趣的。帮助到Eddie的另一个重要因素是与他学校的一些老师讨论了他所遭受的来自同学的敌意程度，这使得某些老师（他的班主任和一些重要学科的老师）承认了他所经历的事情，并表达了他们的支持。这大大改变了他对学校社交氛围的恐惧感和非心智化，使他能够获得帮助，减少了他的恐慌感以及在遇到困难互动时逐步上涨的异化自体的出现。

临床案例：Maya

15岁的Maya经历了抑郁、焦虑和混乱的进食模式。她发现自己很难以任何方式来思考自己的心理状态。在讨论她的感受和她对困难的想法时，她只能描述一种非常笼统的压力感和身体症状（如头痛或不舒服）。虽然Maya与Eddie的年龄和学业能力相当，但她真的很难从心理状态的角度来思考自己的体验和他人的动机——她的老师被认为只是想给她压力，而与她闹翻的一个朋友被描述为只是想惹恼她。正如我们在第三章和第四章中提到的，用心智化来回应某个人的非心智化是没有帮助的。相反，在Maya的案例中，治疗师从认可Maya的体验开始，且两人一起讨论了这些体验，甚至Maya是用相当具体的语言来讨论的，这样做是以对Maya的体验表现出兴趣作为过程的开始，并向她反映她体验中的某些东西以及他人心智对此的接受情况。只有在与Maya一起产生了这种初步体验之后，才适合开始对她的心理状态进行更多的探索，首先是通过治疗师表达好奇和兴趣，并简单地提出在Maya的反应背后可能存在更复杂的想法，然后Maya也能够对这些想法进行探索。在Maya的案例中，治疗师采取了一种温暖但相当轻松的、试探性的、甚至是自嘲的方式，这似乎有助于引入这种思考方式。例如，治疗师这样评论："Maya，你知道我一直都对你的情况很感兴趣，我很想更多地了解你的感受——但我知道我可能大多数时候都弄错了（治疗师对自己翻了个白眼），所以告诉我，我是不是完全没有头绪，但我想知道是否……"。

青少年工作中涉及的关键概念

本书第二部分所涵盖的MBT理论和实践的许多主要观点都与青少年工作相关——例如，非心智化模式的作用，以及仔细考虑可能激发这些模式出现的人际状况。在对青少年工作时，通常还需要额外仔细考虑青少年的家庭和教育环境。父母或照顾者的非心智化行为通常可能是已建立的反应性非心智化螺旋的一部分。理解触发这个循环所感知到的敌对、拒绝和惩罚立场通常是理解非心智化行为的一个重要方面，正是由于这个原因，家庭MBT通常被推荐与个体MBT-A同时使用。

同样，心智化立场也是MBT-A的核心。治疗师开放的好奇心、同情心和温暖是MBT-A的最重要部分。Trudie Rossouw很好地捕捉到了心智化立场在对青少年工作中的重要意义："年轻人常常陷入一种可怕的自我憎恨的内心世界中，这使他们很容易对周围的世界产生类似的鄙视感……这些年轻人常常以一种去人性化的方式与自己相处。在治疗过程中，我们需要在与青少年的互动中体现人性。我们要对年轻人的生活和心智表现出真正的兴趣和好奇心，并以一种非评判的方式探索各种可能性的丰富内涵"（Rossouw [6]，p.45）。

正如Rossouw和她的同事所描述的那样，在心智化立场的框架内，MBT-A实践中有四种关键的治疗技术形式[7]：

1.支持和共情。

2.澄清和阐述。

3.挑战。

4.将患者与治疗师的关系心智化。

这组技术构成了最初为治疗成人人格障碍而开发的MBT方法的基础[8]。Rossouw和她的同事们将这些技术应用和发展到了对青少年的工作中，有兴趣更多了解MBT-A的读者可以阅读他们为这种方法编写的不可或缺的实用指南[7]。为了介绍MBT-A是如何发展起来的，我们将在此作简要概述。

支持与共情

在MBT-A中，治疗师提供支持和共情是最常使用的技术；在治疗开始时，以及在患者被压倒和功能失调时，这个技术尤为重要。正如我们在第四章中提到的，当患者感到痛苦，他们的心智化能力受到压倒性情绪的围攻时，治疗师不要立即尝试引入旨在重新刺激患者心智化的心智化干预。相反，我们建议治疗师对患者的体验给予一些支持、共情、认可和肯定——这是一种情绪标记性镜映。这可能包括诸如"哇，听了你的描述，我真切地明白那种感觉有多难"之类的陈述。

澄清、阐释和挑战

在提供支持和共情的同时，还使用澄清、阐释和质疑等技术。例如，如果一个年轻人描述了一个自我伤害的事件，治疗师会要求他澄清事件发生时的情况。然后，治疗师可能会努力让患者思考从（社交性）触发因素开始的每一步，这些触发因素激发了他们受伤和不安的感受。

临床案例：Holly

Holly报告说，那一周她在学校度过了糟糕的一天；一回到家，她就大吃垃圾食品，然后自伤。当被要求谈谈在学校发生的事情时，她说："我讨厌学校，我就是讨厌它，仅此而已——我整天都在想'我讨厌这里，我不想待在这里'"。

治疗师的任务是在认可和共情这个年轻人的体验与避免通过完全接受年轻人的说法而助长其情绪之间找到正确的平衡。

治疗师：我看得出来，你过了很糟糕的一天，那天学校是多么的可怕和令人不安。我知道你一直都很讨厌学校，但我们能不能回想一下那天在学校的情景？如果你还记得的话，告诉我你那天的情况。我很想知道有没有什么东西让事情变得如此糟。

当Holly向治疗师讲述她在学校的一天情况时，很明显，她觉得自己在体育课上受到了一群"受欢迎的刻薄女孩"的羞辱性审视，这导致了她强烈的羞耻感和排斥感。她整个上午都在焦虑不安地预期着这次经历，虽然事实上在那节课上并没有发生什么特别的事情，但她一整天都处于极度焦虑和不适的状态中。通过回想这一天的细节，情绪加剧的故事逐渐清晰起来，这加剧了她的焦虑唤起，并导致了一个恶性循环，那就是对小组里女孩们的想法的过度心智化。放学回家时，Holly已经不堪重负，她觉得只能通过自伤来控制自己的状态。通过仔细探索这一天的经历和不断升级的特征性情绪，Holly开始能够更好地理解自己的感受。

值得注意的是，治疗师对Holly的不安情绪的最初反应是支持和认可。只有当Holly感到自己被理解了，不再感到孤独时，治疗师才适合对她的感受进行更详细的探索和澄清，也只有当Holly能够更清楚地触及自己的心智化能力时，才适合轻微地挑战她的观点，通过引入一个不那么灾难性的观点来看待班上其他女孩，因为她的过度心智化立场已经固定在这些女孩身上了。如果过早或过于教条地引入这样的挑战，可能会让Holly感到被误解或受到批评。

这种澄清、阐述和挑战工作的核心是仔细关注情感和情感识别。对情感的强调对于防止心智化工作滑向假性心智化立场至关重要，在这种立场下，对某人可能发生的事情几乎可以作为一种智力练习来讨论（即假装模式；见第二章），但没有对情感意义的充分理解，而情感意义对正在发生的事情赋予了真正的意义、细微差别或显著性。在阐释情感时，治疗师试图以共情的方式探索患者的感受状态。

基本心智化

临床实例：共情性的探索

患者：我的朋友说她在街上看到我男朋友在和另一个女孩说话。她说那个女孩看起来很轻浮，我知道她是个什么样的人渣。

治疗师：你认识你朋友说的那个跟他说话的女孩吗？

患者：不认识，但我可以打赌她是个荡妇。你不知道，她当然是，否则她不会跟他说话。她只是想毁了我的一切，把他从我身边夺走。

治疗师：我知道你的朋友告诉你，你的男朋友在和另一个女孩聊天，这会让你嫉妒，尤其是你经常会对其他一些你认识的女孩产生这样的想法（治疗师在将这种想法正常化）。但你为什么这么肯定他想离开你和她交往呢？

患者：因为我知道，那样的女孩就会这么做，就是为了报复我。她们觉得自己可以凌驾于我之上，就好像我不存在且一文不值一样。这让我觉得她们知道我有多差劲，他们就是要向全世界展示。

治疗师：当有人告诉你这样的事情时，你真的不知道该如何应对嫉妒的感觉，因为它让你感觉如此糟糕（治疗师试图识别出最初情绪的影响）。让我们来看看它是如何跳得这么快这么远的。

在这一刻，患者从听到朋友挑衅性的报告时的不适感，到对男友不忠的确定感，再到强烈的自我价值低下感，并且她有用自伤的行为来回应这些感受的风险。这个过程是一种精神等同（见第二章），在这个过程中，患者所相信和恐惧的——关于她的男朋友以及之后的关于其他人认为她没有价值——变成了一个可怕的事实。治疗师不应该与患者争论她的信念，而应该在不扩大局面的情况下共情患者，努力识别患者的情感并将其正常化，然后识别这种情感对患者心理状态的影响。

MBT-A 的核心焦点是恢复青少年的基本心智化。有时，年轻人可能会发现很难精准确定任何清晰的情绪，以及这种情绪与自己心境之间的关系。无望和无快乐的概况可能是苦恼的年轻人的显著特征，而思考这些感受以挑战它们，可能是恢复基本心智化的一个积极部分。这表明，心智化本身并不是MBT的最终目标。相反，支持心智化的目的是使体验自己和他人的其他方式成为可能——在这个案例中，就是以一种使快乐成为可能的方式。

让我们回到Maya的案例，她发现自己很难思考自己或他人的心理状态。Maya放学回家后，就把自己关在房间里，企图在下午和傍晚一直睡觉。这导致她的功课落后，使她压力更大，而且她晚上无法入睡，只能躺在床上浏览社交媒体。

> **临床案例：将关系心智化**
>
> 治疗师：当你因为学业压力而感到非常疲惫，只想睡觉的时候，我不知道这是否是为了逃避你的感受（"不知道"式的探索）。
>
> Maya：我不知道。我只是觉得很累，压力很大，这是唯一能让我从压力中解脱出来的方法。
>
> 治疗师：一定是令人精疲力竭的，你被这些事弄得很累了（最初的共情）。
>
> Maya：是的。嗯，我知道我需要改变我的作息，但当我只想休息和睡觉时，这太难了。当我这么累的时候，我什么也做不了。
>
> 治疗师：我明白，光是想想我也觉得累。这让我不禁想，是不是因为我们俩都不知道该怎么办所以我们都觉得又累又想睡觉！（治疗师开始将这种关系心智化）。

将关系心智化

在前面的临床案例中，我们看到治疗师引入了一些他的感受——他对疲倦感的回应，以及Maya和治疗师在那一刻的互动，还有这可能对他们工作中发生的事情产生的影响。这就是将关系心智化的一个例子。

过度心智化

Carla Sharp及其同事开发的研究领域之一是青少年过度心智化现象的意义[9,10]。过度心智化涉及青少年处于这样一种状态：他们对他人的心理状态产生了一种想法，或疯狂地试图阐释一种关于他人可能在想什么或有什么感觉的理论（通常表现为对他人的敌意、蔑视或排斥等相当受迫害的观点），但这是基于歪曲的或错误的信念的。在过度心智化的情况下，可能会过度确定对方的想法（即精神等同）。它也可以表现为一种假性心智化（或假装模式），即对他人的心理状态进行推测，通常推测的力度很大，但却没有足够的现实基础，也没有意识到一个人根本无法完全准确或肯定地知道他人在想什么。Sharp 和她的同事发现，过度心智化可能是患有边缘型人格障碍（BPD）的年轻人或后来患上 BPD 的人的一个特征[9,11,12]。过度心智化也可能以较温和的形式出现在有社交焦虑的青少年身上——就像 Eddie 这个临床案例一样，他发现自己会无益地猜测同伴或老师的心理状态。过度心智化并不只出现在青少年身上，但在青少年遇到更广阔、更具挑战性的社会时，这种现象会尤为明显。帮助青少年减少他们强烈但不成功的"进入"他人想法的尝试，这对减轻他们在社会关系中的痛苦和不稳定性有重要作用。有时，这会比较困难，这是由于过度心智化在一定程度上具有适应性，可以保护个体免于因陷入目的论模式而导致的冲动行为，如自伤或暴力（见第二章）。

异化自体

我们用来理解自伤和自杀冲动的一个关键概念是**异化自体**（另见第二章）。当一个人的心智化能力崩溃时，除了出现非心智化的运作模式外，他们还很容易受到异化自体的压倒性入侵。回到我们的心智化发展模式，幼儿从婴儿期开始，通过自己的主观状态被照料者准确识别、反映和回应的体验，发展出对自己的心智的理解以及之后对他人心智的理解。婴儿心智的这些"次级表征"被反映回给他们，这种体验有助于他们构建自体表征和能动性。素质上的（即遗传的或生物学的）易感性或者儿童被暴露于照料者始终不准确的或非镜映性的回应，那么就会削弱儿童对自己的状态的表征，这与连贯的自体表征是不相容的。例如，如果照料者没有对婴儿做出回应，或者如果照料者对婴儿的挫折感的回应是**对婴儿表达自己的愤怒**（而不是**将婴儿**的挫折感镜映给他们），那么一个不匹配或不准确的婴儿的次级表征就会产生并被他们内化。孩子的愤怒感被体验为一种泛化的世界对孩子愤怒的感觉，从而产生一种精神等同的体验。对这种非-或然性的婴儿状态的表征的内化，形成了我们所说的异化自体。照料者对婴儿心智的表征必然会被婴儿内化，从而形成他们的自体感，但这种表征与婴儿的自我状态并不完全一致，从而引发了自体结构中的不连续性。这种不连续性是一种厌恶的体验——它涉及一种不舒服的感觉，即持有的感受、信念或愿望并不真正感觉像是属于自己的。

在这种情况下，由于照料者的虐待或忽视，异化自体已经成了承载自体表征的容器，它可能是一种特别具有迫害性的存在，而且能强烈地感受到摆脱它和将它外化的需要。这种需要可以通过以下方式表现出来，例如，如果一个人生气了，就会挑衅性地激怒别人，或者如果异化的情感与易感性有关，就会在别人身上产生不确定性。它也可以被外化为与自己的身体有关——在以自伤或自杀的形式寻求惩罚或解脱的需要中。对青少年的临床工作经常揭示出存在一个恶性的异化自体，它会导致严重的内在攻击并产生可怕的内在状态，在这种状态下，青少年会感觉自己完全一无是处，像个失败者，不可爱，没有希望等等。内在攻击的猛烈程度让人难以忍受，尤其让人难以忍受的是，由于年轻人缺乏将自己的体验心智化的能力，这种体验不是被感受为一种感受而是一个事实。因此，付诸行动是必要的。回到 Eddie 这个临床案例，他偶然发现，他围绕着有问题的或有敌意的同龄人的过度心智化思维过程会产生如此强烈的情感（焦虑、恐惧以及排斥和敌意的感受），以至于当与该同龄人的艰难相遇或潜在的艰难相遇临近时，他去思考发生了什么的能力完全消失了，他会以相当极端的语言攻击或威胁来猛烈抨击。

MBT-A 的结构

MBT-A 通常以个体 MBT 治疗的形式进行，并与基于心智化的家庭治疗（MBT-F；见第十五章）或团体 MBT（MBT-G；见第五章）相结合。通常情况下，当有需要更强化的治疗的指征时，个体 MBT 会与 MBT-G 和 MBT-F 两种疗法结合使用。一般来说，个体 MBT-A 治疗至少每周进行一次，而 MBT-F 治疗的频率较低，可能每月一次。治疗通常持续 12 个月。

评估

评估阶段包括使用诊断性的、认知的和心智化测量方法，如青少年反思功能问卷（Reflective Functioning Questionnaire for Youth）[13]。它还会考虑家庭功能运作，以及识别会干扰父母心智化的压力源。评估阶段通常持续两周，包括与个体治疗师进行一到两节会谈，以及与家庭治疗师进行一到两节会谈。理想情况下，家庭治疗师和个体治疗师是不同的人。

初始阶段

个案概念化

在治疗的初始阶段，患者首先会收到一份书面的个案概念化，然后患者和治疗师会就个案概念化进行讨论。在治疗的家庭部分，提供给父母个案概念化和进行讨论的过程是相同的。创建家庭个案概念化经常要强调——也需要考虑到——的一个事实是，不同的家庭成员对家庭所面临的困难的性质可能会有完全不同的看法。正如在MBT中一直呈现的，形成个案概念化本身就是一项协作工作，需要承认和考虑不同的观点。

危机计划

在对有较高伤害自己或他人风险的青少年工作时，制定一个非常明确的危机计划是至关重要的。正如Rossouw[6]所指出的那样，一个具体的危机计划之所以重要是因为两个原因——它有助于提供一种方法来管理与年轻人一起工作时所面临的风险，同时，当年轻人寻求管理自己的情绪和遇到挑战时，它还提供了一个支持性的和心智化的网络来支撑他们。

在为年轻人制定的个案概念化中包括了一份详细的危机计划。该计划旨在强调可能触发情绪失调和冲动行为的因素，并提出了恢复心智化的方法，如果失败，则列出了替代的即时行动方案，而不是年轻人在情绪失调和痛苦时可能使用的危险方法。危机计划的案例（Rossouw[14]，p.63）见下文。

临床案例：危机计划

你和我所确定的触发因素是指你感到被拒绝、羞辱或自我感觉不好的情况。正如我们讨论过的，这些感受不会突然出现——它们很可能是在亲近的关系中被触发的。当你有这些感受时，你往往会急于采取行动来消除这些感受。

当你再次有这种感觉时，我希望你能试着延迟10分钟行动来停止这种行为。然后利用这10分钟的时间，试着回想一下在你有这种不良感觉之前的几分钟发生了什么。这可能会帮助你更清楚地理解你的感受是什么，以及在亲近的关系中可能发生了什么导致了这种感受。

一旦你有了更清楚的理解，就更容易去思考解决方案或从不同的角度看问题。一旦这样，你可能就不再觉得需要匆忙采取行动了。

如果这些方法都失败了，你仍然觉得有伤害自己的风险，那就试着探索替代自我伤害的方法——做一些体力的、剧烈的运动，比如跑步，试着分散自己的注意力，找朋友或你信任的人倾诉，或者试着想一个你认识的爱你的人，想象一下如果你和他倾诉，他会有什么感受，会对你说什么。

有时，你伤害自己是为了在情感上麻痹你自己。当你陷入这种心理状态时，请记住这对你来说不是一种好的心理状态，它对你是有害的。

试着让自己回到现实中来——做一些事情来充实自己，比如与人交谈、玩游戏、写诗、画画，或者看一些能吸引你注意力的电视节目。不要只是坐着发呆，脑子里全是关于自己的负面想法。

如果所有这些办法都不奏效，请致电诊所，要求与我通话，我会在有空时给你回电。

向父母提交另一份危机处理计划。该计划包括一些关于自伤的基本教育，以及如何应对自伤行为的建议。其中包括一些基本的安全建议，如将药物锁好，或限制使用剃须刀或小刀（如是相关的）。鼓励父母去倾听、理解并向青少年表达他们是具有支持性的和如果孩子需要他们就在那里。鼓励他们不要惊慌，也不要指责或惩罚青少年。

协议

协议是关于治疗计划的契约，包括治疗期限和要求包括父母在内的所有治疗参与者做出的承诺。

心理教育

在与家庭进行有关个案概念化的会谈后，通常会进行心理教育的会谈。该小节的目的是介绍MBT的基本原则——行为具有意义，情感产生于关系背景中，以及人与人之间具有强大的情感影响。

本小节的形式可以是多家庭团体，也可以是单个家庭的会谈。通常的做法是，与一个或多个家庭进行讨论，用日常生活中的例子来说明主要原则。特别是在多家庭团体的情境下，使用游戏、角色扮演和视频材料来辅助讨论可能会很有帮助。

中间阶段

MBT-A的中期阶段通常持续9~10个月。这一阶段治疗的总体目标是提高患者及其家人的心智化技能。MBT-A的治疗大多是非结构化的；这是必要的，因为每节治疗的焦点通常是青少年当前或最近的人际交往体验以及由这些体验引发的心理状态。这一过程的一个关键部分涉及帮助青少年及其家人更好地控制冲动。具体的干预措施用于管理自杀行为、类自杀行为和其他有害或冲动的行为，如物质滥用、威胁性行为或暴食和清除行为。

最后阶段

与所有心理治疗一样，MBT-A最后阶段的目标是培养患者的独立性。实现这一目标的一个重要方面是建立关系的稳定性，并支持患者在其关系网络中的能动感和自主性。此外，还会制定一个应对计划，以便患者及其家人知道如果再次出现困难该怎么办。最后阶段通常持续2个月左右，随之预约的时间间隔会更长，直至结束。

▌结语

心智化发展的社会反应性本质以三种不同的方式影响着MBT-A的理论和实践。首先，这项工作的性质必须与发展阶段相适应——至关重要的是，这项工作必须了解青少年典型的心智化优势和劣势的性质，而且必须敏感地认识到这个事实：即使到了青春期后期和青年期，保持平衡的心智化的能力仍然很脆弱。其次，发展过程会带来一定的紧迫性——能够支持青少年思考心理状态的能力不断增长的干预可能会以不同的、有价值的方式支持他们的发展。第三，新兴的心智化应被视为一个治疗机会——青少年通常对他人的心理状态非常好奇，并会以一种规范的方式抓住机会激发这些想法。用一种安全、有力的心智化治疗干预，以一种规范和非侵入性的方式明确表明对青少年心智的兴趣，同时也尊重其独立性和能动性，这种体验可以促进青少年的发展轨迹。

参考文献

1. Dumontheil I, Apperly IA, Blakemore SJ. Online usage of theory of mind continues to develop in late adolescence. *Dev Sci* 2010; **13**: 331–8.

2. Mills KL, Lalonde F, Clasen LS et al. Developmental changes in the structure of the social brain in late childhood and adolescence. *Soc Cogn Affect Neurosci* 2014; **9**: 123–31.

3. Crone EA, Dahl RE. Understanding adolescence as a period of social-affective engagement and goal flexibility. *Nat Rev Neurosci* 2012; **13**: 636–50.

4. Moor BG, Macks ZA, Guroglu B et al. Neurodevelopmental changes of reading the mind in the eyes. *Soc Cogn Affect Neurosci* 2012; 7: 44–52.

5. Okonofua JA, Paunesku D, Walton GM. Brief intervention to encourage empathic discipline cuts suspension rates in half among adolescents. *Proc Natl Acad Sci U S A* 2016; **113**: 5221–6.

6. Rossouw T. MBT technique when working with young people. In: Rossouw T, Wiwe M, Vrouva I, eds. *Mentalization-Based Treatment for Adolescents: A Practical Treatment Guide*. Abingdon, UK: Routledge, 2021; 43–56.

7. Rossouw T, Wiwe M, Vrouva I, eds. *Mentalization-Based Treatment for Adolescents: A Practical Treatment Guide*. Abingdon, UK: Routledge, 2021.

8. Bateman A, Fonagy P. *Mentalization-Based Treatment for Personality Disorders: A Practical Guide*, 2nd ed. Oxford, UK: Oxford University Press, 2016.

9. Sharp C, Vanwoerden S. Hypermentalizing in borderline personality disorder: a model and data. *J Infant Child Adolesc Psychother* 2015; **14**: 33–45.

10. Bo S, Sharp C, Fonagy P, Kongerslev M. Hypermentalizing, attachment, and epistemic trust in adolescent BPD: clinical illustrations. *Personal Disord* 2017; **8**: 172–82.

11. Sharp C, Ha C, Carbone C et al. Hypermentalizing in adolescent inpatients: treatment effects and association with borderline traits. *J Personal Disord* 2013; **27**: 3–18.

12. Sharp C. The social-cognitive basis of BPD: a theory of hypermentalizing. In: Sharp C, Tackett JL, eds. *Handbook of Borderline Personality Disorder in Children and Adolescents*. New York, NY: Springer, 2014; 211–26.

13. Sharp C, Steinberg L, McLaren V et al. Refinement of the Reflective Function Questionnaire for Youth (RFQY) Scale B using item response theory. *Assessment* 2022; 29: 1204–15.

14. Rossouw T. The structure of therapy. In: Rossouw T, Wiwe M, Vrouva I, eds. *Mentalization-Based Treatment for Adolescents: A Practical Treatment Guide*. Abingdon, UK: Routledge, 2021; 57–73.

第十五章
对家庭进行工作

▌导言

基于心智化的家庭治疗（MBT-F）已经发展成为一种将心智化方法整合入现有家庭治疗模型中的方法——治疗师可以将MBT-F作为一种独立的干预措施，也可以作为一个额外的工具来借鉴并帮助塑造他们的思维。将心智化方法应用于对家庭的工作中，涉及聚焦于心智化崩溃、非心智化模式凸显的互动。经常暴露于这种心智化崩溃的儿童，将会错过有益的发展体验，该体验就是对驱动人们的规范行为的心理状态进行思考。通常情况下，一个家庭系统在发生冲突时会出现心智化的集体崩溃，而非心智化的出现又会导致情感调节的崩溃，因此，思考其他家庭成员的想法的可能性就会被冲垮。

基于心智化的家庭治疗通常寻求让家庭成员就家庭生活中典型的困难情景进行对话，留心并提请注意情感的变化以及这些变化是如何影响其他家庭成员的。这项工作的目的是将家庭行为心智化，并在自体的和他人的心理状态和行为之间建立联系。事实上，MBT-F中使用的许多技术都是众所周知的、早已存在的系统性实践。然而，MBT-F与其他家庭干预措施的不同之处在于它明确聚焦于心智化。MBT-F的一个关键目标是发展出这个理解，即家庭成员能够体验彼此之间的关系（考虑到儿童和青少年的发展能力）。由于MBT-F并不是一个结构化的项目，我们将在此介绍MBT-F中使用的一些关键理念和技术。

▌MBT-F 中的心智化立场

我们在本书中自始至终都提到了心智化立场，前几章中描述的心智化立场的各个方面同样适用于MBT-F。作为对读者的提醒，心智化立场包括以下特性和行为。它是探究性的，通过尊重、好奇和试探性的探究态度，不断肯定心智化的价值。治疗师对心理状态表现出兴趣，但并不确定，并开放地示范自己的心智化，包括坦诚承认心智化的错误和崩溃。事实上，对于恢复共同心智化和证明我们任何人都可以知道心理状态缺乏确定性，这些断裂的时刻是非常有用的。这种立场包括以非评判的方式回应患者的非心智化，首先是通过使用共情和认可。随着治疗过程的发展，这种立场演变为开始引入澄清、情感焦点和阐释，以鼓励对心理状态的探索。然后再引入进一步的过程，包括温和的挑战、打断非心智化以及建立联系。

保持心智化立场的MBT-F治疗师的任务是在观察自然互动和干预之间**保持平衡**，通过帮助家庭成员理解每个家庭成员所体验的感受来促进改变；这还包括突出一些方式，通过这些方式，对这些感受的错误沟通或误解（或缺乏理解）导致了维持家庭问题的互动。此外，治疗师还致力于**打断非心智化的**互动并创建一个有助于产生新的不同观点的环境。治疗师的另一项重要任务是**标记**和**支持有效的心智化**，以帮助发展家庭成员将感受、想法和意图积极联系起来的能力；这是通过强调和讨论有效心智化的例子来实现的。

MBT 循环

有一种常用的技术可以用来创建一个框架，在其中，一个家庭可以进行心智化，这就是MBT循环（第四章中有更详细的介绍）。在家庭治疗情境中，"循环"被扩展到将家庭成员聚集在一起，以创造一种集体心智化的感觉，同时也坚持一个理念，即每个家庭成员都有不同的观点[1]。

MBT循环是通过治疗师对家庭互动的观察而启动的："我看到，当Josh描述他如何不在乎爸爸因觉得Josh不尊重他而生气时，妈妈和爸爸都开始显得很生气，但Lucy看起来有点难过"。治疗师将注意力转到家庭可观察到的情绪反应上——外部心智化——但此时也需要检查家庭成员的内部心智化："你觉得我刚才描述的是正确的，还是对发生的事情的描述不太正确？"在转向这种内在焦点的过程中，治疗师正在塑造一种心智化的立场。（不过分确定，但充满好奇，并希望探索心理状态。）通过引入治疗师的视角，现在的互动变成可能是家庭一起去考虑的事情。

假定家庭成员在一定程度上参与了治疗师在启动循环过程中所说的话，治疗师可以通过寻求进一步的"将那一刻心智化"来扩展这一过程。这涉及更密切地聚焦于此时此地的互动，以便将注意力更多地放在对互动背后心理状态的思考上。例如，治疗师可能会说"如果我们试着想象一下，在那一刻我们站在Lucy的位置上，当她看起来如此悲伤时，她的感受是什么，或者她的脑海中闪过了什么念头？"通过想一想站在Lucy的立场上是什么感觉，治疗师有意鼓励父母心智化他们的孩子——从他们的低心智化循环中跳出来，并聚焦于另一个人的心智。总的来说，在要求父母对自己心智化之前，最好先让他们思考孩子的心理状态。只有在父母对孩子此时此地的体验进行了一些思考之后，治疗师才会鼓励每位父母探索在回应孩子时他们自己的心智化——例如，可以这样问："看到Lucy泪流满面的样子，你有什么感觉？"

在听完父母中的一位对Lucy的看法后，治疗师再将MBT循环扩展到另一位家庭成员："妈妈说，她认为Lucy松了一口气，因为全家人正试图更多地去理解彼此，而不是互相吼叫。爸爸，你觉得Lucy在那一刻发生了什么？"治疗师会以类似的方式询问所有家庭成员对此的看法："Josh，如果Lucy的脑子里出现了卡通的想法泡泡，你觉得它们会说些什么？"治疗师试图让整个家庭对互动进行"头脑风暴"——小心地与所有家庭成员进行检查，鼓励他们说出自己对事物的相似或不同的看法——这一过程产生了这个循环："被注意到的东西被命名，被命名的东西被询问，感知被全面检查。当家庭成员被鼓励以这种方式倒带和回顾一个特定序列时，就会产生一种元视角，从而重新燃起一个有效的心智化立场"（Asen 和 Fonagy[1]，p.28~29）。

除了关注治疗室里发生的事情，治疗师还可以要求家庭成员将此时此地的心理状态与家庭中可能出现的类似情况联系起来，并将治疗小节中发生的互动与家庭行为模式联系起来。因此，这个循环被扩展到包含更广泛的家庭模式和典型情景。这鼓励了家庭对典型困难的讨论，而治疗师的工作则是帮助将焦点放在追溯所有相关家庭成员这些典型行为背后的意义和感受上。治疗师的一个简单问题就可以帮助实现这一目标："你是否注意到类似的事情也发生在家里？……下次再发生这样的事情时，你该如何以不同的方式处理？"（Asen 和 Fonagy[1]，p.29）。这种转向**泛化和考虑变化**的转变，旨在激发家庭成员自己的想法和解决方案。如果这导致一个家庭成员提出了建议，治疗师就会**注意到并对此命名**："我可以看到，爸爸认为如果发生这种情况，妈妈应该冷静地把他带到一边，不要在你们女儿面前说——我说的对吗？"于是，"检查"循环又开始了（Asen 和 Fonagy[1]，p.29）。

治疗师试图通过提问或强调自己对互动中每个人所发生事情的好奇心，来减慢家庭成员之间的互动。在家庭关系的流动中引入这种停顿的目的是给反思性心智化留出更大的空间。总体目标是让家庭成员转换他们的视角，以使他们较少卷入治疗小节中发生的具体事情，并对有问题的互动是如何展开的有一个更广泛的理解。

MBT-F 中的练习

MBT-F 开发了一系列技术，并从系统家庭疗法中借鉴了其他技术，以找到恢复个人心智化的方法，并鼓励家庭将对心理状态的关注和兴趣分配到所有家庭成员身上。MBT-F 中的练习设计得很有趣，它们是在 MBT 中使用游戏的进一步例子。尽管游戏性是所有形式的 MBT 的重要组成部分，但游戏的使用在对回避型人格障碍患者（参见第八章）和儿童患者（参见第十三章）的治疗中尤为重要。练习并不总是需要外显的反思，而是需要对内部状态的内隐的、直觉的理解，以支持在家庭中创建一种心智化文化。通过阐明治疗师的主要任务是通过促进对家庭成员生活经历的共同反思来构建心智化文化，MBT-F 合并了这一内隐学习原则。

这种被称为"站在别人的鞋子里（换位思考）"的练习是为了鼓励家庭成员站在对方的角度思考问题而开发的。首先，每个家庭成员都要拿一张纸，放在脚下，画出自己鞋子的轮廓。然后，要求全家人谈论最近的一次困难互动或误解，用时约5分钟。然后，每个家庭成员起身，坐到自己左边人的座位上，把脚放在之前坐在自己左边的人的鞋子轮廓上[2]。治疗师提问"穿着这双鞋坐在那里感觉如何？是太大了还是太小了？是感觉很好还是有点不舒服？想象一下，你现在就是那个人，你必须站在那个人的立场上继续刚才的讨论"。通过互相"穿鞋"，家庭成员被鼓励从对方的角度思考问题。这样做有两个好处。首先，"穿着"另一个人鞋子的人在锻炼自己将那个人心智化的能力；其次，这可以让鞋子被占用的人产生被认可的体验，以及自己的观点被承认和理解的体验。在理想情况下，这种练习所提供的理解的沟通将理想地刺激对进一步共同心智化的开放性，并降低认知警觉。

"身体感受扫描"是一种练习，要求每位家庭成员躺在一张大纸上，另一位家庭成员在他们周围画出他们的轮廓[2]。然后，每个家庭成员用任何想到的颜色、形状或图像，在各自的身体轮廓上画出或涂上自己的感受，并要求他们给这些感受贴上标签。最后，他们向其他家庭成员展示他们的"扫描"，同时解释这些感受。家庭成员可能会比较不同的感受（如担心或愤怒）在他们身体中的位置，在解释他们的"扫描"时，他们会准确地传达如何感觉这些感受——有些感受多么难以表达，有些感受多么难以控制——以及描述快乐或有趣的感受，这些感受更容易被理解，也更容易与家人分享。当描述嫉妒或愤怒的感受时，可以借此机会谈谈家庭成员是如何识别到这些感受并与他人分享的，以帮助管理这些感受，以免它们变得过于强烈。分享对这些感受和身体状态的体验是引入了这样的理念，即心理状态可以驱动身体状态。行为可以被心智化，而且它们可以与其他家庭成员一起被共同心智化，以帮助自我调节，减少孤立感，以及减少在分离、退缩的身体状态下被困住或被压倒的感觉。

这种练习的一个变体是"心-脑扫描"[3]，即给每个家庭成员一张简单的人脑横截面线条图。这幅大脑图并不是解剖学上正确描绘的四个脑室，而是包含10个或大或小的空间。家庭成员被要求想象另一个家庭成员"脑子里在想什么"，并在空间里填上他们想象中的那个人的感受、愿望、信念或想法。在一个四口之家中，可以对每个成员进行三次心-脑扫描，从而对不同的感知如何形成进行深思熟虑的比较[1]。在这个练习中，大脑"空间"的内容很重要，主要是因为它们有助于家庭成员之间的交流。这个游戏和其他可用于MBT-F的游戏之所以具有治疗作用，不仅在于它们涉及对心理状态的阐述，还在于它们允许通过反思使隐含的理解变得明确。

另一种探索家庭成员如何相互心智化的方法是使用塑型黏土制作雕塑。家庭成员被要求共同制作一个雕塑，或者，孩子和父母可以同时各自创作自己的雕塑。开始时，治疗师首先向家庭成员解释这项练习："我想让你们制作一个雕塑，表现你们每个人（或所有人）现在是如何看待你们的家庭的。它不必是一件艺术品，而只是一个快速的方式，可以描述出家庭中有谁、每个人与其他人的关系、谁被认为是家庭的中心或是最外围的人、谁是负责人或谁不是负责人。"雕塑完成后，雕塑者可以解释他们是如何以及为什么要以这种特定的方式体现家庭的。在雕塑者解释其作品之前或之后，可以询问其他家庭成员如何看待雕塑，以及雕塑传达了雕塑制作者怎样的法想和感受。聚焦点可以来回移动，从雕塑者在制作雕塑时的想法，到他们在听其他家庭成员描述其作品时的想法。伴随着观点分享的活动具有特殊的价值。家庭雕塑并没有什么"神奇"之处，它展示的是家庭成员如何看待家庭结构，或者个人在家庭中的体验可能是什么——正是所有家庭成员用他们的理解进行积极参与才产生了进展。

以心理剧技术[4,5]为基础的角色扮演是另一种可以鼓励换位思考的活动。角色扮演可以基于当前或过去的有问题的互动来进行，家庭成员被邀请扮演这些角色，然后治疗师可以引入一些关于如何以不同方式处理这种情况的思考。例如，当父母被邀请在子女不在场的情况下参加治疗时，可以要求他们思考一个典型的冲突场景，然后将其"活现"出来[6]。如果情况变得艰难和激烈，治疗师会要求父母暂停，并去考虑彼此的想法和感受。这通常被证明非常具有挑战性，在这种情况下，治疗师会建议他们"重演"争吵，但要角色互换——他们被要求交换座位，母亲必须假装成父亲，反之亦然，每个人都必须使用对方之前说过的一模一样的话。一张空椅子，上面可能放着孩子的照片，可以代表不在这节治疗中的孩子（们）。然后，可以要求父母双方仍然扮演对方的角色，就同样的问题情景提出一些不同的台词，目的是获取建设性的结果，而不是典型的困境结果。还可以让他们想象3个月后的情景，那时有可能问题已经不那么激烈，双方的关系也有所改善，并让他们角色扮演一个有关类似问题情景的讨论可能会如何发展。还要求他们思考坐在椅子上的想象中的孩子，以及他们可能会从对话中得到什么。最后，父母双方都要采用对方创造的新台词，并在重新演出之前有问题的情景时将其变成自己的台词。当在进行这种性质的小型角色扮演时，父母通常会提出不止一个版本；这应该会激发相互间的好奇心，并需要探索在所设想的未来可能情景中存在差异的原因。

当心智化取向的治疗师使用"读心听诊器"时，可以引出对自己和他人的想法和感受的评论。在家庭治疗小节中，治疗师会鼓励儿童或青少年（甚至成年人）将听诊器的耳塞端放进自己的耳朵里，并将听诊器的传感器放在另一名家庭成员的头上，看看他们是否能通过听诊器"听到"一些东西。虽然听诊器通常用于识别呼吸系统和心血管系统的问题（如心脏杂音或肺部充血），而不是倾听某人的想法，但作为一个道具，它可以出奇地有效地使家庭成员暂停他们通常的不愿意明确心智化彼此以及一些微妙问题。

临床实例：读心听诊器

治疗师：（将听诊器放在妈妈的头上）：你觉得你妈妈的脑子里在想什么？想象一下，你
　　　　能听到她脑子里在想的东西……她会有什么样的想法或愿望？让我们把听诊器
　　　　放在她头部的那个部位……就在你妈妈的脑袋后部？有时，人们会把自己的秘
　　　　密想法或感受放在脑袋后部……你想象那会是什么呢？她对那里会感受到什
　　　　么？或者，她可能在身体的其他部位感受到了什么……这个听诊器还能听出心
　　　　脏和肚子的声音。你认为她的心脏足够大，可以容纳不止一个孩子吗……只需
　　　　倾听那些为你而存在的部分……它是什么感觉？

倾听自己也可以用类似的方法进行，即把听诊器放在自己的心脏、大脑或腹部：

治疗师：……现在听一听你自己……你的那颗心，如果它能说话，它会说什么？

只要稍加鼓励，孩子们通常会比他们的父母更容易使用这种游戏技术——尽管父母在孩子的榜样鼓励下，最终会觉得自己也能使用"读心术"听诊器。把听诊器的传感器放在需要"倾听"的器官上，是一种简单的装置，可以把物理世界和心理世界联系起来，而这两者的整合可能在发展上是有效心智化的基础。游戏性也会使人从固有的思维方式中分离出来，轻松愉快的氛围能减少焦虑。这个看似简单的装置实际上相当复杂。

父母和孩子可以用纸板管和其他材料一起制作他们自己的"父母-观察镜"和"孩子-观察镜"。当家庭成员一起制作这些假想的工具时，治疗师可以观察家庭进程——他们如何互动和沟通，谁主导以及谁跟从，是否有任何合作与让步，等等。如果父母不愿意或无法参与这项练习，治疗师可以从库存中提供他们自己的"观察镜"，让每个家庭成员选择其中一个。该装置的**物理结构**使"观看"过程具体化，从而使有效心智化的启动成为可能，尤其是在每个家庭成员都专注于自己的观点的情况下。

这种游戏活动还有很多变种——例如，构建"老师-观察镜""警察-观察镜""最好朋友-观察镜"等等，进一步提高家庭成员通过多种不同视角看待困境、问题或一个人的能力。其本质是一样的——通过发展增强的打破精神等同模式的意愿，质疑和反思假设，丰富他人观点的复杂性，从而在家庭中建立或增强心智化立场。

▌结语

在MBT-F中，与所有其他形式的MBT一样，心智化是治疗的目标。在评估阶段，对家庭进行有关心智化的心理教育，然后要求他们将所学到的心智化知识应用到他们的问题中。鼓励和稳定家庭中的心智化的技术遵循MBT模型，对每个家庭成员的观点进行认可和探索。然后，治疗师帮助家庭成员从彼此的角度看问题。重要的是，帮助家庭接管他们的困难，并讨论他们将如何一起处理这些困难，同时警惕低心智化互动的危险。

参考文献

1. Asen E, Fonagy P. Mentalizing Family Violence Part 2: techniques and interventions. *Fam Process* 2017; **56**: 22–44.

2. Asen E, Fonagy P. *Mentalization-Based Treatment with Families*. New York, NY: The Guilford Press, 2021.

3. Asen E, Fonagy P. Mentalization-based therapeutic interventions for families. *J Fam Ther* 2012; **34**: 347–70.

4. Moreno JL, Moreno ZT, Moreno J. *The First Psychodramatic Family*. Beacon, NY: Beacon House, 1964.

5. Yablonsky L. *Psychodrama: Resolving Emotional Problems through Role-Playing*. New York, NY: Gardner, 1981.

6. Minuchin S. *Families and Family Therapy*. Cambridge, MA: Harvard University Press, 1974.

第十六章
对伴侣进行工作

导言

对许多人来说，伴侣关系构成了最恒定的共同心智化系统之一，在这种关系中，熟悉感尤其有助于在日常运作中自动心智化。正如我们在第二章中提到的，亲密关系，本质是激活依恋系统，往往会切断心智化过程。这可能会导致心智化失衡的情况变得根深蒂固，使非心智化模式出现的熟悉的触发因素也很容易被活现。然而，伴侣关系也可以形成一种环境，在这种环境中，有益健康的（增强复原力和增强幸福感的）共同心智化的潜力是巨大的。心智化治疗（MBT）侧重于示范、支持和恢复心智化和认知信任，以及在亲密关系中学习社交和情感的相关能力，特别适合于思考和对伴侣进行工作。在本章中，我们将概述针对伴侣的 MBT（MBT-CO）的结构和技术，这种工作方式主要是由 Efrain Bleiberg、Ellen Safier 与 Peter Fonagy 共同开发的[1]。

MBT-CO 的结构

MBT-CO 首先要对伴侣双方的历史、功能以及他们在这段关系中能够保持和恢复心智化位置的程度进行初步评估，评估内容包括：

- 每位伴侣都有被对方认可和理解的感觉。
- 一种共同的安全感和信任感，其特点是每位伴侣都可以认为自己的伴侣是"站在自己一边的"。
- 在对方身上找到"认知性伙伴"，分享他们对世界的认识，以及对伴侣双方相互之间和与外部世界之间关系的认识。
- 这种关系既是一个"安全基地"，引发探索、游戏性互动、新的学习和发现，也是一个"避风港"。
- 这种关系能够在亲密关系与产生性亲密和性快感的充满情欲的"他人状态"（otherness）之间保持平衡[2]。

最初的评估阶段包括探索伴侣双方如何相处，确定所列的五种特质在伴侣关系中的存在程度，哪种互动会破坏这些特质，以及出现非心智化运作模式的时刻。也会询问并考虑具体的互动模式——在哪些时刻或情景下，心智化和信任更容易崩溃。

临床案例：心智化和信任的崩溃

以一对有一个年幼孩子的伴侣为例，孩子拒绝吃伴侣中某一方准备的饭菜可能会导致其与孩子之间的对峙，他/她会感到越来越烦躁和沮丧。伴侣中的另一方可能会出现在现场，试图通过安抚越来越不高兴的孩子来打破僵局，这让伴侣感觉得不到支持，被他/她和孩子排斥，而试图打破僵局的一方对这种情况的恼怒和对孩子的保护也无济于事。这样就形成了一个防御循环，其中出现了**目的论模式**（孩子必须吃饭，另一方必须让孩子吃饭，以表达对伴侣的爱和支持）和**精神等同**（一方因孩子拒绝吃饭而感到受伤和沮丧，因此孩子充满敌意、固执和排斥——而其伴侣也是如此，因为对方与孩子"串通一气"）。父母一方与孩子之间最初的艰难互动变成了伴侣之间的危机，危机的基础是对另一方的意图缺乏信任——另一方的干预在伴侣看来不是试图打破艰难时刻，而是一种攻击。

评估包括一到两节伴侣治疗，然后是与伴侣中的每一方分别进行一到两节个体治疗。在这些治疗小节中，治疗师试图清楚地了解导致这对伴侣接受治疗的困难、他们的个人历史（尤其是依恋历史）、伴侣关系的历史以及他们的心智化优势和劣势。

在个体治疗小节中，治疗师会探索伴侣双方各自的原生家庭、关系史、对当前优势（即他们重视伴侣和关系中的哪些方面，并且不想改变）和困难的看法，以及他们对关系和治疗过程的投入，治疗旨在处理挑战和修复问题。个体会谈还提供了一个机会来评估每一方伴侣的人格、依恋风格、功能运作水平（即他们的僵化性、灵活性、应对策略、认知风格和沟通模式），以及他们与伴侣的兼容性。此外，还可以在个体会谈中提出伴侣在场时难以讨论的问题（如身体和/或精神健康问题、物质滥用、对安全或暴力的担忧、不忠、创伤），这些问题既会加剧心智化中的困难，也会被心智化中的困难所加剧。这些问题的提出要求治疗师仔细考虑如何在涉及一些事情时支持伴侣，这些事情涉及他们可能彼此有所隐瞒、安全性、创造安全治疗环境的可能性、伴侣双方接受治疗的适当性和准备程度。

在完成这些联合和单独评估会谈后，将再进行一次联合会谈，治疗师在会谈中提出一个供考虑的个案概念化。该概念化解释了治疗师对这对伴侣的优势和劣势的看法，并特别注意他们的心智化优势和易感性，以及他们在信任和学习方面的困难。该概念化还从伴侣功能运作的角度提出了一条可能的康复之路。与其他类型的MBT一样，个案概念化可以以口头或书面形式提出；如果概念化是书面的，它将提供一份有用的文件，供参考和审查治疗的进展情况。请记住，概念化始终是一项"正在进行中的工作"，而不是一个最终文件。

评估和个案概念化分享阶段还可以用来引入和界定一些有关心智化和认知信任的理念，并解释MBT的过程。这一教育过程通常包括解释心智化是如何在依恋关系的背景下发展起来的，以及当人们处于防御状态或其依恋系统被高度激活时，心智化是如何趋于崩溃的。此外，还介绍了心智化崩溃的后果，即关闭伴侣间的认知信任和社交沟通渠道，试图传达这样一种理念，即心智化本身并不是目的，而是沟通和对沟通开放的持续循环过程的一部分。还可以提供一些教育材料，如阅读材料和视频片段。

在讨论治疗概念化的过程中，治疗师会提出一个治疗结构，通常包括每周一次的伴侣治疗，以及进一步的个体会谈选项。此外，伴侣中的一方或双方可能会被转介到个体心理治疗、药物管理或酒精和物质滥用的治疗。当伴侣中的一方或双方出现严重的心理健康问题，或出现明显的失信行为（如不忠）时，就会建议采用这些方法。

MBT-CO 中的心智化立场

MBT-CO是围绕着两个关键特征构建的：

1. 治疗师的心智化立场（"如何成为"）。
2. 治疗师可采取的干预措施范畴（"做什么"）。

我们已经在第三章和第四章中详细介绍了心智化立场，在本书全文中我们也一直提到它。这是一种以"不知道"为特征的治疗立场，它对心理状态持开放、好奇和不做评判的态度，是所有MBT工作所依据的基本做法。在伴侣治疗过程中，心智化立场的某些方面值得特别关注，我们将在此简要介绍。

保持平衡

有效的心智化涉及在心智化的四个维度（另见第二章）之间保持灵活的平衡——

在关注自体和关注他人之间，在情感和认知之间，在自动心智化和受控心智化之间（当压力和唤起程度降低时，受控心智化更容易发挥作用），以及根据房间里不同人的内、外部特征和体验进行的心智化之间。治疗师会评估伴侣双方的心智化和唤起状态，以及互动对他们的影响，并使得伴侣双方交流自己的体验，以及感受到被伴侣和治疗师倾听和理解了。

打断非心智化

MBT-CO的一个核心信条是，非心智化倾向于在困难的互动中作为一种防御机制出现。这可能会导致消极的螺旋，因为非心智化行为会造成进一步的困难，并有可能反过来引发伴侣的非心智化。因此，当非心智化运作在治疗小节中变得明显时，治疗师就需要进行干预。首先，治疗师必须认识到，心智化已经崩溃，或是在伴侣中的一方或双方身上，或是在治疗师身上。治疗师的非心智化表现为与伴侣一方或双方争吵，对伴侣间发生的事情过于确定，或发现很难抓住房间里的人的不同观点。一旦心智化崩溃被识别出来，治疗师就需要打断这一过程。其中一种方法是暂时休息一下，从而有可能使治疗师后退一步并思考一下正在发生的事情——对治疗师和伴侣都是如此。

突显和标记心智化

治疗师关注心智化的另一种方式是通过识别和标记一方或双方有效心智化的时刻。当伴侣一方表现出好奇、尊重和有兴趣了解另一方的观点，或意识到自己对另一方的影响时，就可以发现有效的心智化。当一个人能够表达脆弱感而不会变得防御或过度失调，或者能够为自己的错误或可能造成的痛苦承担责任时，也可以发现有效的心智化。

▎MBT-CO 的干预范畴

这里描述的干预措施为MBT-CO治疗师提供了回应伴侣当前心智化水平的方法建议。这些技术在本书的其他地方有更详细的描述，因为它们被用于不同的MBT项目中。在此，我们将描述这些干预措施在对伴侣工作中的应用以及与伴侣工作时所需的特殊考虑和治疗工作的扩展。

共情、支持和认可

在MBT-CO中，治疗师的任务不仅是在治疗小节中支持和认可伴侣双方，而且还要帮助每一方停止不认可另一方，并发展一个对他们更加共情的立场。治疗师治疗的是关系本身，而不是个人，因此他们也会努力支持和认可伴侣双方发展更加心智化关系的尝试，共情伴侣双方可能面临的挑战和付出的努力。为伴侣搭建心智化立场脚手架的一种方法是，治疗师与伴侣任一方进行支持性和共情性的对话，而伴侣另一方在场并被要求倾听并尝试理解。

澄清、情感聚焦和详细阐释

一旦伴侣双方开始表现出一些反思性的好奇和对彼此更加同情的开放态度，治疗师就可以开始通过引入澄清和详细阐释技术来进一步发展他们的心智化能力。这一过程旨在通过询问伴侣双方在困难的互动过程中的感受和想法的细节，来重新考虑在以心智化崩溃为结局的互动过程中发生了什么。治疗师可以使用"倒带和反思"的技术来解释这种互动——在这种技术中，治疗师会要求伴侣双方回溯并精准确定他们觉得能够清晰地思考且比较自由地回应对方的最后时刻。然后，治疗师开始进行心智化功能分析（见第四章），其中包括详细阐述每个人的心理状态是如何随着他们认为互动中每个时刻背后的意义而发生变化的。在这个过程中，治疗师的工作是找出并揭示隐藏的焦虑和易感性，这些往往会驱使人们表现出防御性的疏远活动——有些人可能会觉得这种干预相当具有挑战性。对意义的探索可能会引导伴侣们思考他们之前的经历，无论是作为在之前的关系中的伴侣一方，还是在他们的原生家庭中。

挑战与治疗谈判

当伴侣双方达到能够相互合作并与治疗师合作的程度时，就可以使用挑战法。这种技术对于在合作中存在假装模式的伴侣特别有用，尤其是当这种假装模式涉及到忽视或淡化重大的或令人担忧的/破坏性的行为时，如物质滥用或其他成瘾行为、不忠行为或未披露的财务决定或可能使伴侣关系处于危险之中的秘密。

挑战通常会涉及审视改变某种行为的潜在弊端，即使是一个看上去有问题的行为。治疗师可能会非常明确地告诉他们，他们正在进入一个困难的领域——例如，他们可能会说："我希望你能容忍我，但我认为这真的很重要。"面对分享易感性的不舒服体验是困难的，需要技巧。两难的境地在于，是保留防御性的、非心智化的方法，以提供一种掌控、安全和保护的假象，还是承担风险，放弃这些保护，以建立一种更加诚实和支持性的信任关系和共同心智化。

在此时此地修复心智化和认知信任

伴侣间最大的心智化需求就是向对方暴露自己的脆弱点，并在面对激烈的情绪时保持信任和心智化。在一段关系中产生社会学习良性循环的最大可能性是建立在为彼此发展一个安全的避风港和安全基地的基础之上。这种修复能力为伴侣每一方提供了获得一套工具的最佳机会，这些工具可以推广到伴侣关系之外的其他关系中，也可以推广到治疗关系之外的其他情境中，从而恢复（增强复原力的）社会学习的可能性。

治疗师愿意为自己的错误、没有同调以及它们所造成的痛苦承担责任，这为一种不同的互动做好了准备。在这种情况下，治疗师以一种与他们治疗的伴侣希望的相一致的方式在关系中对自己负责。当这些情况出现时，向伴侣双方道歉，并鼓励他们在关系中迈出这关键的一步，打开更加亲密的大门。当伴侣中的任何一方都能承认自己的错误，并真正明白错误对伴侣的影响时，他们就能以谦卑而坚定的态度表达自己的愿望，以赢得伴侣的信任。教伴侣关于有效道歉的规则，通常很有帮助[3]。在鼓励道歉的过程中，治疗师会强调这样一个事实：修复关系中的裂痕首先需要承担责任的能力——不是为对方的感受负责，而是为我们自己的伤害行为负责。为了承担责任，我们必须首先对伴侣的观点感兴趣，然后愿意了解伴侣的观点，我们还必须容忍这样一个事实，即无论我们多么努力，我们都不可避免地会满足不了伴侣的需求和愿望，有时还可能会让伴侣失望。

▌结语

MBT-CO遵循明确的干预原则，以促进伴侣关系中的心智化。正如我们在本书中一直强调的，非心智化会导致更多的非心智化，这一点在那些挣扎于努力建立建设性关系的伴侣身上体现得淋漓尽致。

参考文献

1. Bleiberg E, Safier E. Couples therapy. In: Bateman A, Fonagy P, eds. *Handbook of Mentalizing in Mental Health Practice*, 2nd ed. Washington, DC: American Psychiatric Association Publishing, 2019; 151–68.

2. Perel E. *Mating in Captivity: Unlocking Erotic Intelligence*. New York, NY: HarperCollins, 2006.

3. Lerner H. *Why Won't You Apologize? Healing Everyday Hurts and Big Betrayals*. New York, NY: Gallery Books, 2017.

第十七章
其他设置中的心智化

导言

一个心智化的个体会反思，对自己和他人进行共情、调节情绪波动、设定界线并具有强烈的能动感。同样的原则也适用于社会群体。功能失调的社会系统会导致心智化的崩溃，并导致高度反应性的、紧张性的和防御性的互动。在第二章中，我们讨论了心智化、认知信任和产生社会认知的"我们-模式"之间的关系。我们阐述了心智化的崩溃是如何损害社会功能的，因为它们触发了社交沟通中认知信任的封闭以及排除了与他人形成"我们-模式"的可能性；与他人一起思考变得令人厌恶或根本无法实现，因为不可能有准确的"认知性匹配"。最近，我们结合文化与精神病理学对这一议题进行了思考，并认为暴露于非心智化的社会环境中——例如，以社会经济异化和不平等的形式——与较高的精神病理学风险有关，因为这些经历破坏了心智化、认知信任和共同关注等松散耦合的系统[1]。非心智化的社会体系会减少心智化，从而造成易感性；此外，社交沟通和共同关注能提供保护和支持的机会，而非心智化的社会体系会破坏获得这些保护和支持的机会，以及它们所带来的社会包容感。在本章中，我们将讨论心智化工作已经在哪些领域被应用于对更广泛的社会系统的思考，开发出赋心智化特征的方法，其中不包括标准 MBT 临床项目。

AMBIT：对专业社区的心智化

适应性的基于心智化的整合治疗（Adaptive Mentalization-Based Integrative treatment，AMBIT）是一种相对较新的方法，用于在团队中创建一个心智化治疗社区，对那些有心理健康问题和社交问题的个体进行工作，这两个问题往往是复杂的和相互影响的[2]。开发 AMBIT 模型的目的是帮助那些有复杂的物质滥用史、犯罪史、严重精神健康问题、社会照护经历和失败安置史的年轻人，最典型的是，同时涉及大量的助人专业人员（如治疗师、外联工作者、青年工作者）和服务机构（如教育、社会照护、刑事司法系统）的参与。对这些年轻人进行工作的人经常体验到失去勇气和动力，因为他们提供的帮助被拒绝了，或者即使被接受，一般也被认为是不够的。AMBIT采用了心智化框架作为一种共同语言，为理解和应对年轻人所面临的多重问题提供一个共享的视角。这种视角有助于帮助系统更好地应对这些复杂问题。该方法有记录翔实的文档，并且有自己的网站和"维基手册"，接受过AMBIT培训的团队可以在发展和记录（手册化）其实践时进行动态更新。该方法已被各种服务机构踊跃采纳，英国和欧洲其他越来越多的国家已有数千名团队工作人员接受了该方法的培训。

AMBIT的出发点是假定年轻人/来访者可能有很好的理由拒绝接受帮助，他们的不信任是有道理的，他们的态度具有适应价值。同样，对参与此类案例的工作人员也采取了一种心智化的立场。在大多数情况下，对案例的焦虑是有道理的，但对进展不足感到羞愧可能会适得其反，因为这会降低工作人员从其他渠道寻求帮助的可能性。AMBIT聚焦于年轻人周围的帮助服务缺乏整合[AMBIT术语称之为"失整合"（dis-integration）]，并接受这是复杂网络的自然静止状态，而不是被解释为懒惰、无能，甚至是恶意造成的个人行为的结果。这种方法认为，需要扭转的是系统的失整合和同时出现的系统的士气低落，这反映了构成帮助系统的专业人员和服务机构之间的信任破裂。当系统中几乎不存在或根本不存在认知信任时，改变是不可能的。

对于复杂案例，通常提倡的模型是"团队围绕来访者"。在这些情况下，参与帮助年轻人的每一位专业人员往往都认为自己在为年轻人提供支持方面做出了重要而独特的贡献。然而，对于年轻人本人或其家庭来说，多个专业人员和服务机构的参与被认为是令人困惑的，有时甚至是侵入性的。对于任何人来说，整合教育、社会照护和心理健康等领域专业机构的多种观点和不同思想体系都是一种挑战——但对于那些理解即使一种与自己不同的观点都有很大困难的人来说，调和及真正领会几种观点的任务就更加难以想象了。

基于认知信任原则及其在依恋理论中的根基，AMBIT倾向于使用单个关键工作者——与来访者关系密切、最有可能得到来访者信任的人。通常需要注意和调整的是这个关键工作者与其他参与个案的专业人员和团队之间的联系。有特权接触年轻来访者的关键工作者理应得到所有其他工作者和团队的尊重和全面支持。在这种模型中，所有专业人员——例如治疗师、精神科医师、社会工作者和青少年司法工作者——都通过关键工作者开展工作。所有这些专业人员都可以通过这条简单得多的——对年轻人来说也不那么令人困惑的——途径进行系统性的投入。因此，尽管仍有可能在多个领域开展工作，但关键工作者仍有责任整合这些领域。

AMBIT 模式由四个核心实践领域构成，被称为 AMBIT 轮盘的四象限[2]。它们是：

1. 与你的来访者合作。
2. 与你的团队合作。
3. 与网络合作。
4. 在工作中学习。

其中只有一个象限直接与来访者打交道；AMBIT 的激进之处在于，它假定工作人员个人、团队及其更广泛的专业网络的心智化能力对于提供有效帮助与支持来访者的工作同等重要。

AMBIT 具有化繁为简的优点。AMBIT 没有呈现神经科学、学习理论、认知行为治疗、社会生态学、系统理论、依恋理论和精神分析等高级思维的成果，而是借鉴了心智化理论，该理论为 AMBIT 努力实现的整合提供了一种共同的语言和模型。与此类似，关键工作者的角色代表了年轻人及其家庭与专业系统之间的单一途径，由最可信赖的个人管理，无论其在专业网络中的原始位置如何。在"团队围绕来访者"方法中，重点往往放在规则和技能上，而 AMBIT 提出的"团队围绕工作者"方法则强调关系。

CAPSLE：针对学校的心智化项目

这里讨论的针对学校的心智化方法是"创建和平的学校学习环境"（Creating a Peaceful School Learning Environment，CAPSLE），这是一个基于心智化的项目，用于处理问题学校环境中的攻击和霸凌行为。CAPSLE 是一种全校范围的方法，它试图营造一种心智化氛围，在这之中，个体的暴力或霸凌行为被识别出来并受到挑战，这样当此类事件发生时，它们就不会升级并在社会上流行起来[3,4]。CAPSLE 有四个组成部分。

1. "积极氛围"运动是在事件发生后立即对其进行反思性讨论；讨论在教室内进行，由辅导员主持。

2. **课堂管理计划**注重从根源上理解和纠正问题，而不是只惩罚和批评明显的行为，从而提高教师的管教技能。例如，在一个孩子身上的问题行为被概念化为班上所有学生的问题，而这些学生往往在不知不觉中扮演了霸凌者、受害者或旁观者的角色。这种方法减少了"替罪羊"现象，同时也意味着深入理解行为意义是至关重要的。

3. **体育教育项目**结合了角色扮演、放松和自我防卫技术，向儿童传授应对使人受害行为和旁观行为的技能。该项目的这部分内容帮助儿童通过使用非攻击性的身体策略和认知策略来保护自己和他人。例如，在角色扮演中扮演霸凌者-受害者-旁观者的角色，提供给学生机会去找到替代打架的其他行动。学习一些方式去应对（如被抓住、推搡或拳打时的反应），再加上课堂讨论，可以让学生学会个人自我控制以及尊重他人和帮助他人。

4. **学校可实施同伴指导和/或成人指导项目。** 在这些项目中发展起来的指导关系可提供额外的涵容和示范，以帮助儿童掌握处理权力斗争的技能和语言。例如，指导者可以教孩子们如何做游戏的裁判或解决操场上的纠纷，以及帮助他人的重要性。

当儿童和青少年开始体验家庭系统以外的世界时，学校通常是他们遇到的主要和最重要的社会环境。学校可以为他们提供重要的一课，强化他们对世界的感知，即认为世界是安全可靠的——或者是危险和不可预测的。虽然早期安全的亲子依恋关系会增加积极发展结果的可能性[5]，但同伴的——而非父母的——支持和接纳被证明是青春期复原力的最佳预测因素[6]。然而，我们在研究早期发展的背景下所识别出来的机制[1]很可能也适用于理解青少年的社会环境是如何产生风险的。认知信任可以理解为表达了对一个人的社交社区的普遍信任。共享的意向性（"我们-模式"）可能被个人在群体层面以及个人之间层面体验到，它与期望社会环境会保护、关心和帮助实现他们的目标和抱负有关。非心智化的社会系统提供了一个强有力的线索，表明个人所处的环境中的社会关系不是按照共同目标、合作和相互依存的原则运作的。学校环境是塑造儿童和青少年社交沟通立场的有力工具。

CAPSLE 关注霸凌者、受害者和旁观者之间的权力动力学，并强调旁观者在恢复心智化方面的作用。旁观者被训练去鼓励霸凌者、受害者和其他旁观者认识到并摆脱各自的"病态"角色。在非心智化的环境中，权力斗争或暴力行为的目击者——旁观者——在看到他人的困难或痛苦时可能会体验到虐待狂般的快感。根据我们的见解，只有当目击者感到与他人的内心世界有距离，并能够利用受害者来涵容自己的不想要的（通常是害怕的）部分时，才有可能产生这种情况。旁观群体在目睹暴力校园中的斗殴或攻击行为时经常表现出的愉悦和兴奋——例如，经常发生的围观斗殴和煽风点火——并不涉及完全的心智化丧失，因为一定程度的共情是对受害者的痛苦进行投射性认同所必需的。然而，确实发生的心智化受到社会环境的显著限制，以至于受害者的痛苦在旁观者的意识中并不完全被表征为一种心理状态——也就是说，旁观者**认识到**了受害者的痛苦，但却没有**感受到**受害者的痛苦。在学校里出现这种动力学并不奇怪，因为心智化在成年早期（甚至在更晚的人生阶段）之前都是一种脆弱的能力，它需要一个能够为其提供支撑的社会环境，并确保自体的和他人的心理状态能够被反思。CAPSLE 是一种刻意的尝试，创造一种社会环境来为儿童和青少年（以及对他们做出反应的学校工作人员）不平衡、不稳定和不完全出现的心智化能力搭建脚手架，在这种环境中，更加平衡的心智化能力可以被实践和加强，其益处可以被体验到。

在更广泛的设置中对父母、照护者和家庭进行工作

下一组干预措施——反思性养育、反思性寄养和照看婴孩项目（Minding the Baby）——都是极具创造性的方式，其中心智化理论被应用于支持主流临床设置之外的家庭和照顾者。它们是可以在社区环境中进行的工作形式，通常寻求在接受支持的个体之中建立一个支持社区。我们在这里描述的工作并不是一个比较正式的基于心智化的典型治疗项目，而是涉及对家庭进行工作的一些形式，它们使用心智化理念并聚焦于心智化在支持功能运作方面的价值。

反思性养育

反思性养育是一种以心智化为核心的帮助家庭的方式[7]。它特别强调反思性自体的作用，以帮助父母与孩子（们）建立更同调、更具连接感的关系。自体心智化在

反思性养育模式中起着关键作用，也是父母在这项工作中的第一步。该项目以高度务实的方法为中心，充分考虑到家庭生活的压力和紧张，以及这些压力和紧张如何不可避免地导致心智化困难的时刻。

反思性养育方案采用了一种创新的方法，帮助家庭发展健康的关系，应对家庭困难，帮助父母支持有情绪和行为问题的儿童和青少年[7]。父母理解子女心理状态的能力通常被称为**父母的反思功能**。这个构念源自一项很有名的伦敦父母-孩子项目研究，该研究的突破性发现表明，父母的依恋模式与子女的依恋模式之间存在高度的一致性[8]。研究认为，这种关系是由父母有能力将孩子视为一个独立的心理实体并拥有自己的心理体验所塑造的[9]。除此之外，父母不仅能感知孩子的心理状态，还能将孩子的心理状态反映回孩子那里，并通过自己的行为做出回应，这种能力被认为与依恋安全感密切相关。这导致了反思性自体功能量表（Reflective Self-Function Scale）的开发，以及随后的反思性功能量表（Reflective Functioning Scale）的开发[10]，这是衡量父母理解自身心理状态能力的重要工具。这种拥有"反思性自体"的能力是在反思自我（父母）心理状态与将这种反思能力转向发育中儿童的心理状态之间的一种谨慎的相互作用。这种平衡是旨在提高父母心智化能力的关键，因为父母的心智化（反思功能）不仅仅是父母反思孩子的能力，也是他们反思**自己的**心理活动的能力。

有两个关键工具已经被开发用于反思性养育模式（本章稍后将介绍的改良形式，即反思性寄养项目也采用了这两个工具）。第一个工具是父母地图（ParentMap）。自体心智化的能力对于情绪调节至关重要，尤其是在充满情绪负担的体验中，基于这一理念，父母地图帮助父母认识到他们当前的心理状态以及在其中发挥作用的不同体验——包括直接体验、他们的家庭历史以及他们自己的早期经历。特别是，它旨在帮助父母识别那些可能会引发强烈情绪并有丧失心智化和情绪调节风险的体验。帮助父母绘制他们希望如何教养子女以及何时教养子女效果最佳的地图。为了支持父母对孩子进行心智化的能力，第二个被开发的工具是养育APP。该工具的名称是基于代表了对他人的心智化立场的三个关键方面的首字母：关注和好奇心（Attention and Curiosity）、换位思考（Perspective Taking）和提供共情（Providing Empathy）。养育APP被用于将父母的注意力吸引到孩子正在经历的、可能影响其行为的事情上[11]。

反思性养育是一种模式，适用于各种年龄、能力和困难程度的儿童的父母。该模式旨在：

1. 鼓励对父母进行工作的专业人员对父母采取心智化的立场；作为结果，父母会感到被理解，这有助于他们开始心智化。

2. 提高父母对自己的心智的认识，特别是关于养育子女方面的。

3. 提供心理教育，使父母了解如何理解感受（包括他们自己的和孩子的感受）以及管理感受和行为之间的联系。

4. 帮助父母意识到，理解孩子以某种特定方式行事背后的"背景故事"，将带来父母与孩子之间更好的联系。

5. 提高父母帮助孩子理解他们的感受和原因的能力。

反思性养育的帮助方式之一是通过团体活动项目来提供。该项目的核心目标是提高父母理解自己和孩子的想法、感受和需求的能力——或者更简单地说，提高父母的心智化能力。团体活动为期8周。第一周介绍反思性养育，包括其背后的研究，并解释它如何产生帮助以及它可能产生的影响。在这一节中，团体成员有机会相互了解，并听取彼此孩子的情况。第2周和第3周，在父母地图的帮助下，探索父母自身的心理状态对养育子女的影响。在第4周，父母会思考孩子行为的"背后故事"，并探索以不同的视角和方法来理解其背后的意义。这有助于父母从发展的角度（了解哪些行为是常见的和可以预期的）检查自己对孩子意图的假设。在这一节中，将介绍以反思性的或心智化的立场进行养育，这可以让父母以不同的方式理解孩子，进而帮助孩子在父母的帮助下管理自己的感受和行为。第5周的重点是帮助父母管理好自己的和孩子的"情绪温度"以达成一个更好的关系。第6和第7周，讨论亲子关系中的纪律和权威议题。第8周最后一节的重点是讨论父母如何将反思性养育持续下去，展望未来，并帮助父母考虑如何与孩子共度美好时光。

反思性寄养

心智化方法最近感兴趣的另一个领域是将心智化思维应用于被照看儿童的需求。这是一个相当有需求的领域。2021年3月，英格兰地方当局的照看儿童人数为80850人，这个数字在逐年增加[12]，越来越多的被照看儿童被寄养，而不是被安置在寄宿家庭[13]。之所以采取寄养措施，是因为人们认识到，由现有的和可获得的照料者提供的稳定、可预测的关系最有利于儿童的发展[14]。反思性寄养项目（Reflective

Fostering Programme，RFP）的发展是对这样一个事实的回应：尽管寄养作为一种对被照料儿童的干预措施具有明显的潜在优势，但寄养过程中的情感工作和情感需求历来没有得到足够的重视[13,15]。寄养儿童患有可诊断的精神障碍的概率是普通儿童的五倍以上，据报道患病率高达72%[16]。

当寄养安置中断时，会产生进一步的脆弱性和不稳定性；据估计，安置的不稳定性为22%~56%。寄养安置的中断与儿童的不良结果有关——多次中断与身体、情绪和行为问题的增加有关。因此，寄养作为一种干预措施有相当大的影响——它有可能成为对最易感儿童来说非常有价值的帮助方式，而且安置的稳定性也相当重要。但与此同时，对于要承担的重要工作，寄养照料者往往得不到足够的培训和支持。现有的对寄养照料者的干预措施和培训项目往往聚焦于管理儿童的挑战性行为。鉴于依恋和关系困难在被照看儿童中更为普遍，RFP在设计时考虑到了这些需求。RFP建立在一项研究的基础上，该研究表明，提高父母对自己和孩子的行为的心智化能力有助于他们更好地回应令人担忧的或困难的行为，并更有效地支持孩子的情绪幸福。当孩子感觉到自己被心智化时，他们就会感觉到更多地被认可和理解，这会在他们身上创造出更强的能动感和个人价值感。研究表明，良好的父母心智化与儿童更好的社会情感结果和认知结果相关，并能降低日后出现不良心理健康结果的风险[17]。RFP建立在我们之前讨论过的反思性养育模式的基础上，该模式促进了在管理压力和高度情绪状态的情况下，聚焦自我的和聚焦儿童的反思性功能运作。

RFP使用一套工具，以简短、极具吸引力的形式体现了反思性养育的原则，供寄养照料者用于自己和所照料的儿童。与其他针对被寄养和被收养儿童的心理干预措施不同的是，其他干预措施被设计由心理健康专业人员来实施，而RFP被设计成易于社会照护专业人员学习，以便实施和调整，从而满足各种寄养照料者的需求。对一个试点项目的评估表明，培训国家防止虐待儿童协会（National Society for the Prevention of Cruelty to Children，NSPCC）的工作人员——在儿童社会照护设置中工作经验丰富的社会工作者——来实施该项目是可行的，寄养照料者热切希望参加该课程，而且他们中的大多数人都坚持完成了整个项目。我们还发现，该项目确实降低了寄养照料者的压力水平和改善了寄养照料者和他们所照料的儿童之间的关系[18]。

RFP是一项以团体为基础的项目，旨在支持儿童寄养照料者，最初的被寄养者为

4至11岁的儿童，后来扩展到13岁以下的儿童。RFP以心理教育为重点，教授对反思性照料原则的实际应用。该项目包括10个小节，每节时长为2~3小时，为期12~14周，由6~10名寄养照料者组成一个团体。RFP力图为照料者提供切实可行的方法，帮助他们发展并维持与所照顾儿童之间的支持性关系。RFP中使用的两个关键工具是照料者地图和照料者APP，它们类似于本章前面反思性养育一节中描述的父母地图和养育APP。照料者地图旨在支持寄养照料者的自体心智化能力，而照料者APP则旨在提高寄养照料者心智化儿童的能力，具体做法是阐明一种心智化立场，该立场的特点是关注和好奇、换位思考和提供共情。

10个小节中的每一节都有特定的焦点[19]：

1.RFP的介绍。

2.反思作为寄养照料者的自己——照料者地图。

3.以不同的方式看待和思考你的寄养儿童。

4.理解并帮助经历过发育创伤或其他创伤的寄养儿童。

5.信任、关系以及帮助你的寄养儿童更好地与他人相处。

6.以反思的方式回应问题行为。

7.理解误解——将你的照料者地图和APP放在一起。

8.从家人、朋友和周围的团队那里获得作为寄养照料人所需的帮助和支持。

9.继续前进——为RFP的结束做好准备。

10.回顾和结束小节——如何牢记模型并保持被支持感。

这些小节由一对受过培训的促进者（一名注册社会照护工作者和一名经验丰富的寄养照料者）提供，他们每周都获得伦敦安娜·弗洛伊德中心的专家提供的一次咨询。这种共同实施的方法可以在系统内建立胜任力和能力，并且它扩展了系统网络内的"专业知识"。项目结束后，寄养照料者可以在线使用有关反思性寄养的资料，并被鼓励组建一个线上支持小组。

在撰写本书时，英格兰各地的地方当局正在进行一项明确的、优效的、双臂的、平行的、务实的随机对照试验，其中包含嵌入过程评估和经济学评估，以及一项内部预实验，以评估RFP的有效性和成本效益[19]；这是在两个开发和初始项目[13,15,18]之后进行的，这些项目显示了寄养照料者的高招募率、高保留率、高相关性和高可接受性，以及寄养照料者压力和照料者报告的寄养儿童心理健康状况的改善。

照看婴孩项目

照看婴孩项目（Minding the Baby，MTB）是一项针对易感的初为人母者的家访项目，旨在支持这些母亲在与婴儿的关系背景中发展她们的反思功能运作技能[20-22]。该项目从妊娠的第六个月末期开始，一直持续到婴儿两岁。在整个孕期和孩子出生后，每周对母亲进行一次探访，直到孩子一岁，在婴儿的第二年，每两周探访一次。探访频率也会根据需要调整，在危机时期会安排更频繁的探访。虽然母亲和婴儿是MTB的首要关注对象，但父亲也被鼓励参与进来，同样受到鼓励的是其他对母亲和孩子来说重要的人物，如兄弟姐妹、祖父母或亲密的朋友。

MTB聚焦于帮助那些情感上易感的、缺乏心理复原力和支持的年轻母亲，以应对养育子女所面临的巨大挑战。该项目在贫困地区开展，被招募参加该项目的妇女通常都挣扎在贫困、社会孤立、教育程度低和复杂的心理健康需求等多重不利因素中。她们中的许多人都有童年或青少年时期的创伤、虐待或忽视的历史。

MTB采用跨学科方法。该团队由一名护士和一名社会工作者组成，他们轮流探访，并提供一系列精心定制的帮助，以匹配每位母亲的需求。高水平的实用育儿支持是这项工作的重要组成部分，其中包括个人和家庭健康评估，以及营养和家庭计划的建议。提供这种集中的育儿反映了这样一个事实，即参与该项目的妇女在照顾孩子方面往往得不到足够的支持和资源。该项目还涉及人身安全和获得尿布和食物等必需品的问题。护士的工作重点是促进健康和心理健康筛查。社工为可能出现的有关住房、就学和驾驭具有挑战性的社会照护系统的问题提供支持，并采用心理治疗性的方法来为母亲的心理健康、家庭功能运作或与创伤有关的问题提供支持[22]。为了给父母提供所需的心理空间，使他们能够聚焦于与婴儿的关系，他们往往需要在应对严重压力源时得到支持，否则这些压力会妨碍他们。通过这种方式对母亲进行工作，以帮助她提供更好的照护，还能加强母亲与团队之间的联系；建立母亲与MTB工作者之间的关系对项目的成功至关重要，而所提供帮助的个性化特点以及与已知的、值得信赖的工作者之间的关系的一致性都有助于实现这一目标。

　　该项目强调参与和促进与这些面临风险的初为人母的年轻母亲的持续关系，并确保该团队具有满足这些母亲复杂的健康、社会和心理健康需求所需的专业技能知识，从而建立信任并减少从项目中脱落。MBT的整合模式结合了实际的支持和心理健康支持，被认为是在一系列领域优化父母和儿童结果的关键。通过将应对社会逆境的多模式支持与对母子关系的密切关注（特别是父母照护的敏感性和父母的反思功能）相结合，MTB旨在将早期预防的最佳临床实践与促进儿童最佳结果的发展过程相关的科学证据结合起来。一项针对年轻母亲的随机对照试验发现，与未参加该项目的母子组合相比，参加MTB项目27个月（从怀孕到孩子两周岁）的年轻母亲更有可能表现出改善的反思性功能，她们的婴儿也更有可能表现出安全依恋，更少可能表现出瓦解型依恋[22]。

▌结语

　　本章所描述的实践模式都展示了心智化如何被应用于不同的设置中，通常是在社区中，并由不同的从业人员进行应用，例如社会工作者、有经验的寄养照料者和教师——或者，特别是在AMBIT的情况下，来访者周围的整个网络以及来访者认为与他们关系最密切的关键帮助者。所有这些形式的实践都是力图在现有的人际关系和社区中建立心智化的能力，而不是针对特定的心理健康障碍实施临床MBT项目。

　　在第二章中，我们描述了我们提出的支撑有效心理治疗形式的三个沟通系统。本章介绍的所有工作形式都特别关注第三个沟通系统，即**在更广泛的环境中应用社会学习**。这让我们知道，聚焦于一个个体的心智化能力，而不关注其周围更广泛的社会系统，不太可能带来有意义的帮助，尤其是对那些有多重或复杂需求的人和/或那些可以从其周围的心智化社区中受益的人来说，在这样的社区中，以"我们-模式"共同思考是可能的。无论工作对象是努力调节和管理家庭生活的父母、努力建立和维持积极关爱关系的寄养儿童和照护者、社会中脆弱的年轻母亲、处于令人生畏的学校环境中的儿童，还是有复杂和/或多重需求的个体，我们都希望通过为个体提供一个一起思考的空间，体验"我们-模式"并减少孤立，这有可能改善社会功能运作和连结性。

参考文献

1. Fonagy P, Campbell C, Constantinou M et al. Culture and psychopathology: an attempt at reconsidering the role of social learning. *Dev Psychopathol* 2022; **34**: 1205–20.

2. Bevington D, Fuggle P, Cracknell L, Fonagy P. *Adaptive Mentalization-Based Integrative Treatment: A Guide for Teams to Develop Systems of Care*. Oxford, UK: Oxford University Press, 2017.

3. Twemlow SW, Fonagy P, Sacco FC. A developmental approach to mentalizing communities: I. A model for social change. *Bull Menninger Clin* 2005; **69**: 265–81.

4. Twemlow SW, Fonagy P, Sacco FC. A developmental approach to mentalizing communities: II. The Peaceful Schools experiment. *Bull Menninger Clin* 2005; **69**: 282–304.

5. Simpson JA, Collins WA, Tran S, Haydon KC. Attachment and the experience and expression of emotions in romantic relationships: a developmental perspective. *J Pers Soc Psychol* 2007; **92**: 355–67.

6. van Harmelen AL, Kievit RA, Ioannidis K et al. Adolescent friendships predict later resilient functioning across psychosocial domains in a healthy community cohort. *Psychol Med* 2017; **47**: 2312–22.

7. Cooper A, Redfern S. *Reflective Parenting: A Guide to Understanding What's Going On in Your Child's Mind*. Abingdon, UK: Routledge, 2016.

8. Fonagy P, Steele H, Steele M. Maternal representations of attachment during pregnancy predict the organization of infant-mother attachment at one year of age. *Child Dev* 1991; **62**: 891–905.

9. Fonagy P, Steele M, Steele H et al. The capacity for understanding mental states: the reflective self in parent and child and its significance for security of attachment. *Infant Ment Health J* 1991; **12**: 201–18.

10. Taubner S, Horz S, Fischer-Kern M et al. Internal structure of the Reflective Functioning Scale. *Psychol Assess* 2013; **25**: 127–35.

11. Redfern S. Parenting and foster care. In: Bateman A, Fonagy P, eds. *Handbook of Mentalizing in Mental Health Practice*, 2nd ed. Washington, DC: American Psychiatric Association Publishing, 2019; 265–79.

12. National Statistics. Children Looked *After in England Including Adoptions: Reporting Year 2021*. 2022. https://explore-education-statistics.service.gov.uk/find-statistics/children-looked-after-in-england-including-adoptions/2021.

13. Redfern S, Wood S, Lassri D et al. The Reflective Fostering Programme: background and development of a new approach. *Adopt Foster* 2018; **42**: 234–48.

14. National Institute for Health and Care Excellence. *Looked-After Children and Young People*. London, UK: National Institute for Health and Care Excellence, 2013. www.nice.org.uk/guidance/qs31.

15. Midgley N, Sprecher EA, Cirasola A et al. The reflective fostering programme: evaluating the intervention co-delivered by social work professionals and foster carers. *J Child Serv* 2021; **16**: 159–74.

16. Sempik J, Ward H, Darker I. Emotional and behavioural difficulties of children and young people at entry into care. *Clin Child Psychol Psychiatry* 2008; **13**: 221–33.

17. Ensink K, Begin M, Normandin L, Fonagy P. Parental reflective functioning as a moderator of child internalizing

18. Midgley N, Cirasola A, Austerberry C et al. Supporting foster carers to meet the needs of looked after children: a feasibility and pilot evaluation of the Reflective Fostering Programme. *Dev Child Welfare* 2019; **1**: 41–60.

19. Midgley N, Irvine K, Rider B et al. The Reflective Fostering Programme-improving the wellbeing of children in care through a group intervention for foster carers: a randomised controlled trial. *Trials* 2021; **22**: 841.

20. Sadler LS, Slade A, Mayes LC. Minding the Baby: a mentalization-based parenting program. In: Allen JG, Fonagy P, eds. *The Handbook of Mentalization-Based Treatment.* Chichester, UK: John Wiley & Sons, 2006; 271–88.

21. Sadler LS, Slade A, Close N et al. Minding the Baby: enhancing reflectiveness to improve early health and relationship outcomes in an interdisciplinary home visiting program. *Infant Ment Health J* 2013; **34**: 391–405.

22. Slade A, Holland ML, Ordway MR et al. *Minding the Baby*®: enhancing parental reflective functioning and infant attachment in an attachment-based, interdisciplinary home visiting program. *Dev Psychopathol* 2020; 32: 123–37.

第十八章
心智化和紧急照护

▎导言

人格障碍患者发生严重危机的风险很高。在每个治疗师看来，患者的自杀风险需要持续监控。正如我们在第四章中所讨论的，心智化治疗（MBT）项目将风险评估整合为一个持续的评估过程，并与为每位患者精心制定的个性化危机计划相关联起来。尽管有这些重要的预防措施，患者在治疗期间仍可能需要住院。平均而言，约有20%的患者在治疗期间需要入住精神病院[1]。因此，对于相当一部分接受专门治疗的患者来说，精神科紧急照护是患者治疗过程中的一个关键工作领域。在本章中，我们将介绍在精神科的紧急情况下，由多学科精神卫生从业人员组成的团队在处理危机时，MBT如何为紧急照护提供参考。事实上，越来越多的精神科紧急从业人员都接受过专门的培训，例如，MBT、辩证行为治疗（DBT）或其他形式的人格障碍专业治疗。这种培训提供的临床干预原则通常需要12~18个月的时间来实施。然而，医院紧急照护从业人员和心理健康危机部门的干预时间尺度却截然不同，通常是1到3天的短暂住院治疗，其任务是涵容与危机有关的危险行为，让患者安全出院，并重新开始他们的门诊治疗计划，或者在危机是治疗的切入点时，启动门诊治疗。

MBT的临床框架可为医院紧急照护实践提供重要信息[2-4]。为了明确如何在紧急照护中使用MBT，我们将对心理危机的概念进行定义，并回顾危机干预的关键要素，同时牢记危机发生的时间范围。这就缩小了短期紧急住院治疗的目标范围。考虑到这些限制，我们制定了一个MBT知情的四步急救照护模式：

1.接收和纳入急救照护。

2.揭开危机。

3.整合和概念化危机领域。

4.准备出院。

本章将通过一个紧急危机的临床案例来说明该模式。

▎什么是危机？

专业人员对危机的定义会影响到他们处理出现急性情绪和行为紊乱的患者的心理状态的方式。重要的是首先要定义危机的性质，然后将该定义与心智化理论尤其是异化自体概念（见第二章）联系起来。在这一概念框架的基础上，我们可以清楚地看到患者的能动感是从危机事件中康复的核心。此外，在医院或危机评估中心提供的精神科紧急照护中，时间是至关重要的。换句话说，如果需要住院治疗，住院时间是有限制的，而且在这些情况下，被认为适合进行评估的临床表现也具有特殊性。在本讨论中，考虑的是人格障碍患者或首次住院患者，他们约占所有精神科紧急住院患者的25%。对于正在经历自杀危机的人格障碍患者，精神科紧急照护可以被赋予心智化的特征，可能对其他患者也是如此。在这些患者中，约有20%~30%符合边缘型人格障碍（BPD）的标准。针对这些患者的心理治疗工作将建立在首先定义和理解其危机性质的基础上。

危机：工作定义

患者在治疗过程中可能会遇到危机，但这些危机是如何被定义和界定的呢？James[5]为回答这个问题提供了一个有用的出发点："个人危机是指个人将事件感知或体验为一个无法承受的困难，超出了个人的资源和应对能力。除非个人从这种情况中得到一些缓解，否则危机有可能造成严重的情感、行为和认知功能失调，以至于对自己或他人造成生命威胁或伤害"（见本章参考文献7的p.387）。

根据MBT方法，危机首先是从患者的角度来定义的——它既压倒了个人的调节机制，也超出了可用于处理急性失调的资源（尤其是个人的、人际的、治疗性的和社会层面的资源）。此外，危机还有可能危及生命。精神科紧急照护中需要住院的危机代表了MBT视角下危机如何被表现的一种原型。然而，通过各种涉及急性失调导致危及生命行为的发作，危机也可能在没有紧急住院的情况下展开。但是，危机植根于个人的**体验**——从MBT的角度来看，患者的主体性直接与自体、他人和世界如何被结合在生活体验中相关联。正如我们已经提到的，对于任何希望培养认知信任的MBT治疗师来说，患者的观点都是一个关键的探究领域（见第二章）。

患者体验的一个关键因素是它的逐渐明朗或暂时性；在前面引用的James的定义[5]中，这些可以从发出的警告中解读出来："除非个人从这种情况中获得一些缓解……"。将缓解看作危机轨迹的终点这个概念激发了几个与危机的关键特征有关的核心问题——不仅包括危机的暂时性，还包括危机的形式、危机的性质以及危机的其他特征（如危机的持续时间和潜在的致命性），见表18.1。所有这些特征都将有助于评估危机的严重度和使患者真正摆脱危机体验的事物本质。

表18.1 有助于描绘危机领域的关键特征

	危机特点	实例
时间点	危机前	增加唤起、风险行为
	危机	住院、神游
	危机后	重新融入家庭、接受治疗
形式	内化/回避	孤立、脱离等，导致不良后果
	外化于自体	自杀企图、自伤
	外化于他人	暴力袭击、辱骂
本质	个人的	个人的失败、错误、欺诈
	人际的	分离、冲突、丧失
	丧失资源	失去工作、家庭和社会网络
其他	持续时间	数小时、数天或数周的持久危机
	致命性	对生命的威胁程度
	威胁	涉及（自己的和/或他人的）生死的威胁、策划非法活动、赌博

医院紧急照护通常在危机的急性期发挥作用，危机通常表现为自我毁灭行为，如自杀意念和/或自杀企图。危机的性质可能结合了从个人到社会等不同层面的功能，但从患者的主观角度来看，往往是失败感（个人）、羞耻感（人际）或排斥感（社会）等特定因素或触发因素导致了难以忍受的困境。

在本章中，我们将以患者Jill为原型来说明一个紧急危机，展示困难情况如何演变成危机级别的事件。

临床案例：Jill

Jill描述了她吞下一整包扑热息痛片企图自杀的经过：

"我一直觉得Jeremy不爱我，我想把我们的假期当作重新建立联系的时刻。我在度假胜地预订了一套公寓。他头两天都在工作，让我觉得自己对他来说不重要，我非常沮丧。第二天晚上，我准备了一顿特别的晚餐，他吃得很快，几乎没说谢谢。后来，当我问他是否可以谈谈时，他说他的问题已经够多了，对我的"情绪波动"不感兴趣。我开始哭，哭了至少一个小时，不停地哭。当我看到他上床睡觉时，我对他说，'Jeremy，我不能再这样生活下去了！'他回答说，如果我不开心，可以回城里去。我开始尖叫，说我要自杀，他回答说'说实话，我才不在乎呢'。我当时很震惊。我依稀记得自己去了洗手间，最后把能找到的药都吞了下去。"

这个例子与Nizum等人[6]对心理危机的描述不谋而合："危机是一种主观体验，它威胁并压倒了一个人使用正常的问题解决能力、应对机制或现有资源来处理问题的能力……这种压倒性的体验可能会对人的心理健康产生不利影响，包括强烈的个人痛苦感、对身体健康的影响、无法满足基本需求、异常行为"。从MBT的角度来看，这种强烈的主观体验可以用**异化自体**一词来描述（见第二章），可以这么说，它包括在危机期间占据患者心智的异化的自我体验。这些体验与个人的自体处于某种威胁下有关，这种威胁涉及个人能动性的显著丧失——面对这种威胁，个体会采取绝望和暴力的行动，试图重新获得能动性。将在下一节讨论异化自体理论及其如何应用于紧急照护。现在，我们可以假设，在刚才描述的临床案例中，Jill提醒她的男朋友注意她的体验的强烈程度（"我不能再这样下去了"），而Jeremy做了或然性但不敏感的不一致的镜映回应（"如果你不开心就回城里去"）。情感一致性的缺乏源于不匹配，即Jill表达了绝望和恐惧，而Jeremy将她的情绪镜映为不合理的不快乐感和不满足感。这无法与她的情绪状态产生共鸣，因此在情感上是不合格的。这使得Jill的情绪唤起上升到了自杀威胁的程度（"我要自杀"），Jeremy进一步向Jill镜映：即使她处于这种状态，也不值得任何关注。随之而来的心理冲击将Jill带入了一种异化的自我体验中，在这种体验中，矛盾的是，过度服药被认为是缓解她正在经历的心理痛苦的唯一可行选择。我们可以想象，占据Jill心智的异化的自我体验可能类似于诸如"我的生命不值得任何关注"这样的自体表征。这里的情感后果是，它威胁到了

Jill的能动感的完整性。面对这样的威胁，诉诸暴力和/或悖论行动可能会开始运作，因为它们代表了阻止痛苦的最后可用资源，即使这会导致死亡。

后来，在危机发作中，Jill被送往附近的一家精神病诊所，幸运的是，那里提供了紧急照护。在理想的情况下，紧急服务部门的工作人员应该营造出一个安全和值得信赖的环境，能够提供适当的照护以使危机降级。然而，Johnson等人指出，心理危机是"挑战旨在聚焦支持康复的心理健康服务"，他们还进一步强调了"急性危机发作后复发是很常见的"这一事实（见本章参考文献7的p.409）。

紧急照护干预措施的焦点可概括为三个目标[5]：

1.稳定化。

2.减少可能升级为自杀的风险。

3.防止重复。

这些目标给紧急小组在评估和住院期间（有时间限制）带来了许多临床挑战，同时也取决于他们与患者在社区中的心理健康网络取得联系的能力。危机处理工作整合了缓和情绪的干预措施与心智化工作，以对危机发作进行个案概念化，并计划确保患者重新融入正常环境的必要元素。事实上，众所周知，出院有可能触发照护中断，这本身又可能导致自杀风险增加[8]。最近的研究调查了如何改善紧急住院治疗的效率和结果[8,9]。在MBT中，最初的焦点是如何整合紧急照护与患者正在进行的心理治疗，特别是围绕治疗过程中出现的危机的个案化过程（见第四章）。

总之，心理健康危机被定义为一种无法忍受状态的主观体验（异化的自我体验），这种体验通常在一个事件或状况发生后占据患者的心智，这个事件或状况超出患者的资源、损害其应对技能和自主性，以至于他们需要外部帮助来恢复安全的功能运作，避免破坏性的、可能致命的升级。从心理学角度讲，危机意味着一种与可能致命的目的论解决方案相联系的核心异化自我体验（或一系列此类体验）。在下一节中，我们将详细描述紧急照护中MBT临床模式的理论基础。

当异化自体露出丑陋的头

本节将在**异化的自我体验**的框架内，讨论Peter Fonagy及其同事[10]提出的异化自体概念（另见第二章）之下的心理参数。这些体验是理解MBT在精神科紧急照护中的临床方法的关键。在处理自杀问题时，最根本的问题是"一个人的心智是如何能够被指派去把消除自身的手段结合起来，并着手进行消除自身的尝试的。"

在自杀状态下，个人体验到"我"是无法忍受的痛苦的根源（见第六章）。这可以有多种形式："我很坏""我令人作呕""我毫无价值""我不值得被爱""我有病""我是空虚的""我毫无意义"等。只要这些感知自我的方式可以被部分心智化为"客体我"的表征，而不是"主体我"体验的全部（即，只有我的一部分是"坏的""恶心的"或"没有价值的"），那么部分心智化通常就可以防止采取伤害或消除自己的行动。然而，当心理状态坍塌成精神等同，并接管"主体我"对自己的瞬间体验时，"没人爱我"等表征就会变得强烈，"我不可爱"的僵化感受就会主宰"主体我"的体验，劫持"客体我"的表征空间。在这种情况下，精神痛苦是完全具体化的，并威胁到自体的能动性，因为除了"坏""不可爱"等，它别无其他。诉诸自伤和自杀行为代表了自体最后求助于能动性——导向自我的攻击性[11]。然后，攻击性被用来对抗自体，目的是试图消除能动性被剥夺的痛苦。这是可能的，只是因为人类的心智具有"物化"自身的能力——一种似乎会在危机中介入进来的能力，由生存和克服精神痛苦的愿望推动，并确实重新获得能动性。这可能导致个体集结必要的手段来消除异化的自我体验，有可能以生命为代价。大多数情况下，当自杀尝试没有导致死亡时，个体会如释重负，因为这场与异化的自我体验的战斗并没有成功地消除自体，而异化的自我体验现在被涵容在"客体我"的表征中（"我的一部分非常想逃脱！"）。这表明，在绝大多数情况下，异化的自我体验都是短暂的，然后会重新整合入更复杂的自我体验中，这种体验整合了构成我们的自体模型的多种"客体我"的表征。

我们如何才能将其与心智化联系起来呢？Peter Fonagy 和他的同事概述了一个发展模型，该模型将异化自体与童年早期不充分的镜映互动联系起来[10,12]。当然，贫乏的父母镜映并非异化的自我体验的唯一触发因素。事实上，所有导致个人体验到自己没有能动性的情况都有异化的可能；这些情况包括虐待性的经历、身体疾病、灾难性的人际事件（如不忠）、社会现象（如被困在危险的拥挤人群中）或环境事件（如面临海啸）。与早期的临床见解[13]相似，我们认为创伤的本质在于它的异化潜能能——它够导致强烈的能动性丧失，使个体处于某种程度的无助之中，从而威胁到他们的完整性（见第十一章）。

回到心智化理论，父母的标记性镜映回应是一个丰富而有用的模型，可用于说明能动性和异化之间的动力学[10]。贫乏的镜映会诱发异化的主观体验，因为它对能动性产生影响；事实上，异化体验可以被概念化为处于它与能动性形成的连续体的对立面。在MBT术语中，我们设想了一个能动性-异化连续体，对主观体验的这一关键特征进行转化，并将其与镜映如何促进或消耗个体的能动性联系起来，这取决于基于照料者的镜映回应的敏感程度（见图18.1）。

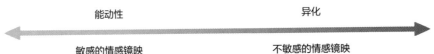

能动性	异化
敏感的情感镜映	不敏感的情感镜映
或然的回应会使婴儿产生一种对照料者" 有影响 " 的感觉（基于目的论）	**非或然的**回应会使婴儿产生一种对照顾者"毫无影响"的感觉，从而产生恐慌，并加剧失调的情感唤起
一致性的回应会产生一种" 一起感受 " 的感觉——一种相似的情感，是归属感的基础	**不一致**的回应会产生一种"异化的"、"过于不同"或"不对"的感觉，从而导致孤独或过度适应（"假性自体"）
一个**标记性**的回应会使婴儿感觉被承认，以及在照料者的心目中，他是一个有价值的社会主体，是合法存在的	**缺乏标记性**会让人觉得自己的情感具有危险的传染性，并威胁到照料者的稳定性和可获得性

图18.1 能动性－异化连续体

照料者情感镜映的三个主要特征 —— 或然性（contingeney）、一致性（congruency）和标记性（markedness）都有助于激活儿童的能动感[14]。虽然情感镜映在自体的发展中起着核心作用，但Fotopoulou和Tsakiris最近的研究使人们更加对**具身**体验在自体构成中的中心地位越来越感兴趣[15]。神经科学证据支持这种观点，认为在与婴儿的依恋关系中，皮肤与皮肤、身体与身体之间的接触可通过促进多感官统合来增强婴儿的早期自我调节能力。此外，正如D. W. Winnicott所预料的那样（Fonagy和Campbell[16]对此进行了讨论），心智化首先是通过抱持、处理和展示来沟通的。换句话说，传递情感镜映的载体最初是父母的身体以及他们的身体上关注婴儿需求的方式。根据这一发展观点，目的论与其说是一种"非心智化"模式，不如说是心智化互动的基础。事实上，心智化发展理论认为，前心智化模式构成了完全成熟的心智化能力的基石。这是正确的，因为无论是早期依恋环境还是紧急照护环境，其运作方式都是基于目的论的——婴儿的大脑主要是在感知的基础上理解现实的，同样，处于急性危机中的患者在很大程度上也处于"感知即证据"的模式下，更不用说医院环境了，它在很大程度上是以"行动模式（doing mode）"运作的，仅仅是因为生死攸关的事情需要**行动**。因此，心智化的父母和心智化的心理健康专业人员都会发现，牢记无论是婴儿、患者还是医院都不会突然变成一个复杂的心智化媒介，这是非常有用的。然而，在这种情况下注入心智化，对工作人员和患者及其家庭来说，都是对中长期结果的投资。父母和心理健康专业人员的关键任务都是通过对诉诸行动进行共情性认可来满足易感个体（婴儿或患者）的需求（关于目的论模式的描述，请参见第四章），同时保持他们自己的心智化在线。这个起点对于MBT工作至关重要，它力图从关闭的"归零点"建立或增加心智化过程。这一原则可以概括为四个步骤，它们是使患者能够在住院后继续生活的必要条件：

1. 在临床上协助使危机降级。
2. 防止自杀倾向恶化。
3. 阻止自杀行为复发。
4. 建立一个对危机的心智化叙事。

需要注意的是，异化的自我体验还会产生额外的负面影响——它们会使个体与他人从能够帮助自己的想法上脱节。一瞬间，他人不再作为可以提供帮助和支持的潜在资源而存在。当患者前去寻求精神科紧急照护时，异化的自我体验的关系断裂效应往往仍然活跃着。这表明，心理健康专业人员的第一步是在人的层面上与患者进行接触，以便在患者的心智中重新打开一个空间，在那里他们感觉到他人是他们的资源，无论是在当下还是在未来。这与MBT的临床方法有关，特别是与作为建立心智化过程之门的认知信任有关。现在，我们将聚焦于在紧急照护情境中MBT方法的应用。

临床方法：从认知信任到对危机心智化

在紧急照护中与患者接触是成功紧急照护的首要环节，或许也是最重要的环节。短期精神科住院紧急计划的适应证可以借鉴MBT。本章其余部分将概述紧急精神科干预的标准，然后总结建立心智化过程所需的临床步骤，以便为概念化危机计划和出院后预防与治疗计划提供参考。最后，将对四步模式（参见本章导言）的每个要素进行描述，并将使用 Jill 住院治疗的临床案例来加以说明。

约 70% 的精神科紧急咨询是患者与心理健康照护系统的首次接触[17]。自杀行为、自伤以及焦虑和抑郁的内化症状是接触精神科紧急服务的最常见原因[18]。短期住院治疗的入院标准因医院而异。方框 18.1 列出了最常见的 MBT 知情的紧急照护的入院标准。

方框 18.1 赋 MBT 特征的紧急照护入院或转诊标准

入院标准

- 患者处于危机、自杀威胁或自我伤害，需要立即照护。
- 首次接触精神科系统并需要住院照护。
- 任何有危机干预指征的患者，这种干预既短暂又持续，无法在门诊进行，但可以避免较长时间的住院治疗。
- 以此推广，出现自杀意念或自杀企图、急性焦虑抑郁症状、严重的适应障碍或边缘型人格障碍。
- 无紧急医疗手术的需求。

其他类型精神科照护的标准

硬性标准

- 共病躯体疾病需要治疗，在紧急精神科单元中无法提供。
- 精神病性崩溃。
- 躁狂或轻躁狂。
- 精神运动性激越或暴力。
- 吸毒成瘾，焦点是戒断和康复治疗。

相对标准

- 青春期晚期的患者*。
- 需要住院 7 天以上的失代偿性精神障碍患者（如严重抑郁症）。

*请注意，如果医疗单位能够提供必要的环境（单人病房、对青少年精神病学的胜任力等），16 至 18 岁的患者可以住院治疗。

从危机的各个阶段来看，在急诊精神科中，将展开的危机干预的整体顺序可视化是很有帮助的。评估和紧急入院通常发生在危机的第一阶段（见图 18.2）。评估由

急诊病房的工作人员负责，他们对患者进行评估和分类。

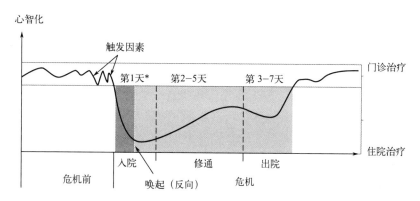

图18.2　紧急住院从入院到出院的概述
* 表示的天数为大约的时间间隔，在不同的服务机构之间可能会有所不同。

从转诊医生与急诊病房工作人员的讨论以及与患者的首次接触开始，危机发生的背景要素开始显现出来。就像在现实生活中共享的任何故事情节一样，所出现的元素通常缺乏叙事结构，它们不一定遵守事件的顺序，也不一定遵守导致住院的触发因素和关键异化自体状态的重要性顺序。随着患者和医护人员对危机事件及其背景的相关信息的收集，这些内容会逐渐显现出来。患者和医护人员将通过这些元素来共同创建危机叙事，目的是找出一个目的论的解决方案（在Jill的案例中，服用一整包扑热息痛片）是如何被视为在危机达到高潮时处理心理痛苦的唯一可能方法的。围绕危机前、危机中和危机后的叙事展开工作，并想象本来可以采取什么不同的做法，以及下次类似的因素汇聚在一起给患者造成困难的心理状态时将会采取什么做法，这将为形成住院后的危机和治疗计划提供必要的元素，并为患者出院和安全回家提供情境元素。

概述

心智化对从事紧急照护工作的治疗师特别有帮助，在紧急照护中，将首次住院和与人格障碍有关的住院治疗区别于其他治疗及"旋转门"式紧急咨询，这通常暗含着药物依赖、双相障碍或精神病性障碍。在一个专门为首次使用者和有人格障碍的使用者提供的服务中，约有20%~30%的案例被诊断为BPD或其他人格障碍。重要的是，对许多人来说，这将是心理健康治疗的切入点[3]。MBT框架非常适合临床表现异质的有自杀风险和自杀行为的患者。从广义上说，接受过MBT培训的心理健康专业人员将具备以下技能：

1. 与患者互动。
2. 逐渐形成共享的对问题的理解。
3. 共同创建有关危机的个案概念化，以及预防和治疗计划。
4. 为患者出院做好准备。

这种紧急干预的好处在于引导患者接受最适当的治疗，重新激活患者周围网络中可以提供帮助的资源，并降低重新陷入自杀的风险。

MBT 知情的紧急照护四步骤

在本节中，我们将概述在短期精神科紧急住院情境中提供的MBT知情的心理照护的四个相互依存的步骤。我们将按照典型住院治疗的时间表，描述每个步骤的几项原则，并通过参考Jill向服务机构求助的临床案例加以说明。在许多服务机构中，"住院治疗"现在实际上是由危机服务机构提供到社区的强化支持。因此，尽管这里概述的是"短期住院"，但如果有危机支持和24小时团队干预，整个过程也有可能在安全的社区环境中进行。

紧急照护的接诊和入院

接诊过程包括三个阶段：

1. 接收住院申请。
2. 与患者的初次会面。
3. 患者入院后的团队任务报告。

接收住院申请

住院申请通常是在普通医务人员或照护人员进行评估之后提出的，他们本身也可能对患者的风险程度感到焦虑。他们的评估决定了患者的危机程度是否符合住院接受更长时间评估的标准。初次接触的目的是初步确定患者的问题是否需要住院治疗，并建立足够的能动性，使每一个参与住院治疗申请的人，包括患者及其家庭成员和/或重要的他人，都能明确他们所寻求的是哪种治疗，以解决需要住院紧急照护的问题。从本质上讲，这样做的理念是共同个案概念化一个符合危机处理团队职责和患者需求的治疗计划。这通常采用一个比临床案例个案概念化更简单的形式，是作为一个共识声明的形式来进行概念化的："在住院期间或与危机处理团队合作期间，我们将治疗什么，以及为什么"。通常会把这个治疗计划写下来，并与所有参与患者照护的工作人员分享。

现在，我们将举一些开放式问题的例子，这些问题将有助于大家收集个案概念化共识声明所需的信息。这些问题旨在帮助转诊的精神科医生、患者和家庭成员开始关注自己和他人的情感和表征，以及实际情况中的目的论/事实元素。

- 在你目前的理解中，情况是如何变得无法忍受的？
- 在你/患者看来，你认为现在促使其住院治疗的情况与其他情况有何不同？
- 你认为你/患者对住院治疗有何期望？
- 你的期望与患者相同吗？
- 患者向其亲属传达了哪些关于目前状况的信息？
- 医护人员目前是否遇到困难？

在这个阶段，目的论往往根深蒂固："她需要住院治疗，因为她企图自杀！"在确认有必要采取目的论解决方案来提供安全和降级危机的同时，MBT知情的心理健康专业人员还试图围绕情感以及自体表征和他人的表征来引导思维，这可能会揭示出有关危机中涉及的异化的自我体验的本质和人际关系触发因素的信息："是的，我知道她试图自杀，我们会试着更好地了解发生了什么。我想问的是，你是否了解她对自己的感受，以及她可能会向我们寻求什么帮助？"

临床案例：Jill 的入院

Jeremy告诉Jill他对她的自杀威胁"根本不在乎"后，Jill离开了客厅，他去卧室拿手机给她母亲打电话："喂？是的，我是Jeremy，我想你女儿又要做傻事了，这次别指望我了"。Jill的母亲立即给女儿打了电话，幸好女儿接了电话："妈妈，我刚吞了一盒扑热息痛，我觉得头晕，而且……我很害怕"。Jill的母亲住在离度假胜地15英里远的地方，她决定去看看女儿的情况，因为她不确定情况的严重性；Jill一直被家人描述为脆弱的和需要关注。Jill的母亲赶到时，发现女儿半昏迷地躺在公寓外的地上，独自一人。她开车将Jill送到最近的医院急诊科。

在接诊过程中，评估小组花时间对情况进行了医学评估，以确保Jill服用的扑热息痛剂量的安全性。幸运的是，从医学角度讲，她已经脱离了危险。大约4个月前，Jill在Jeremy和她母亲的陪同下，到同一个精神科急诊团队就诊，当时她在一次争吵后实施了自伤，表浅地划破了手腕。她当天就出院了，医院为她联系并促成了她的心理治疗门诊服务，但她只参加了几节治疗。

经过评估，急诊团队认为这次Jill符合住院治疗的标准。以下摘录简要说明了与急诊团队的会面情况。

临床实例：来自急诊团队的问题

问题：根据你目前的理解，情况是如何变得无法忍受的？

精神科医生：她在几个月内从自伤到自杀未遂，风险升级了，这需要进行适当的评估。

妈妈：她的男朋友比我想象的还要恶劣。不能再这样下去了。

问题：患者对住院有什么期望？

精神科医生：我想她是希望男朋友能来看她，以修补关系。希望你们（急诊团队）能让她坚持接受治疗；她在走下坡路。

妈妈：她的心理治疗师完全没用。我自己也有边缘型人格障碍，我知道那是什么感觉。我女儿需要搞清楚他多有毒，这家伙正在毁掉她的生活。

问题：目前在医务和照护人员方面是否遇到困难？

精神科医生：好像她并不是真正在那里，我不知道你能从她那里得到什么，感觉就是为了取悦你而"口头答应"了，但她想不惜一切代价把这段关系维持下去，这是我们担心的原因。

妈妈：我很高兴他们这次决定给她住院治疗……上次就应该这么做。

很明显，这些问题并不总是能得到直接的、有大量信息的答案，但这些回答确实能让人了解了正在运行的低心智化模式的类型，以及短暂地看到了可能的心智化。有必要提出跟进问题，以评估心智化在多大程度上可以帮助识别危机中涉及的情感和表征。我们可以看到目的论模式是如何构建每个人的思维的，还有一些强大的精神等同，其中混合了可能被同调的心智化。在这种情况下，患者母亲和精神科医生的回答都表明了患者还有依赖性和易变性。母亲似乎是一个盟友，她感觉到女儿陷入了一段艰难的恋爱关系中。对于每个人的心智化来说，母亲自身的经历既是一种资源，也是一种障碍，她需要证实自己的体验，这有时可能会妨碍她对女儿的心智化。

在这些交流的基础上，初步概念化了一份共识声明和治疗计划，围绕的理念是帮助 Jill 降低有关她无法成为 Jeremy 的可爱女友的想法的强度，这种想法似乎会触发强烈的感受，迫使她伤害自己，尽管在她看来这并不是蓄意的，当时她正试图逃避精神痛苦。她还谈到自己在某一时刻一度有失控的感觉，如果要打破反复伤害自己的循环，就需要进一步了解这种感觉。需要与 Jill 和她的母亲讨论让 Jeremy 参与这一过程的利弊，或许还需要其他重要的人际支持。

Jill 的第一次会谈和急诊团队的入院情况汇报

在向 Jill 介绍了病房的功能并一致同意了安全计划（例如，交出任何可能用于进一步过量服用的药物）之后，Jill 和两名关键工作者将进行首次会谈。这次会谈的目的是让 Jill 参与进来，并开始探索危机事件。在这次面谈中，使工作人员确定放心的一种方法是大致遵循面谈的五个主题：

1. 简介。
2. 探索危机。
3. 情境化。
4. 会谈中的体验。
5. 规划住院时间和两级协议。

简介

工作人员以通常的热情度和人性化方式介绍自己，同时保持专业角色，并请患者简要介绍自己，同时注意保持工作人员和患者介绍之间的平衡。这样做的目的是"破冰"，并解释第一次会面的背景。本着透明的目的，工作人员将与患者分享由急诊科发送到团队的所有信息，以便患者能够开始感知明确沟通的本质，并鼓励患者抓住机会纠正收到的任何信息。此外，从一开始就使用"不知道"的立场，以示范对心理状态的兴趣，因为工作人员会根据患者的心理能力，使用适合的语言来透露他们已经理解了什么，以及他们正试图进一步理解什么。患者可能会纠正或补充信息，这就为工作人员提供了一个机会，表明他们会考虑到这一点，并进一步表明他们对患者观点的兴趣。会谈议程被商定后达成一致，特别是将以患者可以接受的速度探索危机，并且鼓励患者在觉得访谈进行得太快或感觉不合适时提醒工作人员。危机探索的开始会被敏感地进行标记。重要的是，工作人员的总体态度是力图培养患者的能动性。重要的是，要把患者作为一个希望参与服务以寻求他们觉得需要的帮助的个体来看待。工作人员和患者都必须清楚，这不是一种长期的治疗关系，也不是一种能够"解决"一切问题的神奇的短期干预。它更像是一个起点，陪伴患者走过一段治疗旅程，目的是提高他们管理自己的想法和情绪的能力，使他们能够在预防危险行为的同时参与到人际关系中。

探索危机

对危机的探索通常采取心智化功能分析的形式（见第四章），在这种分析中，需要获取有关危机叙事的信息，试图了解情感叙事、所涉及的心理状态以及可能启动丧失、破裂、羞耻、拒绝等主题的依恋触发因素。叙事中的自体表征和他人表征可以在不进入完全不知道模式的情况下被敏感地提示。仔细观察唤起的变化和/或可能出现的解离现象，将指导治疗师对危机进行调查。在这一阶段，对患者共情不足或共情过度分别都会增加他们的警觉或轻信。只有当患者感到自己是被尊重的对象，其自身经历是共同关注的领域时，治疗师的人道关怀所产生的认知信任才能被激活。在"心智化过程"领域的干预措施，如相反动作、澄清、重新概念化和简短总结，以及共情性认可，通常都是MBT知情的治疗师所使用的（见第四章）。

在这一阶段，可能会询问一些问题，它们与转诊精神科医生概念化的问题类似。

临床案例：探索危机

问题：根据你目前的理解，情况是如何变得无法忍受的？

Jill：看来我永远都无法取悦我的男朋友，我不知道，当他说他不在乎的时候，我就失去了理智，我需要他，我不能没有他！

问题：你对住院治疗有何期望？

Jill：我想让我的男朋友知道我没有疯，这次我能做得更好。我害怕我不会成功……他为什么不爱我？

问题：目前在与医务和照护人员方面是否遇到困难？

Jill：没有，谢谢，这里的人都很好。我不知道他们能不能帮上忙，他们肯定觉得我只是在寻求关注。

情境化

随着会谈的继续，工作人员通常会在危机探索中进进出出，这主要是因为有关当前和过去重要关系的背景和自传体信息、他们的历史以及其他因素，有助于超越对当前情况肤浅理解。与个案概念化程序（见第四章）类似，工作人员会提示患者提供有关其关系模式的信息，并尝试评估人际关系状况，其中不可避免地包括与风险和复原力相关的因素。在这一阶段，将继续对患者的心智化功能进行评估，评估内容包括患者概念化一个叙事的能力、构建时间线的能力、识别过去和现在的心理状态和情绪的能力，以及低心智化功能运作的领域。

会谈中的体验

会谈中的体验是参与会谈的每个人需要观察的对象。在会谈小结中，工作人员会产生哪些感受和想法？患者有哪些明显的情绪、唤起变化、感觉被认可的体验或感觉不被重视的体验？在了解患者的唤起和心智化系统的过程中，工作人员会尽量注意患者对他们的干预的反应，以及患者是如何接受他们所表达的意图的。在许多情况下，尽管工作人员的意图是试图更好地理解患者的情绪，以帮助患者调节情绪，但在这一过程中，患者可能会感到被评判、被误解或被轻视。反之，患者可能会觉得一个工作人员"完全"理解他们所经历的事情，或者一个工作人员可能会觉得，由于他的身份或患者与他的特别关系，他对情况有特别好的理解。任何此类**确定性**的增加都是心智化下降的标志。需要仔细关注所有这些因素，因为它们可能会改变与患者以及工作人员之间沟通时的心智化质量。

在第一节会谈中，临床工作人员帮助患者感受到自己及其经历被接纳，以及力图理解危机所涉及的心理状态，工作人员需要在这两者之间保持动态平衡。关键是要围绕结构、不知道立场和过程领域进行干预，同时敏感地关注患者的低心智化模式。尽管情感叙事和关系心智化可能存在，但它们在治疗小节中所占的空间较小。例如，关系心智化"一段话"可能有助于在治疗小节的某些时刻进行导航，而不需要进行广泛的关系心智化干预。同样，治疗师要努力承认患者的体验，以点燃认知信任的火花，无论它可能是多么微小。

案例示例：Jill 与工作人员第一次会谈摘录

在第一次会面中，Jill 似乎只与工作人员进行了短暂的交流，并在她应该做什么（给 Jeremy 打电话或给他发短信）和她母亲对她生活的不理解之间反复切换。她对就这两个话题所做的验证尝试没有任何反应，精神科护士越来越觉得 Jill 好像是在和她自己对话。

护士：Jill，我能打断你一下吗？

Jill：嗯……可以，当然！

护士：我听得出来，你现在正专注于如何处理 Jeremy 的事——是打电话、发短信，还是等待，对吗？

Jill：是啊。

护士：……你也觉得你妈妈不理解目前的情况……

Jill：……还有我的人生（准备继续就这个话题发言）。

护士：好的，请稍等！在你继续说之前，我想让你知道，**我明白这就是你此刻的想法。**我能问一下，我们能帮上什么忙吗？

Jill：你可以告诉我该怎么做。我应该给 Jeremy 打电话吗？

护士：我们能把这个问题留到你住院期间再讨论吗？

Jill：我想知道他是否还爱我！

护士：我听到了，的确，听起来这对你来说是紧急情况！

Jill：是的。

护士：Jill，在你说这些的时候，你是否觉得你的生命取决于此？

Jill：是的。

护士：好的，我们听到了，我们可以想象在此时此地，不知道他的立场给你造成的疑虑似乎真的让你无法忍受。

在这个例子中，关系心智化一个片段（"**我们**能帮上什么忙？"）重新调整了治疗交流，并带来了额外的共情性认可，从患者的角度这可以更好地被情境化。在第一节会面之后，临床工作人员会密切关注患者如何真正参与对危机的思考，而不是想着立即解决问题。事实上，由于患者周围的环境通常会减少其惯常的社交的、家庭的和其他的触发因素，因此患者的心智会更多地投入目前状况的思考中，包括

他们在哪、危机事件的严重程度，所有这些都会造成情绪动荡，在患者开始住院治疗期间需要一些支持。

规划住院时间和两级协议

在初始会谈即将结束时，会引入结构性的和心理教育的元素，以继续形成对住院治疗的概念。在心理教育元素中，可以关注自我体验可承受程度的变化，这与危机发生前、危机发生时和住院期间的生活有关。对患者进行心理教育，让他们识别出会使自我体验从可以承受变为越来越难以承受的触发因素和事件，有助于让他们了解自己对于不同自我体验的易感性，并让他们进一步认识到自我伤害的心理状态是如何占据整个心理空间的。这又让我们回到了心智化与情感唤起之间的关系上，特别是强烈的情感会如何降低一个人使用各种方法来应对特定情况的能力。情感越强烈，可供选择的方法就越少，自伤似乎就越有可能成为处理难以忍受的情感的唯一选择。

在这一阶段，患者会发现对住院期间的实际情况有一个更具体的了解是很有用的。一个两级协议被引入进来——第一级的协议在接下来的24小时内有效，第二级的协议与剩余的住院时间有关。这样做的理念是让患者至少在24小时内投身于降低导致危机发作的情感强度。一旦情感强度降低，再对接下来的住院时间进行思考就变得可行了。这种工作方式有助于患者——在最初的24小时内——注意到心理状态功能的任何变化，以及在情绪强度较低时开启心智化的可能性。根据经验，最初的24小时主要用于适应病房（房间和设施）、考虑可能有助于减轻情感的活动、计划联系需要知道患者目前在哪里的人，以及前瞻性地想象患者将如何积极地参与治疗——这项任务涉及治疗团队和患者。

会谈后和在病房内的信息传递

入院和第一次会谈后，需要对收集到的信息进行整理并传递给团队。特别值得注意的是，要整合与患者有过互动的不同工作人员的不同观点和反-关系体验——他们都是有关患者和危机性质的信息来源。团队运作的结构使我们有时间对患者表现出的难以忍受的心理状态形成暂时的共同理解，并绘制出需要进一步调查的领域，以及制定出哪种情感对团队成员而言可能会促进或阻碍对患者的工作。这也有助于共同了解在住院期间商定的活动以及需要告知患者住院情况的人员。需要规划和共同商定患者对手机的使用以及与依恋对象和病房外其他人的沟通。正如我们在本书前几章中所强调的：依恋压力会挑战心智化，当患者处于易感状态时，这可能会迅速引发病情恶化。这意味着短时间内减少与依恋对象的接触可能是有益的。

揭示危机

在住院治疗的第一步之后，第二步包括修通对危机的心理复杂性进而与患者共同创建一个关于危机是如何产生的工作假设。这通常在住院的第二天或第三天到第四天或第五天进行（如果在社区设置中完成这一过程，则与危机处理团队合作），包括四到六个小节，每节持续45分钟。随着治疗小节一个接一个地进行，在治疗师的指导下，出现了一个进展，即从考虑外部触发因素进展为考虑内部的情感-表征因素。治疗师力图收集最相关的信息，这些信息将构成接下来的第三步——个案概念化——的基石。因此，这些会谈小节在很大程度上仍然处于心智化过程模式中，让每个人都有机会尽可能准确地评估情绪状况和关系状况，因为这些状况会增加异化自体状态占据患者心智并导致严重自伤的风险。

工作人员会花时间明确指出，短暂而专注的住院期正在进入这一阶段，通常是在回顾24小时协议时。这一阶段的目的是将调查从实际危机扩展到以下七个背景领域：

1. 获取一份可靠的患者的发展时间线，记录患者成长过程中的所有风险因素、患者以前与心理健康服务机构的接触（如果有的话），并调查以前的危机以及是如何被解决的。

2. 令人满意地描述患者主要人际关系的历史，更具体地说，描述这些关系最近的演变以及可能遇到的挑战和冲突。

3. 为患者获得对角色功能运作的良好表述，特别是专业方面的（或在培训/教育方面，如果适合患者的话）。

4. 调查亲密关系中情感领域的功能运作，以评估满意度和可能的担忧（可包括患者的性生活）。

5. 提示和寻找具有创造性的领域，以及作为保护因素的优势和领域。

6. 将患者的可用资源（如个人的、人际的、社会的、社区的等资源）绘制成图表。

7. 在整个过程中，收集信息以确立患者的心智化能力概况。

在治疗小节中采用的临床技术与MBT的干预领域一致——心智化过程、管理无效的心智化模式、探索情感叙事和关系心智化（见第四章）——并且患者会被告知这些领域将在治疗中得到系统的考虑。因此，治疗师会以半结构化的方式引导治疗，在指引探索和让患者"大声思考（公开表达）"之间保持平衡。这样做的目的是将治疗小节中的唤起水平保持在最佳激活程度，以促进患者的心智化片段，同时保持治疗师的心智化活动在线。治疗师使用情境领域模板（概括为情境领域的7条清单）来更新每节治疗后所做的工作，并计划进一步调查需要这样做的领域。

这一阶段的主要目标是建立一个关于危机的工作假设，将内外部因素与引发自伤行为的异化自我体验联系起来，并向患者明确说明。从这个意义上说，其中包含了一个明确的心理教育成分，指导提供给患者的支持，帮助他们制定有关危机的个案概念化。正如我们在前面提到的，临床工作人员会优先激活患者的能动性，有时这可能会与工作人员想为正在经历困难情绪的患者提供支持和安慰的愿望相冲突。然而，由于这项工作是非常短期的，因此治疗师在处理情感问题时，必须在情感识别和阐释与激活患者的应对资源之间保持平衡，这一点至关重要。

从系统的角度来看，患者的危机被嵌入在一个关系网络（系统）中，在这个网络中，他们倾向于承担问题或功能失调的责任。然而，在他们努力理解危机的过程中，他们有机会了解其关系系统中问题的全貌和范围。这种视角对于将情况作为一个系统来重新评估是至关重要的，在这个系统中，每个人都参与到有益的和调节性的互动中，或者参与到无益的和胁迫性的互动中。在后者中，角色和责任变得混乱，并触发重新获得支配权或控制权的企图。工作人员可能会发现，使用一些工具来绘制患者周围的人际和社会网络是非常有用的——例如，在一张纸上画出同心圆，将患者置于圆心（在最内圈写上患者的名字），并要求患者根据情感亲疏程度标出自己的家人和朋友的位置。然后就可以绘制出患者可以获得的不同类型的支持，以及需要填补的空白，以促进致救性的（促进健康和维持健康）的关系动力学。

本章中尚未提及的一个方面是异化自体状态对患者心智的强烈的说服力。为什么个体会对自己感觉如此糟糕，而且面对相反的证据或者面对不这样看待他的积极和支持的环境时，为什么个体似乎仍坚持认为自己是毫无价值的呢？我们相信，这个问题与身份认同和人格密切相关[19]。事实上，个体定义自己的方式对他们如何体验精神痛苦起着决定性的作用，因为个体体验到的危机是"他们是谁"，而不是"他们拥有什么"。直白地讲，异化自体是每个个体**的一部分**——在危机中，它不是一部分，而是存在的全部，是一种身份认同的定义性假设："我的生活是这样的，因为我是这样一个没用的人"。现在，回到紧急干预的过程中，我们或许可以更容易地理解，我们要做的是重新建立平衡，让异化自体不再独自在那儿，而是被自体和他人的其他功能部分所包围。重要的是，治疗师不要试图说服这些患者，让他们相信他们对自己的异化体验是"错误的"——没有治疗师能比异化自体更有说服力。

当住院治疗进入第三和第四个步骤时，对情境领域的修通将提供一个去共同创建个案概念化的机会。此时，患者的急性痛苦已经减轻到可以忍受的程度，工作人员应该已经基本完成了所有情境领域的调查，这些情境领域需要与患者主观体验中出现的自体异化体验的性质相结合起来。更具体地说，工作人员将会见患者的家人和其他易受影响的人，他们可以帮助解决危机。此外，还将与门诊治疗团队或治疗师取得联系，协助收集相关信息，并评估住院期结束后继续治疗的可行性和组织性。

危机领域的整合与个案概念化

住院可能会激起患者的各种体验、记忆和感受。尽管工作人员努力对患者提出的所有问题都提供一个清晰的理解，但这终究是不可能完成的任务。如果工作人员能给予患者敏感而同调的关注，同时努力扩展使患者陷入危机的紧张关系的基本线，就更有可能提供帮助。因此，在医院急诊设置中的个案概念化，由工作人员和患者在住院期的最后几天一起详细制定，它试图整理住院期间讨论和了解到的有关危机的要点，并且避免想要了解一切并提供全面解释的冲动。为帮助实现这一目标，紧急照护的个案概念化的结构按以下主要标题编排：

1. 出现一个危机。
2. 激活资源。
3. 该做的和不该做的（危机计划）。
4. 预期未来的治疗。

出现一个危机

在个案概念化的第一部分，患者被鼓励去记下他们从过去的危机出现到现在的危机发作中学到了什么，以及他们将来可能会如何注意到危机的出现。关于依恋方面，患者被鼓励去反思他们在人际关系中可以控制的东西，以及如果他们不采用通常的人际关系策略，他们会得到什么，可能会失去什么。关于心智化，工作人员和患者将尝试识别出减少患者心智化的主要触发因素，以及使他们难以恢复心智化的原因。关于异化的自我体验，我们会考虑患者希望通过自伤或结束生命来避免或摧毁自体的哪些部分，以及有关自伤的想法如何真正地表示了体验自体的特定方式。讨论可以防止这种异化的自体体验在此时压垮患者的方式。图*18.3展示了这部分概念化的一个例子。

1.注意到危机的出现　　　　1.注意到危机的出现

● 关系模式：　　　　　　　关系模式：
　　　　　　　　　　　　　和Jeremy在一起时我变得很黏人，他变得很无礼。

● 这些模式的效益/成本　　这些模式的效益/成本：
　　　　　　　　　　　　　他回应的时候让我觉得他是唯一一个看到真正的我的人。如果没有了这
　　　　　　　　　　　　　个，我需要去找到其他方式来感到被他理解。

● 打断心智化的因素　　　　打断心智化的因素：
　　　　　　　　　　　　　他忽视我。

● 让事情变得更糟的态度和　让事情变得更糟的态度和情绪：
　情绪　　　　　　　　　　人们不严肃对待我；感到孤单；感觉自己愚蠢。

● 可能导致严重自伤的难以　可能导致严重自伤的难以忍受的状态：
　忍受的状态　　　　　　　想到我永远不会被爱，我会永远孤单。

● 我希望通过严重的自我伤　我希望通过严重的自我伤害来避免/摧毁什么？
　害来避免/摧毁什么？　　成为一个失败者。

图18.3　危机概念化的第1部分的例子（左侧为标题，右侧为患者的概念化表述）

---

*此处实际以表的形式展现，但因原文为figure，故译为"图"，下同。——译者

2.激活资源	2.激活资源
● 心智化的好处是什么？	心智化的好处是什么？ 退后一步，或者从上面看待事物——使我平静并去戏剧化。 跟朋友说话——想想可能我在夸大，而他们在正常化情况。 只是退后一步而已。
● 我要如何重新激活对他人的信任？	我要如何重新激活对他人的信任？ 我不知道，也许可以问问他们，我是否给他们带来了负担？
● 我要如何重新激活对自己的信任？	我要如何重新激活对自己的信任？ 进行一些我擅长的活动。 尝试去结识新的人。 再次开始踢足球或其他运动。

图18.4　危机概念化第2部分的例子（左侧为标题，右侧为患者的概念化表述）

激活资源

在个案概念化的第二部分（见图18.4），工作人员和患者会考虑能动性问题，特别是当患者识别出新的危机出现时可以激活的资源。一些关于心智化益处的心理教育，以及患者在住院期间和日常生活中的个性化实例，可以帮助患者确切阐述心智化在未来可能起到的帮助作用。从思考如何在信任似乎受到挑战的情况下激活信任的角度，去讨论对自己和他人的信任问题。

该做的和不该做的（危机计划）

危机计划（如图18.5）列出了"该做的和不该做的"的事项，以帮助管理危机情况。危机中的"谁、何时、何事、何地"等有助于和不利于患者的因素都一一列举出来，使患者清楚地了解到一些倾向于被重复但会导致负面螺旋上升的过程，以及那些似乎有效或可以充实的应对元素。

3. 该做的和不该做的	3. 该做的和不该做的
● 危机的信号：	● 危机的信号： 感觉需要关注，拼命想要事情奇迹般好转，对自伤想法失去控制。

3. 该做的和不该做的   3. 该做的和不该做的

- 该做的：
  谁：
  哪里：
  之前奏效的：

- 该做的：
  谁：（1）Jenny；（2）Tom 和 Michael；（3）妈妈。
  哪里：一般是在户外，公园或者可能是健身房。
  之前奏效的：
  给别人打电话。
  忙工作。
  关掉手机和社交媒体平台。

- 不该做的：
  什么：
  谁：
  哪里：
  之前不奏效的：

- 不该做的：
  什么：反刍和骚扰我的男朋友
  谁：我猜是我男朋友，有时候
  哪里：我应该避免和他去派对，我会嫉妒
  之前不奏效的：
  自伤（手腕）
  冲别人大喊大叫
  相信所有事情都会很快改变

图 18.5　危机概念化第 3 部分的例子（左侧为标题，右侧为患者的概念化表述）

4.预期未来的治疗   4.预期未来的治疗

- 哪些元素可能使治疗
  有用？

  哪些元素会使治疗有用？
  有些积极参与治疗的人，会给我好的建议。

- 哪些元素可能使治疗
  无用？

  哪些元素会使治疗无用？
  让我感到被评判了，就好像我没有正确理解或正确行事。

- 议程：我接下来两个月
  中的治疗议程是什么？

  议程：我接下来两个月中的治疗议程是什么？
  在我离开医院之前，我想至少设置一周一次的治疗或与护士会面。目前，
  我只约了下周的时间。

- 我认为我需要努力改进
  什么？

  我认为我需要努力改进什么？
  为什么我这么轻视自己并让他人随意摆布。

图 18.6　危机概念化第 4 部分的例子（左侧为标题，右侧为患者的概念化表述）

预期未来的治疗

个案概念化的第四部分（如图18.6）致力于预期自己的未来，特别是在治疗框

架内。工作人员会让患者思考哪些因素可能使治疗有用，哪些因素可能对治疗无益。此外，工作人员还努力设定与心理健康网络专业人员会面的议程。研究表明，约50%的再次入院通常发生在最初的6个月内[20]，而获得照护是促成积极结果的关键变量。工作人员还鼓励患者想象未来治疗的一些工作领域。

出院准备

出院是治疗过程中的一个环节，几乎在所有情况下都会激活焦虑，从而可能导致心智化的重新恶化。当患者准备再次面对自己的世界时，他们可能会表现出明显的心理功能减退，或者他们的心智会以一种假性心智化的模式来组织，从而可以"保持在一起"，这并不奇怪。重要的是，工作人员必须以与之前相同的方式开展工作，在面对患者症状复发时避免提供焦虑的镜映。

出院准备工作的一个重要方面是提前具体规划未来的一周，并确保与门诊治疗师、团队或诊所取得适当的联系。出院后有可能会有从治疗中脱落的风险，而这与自杀危机复发的风险显著增加有关。因此，在强化评估阶段所能采取的一切措施都有助于降低危机复发的风险。例如，提供随访的临床医生可以探访患者，组织与门诊团队的联系，或做出其他安排，以使患者更容易从一个团队过渡到下一个团队。

确定资源、个案概念化和危机计划都有助于患者安全出院。社会和人际资源是培养归属感的关键，也是确保在需要的时候能够进行人际接触的关键。自我污名化是另一个问题，因为曾经住院的个体可能会将自己反刍为"虚弱者"，因为他们需要住进精神病院。还有一些人可能会感到与外界脱节，甚至害怕这种程度的痛苦再次出现。随着住院治疗的结束，非常重要的是，工作人员必须检查这些风险因素，并尝试提供一些支持，帮助患者应对所面临的挑战。工作人员认识到，危机是痛苦的时刻，但也是可塑性和变化的时刻。每一次危机都蕴含着改变和提高个人在生活中的能动性的机会。对工作人员来说，在这一时期保持积极的态度是非常重要的，因为这有助于患者在羞耻、自我批评和自我接触之间保持平衡，从而增强能动性以及与社会和人际资源的联结性。

当人与人之间的接触和认知信任在评估和稳定阶段被重新点燃时，它们可以有力且有利地引导患者的生活轨迹朝着加强自我照料的方向发展，从而直接促成积极的结果。如果急诊服务人员被患者记住为真正关心他们并努力帮助他们的人，那么很多工作就已经完成了。

结语

MBT可以应用于精神科的紧急照护。事实上，许多从事紧急照护工作的专业人员已经完成了专业治疗方法的培训，如MBT或DBT，以提高他们对符合BPD诊断标准的患者进行工作的技能。本章进一步提出了一种结构化的照护模式——在短期住院治疗或紧急危机干预中使用心智化框架——这可能对那些正在急性危机中挣扎的个体有益。异化的自我体验需要降级与共情性认可，并努力对危机进行个案概念化，使患者能够有意义地（重新）与门诊治疗项目建立联系，并防止进一步的自我伤害事件发生。目前正在开展研究，以调查这种赋心智化特征的照护是否有助于减少再次入院的发生率、提高对治疗建议的依从性，以及支持在精神科紧急照护服务这一充满情感挑战的环境中工作的心理健康专业人员的复原力。

参考文献

1. Bateman A, Fonagy P. Randomized controlled trial of outpatient mentalization-based treatment versus structured clinical management for borderline personality disorder. *Am J Psychiatry* 2009; **166**: 1355–64.

2. Besch V, Greiner C, Magnin C et al. Clinical characteristics of suicidal youths and adults: a one-year retrospective study. *Int J Environ Res Public Health* 2020; **17**: 8733.

3. Besch V, Debbané M, Greiner C et al. Emergency psychiatric management of borderline personality disorder: towards an articulation of modalities for personalised integrative care. *Encephale* 2020; **46**: 463–70.

4. Prada P, Cole P, Bondolfi G et al. Mentaliser en psychiatrie de liaison? [Mentalizing in liaison psychiatry?]. *Rev Med Suisse* 2017; **13**: 363–6.

5. James RK. Crisis interventions. In: Norcross JC, VandenBos GR, Freedheim DK, eds. *APA Handbook of Clinical Psychology*, Vol. 3. Washington, DC: American Psychological Association, 2016; 387–407.

6. Nizum N, Yoon R, Ferreira-Legere L et al. Nursing interventions for adults following a mental health crisis: a systematic review guided by trauma-informed principles. *Int J Ment Health Nurs* 2020; **29**: 348–63.

7. Johnson S, Lamb D, Marston L et al. Peer-supported self-management for people discharged from a mental health crisis

team: a randomised controlled trial. *Lancet* 2018; **392**: 409–18.

8. Henzen A, Moeglin C, Giannakopoulos P, Sentissi O. Determinants of dropout in a community-based mental health crisis centre. BMC *Psychiatry* 2016; **16**: 111.

9. Heyland M, Johnson M. Evaluating an alternative to the emergency department for adults in mental health crisis. *Issues Ment Health Nurs* 2017; **38**: 557–61.

10. Fonagy P, Gergely G, Jurist E, Target M. *Affect Regulation, Mentalization, and the Development of the Self*. New York, NY: Other Press, 2002.

11. Jeammet P. La violence à l'adolescence: défense identitaire et processus de figuration [Violence in adolescence: identity defense and figuration process]. *Adolescence* 1997; **15**: 305–21.

12. Fonagy P, Target M. The mentalization-focused approach to self pathology. *J Personal Disord* 2006; **20**: 544–76.

13. Ferenczi S. Confusion of tongues between adults and the child (the language of tenderness and of passion). *Int J Psychoanal* 1949; **30**: 225–30.

14. Gergely G, Watson JS. The social biofeedback theory of parental affect-mirroring: the development of emotional self-awareness and self-control in infancy. *Int J Psychoanal* 1996; **77**: 1181–212.

15. Fotopoulou A, Tsakiris M. Mentalizing homeostasis: the social origins of interoceptive inference. *Neuropsychoanalysis* 2017; **19**: 3–28.

16. Fonagy P, Campbell C. What touch can communicate: commentary on "Mentalizing homeostasis: the social origins of interoceptive inference" by Fotopoulou and Tsakiris. *Neuropsychoanalysis* 2017; **19**: 39–42.

17. Walter M, Genest P. Réalités des urgences en psychiatrie [The reality of psychiatric emergencies]. *L'Inform Psychiatr* 2006; **82**: 565–70.

18. Seletti B. Situations psychiatriques dans un service d'urgence [Psychiatric situations in an emergency department]. *Ann Méd Psychol Rev Psychiatr* 2002; **160**: 187–91.

19. Luyten P, Fonagy P. Integrating and differentiating personality and psychopathology: a psychodynamic perspective. *J Pers* 2022; **90**: 75–88.

20. Li X, Srasuebkul P, Reppermund S, Trollor J. Emergency department presentation and readmission after index psychiatric admission: a data linkage study. *BMJ Open* 2018; **8**: e018613.

致谢

如果不感谢我们周围的所有人，这本书是不完整的，他们多年来一直忍受着我们，并给了我们一些想法，让我们可以把这些想法当作自己的想法，但实际上这些想法是他们的，因此应该归功于他们。我们向他们表示歉意，并希望我们将他们的观点整合入心智化框架的做法已经为他们伸张了一点点正义。我们感谢丛书编辑Patricia Graham鼓励我们撰写本书，感谢出版商在相当长的一段时间内耐心等待"接近完成"的书稿。最后，感谢安娜·弗洛伊德中心和伦敦大学学院临床、教育和健康心理学研究部的同事们提供的支持，他们对手稿的澄清、编辑和定稿工作都是首屈一指的！

专业名词英中文对照表

A

a quadratic pattern　二次方程模式

acceptance and commitment therapy　接纳与承诺治疗

Action Mind　行动派

adaptive hyporesponsivity　适应性的低回应性

Adaptive Mentalization-Based Integrative treatment，AMBIT　适应性的基于心智化的整合治疗

Adult Attachment Interview　成人依恋访谈

affective priming paradigm　情绪启动范式

agency　能动性

agent-independent　独立于代理人

aggression　攻击性

alien self　异化自体

altercentric bias　以他人为中心的偏倚

anorexia nervosa，AN　神经性厌食症

antisocial personality disorder, ASPD　反社会型人格障碍

anxious-preoccupied　焦虑-沉溺型

attachment disorganization　依恋解体

autonomy　自主性

B

blow-up time　崩溃时间

body dysmorphic disorder　躯体变形障碍

body mass index　体重指数

boom brain　头脑爆炸

borderline personality disorder, BPD　边缘型人格障碍

bubble time　"泡泡"时间

bulimia nervosa，BN　神经性贪食症

C

chameleon effect　变色龙效应

collective mentalizing　集体心智化

complex trauma　复杂性创伤

congruency　一致性

containing　涵容

contingency　或然性

contingent　或然的

continuity　连续性

continuum　连续体

contrary moves　反向移动

counter-relational mentalizing　反 - 关系的心智化

counter-relational responses　反 - 关系回应

counter-responses　反 - 回应

counter-responsiveness　反 - 响应性

Creating a Peaceful School Learning Environment，CAPSLE　创建和平的学校学习环境

D

de-escalation　降级

default mode network，DMN　默认模式网络

derealization　现实解体

desistance　断念

dialectical behavior therapy　辩证行为治疗

disintegration　失整合

dismiss　驳回

dismissive　轻蔑

disorganized attachment　紊乱型依恋

dissociation　解离

diversion　转向

doing time　"行动"时间

dynamic interpersonal therapy for complex care，DITCC　复杂照护的动力性人际治疗

dynamic interpersonal therapy，DIT　动力性人际治疗

E

Eating Disorder Examination　进食障碍检查

effectiveness　有效性

efficacy　疗效

egocentric bias　以自我为中心的偏倚

embodied mentalizing　具身心智化

empathic emotional validation　共情性情感认可

enacting　活现

enactment　活现

episodic memory　情节记忆

epistemic connectedness　认知联系

epistemic disruption　认知扰乱

epistemic dysfunction　认知性功能失调

epistemic hypervigilance　认知性过度警觉

epistemic match　认知匹配

epistemic mistrust　认知不信任

epistemic trust　认知信任

epistemic vigilance　认知警觉

experience of agency　能动体验

F

false self　假性自体

formulation　概念化

G

general psychiatric symptoms　一般精神症状

general psychopathology factor　一般精神病理性因素

general psychopathology　一般精神病理学

Global Assessment of Functioning　整体功能评估

H

holding　抱持

hypermentalize　过度心智化

hypomentalizing　心智化不足

I

ideas of reference　牵连观念

identity diffusion　身份认同弥散

identity　身份认同

I-mode　主体我-模式

Inside-Out Mind　由内而外的心智

intellectualization　理智化

intentional stance　意向性立场

intentional states　意向性状态

interpersonal affective focus，IPAF　人际情感焦点

intersubjective joint intentionality　主体间联合意向性

intersubjectivity　主体间性

J

jointness　联合性

K

Know and Now Mind　知道和当下心智

M

major depression　重性抑郁

major depressive disorder　重性抑郁障碍

marked mirroring　标记性镜映

marked　标记性的

Maudsley Model of Anorexia Nervosa Treatment for Adults，MANTRA　治疗成人神经性厌
食症的莫兹利模型

P

Personality Belief Questionnaire 人格信念问卷

population studies 人口研究

premenstrual dysphoric disorder 经前期烦躁障碍

pre-mentalizing 前心智化

pretend mode 假装模式

pseudomentalizing 假性心智化

psychic equivalence 精神等同

psychodynamic psychotherapy 心理动力学治疗

R

randomized controlled trials, RCT 随机对照试验

rationalization 合理化

reaction 反应

reactivity 反应性

reciprocal adjustment 互惠调整

recursive quality 递归特性

Reflective Fostering Programme，RFP 反思性寄养项目

Reflective Functioning Questionnaire for Youth 青少年反思功能问卷

Reflective Functioning Scale 反思性功能量表

reflective functioning 反思功能

Reflective Self-Function Scale 反思性自体功能量表

reformulate 重新概念化

relational passport 关系护照

relational referencing 关系参照

responsiveness 响应性

Risk-Taking and Self-Harm Inventory 冒险和自伤行为量表

S

salutogenesis 致救原则

scaffolding 搭建脚手架

schema-focused therapy，SFT　图式聚焦治疗

schizoid personality disorder　分裂样人格障碍

schizophrenias　精神分裂症

schizotypal　分裂型

secondary representations　次级表征

self-agency　自我能动性

self-as-object representation　自体作为客体的表征

self-concept　自体概念

self-consciousness　自体意识

selfhood　自体状态

self-reference　自我参照

self-regard　自我关涉

self-representation　自体表征

sense of agency　能动感

sense of being　存在感

sense of self　自体感

siding　选边

spectrum　连续谱

state of awareness　觉知状态

subjectivity　主体性

T

teleological mode　目的论模式

theory of Mind　心智理论

transference interpretations　移情诠释

transference-focused psychotherapy　移情焦点心理治疗

treatment as usual, TAU　常规治疗

triangulation　三角化

Trust Scenario Questionnaire　信任情景问卷

U

unmentalized　未心智化的

V

vicarious learning　替代性学习

vicarious traumatization　替代性创伤

W

we-mode　我们-模式

we-ness　我们-状态

working formulation　工作的概念化